全国高等医学院校教材

（供临床医学、预防医学、口腔医学、医学检验专业使用）

医学人文学导论

柳建发　李艳文　张显志　主编

郑州大学出版社

图书在版编目(CIP)数据

医学人文学导论/柳建发,李艳文,张显志主编. — 郑州:郑州大学出版社,
2022. 9

ISBN 978-7-5645-9029-1

Ⅰ. ①医… Ⅱ. ①柳…②李…③张… Ⅲ. ①医学－人文科学 Ⅳ. ①R-05

中国版本图书馆 CIP 数据核字(2022)第 153970 号

医学人文学导论

YIXUE RENWENXUE DAOLUN

策划编辑	李龙传	封面设计	苏永生
责任编辑	张彦勤	版式设计	苏永生
责任校对	薛 晗	责任监制	凌 青　李瑞卿

出版发行	郑州大学出版社	地　址	郑州市大学路40号(450052)
出版人	孙保营	网　址	http://www.zzup.cn
经　销	全国新华书店	发行电话	0371-66966070
印　刷	河南承创印务有限公司		
开　本	787 mm×1 092 mm　1 / 16		
印　张	21.5	字　数	511 千字
版　次	2022 年 9 月第 1 版	印　次	2022 年 9 月第 1 次印刷

书　号	ISBN 978-7-5645-9029-1	定　价	79.00 元

作者名单

主　编　柳建发　李艳文　张显志

副主编　陈晓芹　吴　宁　姜素华　吴　亮　蒋雯雯
　　　　　苗智颖　王卫群　赵琴平　陈　佳

编　委　（以姓氏笔画为序）

王卫群（昆明医科大学）　　　方　荣（宁波大学）

龙绍蓉（郑州大学）　　　　申继清（广西医科大学）

任一鑫（大连医科大学）　　任继玲（天津医科大学）

刘相叶（徐州医科大学）　　刘俊燕（天津医科大学）

杜　江（中国医科大学）　　杜幼芹（三峡大学）

李艳文（广西医科大学）　　吴　宁（清华大学）

吴　亮（江苏大学）　　　　张　超（安徽医科大学）

张吉丽（宁波大学）　　　　张显志（天津医科大学）

张俊荣（郑州大学）　　　　陈　佳（宁波大学）

陈文碧（西南医科大学）　　陈佳祎（宁波大学）

陈晓芹（首都医科大学）　　苗智颖（华北理工大学）

周春雪（山东大学）　　　　孟　浩（河北医科大学）

赵琴平（武汉大学）　　　　胡景岑（宁波大学）

柳建发（宁波大学）　　　　侯　昕（宁波大学）

姜素华（石河子大学）　　　唐莉莉（广西医科大学）

彭立华（石河子大学）　　　董　丹（石河子大学）

蒋雯雯（宁波大学）　　　　韩　甦（哈尔滨医科大学）

廖　奇（宁波大学）

秘　书　张吉丽　胡景岑

作者简介

柳建发，中共党员。先后在江西医学院（现南昌大学江西医学院）临床医学系、上海医科大学研究生院、英国阿伯丁大学、英国格拉斯哥大学学习。回国后受国家教委派遣，赴新疆生产建设兵团戍边四年。入职宁波大学后，参与医学院创建。参与和主持国家级、省部级、厅市级科研项目13项；发表论文151篇，其中 *PNAS* 1篇，*Frontier in Immunology* 1篇；主编、副主编或参编教材和专著15部。先后赴第一军医大学、英国格拉斯哥大学、英国雷丁大学、南京医科大学、香港中文大学、台湾成功大学、日本大阪大学访学。2019年，参加天津医科大学教育部来华留学英语师资培训（医学）第20期。

李艳文，医学博士，教授，硕士研究生导师，广西医科大学基础医学院寄生虫学教研室主任。广西医学会第一届热带病与寄生虫学分会、广西预防医学会第七届寄生虫学分会副主任委员。主持和参与国家级、省部级和厅级科研项目15项；发表学术和教改论文50余篇，其中 SCI 收录10篇；参编教材和专著10部；参与获得广西科学技术进步奖三等奖、广西高等教育自治区级教学成果奖一等奖和三等奖、"十一五"广西教育科学研究优秀成果二等奖、广西自治区高等教育本科教学改革工程"十一五"规划项目精品课程、广西自治区级线上线下混合式一流本科课程、广西自治区级线上一流本科课程。

张显志，中共党员。毕业于北京中医药大学，2004年获芬兰坦佩雷大学免疫药理学专业博士学位并继续从事博士后工作，主要研究方向为粒细胞凋亡分子机制。现工作于天津医科大学基础医学院病原生物学系。参与国家级、省部级科研项目4项。发表国际期刊论文17篇；主编或参编中文教材和专著2部，英文教材1部。先后参加复旦大学医学院、北京大学医学部等培训。负责天津医科大学教育部来华留学英语师资培训（医学）第20期。

前　言

　　医学技术的迅猛发展,既创造了现代医学的辉煌,也给现代医学带来了难以摆脱的困惑。医学人文学肇始于20世纪60年代,当时过度强调医学的科学性,使得医患之间的距离日益疏远。现代医学面临着危机和挑战,而用医学或纯科学自身常常无法解决。为解决上述难题,并思考未来医学性质及目的,医学人文学在诸多领域学者的努力下逐步形成和兴起。20世纪80年代以后,我国医学人文学科的教学和研究在各医学院校陆续开展,医学科学精神与人文精神相结合,已成为现代医学领域学术探索和研究的热点。

　　医学人文学主要是从历史、文化、哲学、伦理、道德的视角,从总体上研究医学与人类社会、与人类文化的互动,揭示医学发展规律和趋势的学科群,具有强烈的交叉学科特质。本教材介绍了医学人文的传统,考察了古典文明、现代文明与医学发展的关系,展现了近代人类文明与实验医学的发展脉络,揭示了医学与人类文化的耦联,同时也反映了医学与社会的互动。本教材旨在重新审视医学发展的历史和现状,揭示医学发展的规律,追寻医学的意义,重塑医学的价值,从而更好地理解健康与疾病,重新定位医患关系,彰显医学人道主义的价值导向,弘扬医学的人文取向,从哲学、伦理和辩证思维上探讨医学的最终鹄的。

　　近年来,医学人文学教育带来的医学生综合素质、诊疗技术提高等积极作用得到广泛认可。目前的医学模式已由原来的"生物医学模式"转变为"生物-心理-社会医学模式"。这要求医生不仅要具备精湛的医术来治疗疾病,更需要具备良好的人文素养来关注人的生命质量及其生活质量。因此,医学生除了应具备与时代发展相适应的知识结构外,还强调道德意识、人文精神、交流能力、批判性思维等人文素养。希望这本《医学人文学导论》能引导学生逐步树立人文精神,正确地理解医学目的,建立正确的医学观,克服单纯的技术主义倾向,能从整体角度去理解生命、理解健康、理解医学,懂得综合考虑病情、风险以及长期的生命质量。此外,希望本教材能在生物科学这一客观科学与人类精神等主观意识的鸿沟上搭建起一座桥梁,提高从医者的幸福指数,以及自我心理与情绪调整能力,从而改善医患关系,达到构建和谐医疗、和谐社会的目的。

　　本书的编委为来自全国20多所高校的主讲医学人文学课程的一线教师,在此,谨向他们表示谢意! 由于时间紧促和编者水平有限,不足之处在所难免,望读者不吝指正,以便再版时更正。

编者

2021年10月18日

目 录

第一篇 总论

第二篇 医学人文的传统与当代发展

第三篇　古典文明与医学发展

第四篇　近代文明与实验医学的发展

第五篇　现代文明与医学发展

第六篇　医学与人类文化的耦联

第七篇　医学与社会的展演

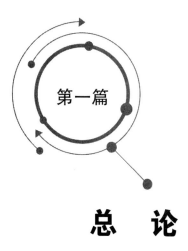

第一篇

总 论

第一章

绪　论

第一节　医学、人文与医学人文学的概念与性质

一、医学的概念和性质

医学,与每一个人的生老病死相关,因而受到了广泛的重视。似乎人人对医学都很熟悉,然而给医学下一个确切的定义却非易事。什么是医学? 古往今来,不同时期、不同国度,以及同一时期、同一国度的不同人们给出了各种各样的定义,反映了对这一概念的不同认知。中世纪伟大的阿拉伯医学家阿维森纳(980—1037),即伊本·西拿在其名著《医典》中,曾经给医学下定义:"医学是科学,我们从中学到人体的种种状态,包括在健康时、在不健康时;通过什么方式,包括健康易于丧失、丧失健康时使之恢复健康。换言之,医学就是如何维护健康的技艺和健康丧失后使之恢复健康的技艺。"阿维森纳作为杰出的医学家、哲学家和自然科学家,以惊人的洞察力和概括力,在将近一千年前,能对医学做出如此深刻而又有预见性的解释,是值得重视的。此后,学术界从其他视角对医学下定义,试图解释得更为科学、全面。在《剑桥医学史》中,医学被定义为:"医学是医术而又高于医术,是用于给病人治病的知识、理论和实践的一种专门知识体系。"在英国的《简明不列颠百科全书》中,医学的定义为"医学是研究如何维持健康及预防、减轻、治疗疾病的科学,以及为上述目的而采用的技术"。《科学技术辞典》中的定义是"医学是旨在保护和加强人类健康、预防和治疗疾病的科学知识体系和实践活动"。《辞海》中的"医学"词条被解读为"研究人类生命过程以及防治疾病、保护健康的科学体系"。《现代汉语词典》中的"医学"被解释为"以保护和增进人类健康、预防和治疗疾病为研究内容的科学"。1990年出版的《中国百科大辞典》对于医学的定义是"医学是认识、保持和增强人体健康,预防和治疗疾病,促进机体康复的科学知识体系和实践活动"。上述定义都强调了医学不仅是一种科学知识体系,还是一项实践活动。现代社会,狭义的医学只是着眼于疾病的治疗和实现机体有效功能的恢复,广义的医学还包括中国养生学和由此衍生的西方的营养学。在一般意义上,人们所说的医学仅仅是指狭义的医学概念。

此外,还有学者提出医学是一个庞大而复杂的社会建制。所谓"医学建制"有两种理解:一种是指机构,如医院、医学院校、研究所及专业学会等;另一种指广义的医疗卫生服务的行为方式,如医疗保健制度及职业管理等。作为社会建制的医学是一项公益事

业,即不是为自身而是为他人的利益而存在的,医学实践不只是把科学原理应用于特定的生物学个体,而且始终以病人的幸福为主要目的。

一种流行的看法认为医学"是自然科学的一种",或者认为医学"属于自然科学范畴",这种说法是不全面、不准确的。早在 19 世纪,杰出的病理学家魏尔啸(1821—1902)在其《科学方法和治疗观点》(1849)一文中已经提出"医学本质上是社会科学"的著名论断。近年,我国著名理论家于光远在《关于科学分类的一点看法》中提出:"很明显,医学也不是纯粹的自然科学,而是两大科学门类(自然科学和社会科学)相结合的科学。因为医学的对象一方面是作为自然界物质的人,另一方面这个人又是在一定的社会中生活的,他的健康和疾病受到社会环境的严重影响,有些疾病甚至完全是社会引起的。"这一论断兼顾了医学的自然科学性质和社会科学性质,是比较全面和准确的。

二、人文的概念和性质

人文,是人类文化的简称,是能够深入灵魂深处,也能潜移默化影响外在言行的核心存在,是人站在自身或者其他角度,用自己或别人提出的方法,对世界中已知或未知存在的客观事物或现象,进行理性的思考而总结出来的符合世界发展规律的,又能被大众接受的,属于个人主观的知识点。

在中国,"人文"一词最早出现在《易经》中,《易经》贲卦的象辞上讲:"观乎天文以察时变,观乎人文以化成天下。"在此,人文与天文相对,天文指天道自然,人文指社会人伦。《辞海》中对人文的定义是"人文指人类社会的各种文化现象"。文化是人类在其发展过程中逐步积累起来的,跟自身生活相关的知识或经验,是其适应自然或周围环境的体现。因此,具体到人类社会当中,文化不仅包含了人们外在的衣、食、住、行,还包含了人们内在的心理、意识或者说思维活动。人文就是人类文化中的核心部分,集中体现在对人的尊重和关爱上。在西方,人文的概念通常与"人文精神"密切相连,包含人道的(humane)、人文主义(humanism)、人性(humanity)和人文学科(humanities)等,起源于古希腊人对人的本质与价值的认识。文艺复兴时期人文学科的概念逐渐形成,起初是古典教育(classical education)的同义词,即研究古希腊、罗马语言与文化的学问。近代以后,随着人文学科研究领域的拓展与分化,人文学科的概念越来越模糊,以至于难以给出一个准确的、学界一致认同的定义。美国国家人文基金会也没有给人文学科下一个明确的定义,而是说"人文学科包括但不限于以下的研究与阐释:语言、语言学、文学、历史、法学、哲学、考古学、比较宗教、伦理学、历史、艺术理论与批评;具有人文内涵及应用人文科学方法的社会科学的一些领域;有关生存环境的研究,尤其关注反映我们的多元化遗产、传统与历史,关注人文学科与国家生活现况的相关性"。

当今,人们提及人文学科时,更多的是在涉及与之相对的概念"科学或技术"的情境下。科学技术寻求的是客观、定量的研究结果,而人文学科则是探讨人类生活与文化中主观、定性的问题。人文与科学作为现代社会的两大特征,缺一不可。其中,人文作为一种独特的精神现象,是人类智慧与精神的载体。

三、医学人文学的概念和性质

传统意义上,医学属于自然科学,人文学研究人的精神活动和行为,属于社会科学。医学和人文学的根本联系在于两个学科体系的研究对象都是具有自然属性和社会属性的人,包括人的行为及其相互之间的关系。

医学不仅是智力上的科学,而且是人类学意义上的文化,有着深刻而明显的文化标记。医学总是不断吸收其他科学成就,或者以某种哲学、方法论为基础构建起知识与技术、技艺结合的综合体系。医学的这些基本特征,奠定了它的人文社会学的基础。科学发展到今天已经突破了传统意义上的采用生物和化学手段防治疾病的基础理论和概念,是以诊疗和预防生理、心理疾病,提高人体自身素质为目的,解决健康相关问题的一门科学,医学模式从简单的生物医学模式转为生物-心理-社会医学模式。

医学人文是20世纪兴起的以反思医学目的、维护医学尊严、坚守医学良知为内容的学术思潮和社会文化运动,也是应用人文社会科学、知识和方法对医学的本质与价值、卫生保健的目的与意义、医疗保障的公平与公正等问题进行探究的实践。总之,医学人文的宗旨就是把医学重新放回人文世界的广阔天地中,以期能够更全面地理解医学,培养出更深谙人性、更理解社会的医生,从而带来更好的医学治疗的效果。

医学人文是一个具有多重含义的复合概念。其一是指“医学人文精神”,即人类的终极关怀与人性的提升,如批评人类企图控制自然的骄傲自大,承认“医学的限度”,强调尊重人、敬畏生命。其二是指“医学人文关怀”,强调的是对待他人的善行,如医学研究、临床治疗中的伦理价值,良好的医患沟通能力。其三是指“医学人文学科”,即研究与探寻医学本质与价值的人文学科,如医学史、医学哲学、医学伦理学等。医学人文精神与医学人文关怀是观念层面和实践层面,而医学人文学科则介于二者之间,是从观念到实践,从知识到行动的桥梁。其四是指“医学人文素质”,它是一种综合素质,即医务人员通过医学人文学科的学习,理解医学人文精神的内涵,具备医学人文关怀的能力,并在医疗卫生工作中得以体现。

医学人文学是从人类社会、人类文化的视角,从总体上研究医学与人类社会、人类文化的互动,揭示医学发展规律和趋势的学科群。广义的医学人文学包括与医学相关的法律、社会学、人类学和心理学,亦可称为医学人文社会科学。因此,医学人文学是一个多学科与跨学科的研究领域,它是从人文学科和社会科学的角度探讨医学源流、医学价值、医学规范以及与医学有关的其他社会文化现象与医学关系的学科群,包括医学史学、医学哲学、医学伦理学、医学法学、卫生经济学、医学社会学等学科。医学人文学是医学的重要组成部分,通过对医学发展多视角的研究,彰显医学的人文价值,为医学的健康发展指明方向。

（李艳文）

第二节　医学人文学的地位和内容

医学人文学是医学与人文的交叉学科。医学从诞生起，就与人文关联密切。无论是两千多年前，中西文化轴心时代的自然哲学的医学模式，还是一千多年前以博物学、草药学为核心的医学模式，以及五百多年前欧洲文艺复兴运动开启的由人体解剖、生理学为主导的"实验医学模式"，包括后来由达尔文进化论所引发的进化论医学模式，医学的发展都受到人文学科发展的深刻影响。医学发展至现代，经历了从宏观到微观的历程。由于微观领域的 DNA 的发现、分子生物学的进步、人类基因组学的发展等，"生物医学模式"逐渐成为医学的主流模式。这一模式过分强调医学的科学层面，而忽视了医学关注人类价值的人文传统。同时，医学科学技术发展引发的问题，不再仅限于医学领域，逐步拓展到整个社会之中，如安乐死、生殖干预、医患关系等。对于此类问题的解读，需要对医学进行人文方面的反思和批判。生物医学模式正逐步向生物–心理–社会医学模式转变。美国医学人文之父佩里格里诺对医学中的科学与人文有过深刻的解释：医学是最人文的科学、最经验的艺术、最科学的人文。

医学是自然科学（如生物学、物理学、化学）与人文社会科学（如社会学、伦理学、经济学、哲学）高度结合的综合学科体系，人文社会科学是医学的内核和重要组成部分。

医学对人文社会科学的需求和依赖，不仅源于自然与社会相互联系的人——医学服务的对象，更来自于医学学科自身深刻的人文本核。医学研究的对象是人，无论是单个的人还是具体的人群，都是社会化的产物，都具有不可分割的社会性。19 世纪德国病理学家魏尔啸提出的"疾病是社会和文化失调现象"的著名论断不断地为医学的历史与现实所证实，也使人文社会科学愈发成为医学学科领域不可或缺的基石。

从研究的角度看，医学人文学的内容可以是涉及医学（或卫生保健）问题的人文和社会科学研究，或者是与医学人员生活和工作相关的人文研究。通常所说的医学人文学科和社会科学包括医学史、医学伦理学、医学哲学、医学心理学、医学社会学、医学人类学、医学法学、医学文学、医学美学及卫生经济学、卫生事业管理学、循证医学、精准医学、医学职业素养等，是一个综合学科领域。

医学史是一门研究医学演化过程的学科。医学史将医学置于社会的政治、经济和文化的环境中来考察，强调了医学的发展不能脱离它所处的时代，医学思想和实践来自于与之相适应的知识环境，同时又为拓展和丰富人类的知识贡献力量。因此，医学史是人类文化史的一个重要组成部分。医学史使人们对医学的认识有一个历史的、全局的、发展的观点。历史的观点有助于人们分析医学的本质和价值，全局的观点有助于人们理解医学的现状，发展的观点有助于人们把握医学未来的发展趋势，从而增强使命感。

医学伦理学是医学与伦理学相互渗透、相互作用的新兴交叉学科。医学伦理学是运用一般伦理学原则解决医疗卫生实践和医学发展过程中的医学道德问题和医学道德现象的学科，是运用伦理学的理论、方法研究医学领域中人与人、人与社会、人与自然关系的道德问题的一门学问。它是医学的一个重要组成部分，又是伦理学的一个分支。由于生物医学技术的广泛应用和迅速发展,医疗费用的飞涨,以及价值的多元化,现代医学伦理学更多地涉及病人、医务人员与社会价值的交叉或冲突,以及由此引起的伦理学难题。

医学哲学是关于医学领域普遍现象的一般本质和一般规律的哲学学科,是哲学在医学领域的分支。其研究领域是医学,但其研究对象不是医学及其分支学科所关注的具体现象和具体规律,而是普遍现象的一般本质和一般规律。医学哲学探讨人和自然的关系及可持续发展的理论内涵、科学技术的本质和内在发展机制、科学技术的社会价值观及其与社会的互动、科学研究的感性和理性认识方法以及系统方法和创造性思维、医学模式的演变及对人体和疾病的辩证认识等基本原理,阐释哲学思想对医学理论形成和完善的影响以及带来的弊端。因此,它既是医学最高层次的理论学科,又是哲学交叉于医学的分支学科。

医学心理学是医学和心理学相结合的交叉学科,兼有心理学和医学的特点。它研究和解决人类在健康或患病,以及二者相互转化过程中心理因素所起作用的规律,并研究如何预防、控制心理危险因素导致的疾病及利用心理保护因素促进健康的策略和措施的科学。其任务是将心理学的理论、方法和技术应用于医疗实践,探讨和解决医学领域中的各种心理学问题,并通过对医疗实际课题的探讨推动心理学基础理论研究。医学心理学偏重相对正常行为的研究,而关于医学中严重变态行为的研究,则主要归入精神病学研究范围。

医学社会学指的是研究病人、医生、医务人员和医疗保健机构的社会关系、社会功能及其与整个社会相互关系的一门社会学分支学科。医学社会学一词是美国医学家麦克因泰尔于1894年提出的。他认为医学社会学是把医生作为特定的社会人群来加以研究的科学,是从总体上研究医疗职业和人类社会的关系的科学。医学社会学运用社会学的理论和方法、研究医疗领域中的社会角色、角色关系、角色行为、角色流动、医疗社会组织的交互作用以及医疗领域与整个社会生活的互动及其变化规律的科学。医学社会学是社会学与医学相互渗透而形成的,其研究内容包括社会学的一般原理和方法、医学社会学中的理论研究、医学进展与社会文化的互动研究、具体医学领域的社会学研究。

医学人类学属于医学应用学科,由凯博文提出,是人类学的一个分支,其借鉴了文化人类学、语言学、卫生保健学等多种学科,以病人对疾病的社会心理反应为重心,而不是以疾病本身为重心,主要关注生病行为,即病人对疾病的社会心理反应。医学人类学以独特的人类学视角和研究方法审视病患、健康、治疗、社会制度以及文化之间的复杂关系,从而更加强调医学从业者对生命本身的尊重和关怀。医学人类学的研究成果深化了社会学人类学者对许多传统命题诸如人性、人格、亲属关系等经典概念的全新的、深度的理解。

医学法学,也称"医事法学",是一个法学与医学交叉的前沿学科。医学法学涉及医疗行为与医疗法律关系、医疗纠纷与医疗事故、病人的权利、医疗机构和医务人员的义务、医疗纠纷的技术鉴定制度、医疗事故的相关证据、医疗纠纷的赔偿、医疗纠纷的法律责任、医疗纠纷的救济途径和医疗过失保险等内容。

何为医学文学?目前学者们大都赞同医学与文学应该相互融通,互相促进,共同发展。医学和文学都是"人学",两者的交汇点是"人的爱心"。两者都探寻人生的意义,两者的结合能够检查和诊断社会弊病,能够互相吸取营养来发展自身。医学与文学的融合是个充满希望和前途的领域,必将为医学和文学的发展翻开全新的一页。

医学美学是由医学与美学交叉结合而形成的一门新型学科,是美容原理在医学领域的运用。医学美的存在和在此基础上产生的医学审美观点,随着医学的诞生而出现,并随着医学科学的发展和人类健康水平的提高,日益显示出其重要性。医学美学作为一门新兴的应用美学,是由中国学者于20世纪80年代提出的,并在不到10年的时间里得到了长足的发展。医学美学具有医学人文学科的性质,又有医学技术学科的性质。

(李艳文)

第三节　医学人文学的历史定势

一、古代的医学人文思想

在生产力与科学技术十分落后的古代人类社会,人们的医学知识比较匮乏,医疗技术远远不能满足治病救人、救死扶伤的需要,医者依靠自身经验竭尽所能为病人诊治疾病、促进病人康复。医学主要表现为一种经验主义医学。人们通过多年的经验发现,医者拥有良好的职业道德素养非常重要,对病人进行精神上的慰藉、心与心的交流对于疾病的治疗具有积极作用。从巫医到希波克拉底,从爱琴海沿岸到黄河流域,医学实践自始就是人类的创造,是负责照护和救济他人的人类行为,是以解除痛苦、治愈疾病为己任,对病人进行人文关怀成为那个时候所有医疗工作者的必然选择。

一般认为,西方医学教育萌芽于古希腊,那里不仅产生了医学自然科学思想,还孕育了较高水平的近乎超前的医学人文理念,开始了医学人文教育的萌芽。在那一时期,著名的智者学派提出了"人是万物的尺度"这一观点,这是西方思想史上人文主义精神的最初体现,反映了人文思想的发达,对医学教育也产生了深刻的影响。

古希腊时期医学人文思想最突出的代表人物是被后世称为"西方医学之父"的希波克拉底。他是当时最著名的医生,也是著名的哲学家,是西方医德的奠基人。他不仅把古希腊唯物主义哲学家德谟克利特的原子论应用到医学实践中,创立了四体液说,而且开创了以为病人谋福利为中心内容的医德医风。希波克拉底的医学人文思想集中体现在著名的"希波克拉底誓言"里。

中国传统医学自始至终贯穿着一个不变的主题:对人的尊重。被誉为中医理论之渊薮的《黄帝内经·素问》奠定了中国传统医学体系以人的生命健康为主题的基础。"万物悉备,莫贵于人""人命至重,有贵千金"成为中国传统医学的基本理念。在朴素的"以人为本"观念的推动下,中国传统医学强调人的生命价值,将减少和预防疾病、促进健康长寿作为传统医学实践的目标,要求医家以精于医道,济世救人,性命攸关为大。人本主义的另一个体现是中国医学的整体观念。这是中国传统医学体系的思维方式,认为人与自然是统一的整体,要从自然和社会两个方面去全面考量人体生命运动变化的规律,从生物、生理、心理、社会的整体角度来诊治疾病。这种朴素的整体观念和辨证医学模式贯穿了中国传统医学的始终。

二、近代医学人文的历史演进

虽然医学人文的思想历史悠久，但医学人文学的概念则是 20 世纪初期才出现的。从 1919 年美国医学家奥斯勒提出医学人文的概念算起，至今已有百年。20 世纪医学人文学呈现出三次连续的、一次高过一次的浪潮。回顾近百年医学人文的演变历程，有助于我们更好地认识与理解医学人文学科与医学人文运动的互动关系，把握医学人文研究的热点与趋势，进一步推进我国医学人文学科的建设与发展。

第一阶段（1900—1960）：自 20 世纪初至 20 世纪 60 年代，在长达半个多世纪的时间里，有关医学人文的讨论非常有限，相关研究只漾起一波微澜。医学人文学的第一波浪潮，源自不同的涓涓细流：古典传统所倡导的医学博雅之士，医学界对于自身学科历史的兴趣，对重要医学人物贡献的追溯以及对医学与哲学、人文之间关系的考量。此时期的医学人文学科的研究领域比较分散，尚未形成具有吸引力的研究热点。

1919 年 5 月，时任英国古典学会会长和牛津大学教授的美国著名医学家、人文学者威廉·奥斯勒（1849—1919）在英国古典学会发表主题演讲，题目为"旧人文与新科学"。奥斯勒在演讲中提出了医学人文学者（medical humanists）的概念，并将医学人文学的传统追溯到文艺复兴时期。他说文艺复兴时期的三位医生李纳克里、凯斯和拉伯雷是当时伟大的医学人文学者。奥斯勒强调，医疗实践是一门艺术而不是一门生意，是使命而不是交易，这项使命需要用心与情来修炼。他敏锐地意识到，现代医学的超常规发展可能对医学起到负面的影响。他认为，虽然医学的分科与专业化是必须的，但专业化可导致临床医学的支离破碎，而失去了自己的特色。临床医生很容易被某一问题吸引，但范围却非常有限，其可能因细枝末节而迷失在迷宫中。

20 世纪前半叶，现代医学体系的架构基本完成。分子生物学领域的革命为医学家探索生命与疾病的奥秘开辟了新路径。随着抗生素、激素、化学药物、心脏外科、器官移植、人工器官等的发明与应用，临床医生拥有了治疗多种疾病的强大能力。人们普遍认为，医学技术的进步将逐步解决所有的疾病。不过，此时也有人清醒地认识到现代医学面临的新挑战。1948 年，著名科学史家萨顿（1884—1956）在国际科学史季刊 ISIS 上发表文章，提倡融科学与人文为一体的新人文主义，并指出医学人文学对医学发展具有重要的影响。

20 世纪 50 年代之前，现代医学基本遵循德国医学模式，即重视实验研究、强调知识生产、关注诊疗技术。医学科学技术的发展也深刻地改变了医学课程体系，自然科学、临床医学、诊疗技术的内容几乎占满了所有的医学课程，原本就有限的人文社会科学课程日益受到挤压，致使融科学与人文为一体的医疗实践却越来越偏离了本来的价值。二战期间纳粹医生所实施的一系列非人道医学活动，可以说与德国的医学模式不无关系。二战结束后，反思纳粹医生的非人道行径是医学人文学科兴起的原因之一。这一时期，医学人文学科的建制化处于萌芽状态，只有少数医学院校开设了医学人文课程。例如，1952—1957 年，美国凯斯西储大学医学院曾开设过一段时间的医学人文课程。这被认为是北美最早的医学人文课程。

第二阶段(1960—1980):此期间生命伦理学成为医学人文学科中的显学。这一时期创办了一批医学人文学科领域的学术期刊,其中以生命伦理学方面的学术期刊最多。生命伦理学方面的论文由以往每年不足百篇增加至每年超过千篇,极大地推动了生命伦理学的深入与多元化互动。医学人文学科的制度化建设,从设立医学人文学、生命伦理学的专门教席,到组建全国性、区域性及国际性的学会。生命伦理学也从书斋研究走向社会服务,例如,成立了各类涉及医学研究伦理的专门委员会、提倡病人权力与病人安全、主张死亡尊严和安乐死等形形色色的生命伦理运动。许多国家还设立了涉及医学研究、生命伦理或研究伦理的国家或总统顾问委员会,发布研究或咨询报告。生命伦理学在体制上促进了科学与人文的融合。1991年美国国立卫生研究院在批准人类基因组计划的预算中,划出5%作为研究人类基因组计划有关社会伦理法律问题的经费。这是联邦科学基金第一次在资助自然科学研究项目的同时,也资助与此项目相关的人文社会科学研究。此后,诸如艾滋病防治、干细胞研究等项目,都设立了有关人文社会科学研究的配套资助。

第三阶段(1980年至今):进入21世纪后,医学人文学的研究又呈现出新一波浪潮。这一波浪潮呈现出医学人文学科的多元化、全球化的趋势,更加关注不同文化之间的交流与对话;医学人文学成为医学教育改革的重要内容;加强了医学人文学科的批判性,从伦理学的辩护走向生命政治学与美学批评以及健康人文概念的提出。

医学人文教育成为医学教育改革的重要内容。2003年,美国的 *Academic Medicine* 杂志的第78卷第10期特刊专题讨论医学人文学在医学教育中的作用、地位及意义,标志着医学人文学科在医学教育体制中赢得了自己应有的地位。我国在20世纪80年代以后,医学人文社会科学研究便汇入国际医学人文研究的浪潮。20世纪末至21世纪初,我国医学人文的学科建设得到迅速发展,多所医学院校成立了医学人文学的教学研究机构,在医学人文学的教学内容方面,也从医学伦理学、生命伦理学、医学史等课程扩展到叙事医学、医学与文学、医学与艺术等。传统上,医学人文学的教学涉及道德或伦理态度,或让学生了解医学中的哲学问题。最近,扩大到包括文学、临床共情、日常临床经验、社区健康教育等领域。

从医学人文到健康人文。2010年,英国诺丁汉大学的克劳福德提出健康人文学的概念,并试图论证健康人文学是医学人文学未来的发展方向。克劳福德在回顾与分析了医学人文学科的发展及其对医学教育和卫生保健事业所做出的贡献之后指出:尽管医学人文学科已取得了相当大的进展,已成为一个更具包容性的、开放的、具有实践特性的学科,但随着医疗卫生事业的发展,除医生之外,护士、医生助手、从事医疗保健服务的相关人员以及病人等,都应在医学人文的发展中做出贡献。因此,克劳福德提出应将医学人文的概念扩展到健康人文,有必要以新的维度来发展健康人文学科,提供更广泛的健康人文教育与培训。

(李艳文)

第四节　医学人文学的发展背景

自中世纪以来,尤其是 20 世纪以来,科学的统治地位已经导致并大大加剧了科学和人文的二元论,打破了两者之间的平衡。造成这种失衡的原因是人们对知识的确定性及普遍性的狂热追求。近现代,科学挣脱了宗教和政治的羁绊,获得了前所未有的蓬勃发展。科学世界的建构以职业的规范、程序、优先权以及标准为主体,而人文的世界里则充满了敬畏、希望、评价与价值观念。伴随着理性主义在世界范围内的日益扩张,科学与人文的背离已成趋势。人文脱离了科学的基础,变得软弱无力,自说自话,而科学则试图成为一个价值中立的认知系统,生产出普世的真理。这实际上是一个幻想。科学与人文的背离在现代医学领域表现得更为突出。

医学科学领域的知识积累从根本上影响着人类对自身状态以及对与生物圈的关系的认识。现当代西方医学科学发展的历史中充满了伟大的发明创造,在各个领域都取得了显著的成绩。如:1908 年,德国的埃利和日本的秦佐八郎发现 606(商品名 Salvarsan)能够治疗螺旋体疾病,开创了化学疗法的先声;1935 年,多马克研制出磺胺类药,可以用来治疗多种细菌所致疾病;1928 年,弗莱明发现青霉素并用于临床,为千千万万的病人带来福音。20 世纪后期,不断出现的新药使某些疾病的疗效明显改善。此外,治疗方法也有明显进步,联合化学治疗的应用从对白血病的治疗到对其他某些肿瘤治疗的发展、静脉高价营养疗法、免疫疗法等提高了一些慢性病、难治之症的疗效。与此同时,医学技术、医疗设备与器械的作用也得到进一步发挥,尤其在诊断技术应用领域。1895 年,伦琴发现了 X 射线,20 世纪初,X 射线检查便成为临床诊断的重要手段。此后重要的诊断技术进展有:心电图(1903)、梅毒血清反应(1906)、脑血管造影(1927)、心脏导管术和脑电图(1929)等。20 世纪 50 年代初,超声波技术应用于医学;20 世纪 60 年代,日本采用光导纤维制成胃镜;20 世纪 70 年代后期,电子计算机 X 射线断层成像(CT)及磁共振成像技术应用后,微小的病灶都能发现。其他各种电子仪器在临床各科室也广为应用,如心肺监视器、γ 射线照相术、电子计算机也应用于诊断系统。现代生物医学的辉煌成就使科学性成了医学唯一的特征。

医学知识的迅速增长和技术的发展一方面固然促进了医疗技术的巨大进步,但是也进一步固化了人们的唯科学论、医学技术主义的思维方式。医生笃信科学,相信只有科学可以解释疾病,而实际上,许多非科学的变量可能大大影响着医患关系,甚至会决定最终的治疗结果。但是,在治疗实践中,这些人文的因素被忽略掉了。医患之间人与人的交流变成了人与物的对话,医生诊断治疗主要依据各种化验指标、图像、仪器检测的数据,医生不再重视病人对病情的诉说,医学工作的对象不再是病人,而是疾病,病人也不再是完整的富有情感的人,而是一部需要修理或更换零件的机器。随着望、闻、问、切的原始诊断方法远去的,不仅是医生与病人之间的亲密接触,还有医生对病人的关爱与嘱托、医患之间心与心的交流缺失,医生更加关注疾病与诊疗技术问题而忽视病人,这导致了医学人文关怀的缺失。

在医学技术主义日益突出、医患关系更加物质化的同时,随着社会的进步与发展,人们的权利观念不断加强,开始反思医学的本性,对医学人文精神的呼唤逐渐成为一种共识。人们越来越意识到,医疗工作的对象不是没有生命的机器,也不应是一个个脱离人体的支离破碎的器官、组织,而是活生生的具有各种社会需要的人。病人在接受诊疗的过程中,希望得到作为一个人应该享有的尊重,渴望医务人员发自内心地报以同情与理解,需要各种权利得到充分的保障。这一切无不是对医务人员人文关怀的迫切要求,体现了对医学人文精神需求意识的觉醒。这是由人的社会属性决定和要求的。

近代以来,随着生物科学的发达,人们主要从生物学角度来探讨疾病发生、发展的规律,对疾病现象做出解释。但是,到了20世纪70年代,人类的疾病与死因结构发生了改变,形成了以心脏病、脑血管病、恶性肿瘤取代原来的传染性疾病而占据疾病谱和死因谱主要位置的变化态势。心理、社会因素和人为重要因素引发的心血管病、脑血管病、公害病、事故和自杀、吸毒和酗酒、饮食过度、心因性疾病等已成为人类健康的主要挑战,疾病谱和死因谱的改变凸显心理和社会因素的作用。随着人们对保护健康、防治疾病的经验积累,对保护健康和防治疾病的认识也有了深刻的变化。医学发展史证明,医学的发展与社会发展息息相关,人类保护健康和防治疾病,已经不单是个人的活动,而成为整个社会的活动,只有动员全社会力量,保持健康、防治疾病才能奏效。随着经济的发展,人们对卫生保健的需求更高,不但要身体好,还要有良好的心理状态和社会活动能力。对人的属性的认识,由生物自然人上升到社会经济人。对疾病的发生和变化,由生物层次深入到心理与社会层次。对健康的认知也日趋全方位、多层次。

在这样的背景下,传统的生物医学模式无法做出令人信服的科学解释,对于疾病的治疗与预防作用也十分有限,甚至不起作用。布鲁姆在1974年提出环境健康医学模式时认为影响人类健康的主要因素有环境、生物、行为与生活方式、医疗卫生服务四大因素,其中环境因素包括自然和社会环境,特别是社会环境对健康有重要影响。拉隆达和德威尔对环境健康医学模式加以修正和补充后,提出了综合健康医学模式,为制定卫生政策、指导卫生保健工作提供了理论基础。该模式认为:影响人类健康的四大类因素,每一大类可分为3个因素,则共计12个因素。各类因素对不同的疾病影响是不同的,如心脑血管病以行为生活方式、生物因素为主;意外死亡以环境因素为主;传染病以卫生服务为主。这是对传统生物医学模式的重大突破。1977年,美国纽约州罗切斯特大学精神和内科教授恩格尔在《科学》杂志上发表了题为《需要新的医学模式:对生物医学的挑战》的文章。他指出:"生物医学模式关注导致疾病的生物化学因素,而忽视社会、心理的维度,是一个简化的、近似的观点。""为理解疾病的决定因素,以及达到合理的治疗和卫生保健模式,医学模式必须考虑到病人、病人生活在其中的环境以及由社会设计来对付疾病的破坏作用的补充系统,即医生的作用和卫生保健制度。"主张用生物-心理-社会医学模式取代生物医学模式。

生物-心理-社会医学模式取代生物医学模式不仅反映着医学技术进步,而且标志着医学道德进步,也反映了医疗工作者对医学人文精神的呼唤。生物-心理-社会医学模式的主要思想是把人理解为生物的、心理的、社会的三种属性的统一体。人的健康和疾病不仅是生物学过程,而且有心理和社会的因素,要从生物、心理、社会相统一的整体水平来理解和防治疾病。它主张在已有生物医学的基础上,加强对心理和社会因素的研究和调控。生物-心理-社会医学模式在更高层次上实现了对人的尊重。人的心理和生理对于人的健康状态都具有重要的影响作用,因而在谈到人的健康和疾病问题时,不能把心理和生理分开或是对立起来。不仅要重视人的生物生存状态,而且要更加重视人的社会生存状态。从生物和社会结合上理解人的生命,理解人的健康和疾病。

生物-心理-社会医学模式同样反映了医学自然属性和人文属性的结合,在现代医学模式下,医学必须与人文紧密地结合起来,医学生人文素质的培养是医学教育必不可少的一环。在医学教育中,必须使每一个医务工作者与医学生深刻认识医学的基本宗旨、本质属性与要求,明确敬畏、关爱生命是医学的终极目的。20 世纪 70 年代末期,医学教育理念发生改变的美国医学院校纷纷增设各种人文课程,开展医学人文教育。1982 年,美国率先将人文教育引入医学教育。美国医学会医学教育委员会在《医学教育的未来方向》的报告中明确提出要加强学生的人文社科教育。此后的 10 年间,美国医学人文教育快速发展,开设人文课程的医学院校数量急速增加。其他国家也纷纷效仿,英国、法国、日本等世界主要资本主义国家的医学人文教育也发展起来。时至今日,医学人文教育在世界各国和地区已经深入人心,医学人文精神的光芒在被遮蔽一段漫长的时期之后重新璀璨放射。

（李艳文）

第五节　医学人文的涵盖领域

医学人文是从人文角度出发对各种医学现象、事件进行思考、总结,探讨医学源流、医学价值、医学规范以及与医学有关的其他社会文化现象的学科群。医学人文是一个宽泛、繁复的领域,牵涉人类健康事业的方方面面。尽管如此,还是可以大致将其划分为医学人文学科、诊疗技术和医学人文运动三大类。

一、医学人文学科

建制化的医学人文学科始于 20 世纪 60 年代。但它并没有一开始就形成一个公认的理论体系或研究范式,而是呈现出一种各个二级学科齐头并进,但又发展不平衡的学术生态。其中,医学伦理学、生命伦理学、医学史、医学哲学等学科相对活跃,也较早形成了相对成熟的学科,在学术界的认可度相对较高;而医学美学、医学逻辑学、医学语言学等二级学科发展得相对缓慢。在医学人文二级学科的大家庭中,除了上述学科之外,医学社会学、医事法学、卫生经济学、医学教育学、医学传播学、医学心理学等也具有较强的人文属性,因而在广义上也可以纳入医学人文的范畴。万丈高楼平地起,无论在广义还是狭义,这些多元的二级学科的迅猛发展,极大地拓展了新的医学人文研究领地。也正是这些二级学科的理论体系和概念体系的建立和完善,才有了母学科理论体系的成长壮大,日臻完善。

医学人文学科所采用的概念可以分为三个层次:基本概念、学科概念和应用性概念。基本概念主要包括医学、照护、健康、人文、历史、社会、文化、关怀、价值、精神等。学科概念主要包括医学模式、医学目的、医患关系、医学道德、生命伦理、社会结构、社会公平、医患角色、整体性等。应用性概念主要包括职业操守、职业精神、人文关怀、医疗决策、医患沟通、全人照护、人文管理、研究伦理等。诚然,学者们不一定都认同上述的概念、层次分类,也不一定认定这里罗列的概念都是核心概念。这就需要学术界百花齐放、百家争鸣,并由此形成一股推进概念术语界定及概念间关系研究的源泉。

二、诊疗技术

尽管医学科学技术日新月异,但有人情味的或有人文情怀的医疗保健,依然是临床医学领域里不可或缺的。今天医学上的真正危机是医生和病人之间和谐关系的缺失,即信任危机,而信任危机的产生与现代医学忽略了自己的优秀传统——诊疗技术密切相关。

所谓诊疗技术,是指医生应用自然治愈力(如人体的自身免疫力)、科学治愈力(诊断治疗技术、药物、手术等)和医生个人治愈力(病人对医生的信赖、医生的精神或心理安抚)的综合能力。诊疗技术在本质上是医生医治病人的能力。这种能力实际上又至少包含三个方面,即专门的知识与技术、良好的判断力和自信心,以及对待病人的诚挚态度与良好的沟通能力。此三方面缺一不可。作为一个明智的医生,仅仅有医学知识与技术是不够的,还需要有良好的判断力、自信心以及职业道德。古人云:业医者,志必诚,术必良,人必君子。

诊疗技术与医术基本上是同一含义的两个词汇,其核心体现的是医生的智慧。

在传统的医疗实践中,无论东西方,医生们都非常重视诊疗技术(传统医学里称为医术)的价值。中医经典《黄帝内经》中将医术与医德密切联系在一起,提出"皆受术不通,人事不明也",强调医生治病,必须具备精湛的医术,如知天地阴阳,四时经脉,五脏六腑,雌雄表里,刺灸砭石,毒药所主,从容人事等。唐代名医孙思邈在《千金翼方·序》中强调了诊疗技术对于医生的重要价值,指出扁鹊、张机、华佗之所以为后世医生所称颂,"斯皆方轨叠迹,思韫入神之妙;极变探幽,精超绝代之巧"。近代名医丁福保从人格、技术、品位及德望四个方面,提出医生应遵从的十项道德要求,也是将医术与医德贯穿一体。

从古希腊的希波克拉底至20世纪初的奥斯勒,西方的医学传统也十分强调医术的人文价值。在古希腊,医学被看成一门解除病人痛苦或者至少是减轻病人痛苦的艺术。希波克拉底认为:"医术是一切技术中最美好、最高尚的。"因此,希氏学派非常重视医生的职业精神修养,在《论医生》(On the Physician)中希氏论述了医生的职业精神,即医生应时刻保持整洁,具有诚实、冷静及严肃的态度。强调诊疗技术并不意味着忽视现代科学的进步,而强调医生作为一个敏感的、人性化的治疗者,以最有效、最便宜方式为病人解决大部分基本医疗问题。即使在医学科学和技术迅速发展的今天,医生依然应心存敬畏并保持谦逊,寻求弥合医学的科学与艺术之间鸿沟的方法。

此外,当代的诊疗技术还有新的拓展:将诊疗技术延伸为健康中的艺术,即在社区、医院、诊所、康复机构中发挥健康促进作用。例如，人们已认识到医院的高技术仪器设备可引起病人的焦虑，影响病人的情绪和应激状态，影响病人的康复。为此，美国有一个专门的医院艺术基金会，自 20 世纪 80 年代开始推广医院艺术计划，已向 194 个国家的 3 000 多家医疗机构捐赠 36 000 多幅绘画，以改变医院的形象与色彩。

三、医学人文运动——"病人权利"

自 18 世纪倡导"天赋人权"开始，尊重病人的权利是医学从"家长制"中解脱出来的一个标志。20 世纪 60 年代，"病人权利"运动得以迅速发展。其主要原因有两点：一是对第二次世界大战期间纳粹医生做非道德人体实验的深刻反省，特别强调了受试者的权利和知情同意的重要性；二是在消费者权利、妇女权利、黑人权利等一系列人权运动的推动下，病人对医生将注意力从病人转移到现代仪器的诊断结果感到不满。新技术对医生的行为和医患关系产生了深刻的影响。随着时间的推移，人们日益认识到，单纯无条件地依靠医疗技术来保护和延长生命是有欠缺的，这种脱离了病人疾病的治疗，将病人视为"肉体物质"或"生命机器"的倾向，可能导致医疗保健的畸形发展，给病人和社会带来沉重的负担。

鉴于上述问题，20 世纪 70 年代在西方国家出现的病人权利运动、自我保健运动、自然疗法运动、整体医学运动，以及 70 年代后期生物-心理-社会医学模式的提出，都充分显示出医学已开始从在生物学因素方面探寻疾病的原因和治疗的倾向，向立体化、网络化、多维度地审视健康和疾病问题转变。与此同时，随着生命科学研究的深入，一方面，人们更加清楚地认识到生物机械论的局限性，更加强调医学的目的是以人为本，不只是对疾病的治疗，更是对病人的关怀和照料；另一方面，在后现代思潮的影响下，人们对医生的权威作用、医院的中心地位以及卫生保健制度和医疗服务体系也进行了反思。由此，在西方国家出现了病人权利运动，制定了《病人权利法》，以维护病人的权利。病人权利中最重要的观念是病人的生命为病人所有，病人有权利为自己的生命做最好的安排，社会应尊重并协助病人完成选择。从狭义观点来看，病人自主权就是病人的基本权利，从病人自主权可衍生出病人应有知情同意的权利。从广义观点来看，社会应保障病人的以下权利：医疗平等权、安全权、选择权、隐私权、求偿权、医疗文件收取权、医疗拒绝权、医疗尊严权。除此外，美国社会学家帕森斯从社会学角度提出病人的两种权利，即病人有免除原先社会角色的权利与免于因病被责难的权利，而社会有协助病人恢复健康的义务。病人权利运动成为医学人文学科发展的社会文化基础。

医学人文是 20 世纪兴起的以反思医学目的、维护医学尊严、坚守医学良知为内容的学术思潮和社会文化运动，也是应用人文社会科学和知识与方法对医学的本质与价值、卫生保健的目的与意义、医疗保障的公平与公正等问题进行探究的实践。总之，医学人文的宗旨就是要把医学重新放回人文世界的广阔天地中，以期能够更全面地理解医学，培养出更深谙人性、更理解社会的医生，从而带来更好的医学治疗效果。

（李艳文）

第六节 医学人文价值与医学模式

"价值"一词在当今社会十分重要且常见,普遍应用于各个领域。不同领域、不同时期、不同的人对"价值"给出的定义在内涵与外延的界定上大相径庭。目前,学术界关于价值概念的一般定义是:价值属于关系范畴,从认识论上来说,是指客体能够满足主体需要的效益关系,是表示客体的属性和功能与主体需要间的一种效用、效益或效应关系的哲学范畴。简而言之,价值是一个关系范畴,是指某一客体能够满足主体需要的有用性。

医学的基本价值是救护生命,这是医学特有的、体现医学基本任务和基本目的的内在规定,离开了医学的基本价值,就不称其为医学。医学的人文价值是关爱生命,这是医学必有的、体现医学本质和终极目的的内在规定。求真、崇善、尚美、达圣是医学人文价值的本质。离开了医学的人文价值,就不称其为人的医学。

历史价值是指对历史发展所产生的积极影响或者是事物本身所具有的特殊意义或重大意义。历史价值有助于确立唯物史观体系上的完整性和内容上的丰富性,深化对唯物史观本质及其当代性的理解,能为后人提供可以用来指导方向的导航图,从而帮助后人在当今日益复杂的时代确定前进的方位。

医学人文的历史价值在医学模式的变迁中得以充分体现。医学模式指在医学科学的发展过程和医疗服务的实践过程中,在某一时期形成的健康观和疾病观,是对医学重要观念的总体概括,是人们对待或处理疾病和健康问题的态度或方式。医学模式具有社会性、普遍性、广泛性、渐进性和稳定性的特点。社会性指与社会的发展息息相关;普遍性指任何人都受其影响(健康观、疾病观);广泛性指影响无所不在;渐进性指表现为动态地发展,与社会经济、文化、政治、科学等的发展密切相关;稳定性指稳定与发展并存。随着工业、农业的发展,科学技术水平的提高,人类对健康和疾病的思考也发生了相应的改变。在医学模式方面,历史上历经几次重要的演变,总结为以下几个阶段。

一、神灵主义医学模式

神灵主义医学模式是一种原始的医学模式,是在医学起源时期形成的对医学的一种总体认知方式。古代生产力发展水平低,科学知识贫乏,对客观世界的认识能力局限于直觉观察,对健康和疾病的理解和认识只能是超自然的。认为生命与健康是上帝神灵所赐,疾病和灾祸是天谴神罚、鬼魂附体,死亡是"归天",是天神召回灵魂。对健康的保护和疾病的治疗主要依赖求神问卜,祈祷神灵的宽恕。该模式古老而落后,但仍然影响着现代社会。

二、自然哲学医学模式

自然哲学医学模式是把健康、疾病与人类生活的自然环境与社会环境联系起来观察与思考,应用自然现象的客观存在和发展规律来认识疾病和健康问题的思维方式。比如古希腊希波克拉底的"四体液"学说和"自然痊愈力"、古代中国的"阴阳五行"的病理学说和外因"六淫"、内因"七情"等病因学说，是一种朴素、辨证、整体的医学观念，但对疾病的认识仍具有主观特点。

三、机械论的医学模式

16—17世纪，欧洲文艺复兴运动带来了工业革命，推动了科学进步，也影响了医学观。机械论的医学模式把人比作机器，认为疾病仅是这架"机器"某部分机械失灵。杰出代表是英国自然科学家、哲学家培根（1561—1626）的《新工具》《论科学的价值及改进》，提出"用实验方法研究自然"；法国启蒙思想家、哲学家拉美特利（1709—1751）发表了他的名著《人是机器》；笛卡尔（1596—1650）认为"生物体只不过是精密的机器零件"，其代表作有《动物是机器》《人是机器》，认为人体"是自己发动自己的机器，疾病是机器某部分故障失灵，需修补完善"。机械论的医学模式是以机械唯物主义观点批驳唯心主义的生命观和医学观，并把医学引向实验医学时代，对医学的进步发挥了重要的作用。但其局限性也明显，简单地把人比作机器，忽视了生命极其复杂的一面，也忽视了人的社会性和生物特性。

四、生物医学模式

进入19世纪，随着工业革命的完成，生产力水平的提高，自然科学的迅速发展，医学有了重大的进步。生物医学模式细胞学说、生物进化论、能量守恒与转化定律、发现微生物等致病因子，这些科学事实使人们对健康与疾病有了较为正确的理解，对传染病的认识及病原微生物的发现，从生物学角度明确了疾病原因，形成了生物医学模式。在此基础上，学者们利用了预防接种以预防传染病，并创建了免疫学，陆续研制了各种疫苗。几十年来，传染病发病率明显下降，从有病治病进入未病防病的时期。这种医学模式主导下的肿瘤病因认识，主要着眼于生物学的细胞、基因及对它们可产生比较大影响作用的物理、化学、生物因素，并在相关认识上取得了突破性的进展，形成了今天的主流性认识。然而缺陷依然存在，生态、社会、心理等因素均未被考虑在内，它要求人们像对待传染病一样，对待诸如肿瘤、心脑血管等疾病，忽视集体生命的复杂性以及心理社会环境因素对人的影响，仍是大有欠缺的。

五、生态医学模式

进入20世纪初，人们认识到疾病的发生除病原体这一外因外，还与人体内、外环境之间的生态平衡受到破坏有关，进一步提出了生态医学模式。生态医学模式的初级阶段侧重外环境，即自然环境和社会环境对人体的作用，而后期阶段则注意到了人体内环境（微环境微生态）的作用，即人要健康长寿，必须内外环境统一，并且要保持体内正常微生物间的微生态平衡，从未病防病进而为无病保健。从整体来看，这种医学模式可视为对传统中医的医学模式精神在更高层次上的一种"回归"。因为它强调人与自然的和谐、人体内在的协调，而这些正是传统中医医学模式的主旨。生态医学模式是一种过渡性的医学模式,因为它并没有充分考虑心理社会因素与疾病和健康的关系。

六、生物-心理-社会医学模式

时代在不断发展,认识在不断提高,人们认识到健康与否或疾病是否发生还与社会、行为和心理等因素有关。因此,20世纪70年代末以来倡导了生物-心理-社会医学模式。现代人们几乎已不再恐惧传染病,但心血管病、脑血管病和恶性肿瘤等依旧威胁着人类的健康,而这些疾病与心理紧张、环境污染、社会文化、个人行为等密切相关。人不仅是一类高级生物,还具有社会属性,文化、伦理等因素都影响着他(她)。这些因素不仅诱使着许多疾病的发生与发展,还能决定人们健康长寿与否,以及许多疾病的发展和转归。因此,生物-心理-社会医学模式能指导人们更全面客观地观察和解决现代的健康和疾病问题。

医学人文的回归促进了生物医学模式向着生物-心理-社会医学模式的转变,医学人文成为功利主义与技术主义的克星。医学人文发展史让我们认清医学的核心是"人性",重塑和提升了医学中对人性的尊重和关注是对医学异化的修正,是从医学现代性困境中突围,是医学社会化的趋势,也是通过医学实现对人类发展的关怀,更好地促进医学的发展。

(李艳文)

-------■ 参考文献 ■-------

[1]王晓波.医学人文教育概论[M].北京:科学出版社,2018.

[2]张大庆.医学人文学导论[M].北京:科学出版社,2013.

[3]张大庆.医学人文[M].北京:人民卫生出版社,2016.

[4]冯显威.人文社会医学导论[M].郑州:河南医科大学出版社,2000.

[5]王羽,卢祖洵.医学和人文学[J].中国医院管理,2008,28(6):16.

[6]王涵,李正赤.医学人文导论[M].北京:人民卫生出版社,2019.

[7]汤其群,孙向晨.医学人文导论[M].上海:复旦大学出版社,2020.

[8]SCHNEIDER W H,郭莉萍.医学人文学的历史与现状[J].医学与哲学(人文社会医学版),2009,30(1):14-161.

[9]张大庆.医学人文学的三次浪潮[J].医学与哲学,2015,36(7):31-35.

[10]张大庆.医学人文学科构建的逻辑[J].中国医学人文,2021,7(8):16-19.

[11]万旭.医学哲学的奠基与生命伦理学的方向:佩里格里诺如何为美国医学人文学把脉[J].东南大学学报(哲学社会科学版),2015,17(2):27-32.

[12]陈方平.医学人文精神塑造的哲学审视[J].南京中医药大学学报(社会科学版),2014,15(3):203-206.

第二章

医学人文学的人本建设

第一节 医学人文学的发展观

一、奥斯勒命题及其当代价值

威廉·奥斯勒被誉为现代医学及现代临床医学教育之父。奥斯勒重要的贡献是为医学教育划定了信仰高于知识技能和艺术化生存的职业基线。在奥斯勒众多的思想流脉中,最有理论穿透力的论断莫过于"医学是一门不确定的科学与充满可能性的艺术",其被后世称为"奥斯勒命题"。奥斯勒逝世至今已一百多年,但"奥斯勒命题"依然年轻,仍在叩击着现代医学的灵魂。其核心意涵是不确定性、偶然性;临床工作内在的艺术性是生命多样性、疾苦复杂性、感受个体性、干预路径和方法丰富性的二度解读。"奥斯勒命题"揭示了生命、疾病转归、苦难与死亡降临具有永恒的不确定性。一是生命、疾病无法解读的复杂性,不可澄澈的混沌性;二是苦难、生死不可预测与把控的偶然性,不可驾驭的或然性。

"奥斯勒命题"亦即医学=科学+艺术,生命=不确定性+无限可能性。奥斯勒的深意是医者对生命必须心存敬畏,心生神圣,心怀悲悯。人类在自然秩序面前永远是有限的探索者,生命中存在技术手段不可抵达的彼岸;医学是使命而非生意,拒绝冷漠与贪婪。由此引出医学从业者的多重职业性格:医生=科学家+艺术家+慈善家。当时,类似的命题还有"特鲁多箴言",即有时去治愈,常常去帮助,总是去安慰。它旨在告诫医者和病人:医学的干预是有边界的,无法包治百病,只能情暖百家,安顿百魂;要敬畏生命,敬畏疾病,丢掉傲慢、冷漠与贪婪。早在两千年前,中国医学先贤也已有"医者意也""医者易也""医者艺也"的洞识。无疑,以上三者均有相通之处。

20世纪末,现代医学进入循证医学时代,临床思维日益活跃丰富,临床流行病学与统计学导入,产生大数据(样本)、多中心(多视角)、随机对照、荟萃分析。随后,分子医学、精准医学纷至沓来。此时此刻,"奥斯勒命题"还适用吗?不错,循证医学引领医学充分地寻找证据,目的似乎是要消灭不确定性,驯服偶然性,弥合实验医学的确定性、必然性与临床医学的不确定性、偶然性之间的裂痕。但是,它在发展中不断软化立场,追求适时、审慎的姿态与三个充分的平衡,其一是充分的(疾病、健康)证据,其二是充分的(卫生、保健)资源,其三是对病人价值观的充分尊重。以上就为叙事医学、信仰疗法、尊严疗法预留了后门。因为疾病不只是一个生物学事件,还是一个精神事件,无言的查体、冰冷的机器检测,如果缺乏叙事,病人自己都不能理解疾苦事件的意义。临床医学必须转型——向叙事求教,疾苦的承担者也要成为讲述者,疾病的诊疗者、干预者也要成为倾听者、共情者、分担者,不仅要关注疾病的生物学指标、疗效的获得,还要关注身、心、社、灵的变化,关注疾苦的历程和情节的变化。这是一个全新的临床范式与诊疗框架。叙事维度开启了质性研究与量化研究、循证与叙事的分野。如果将"特鲁多箴言"改为临床路径的启悟,应该是"有时去循证,常常去叙事,总是去体验"。

当代美国医生穆克吉在他的《医学的真相》一书中这样写道:时至今日,医学仍然必须在不确定(不完备、不精确)的资讯中寻求确定性,依然存有三大困惑:一是为什么敏锐的直觉比单一的检查更有效? 二是为什么不同的人对相同的药物反应不同? 三是为什么看似有益的治疗方案却是有害的? 诊断过程绝不是对病人表述的症状所在部位进行各种理化检测、然后解读检测结果、做出疾病诊断那么简单,而需要对病人躯体各系统功能、代谢之间的相关性以及全人(身、心、社、灵)征象进行综合分析,才能穿越表象、假象,找到本相、真相,治疗的作业因而更加复杂,包括有针对症状的治疗,有针对发病机制的阻断性治疗,有针对病因的对抗性治疗,还有针对心理休克、情绪波动、沮丧、绝望的心理治疗,安慰剂治疗,更有针对终末期生命品质维护的姑息治疗,如果加入伦理(获益、不伤害、自主、公正)考量、哲学慧根(豁达生死)、军事谋略(用药如用兵),现代诊疗就是一盘大棋局,甚至是一场战役,需要大视野、大手笔、大智慧。由此可见,在新时代,"奥斯勒命题"仍然适用,也不会过时。

二、征服疾病与敬畏生命

100 多年前的 1919 年 12 月 29 日,70 岁的奥斯勒因为一场肺炎匆匆离世,第一次世界大战也因为一场大流感而匆匆收场,留下 5 000 万人病殁的惨痛记忆。然而 100 多年后,突如其来的新冠肺炎疫情给这个世界带来巨大的震撼,现代医学早已娴熟应对感染性疾病,却在一种新型冠状病毒面前束手无策。最原始的隔离手段、保持社交距离成为应对良策。面对世纪疫情大流行的恐惧,我们缺乏的远不仅仅是控制疫情的疫苗和特效药! 跨越时空,回想奥斯勒的教诲,人类太过冷漠、傲慢、算计,缺乏对疾病、对死亡不确定性的敬畏,缺乏历史警醒,也缺乏人文洞识。

从医学人文学角度看,20 世纪的医学未能把疾病与生命的认知疆域分开,将征服疾病和敬畏生命这一范畴的两极孤立起来,绝对化,讲"征服"而忘掉了"敬畏"。其实,人类对疾病的征服也是有限的,可以征服单一的疾病,但无法征服其全体。无论发生何种技术飞跃,都将是如此。所以,史怀哲说:面对生命的个体,仅有科学技术的知识和实践无法进入医学职业生活中包含的理解和智慧的那片领域,也无法进行幸福与尊严的分享。史怀哲的"敬畏"既包括对疾病自然过程的认同,也包括对人的最高需求——尊严和幸福感的维护,后者是人的,也是人的医学的最终目的,征服疾病只是其中的一部分使命。

在治疗实践中保持"征服"与"敬畏"的张力。科学精神讲科学历史中的怀疑、现实中的批评,讲打破偶像、挑战权威,通过这种姿态来培育创新,才使科学更科学,技术更进步。人文精神则建立一种对历史传统和生命个体的关怀,这种关怀有时不是对真相的把握,甚至恰恰相反,它是培养对这种现象客观性建构之外的一种艺术化、人格化的距离感和神秘感的探究,本质上是建立一份真诚和敬畏。我们无法消弭这种非科学的价值追求,恰恰要正视这种差异和对立,树立一种二元价值观。当我们面对生命,面对医学,一方面要以科学精神去改变,以技术手段去干预,因为人类疾病的秘密是可以探究的,可以用人类的知识体系去刻画的,躯体的功能、代谢也是可以改变的,疾病更是可以征服的;另一方面也要相信生命的奥秘在终极点上是不可知的,是人的知识无法穷尽的,只能无限接近。因此,对生命应该常怀敬畏之心、关爱之情。

总之,人们对现代医学的不满,不是因为它衰落,而是因为它的昌盛;不是因为它没有作为,而是因为它不知何时为止。人们因为成就生出了傲慢和偏见,因无知而变得无畏,因恐惧而变得贪婪,进而常常忘记医学从哪里来,又是如何走到了今天。我们现代的医学虽然有了长足的进步,但仍然只能像美国纽约东北部的撒拉纳克湖畔的墓志铭所说:"有时去治愈,常常去帮助,总是去安慰。"这是一份理性的谦卑,也是医学人文的朴素境界。

(陈晓芹　柳建发)

第二节　医学人文批判性思维

批判性思维是医学专业胜任力中重要的医学人文能力之一。医学的不确定性决定了临床思维的不确定性,而批判性思维是探索不确定性现实问题的最佳实践方式。

一、批判性思维的定义及特征

关于批判性思维的定义,国内外学者一直众说纷纭。目前学术界比较公认的定义是在20世纪90年代,由美国哲学学会运用Delphi方法(即反复询问调查、专业意见、直观结果相结合的方法)得出的下述定义:批判性思维是有目的的、自我调控判断的过程,包括解释、分析、评价、推理及对证据、概念、方法、标准的解释说明,或对判断所依据的全部情境的考虑。对医学生来说,批判性思维的内涵主要包括具有科学思维、敢于质疑、有旺盛的求知欲、能够科学地评判资料和信息。批判性思维的最终目标是将极具个性的体验和领悟与有着普遍指导意义的科学认识体系有机结合。此处也就自然地反映出理性约束、辩证思考、移情实践和科学评价的基本特征,以及应该遵从"理性自主、逻辑完整和伦理适应"的方法论三原则。

二、批判性思维与医学教育

国际医学教育组织(IIME)把批判性思维列入"全球医学教育最基本要求"中的第七个领域,具体包括6条标准,其核心内容是要求医生在解决医学专业问题时,要具备分析批判的精神、创造精神和对事物进行研究的态度等医学人文素养;能够运用科学思维的工具去识别、阐明和寻找解决问题的关键,懂得做出医疗决策的复杂性、不确定性和局限性;善于提出有依据的假设,收集并评价各种资料,以期获得解决问题的最优化方案和效果。显然,医学教育,以培养未来合格临床医生为己任,必然承担着引导医学生逐渐自觉强化批判性思维的医学人文意识和能力培养的主体责任。

在医学教育中倡导、培育和应用批判性思维的理论和方法,必须有与之相适应的人文条件和教育环境。首先,要树立明确的哲学理念。世界是辩证的、发展变化中的,医学也是在发展和变化着的。人类的一切知识形式都是人类社会实践和理论思维的成果,以书本和其他新形式载体给出的成果都不应该成为我们进一步实践和探索的束缚,而是发展的基础。因此,在医学教育过程中,必须坚持正确的世界观和科学的方法论,自觉坚持把移情式实践、批判性思考、自省性评价渗透在教学全过程中。这就要求被教育者在解决问题的过程中,要努力坚守正确的人生观和价值观,通过医学实践,逐渐形成基于推理、求证、辩证的科学判断模式的习惯,不能唯书为上。这不仅需要通过基本原理的学习,更需要不断地实践和自我追求。其次,要遵从批判性思维的规律。在医学教育中必须强调尊重和遵循批判性思维价值标准的合理性,要提倡进行理性化的坚持、质疑式的探讨以及说理性的辩驳,要引导学生在学习中学会批判性地对各种假设进行审查,在对已经被验证了的科学结论和实践经验的尊重和传承的同时,学会对其局限性和发展的可能性做出独立的预测和评价。教学实践的经验告诉我们,在医学教育过程中,扎根临床、注重临床决策能力培养,注重环境和人格对学生成为优秀医学生具有良性影响;巧妙地设计梯度合理的"难题"让学生去独立地解决,并通过苏格拉底式的辩论互动,对于发展和培养学生的批判性思维能力是非常有效的,也是至关重要的。最后,要构建相适应的文化生态。重视批判性思维能力培养的教育需要与之相适应的文化生态环境,这种文化生态应该成为学校或课堂营造的一种新型的显性教学环境,也是医学生必须构建的一种内在的隐性心态环境。研究表明,批判性思考的技能开发往往在对话式环境下最为有效,特别是在形成了矛盾纠结、反诘自身价值取向的情境下更为有效。因此,教师引导下的移情式、互动式、互教互学式的教学条件的构建,是一种必须采用的主要教学方法。

三、批判性思维培养的模式

美国学者彼得·法乔恩说:美国高等教育之所以受到全球青睐,其原因之一就是它具有教授批判性思维的潜力。许多教育研究者、哲学家、心理学家和教师就批判性思维的培养问题开展了诸多试验、论辩,提出不少富有价值的见解,并逐渐形成了课程与教学两种路径。

首先,批判性思维能力的系统培养必须有相关课程的建设和开发。大致形成了三种模式,分别是批判性思维课程的"独立化"、渗透于传统学科课程的"融合课程"、"独立课程"与"融合课程"的综合化。研究者大都主张综合化的批判性思维课程,即将两者结合起来,他们认为,"独立课程"和"融合课程"可以统合起来,使批判性思维的培养获得更大的效益。这种综合化思路,意味着学校可以将独立的思维技能教学与常规课程中的思维教学结合起来,相互提供批判性思维技能规则和相关内容,在反复的练习中促进学生批判性思维能力的发展。

其次,上述三种课程模式都离不开教学活动,进而实现对学生批判性思维的培养。因此,课堂教学是学生批判性思维能力发展的重要环节和教育路径。在课堂内外教学生批判性思维,可以提高他们观察、推理、提问、决策、提出新见解、分析各种观点的能力。具体而言,主要表现为三种教学模式,分别是旨在进行专门训练的直接教学模式;基于现实考量的间接教学模式;基于复杂思维的综合化教学模式。从事一线教学的教师们发现:一方面,不让学生经过批判性思维活动过程,教师很难实现教授学生批判性思维的知识与态度的教学目的;另一方面,不教授学生批判性思维的知识与态度,则难以让学生进行批判性思维活动,进而难以实现"通过批判性思维活动过程而学会批判性思维"的教学目的。因此,研究者们在确立旨在发展学生批判性思维能力的教育目标后,将其划分为多元性的教育教学目标,如将知识与技能、过程与方法、态度与情感、决策判断与价值观结合起来。

上述两种路径和相关模式的论争使我们认识到批判性思维的培养需要教学与课程建设的整套改革。联系我国的各级各类教育教学改革,考虑到创新性人才培养对批判性思维能力的现实诉求,我们从西方的相关研究和实践探索中可以得到如下几点启示。第一,学生批判性思维能力的发展应该成为一个重要的教育目标。因为批判性思维不是学生与生俱来的能力。年轻人也不能自然而然地学会如何有效地进行批判性思维。教师要教学生把批判性思维技能用来理解与其生活相关的问题。发展批判性思维技能是一个长期的过程,要在一个较长的时间里进行,逐渐增加教材的复杂性。第二,开发一门培养学生批判性思维能力的独立课程很有必要。人们已经逐渐达成了一种共识:在培养学生的批判性思维方面,"独立课程"与"融合课程"都有着各自的优势与不足,都不足以独自完成学生批判性思维能力培养的使命。第三,在传统课程的建设中有意识地渗透和融入促进学生批判性思维发展的素材。我国的学科课程还很少像英美学校的学科课程那样有意识地将批判性思维能力培养融入教材的方方面面。要使传统课程担当培养学生批判性思维的重任,在教学过程中,就必须加强渗透批判性思维的因素,从而使其真正转变为可以培养批判性思维能力的融合课程,包括任课教师在编写教学大纲时,应该思考如何把批判性思维结合到课程之中;选择的教材和教辅材料应该反映自己的批判性思维教学方法;书本上的练习要触及学生的理解、分析和知识应用;在平常的阅读中,包括读书看报、浏览杂志等活动中,要留意哪些地方和例子可以作为批判性思维教学的素材,进而将传统课程较好地变成学生的体验课程。第四,将批判性思维的知识技能融入日常教学实践之中。研究表明,只有在一种愉快的、自由的和宽松的教育教学过程中,学生才能迸发出巨大的独立思考的能量。只要让学生在批判性思维过程中享有思维的愉悦,那么他们就会积极主动地参与批判性思维活动。汲取西方实践的有益经验和有关学者的建议,在对学生批判性思维能力培养的教育教学中,务必将批判性思维的知识技能融入批判性思维的实践之中。

(陈晓芹 柳建发)

第三节　医学人文社会性思辨

上一节中,已经概括性地介绍了批判性思维,在实践中,思辨常常是有效的实现方式。另一方面,医学人文学的人文关怀宗旨则要求这种思辨是具有社会性、实践指导意义的。

一、思辨的释义

思辨可理解为"纯粹思考",本身是从英文"speculation"翻译而来,词义源于拉丁文"speculari",本意是反省、探索、知微探隐。思辨强调将思考研究的对象抽象为严谨的、可描述的概念,通过理性的逻辑推理能力对概念进行推演,从而了解事物潜在的本质,演绎得出结论或观点。具体而言,思辨需要研究者秉承批判性思维的理念基础,利用理性认知能力将对所研究的课题或事物、经验的表象观察结果等进行概念抽象,并厘清研究课题与概念的边界。

思辨的研究方法通过逻辑推演来实现,如上一节所提,具体方法包括演绎和归纳,在事实、概念、论据的基础上,对命题的真伪进行推演,从而证明或证伪研究课题。思辨的目的是认知事物本质乃至获取新的知识,利用事物的内在规律和新的知识以指导实践。

二、思辨理性主义的溯源

通过思辨的溯源,或能更贴切地理解其含义。西方哲学史中,思辨衍生于理性主义(rationalism)中,后者认为理性是人类最基础和最可靠的能力,是知识来源的可靠途径。一方面,形式上来说,理性主义认为事物的本质是潜藏在事物表象特征之下的,因此,是不能通过观察和经验直接获得的,必须通过理性的抽象与逻辑的推演思考,才能解释和把握的。而在另一方面,事物的本质又是稳定、具有统一性,且通常保持恒常不变的,因此揭示事物的本质,对了解世界尤为重要,在这个过程中,思辨则是这一系列思考活动过程的统称。

通常,我们会将理性主义以及思辨研究的起源追溯到苏格拉底的反诘法,他通过对话、提问、讨论等方式揭示对方的矛盾之处,目的是激发对方通过自己的思考(而不是通过权威或人云亦云)得出结论,尤其是关于定义与概念的问题,这是古希腊哲学家们所关注的"存在与是"的问题的基础。他使思辨在逻辑上呈现出稳定的图景,因此,后世有评价为"直到苏格拉底,哲学才在运用分析和思辨方法上达到成熟"。

理性主义与思辨的发展兴盛于17世纪,重要人物是笛卡尔(1596—1650),他认为,理性本身所固有的"天生观念"(innate ideas)是知识来源的可靠基础,基于此留下名言"我思故我在"(或译为"思考是唯一确定的存在"更能说明其含义,由此可一窥思辨在理性主义中的意义),奠定了欧陆理性主义哲学的基础。

后来的斯宾诺莎及莱布尼兹,在试图解决笛卡尔提出的思辨与认知的问题的过程

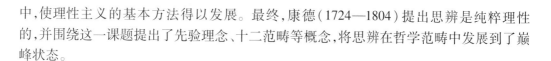

中,使理性主义的基本方法得以发展。最终,康德(1724—1804)提出思辨是纯粹理性的,并围绕这一课题提出了先验理念、十二范畴等概念,将思辨在哲学范畴中发展到了巅峰状态。

三、医学人文学思辨的社会性

首先,无论主张思辨的理性主义还是强调感官的经验主义,作为知识论的不同观点,都不是当时的哲学家区分的,而是后人出于哲学史研究的目的进行区分的。事实上,两者的区别很多时候并不像概念定义的那样泾渭分明,无论笛卡尔还是斯宾诺莎,或是莱布尼兹,都认同经验科学的重要性。康德在休谟的影响下,也被认为是理性主义者与经验主义者的综合体。实际上,思辨的基础几乎必然起始于实践经验,尤其在诸如医学、社会科学领域中,思辨研究几乎必然强调社会性,其研究课题往往都是始于具体的社会问题,通过思辨,获得启发和创新,最终,用于指导实践。这种颇具"济世"意味的社会性思辨思想论述、在中国的传统思辨论述中阐述得尤其清晰。

关于思辨,《中庸》中提到"博学之,审问之,慎思之,明辨之,笃行之",即所谓的"学问思辨行",是关于行知论的命题,这是儒家所主张的根本性的学习方法和步骤。后世朱熹在《中庸章句》中转述了程颐的话,"五者废其一,非学也"。可见思辨在儒家思想中的地位。朱熹本人也将其与《大学》联系起来,认为前四者"学问思辨"属于"学而知"(后一者属于"利而行",合则为"致行")。其中,"慎思"强调"恰到好处的思考",所谓"思之粗浅不及,固是不慎;到思之过时,亦是不慎"。那"不及"与"过时"的边界在哪呢?论语中讲"思不出其位"。这句话固然是强调"不在其位不谋其政",但同时也在强调,要慎思自身职责范围内的事情,也即所谓"思"的基础,是社会性的议题。思辨并非空中楼阁,医学人文学的每一个研究课题都是始于对具体现实问题的关注,是对具体的人、发生的事和真实客观生活的关注。"明辨"则强调要将事物之理剖析到"分明清楚"。这不仅要求研究者具有足够的理性基础能力,更重要的是,必须具备社会性的人文情怀,这是因为医学人文学所关注的社会性课题,往往并非非黑即白的。儒家的话语体系中常有"辩",比如"义利之辩""子为父隐""直躬证父"等,即使在今天,也是有现实意义的社会性议题。医学人文学正是希望通过具有社会性的思辨方法,为医学发展注入人文关怀的温度。医学人文学始终强调医学与人文内核的关联,任何相关的研究方法,最终应为社会呈现有温度、有人文关怀的成果。因此,医学人文学中的思辨并非冰冷的逻辑公式,并非为著书立传的方法论。它应是研究者思考实践性课题、探索医学更广泛的社会价值、体现医学人文关怀的思维工具。

其次,思辨具有形而上学的倾向,这使得其可能会进入"用静止的观点看问题"的误区。思辨研究普遍认为事物的本质是具有内在性、稳定性的,这本身没有问题,但如果过分强调本质、强调稳定统一,而忽视了事物内部的矛盾性、忽视了外部环境的影响变化,则可能会使思辨演变成纯粹概念、术语的苍白堆砌,不仅不能普惠于大众,反而可能得到更多基于主观臆断、脱离实际的所谓"成果",违背了批判性思维的自律规范。因此,医学人文学的思辨必要秉承社会性的基础,充分了解其社会环境,将变化的、多元的社会性因素纳入思辨研究的范畴,将一个个具体的个体作为研究所最终造福的对象,使研究用之于现实的社会发展,用之于有温度的发展实践。

最后,还需指出,社会性思辨还应谨防落入"宏大叙事"的窠臼:每一个人天然拥有受益于社会科学进步的权力。固然,由于种种社会现实问题,包括医学在内的科技发展很可能在相当长的阶段里无法普惠于所有人,但这恰恰是医学人文学所持续关注和希望不断解决的重要课题之一。"宏大叙事"看似在探讨社会性课题,但却选择无视每一个个体的福祉,空泛地追求宏大概念上的逻辑合理,甚至无视所处的历史阶段、社会结构现实,这不仅是社会性思辨的误区,更是与医学人文学人文关怀的终极目的所背道而驰的,切要谨慎。

(陈晓芹　柳建发)

第四节　医学心理学

医学心理学是医学和人文科学的交叉学科之一,是医学人文学的核心课程。生物-心理-社会医学模式的提出,强调了心理与情绪活动对健康的影响,即多数疾病与心理因素都有着密切的联系。因此,在治疗和护理上应用心理学的方法就显得十分重要。特别重要的是,近年来国家出台《健康中国行动(2019—2030 年)》,倡导关注身心健康和改变不良生活方式,提高健康寿命。可见,培养21世纪的医学生和医务工作者树立全面、整体的医学观是新世纪发展的需求和必然。

一、医学心理学的概念与研究范围

医学心理学(medical psychology)是医学和心理学相结合的交叉学科,它研究心理变量与健康或疾病变量之间的关系,研究解决医学领域中的有关健康和疾病的心理行为问题。

医学心理学的研究范围较广,概括起来主要包括以下几个方面:①研究心理行为的生物学和社会学基础及其在健康和疾病中的意义;②研究心身相互作用的规律和机制;③研究心理行为因素在疾病发生、发展、诊断、治疗、康复及健康保持过程中的作用规律;④研究各种疾病过程中的心理行为变化及干预方法;⑤研究如何将心理行为科学知识和技术应用于医学各方面。

二、医学心理学的特点

医学心理学面向整个医学,为促进人的整体健康、提高医疗质量及增强人的社会适应能力提供医学心理学的观点、方法和技术服务。其特点主要体现在以下四个方面。

1. 研究疾病发生、发展和变化过程中心理因素的作用规律

人是生物、心理、社会多层次融合而成的巨大开放系统,不但物理、化学和生物因素可以致病,心理社会应激、不良的行为模式及恶劣的社会条件也可以致病。在多种疾病

中,均可以见到生物学因素与心理社会因素的相互作用。这种以人为本的整体观点、开放系统观点和疾病的多因观点有助于拓宽临床医学的视野,克服"见病不见人"的局限性。

2.研究心理因素和生理、生化变化的相互关系

人是心身统一的整体,人的心理和生理紧密关联,不可分割。各种应激信息,包括心理社会应激,都能通过自主神经、内分泌和免疫系统等递质,引起一系列生理、生化变化,并伴随一定程度的情绪反应。情绪反应是应激强度的标志,受到人的认知评价、人格特征及应对方式等因素的制约。长期的负性情绪预示着发生心身障碍的可能性增加。

3.研究人格特征或行为模式在疾病发生和康复中的意义

应激和易患素质的相互作用已成为许多疾病的发病机制,易患素质也是医学心理学关注的研究焦点。易患素质具有生理和心理两方面的特征,基因对某些疾病的易患倾向有很大的影响,但早年的生活事件、药物和环境因素对大脑的综合作用,当前的生活处境、人际关系、习得的认知评价模式及应对方式等个体心理特征对易患倾向也有重要的意义。很多疾病的发生要综合考虑基因、心理和生理发育、行为学习及环境等因素。现在已提示 A 型行为与心脑血管病关系密切,C 型行为与癌症关系密切。这方面的研究将为人类的疾病预防和治疗揭示一条全新路径。

4.研究对人的心理与生理功能的调节

人的大脑具有自我调节的能力,运用积极的认知和行为的学习操练,大脑可能对人的生理功能发挥良好影响。放松训练、催眠暗示、心理治疗、医学气功和生物反馈等都是通过改善人的心理状态,调动人脑的自我调节机制,从而促进疾病好转,改善社会适应能力,为防病治病、养生保健服务,最终提高生命质量。

三、医学心理学的价值

(一)医学教育价值

医学心理学在培养医学生人文素养方面有着自身的学科优势,具体表现在以下几个方面。

第一,培养医学生的整体医学观。随着生物–心理–社会现代医学模式的实践,医学院校为医学生开设医学心理学课程,就是应对这种医学模式转变的需要,其首要目的是树立医学生的整体医学观,让学生了解基本心理学原理与知识,知晓生理和心理的相互作用,明了心理社会因素在健康和疾病中起怎样的作用及如何起作用。因此,医学生除了具有良好的生物医学知识和技能外,必须补充必要的心理学等人文学科知识,使其医学知识体系更为全面,并以此作导向,对医学生未来的医学理论思维和医疗实践产生有益影响。

第二,能使学生掌握一些医学心理学研究和实践方法。在医学心理学体系中,心理评估、心理治疗与心理咨询属于其自身较为特殊的研究和实践方法,这些方法大多也可用于临床各科的研究和实践中,对医学的发展具有重要意义。反过来,临床各科运用医学心理学方法所取得的成果,也将极大地丰富医学心理学的知识体系。

第三,有助于医学生更好地与病人沟通。心理学上讲,一个人的成功15%取决于专业技术,85%取决于人际关系。人际关系的沟通,特别是医患关系的沟通,最关键的是沟通当事人是否具有同理心。同理心是人际沟通过程中非常重要的理念和技术,是一个心理学概念,指沟通者能否站在当事人的角度和位置,客观地理解当事人的内心感受及内心世界,且把这种理解传达给当事人。医学生同理心的培养是医学院校进行人文素质培养非常重要的方面,是医学人文教学和研究的重要内容。通过学习医学心理学的课程,医学生可以了解、掌握同理心,并将这一理念和技术运用到未来的临床工作中去,以便更好地与病人沟通。

第四,有助于医学生更好地去面对和处理可能出现的人生难题。人的一生中,难免会遇到一些心理冲突、挫折以及其他困境。特别是医学生,学习任务繁重,心理问题发生率也较高,其心理健康状况直接影响着他们的临床工作。因此,日常的医学教育中,不仅要让医学生学会运用医学心理学中的心理健康知识、心理咨询技术和技巧应对和处理自身的心理烦恼与问题,而且还应该知道如何教育病人和身边的人了解应对这些困境的方法,以帮助大家提高生活质量,促进心身健康,预防疾病。

(二)临床实践价值

心理学理论和技术是现代医疗过程中很重要的理论和知识依据,人本主义心理学是现代医院模式中以病人为中心的核心理论之一。

临床工作方面,医患纠纷以及由此引发的恶性伤医事件时有发生,其恶劣程度超乎人类对人性的认知。透过众多个案纷繁复杂的表象去探寻医患矛盾产生的根源时,我们时常发现,医学人文精神的缺乏正是其症结所在。这种缺乏体现在部分医务人员的工作中,与个人修养、职业操守相关,也与社会教育缺失、理念错位、医疗体制机制的不尽完善相关。因此,在临床工作中,有针对性地对医护人员进行心理学尤其是医学心理学相关知识和技能的培训,进而提高医务人员有效满足病人合理心理需求、稳定病人情绪的技能尤为重要。

在临床工作中,尊重、倾听和同理心的心理学技巧十分重要。①尊重。即医务人员在价值、尊严、人格等方面与病人平等,将病人作为有思想感情、内心体验、生活追求和独特性与自主性的活生生的人去看待。在临床工作中,医务人员能做到尊重病人,其价值在于:尊重是建立良好医患关系的重要条件,是有效助人的基础;尊重可以给病人创造一个安全、温暖的氛围;尊重可使病人感到自己受尊重、被接纳,获得一种自我价值感;尊重本身对病人具有治疗价值。②倾听。要求医护人员全神贯注地接收患方的全面信息,不随意打断病人,要准确理解并掌握患方重要信息。医患谈话中,医生应从诊断、治疗及服务的医学考虑出发,选取病人述说内容的关键信息,当下口头重复向患方确认以作为重要信息记录。倾听技巧中的突出特征,是医护人员将医学思维与人文言行有效结合,医生获取病人信息并用医学知识和经验分析判断,整理出有利于诊断和治疗的信息,同时要兼顾对病人诉说时的尊重。否则,病人关键信息将缺失,也会降低病人对医生的信任。③同理心。在临床工作中,其含义主要为:第一,医务人员能否从病人内心的参照体系出发,设身处地地体验病人及其家属的精神世界;第二,医务人员能否把自己对病人内心体验的理解及病人急迫想了解的医学信息准确地传达给对方;第三,医务人员能否站在病人的角度来考虑病人的一些担忧,如疾病的严重性、治愈性和费用等。

(陈晓芹　柳建发)

第五节　医学伦理学

医学伦理学是一门重要的实践伦理学分支学科,也是医学人文学科中的重要组成部分。医学伦理学能帮助广大医护人员、卫生政策制定者和管理者、科研人员、医学教育工作者以及医学生全面识别医疗卫生实践和医学研究中存在的诸多伦理问题,培养伦理意识和决策能力,从容应对医疗卫生和医学研究中棘手的伦理难题;同时,它有助于培养一个人的道德品质、信念与情感,提升道德境界与修养,坚守做人的原则与美德,自觉履行道德义务和专业职责。

一、医学伦理学的概念与研究内容

医学伦理学是指在系统考察医疗卫生领域道德现象的基础上,确立伦理学依据及其概念体系,概括出基本的伦理原则或准则、形成伦理分析框架来指导相应道德实践并研究具体伦理问题的一门学科。此处的医疗卫生领域包括预防、临床诊疗、护理、康复、医学研究、卫生事业管理等。

医学伦理学以医疗卫生领域中的道德现象及其发展规律为主要的研究对象,其研究内容主要包括:①医学伦理学的基本理论;②基本的医学伦理原则、规范和范畴;③预防医学、临床医学、医学科研、医院管理、卫生经济与医疗保健政策等领域引发的伦理问题及分析框架;④医学道德实践以及医学道德教育、修养及评价监督、医学专业精神等。

二、医学伦理学的基本理论

(一)美德论

美德论又被称为德性论、德行论。美德是指在一定社会的历史条件下经过长期的道德实践而逐渐形成的、受到普遍尊崇、具有普遍和永恒价值的优秀道德品质。关于美德论,中西方都有丰富的传统伦理理论资源。医学美德论主要讨论行医者的职业美德,如仁慈、诚挚、严谨、公正和节操等,并在医疗行业中提倡这些美德。它具有强调个人行为的稳定性和自律性的特点。

医学美德论在医学伦理学的理论体系中处于重要地位,对医务人员塑造完美人格具有重要的理论指导意义。但是,随着医学实践的不断发展,美德论也不可避免地暴露出了其局限性。首先,医学美德论仅仅是从直观的层面上、从医学职业本身对医务人员提出“应该具备什么样的美德”的要求,还缺乏在某种情景下医务人员应该具体如何做的建议。其次,当下的医疗行为由个体走向集体和社会,医疗实践不仅涉及疾病而且涉及一种社会责任,美德论仅仅停留于主观品性、人格等精神形态的存在方式之中,缺乏制度化,只能有赖于个人的道德修养,不能更有效地提高整体的更宏观的行业道德。最后,当下价值多元化,每个人对美德的理解或侧重点并不统一,在医患关系的处理中,由于价值观不同,单独通过美德论指导医务人员的行为往往不能达到良好的效果。

（二）后果论

后果论又被称为效果论、效用主义或功利主义、目的论或价值论等。依据此理论,社会确立道德的目的是社会的存在发展以及为了增进每个人的利益;道德规范的确立和完善以及伦理行为的决策、评价和辩护强调后果、效用和价值。功利主义的"最大多数人的最大幸福"是代表和反映这种伦理思想本质的核心原则,古典功利主义和现代功利主义体现了后果论理论思想的发展。后果论具有强调行为的结果,不重视行为的动机和以个体经验为基础,以经验生活中的苦乐感受为标准的特点。

后果论在推动社会发展包括医学发展方面起了重大的推动作用。首先,后果论从人的本性而不是从神的目的去说明价值和道德的起源和目的,强调道德是为了人而不是神,道德最终是使人幸福,提倡尊重人性、人的尊严、人的价值和人的主体性,从而在思想领域产生了巨大的影响。其次,后果论强调行为的效用是其是否道德的基础,有效地防止了因空谈道德和义务所导致的道德至上论和教条主义。只有明确了道德的目的和价值所在,才能为道德提供最终的标准,才能说明人类行为的正确所在。但是,后果论侧重于行为的效果,理论上也存在某些缺陷。首先,如果只是专注于效果而不考虑动机,就势必造成把出于善良愿望,并尽了最大努力,只是因为预料不到的原因,不能达到应有的效果的行为,看作不道德的行为。其次,功利主义的出发点和落脚点最终是个人主义。虽然现代功利主义也主张兼顾他人和社会利益,但是,功利主义并没有改变个人主义的基本立场,它也就不可能保证最大多数人的最大幸福之功利原则的真正实现。因此,无论功利主义者怎么谈论最大多数人的最大幸福,只要功利主义者把利益(幸福)建立在个人是否快乐的基础上,这种功利仍然是个人功利,而不是社会功利,容易走向利己主义。

（三）道义论

道义论又被称为义务论或非目的论等。这种理论认为:其一,社会确立道德的目的在于道德自身,在于完善每个人的品德,是为了实现人之所以异于禽兽、人之所以为人的目的。其二,行为是否道德,其终极的标准只能看它对行为者的品德、道义的效用如何,而不能看它对全社会和每个人利益的效用如何。道义论具有三方面的特点:首先,道义论在道德评价中注重行为本身是否符合道德规定,强调行为的动机而不是以结果为评价善恶的依据,因此也有人把道义论称为动机论,认为只要行为的动机是善的,不管结果如何,这个行为都是道德的。其次,伦理道义论以社会或群体的整体利益及其公正分配为道德考量目标。它所关注的重点更多的是所有道德主体之间的权益的公平分配和合理安排,是诸道德主体之间的伦理关系和道义承诺。最后,道义论对规范有效性的寻求总是普遍主义的,甚至是绝对道义性的。

道义论伦理学是西方伦理学历史发展中的重要理论流派,作为一种主要的理论流派,道义论的理论内涵十分丰富,其显著的特征是强调道德行为的动机,把义务和责任看成其理论的中心概念,强调道德理性的基础性地位,把道德理性看作道德行为的内在本质。在进行道德评价和道德决策时,道义论的理论主张强调履行"义务"和"责任",强调善的动机,主张人与人之间的"平等"。这些对于整个人类社会的稳定与发展起着重要的维系作用。传统的医学伦理学是以道义论为轴心的体系。在当代生物医学的发展带来的医学伦理学转型的过程中,义务论在医学伦理学发展中和医德实践中发挥着重要的历史作用。但是,在实践中,道义论也体现出明显的片面性。首先,"善良意志"、"道德原则"或"绝对命令"从何而来并没有得到根本的解答。不同宗教会有不同回答,道德的多元意味着不易形成普世伦理。其次,由于对道德行为全过程的把握不够全面和彻底,它有可能忽视人的需要、目标和派生价值而走向极端。极端的义务论有可能彻底割断道德与价值的联系。最后,科学和技术的发展带来的一系列道德难题和医学道德的时代性困境,仅仅以道义论作为理论基础和方法手段同样是十分软弱和无力的。

事实上,当代医学伦理学的理论基础不可能只采用单一的理论构成,必然是综合了美德论、后果论和道义论以及现代新兴的其他理论形态中的合理成分,扬长避短,形成理论上的互补和融合,共同起着指导医学道德实践的重要作用。

三、医学伦理学的价值

(一)德性伦理

德性伦理,即弘扬医学美德,弘扬德性伦理,铸就医学美德,锻造伦理品质。我国著名医学伦理学家杜治政教授认为,医者美德是医学伦理的起点,是医学伦理的原德。医生是一个什么样的人,决定医生做什么样的事,从这个意义上说,美德具有医学伦理母德的性质。在医学实践中,德性伦理的水平、姿态决定了规范伦理的执行状态。

(二)规范伦理

规范伦理,即制定伦理规范,指导技术应用,规制医学科研。规范伦理是以医疗技术应用和医学科研活动为指向的、医者须遵守的医疗行为规范。其目的是为医学技术应用提供伦理指导,为医学科研设置红灯或开放绿灯,保护病人合法权益。20世纪医学科学研究和医学技术飞跃式的发展,随之而来的医学技术应用伦理和医学科研伦理成了一个突出的问题,两者都直接关系着病人的尊严和生命。相应伦理规范的形成与推行为保护病人权益、保证医学合乎伦理的健康发展做出重要的贡献。

(三)临床伦理

临床伦理,即履行医学操守,应答临床问题,提供伦理指导,规范临床行为。临床需要面对的问题,不仅是诊疗和护理的技术问题,还有随之而来的各种临床伦理问题。对这些问题的应答,涉及医疗质量、医疗安全,更涉及医护人员的道德操守、病人感受和医学人文关怀。

(四)医疗机构伦理和卫生政策伦理

医疗机构伦理和卫生政策伦理,即把控公益性质,坚守公益特质,践行公益行为,坚持公益政策。医疗机构坚守公益性质,远离医院逐利倾向,是医者弘扬美德、自觉抵制过度医疗的体制保证。卫生决策部门尊重政策伦理,拟定和推行符合医学的公益性质和人文属性的卫生政策和医疗改革,是各级医疗机构坚守公益性质、公益行为的组织和行政保证,对医学和医疗机构的健康发展具有重要的意义。

（陈晓芹　柳建发）

第六节　卫生法学

卫生法的制定必须以宪法为依据,遵循宪法原则,根据立法权限的划分进行立法活动。卫生法的实施主要有卫生法遵守和卫生法适用两种方式。卫生法遵守的基本要求是恪守卫生法的规定,严格依法办事;卫生法适用的基本要求是准确、及时、合法。在法理层面,适格的医疗行为具有法律意义和效力,当属法律行为,其过程及其正向后果受法律保护,亦称法律规制。

一、卫生法的概念与特征

卫生法是调整在卫生活动过程中所发生的社会关系的法律规范的总称。卫生社会关系多种多样,但从法律性质上分,主要是两类:一类是卫生行政关系,另一类是卫生民事关系。卫生法学是指有关卫生法律规范的学说,是以卫生法为研究对象的科学,是法学中的一门分支学科。

卫生法主要包括以下四个方面的特征:①从卫生法的内容上看,卫生法是行政法律规范和民事法律规范相结合的法律,卫生法相关部门作为一个重要的法律部门,有着与其他法律部门不同的特点。卫生法以调整卫生社会关系为主要内容。同许多国家一样,在我国,卫生机构和卫生人员提供卫生服务时,其与病人的关系多是由行政法律规范来调整的,但这并不妨碍医患关系受民事法律规范的制约。②从卫生法的发展过程上看,卫生法是在医学发展演变基础上逐步形成的专门法律。卫生法既是法律的一个分支,又与医学密切相关,是法学与医学相结合的产物。因此,卫生法具有浓厚的技术性。医学技术成果是卫生法的立法依据,也是卫生法的实施手段。所以,在卫生法中,医学技术规范是不可缺少的重要组成部分,占有十分突出的地位。③从卫生法的规范性质上看,卫生法是强制性规范与任意性规范相结合的法律。卫生法作为调整卫生社会关系的专门法律,具有鲜明的国家干预性。其目的是保证卫生行政部门有效地行使职权,以维护社会安全和卫生秩序,保障公民健康。但是,卫生法在突出强制性规范的同时,按照当事人自主原则,也允许人们在规定范围内自行选择或者协商确定"为"还是"不为","为"的方式以及法律关系中具体的权利和义务。卫生法中有许多"可以"条款,对这些条款,管理相对人可以选择适用,也可以放弃适用。④从卫生法所确认的规则看,卫生法是具有一定国际性的国内法。各国卫生法在保留其个性的同时,都比较注意借鉴和吸收各国通行的卫生规则,使得与经济发展密切相关的卫生法具有明显的国际性。

二、卫生法律关系的概念与特征

法律关系是指法律规范调整的人们在社会活动中所形成的各种权利和义务关系。卫生法律关系,是指卫生法律规范调整的人们在卫生活动中所形成的权利和义务关系。每一个法律规范都调整特定的社会关系。卫生法作为一个独立的法律规范,调整人们在卫生活动中所形成的各种社会关系。

卫生法律关系是根据卫生法律规范所建立的一种社会关系,除了具有一般法律关系的共同特征外,还具有其自身特征。

（一）卫生法律关系是卫生法确认的具有特定范围的法律关系

卫生法并不调整所有与卫生有关的社会关系,而只是调整其中的一部分关系,也就是在卫生活动过程中所发生的与卫生权利义务有关的社会关系,该社会关系称为卫生法律关系。显然,卫生法律关系是由卫生法确认的具有特定范围的法律关系,该特定范围就是卫生领域,是与卫生有关的权利义务关系,包括个体卫生服务、公共卫生服务以及卫生行政管理等活动中形成的社会关系。

（二）卫生法律关系既有行政法律关系又有民事法律关系

卫生法是行政法律规范和民事法律规范相结合的法律,也就决定了人们在卫生活动中形成的法律关系,既有行政法律关系又有民事法律关系。在卫生活动中,医疗卫生机构和人员提供卫生服务,与接受卫生服务的人员之间法律地位平等,双方意义自治,权利义务对等,所形成的法律关系是一种平等的民事法律关系,也称为横向法律关系。同时,卫生行政部门对卫生服务活动进行监督管理,在卫生监督管理过程中,卫生行政部门与被管理者之间形成一定的法律关系,该法律关系称为行政法律关系,也称纵向法律关系。

（三）卫生法律关系所体现的利益是个人和社会的健康利益

卫生法以保护人体健康为宗旨,人们在卫生活动中形成的各种法律关系也都围绕着健康权利和义务而进行。卫生法律关系的主体不同,卫生法律关系的内容所体现的利益也有所不同。但无论是在卫生行政管理中形成的卫生法律关系,还是在卫生服务中形成的卫生法律关系,其内容都是卫生法所确认和保护的健康权利和义务。

（四）卫生行政部门和卫生机构是卫生法律关系中最主要的主体

卫生行政部门作为卫生活动的监督管理者,是卫生行政法律关系的主体之一,在卫生行政许可、监督、处罚等所有行政过程中,与被管理者形成卫生行政法律关系。任何一个卫生行政法律关系中,必定有一方是卫生行政主体,否则就不成为卫生行政法律关系。

三、卫生法的价值

（一）贯彻国家的医疗卫生政策,促进公民医疗平等权的实现,保护医务人员的权益

国家的医疗卫生政策是其领导医疗卫生事业建设的常用方式。但是,卫生政策并不

具备法律规范的属性,也不具有国家强制力。通过医疗卫生法,国家的医疗卫生政策可以具体化、法律化,成为具有相对稳定性、明确规范性和国家强制性的法律条文。医疗卫生政策法律化之后,卫生健康主管部门和国家财政部门可以根据法律规定依法行政,积极投入人力和物力,为公民生命健康权益的实现提供物质保障和制度保障。同时,要强调的是,我国的医疗卫生政策同样也应该关注对医务人员权益的保护。唯有如此,才能让医务人员安心地开展医疗服务。

(二)赋予病人诊疗权利,明确医疗行为的基市规范及相关法律责任

在医学法学的语境下,医学人文关怀是通过赋予诊疗权利、规范医疗行为来实现的。譬如,医学卫生立法赋予病人知情同意权、隐私权,就是保证病人在诊疗活动中享有人格尊严的基本措施。同时,《医师法》又在医务人员的相关告知义务、病历资料的保管义务方面做了规定,医务人员面对知情同意或隐私保护问题时,就应当根据法律规定履行自己的义务,否则将承担相应的法律责任。由此,医学人文关怀得到了应有的体现。

(三)确立医患沟通和救济的法律机制,增进医患信任

当前医患关系紧张的局面,与医患之间的信任缺失密切相关。同样是造成人员伤亡的事件,交通事故的受害者往往能平静地按照交警部门的建议处理纠纷,而医疗纠纷的案件中时常会发生伤医事件。究其原因,患方当事人在此前的很长时间内对医疗纠纷解决机制的公正性和有效性不信任,故而不愿意通过诉讼或调解解决纠纷。同样,在医疗服务过程中,患方如果对医方缺乏信任,完全可能对医生的善意行动妄加怀疑,实实在在的医学人文关怀反而无法被感受到。医方如果对患方怀有敌意,没有信心实施医学人文关怀,也很难做到"把病人当亲人看"。

今后的卫生法治建设中,应当进一步加强医疗服务中的信任制度建设,通过制度的建构和优化,让病人和医务人员均能确信,医患之间都能为彼此的得益考虑,从而放心地履行自己的义务,享受自己的权利。

（陈晓芹　柳建发）

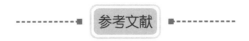

参考文献

[1]王一方.医学人文十五讲[M].2版.北京:北京大学出版社,2020.

[2]王一方,耿铭.临床是什么:从"奥斯勒命题"说开来[J].中国医学人文,2020,6(12):7-9.

[3]韩启德.医学的温度[M].北京:商务印书馆出版社,2020.

[4]季建林.医学心理学[M].上海:复旦大学出版社,2020.

[5]刘虹,姜柏生.人文医学新论[M].南京:东南大学出版社,2020.

[6]王明旭,赵明杰.医学伦理学[M].5版.北京:人民卫生出版社,2020.

[7]杜治政.美德:医学伦理学的重要基础[J].医学与哲学,2015,36(9):1-5.

[8]汪建荣.卫生法[M].5版.北京:人民卫生出版社,2018.

[9]李建国,吕畅,赵茜,等.浅谈临床思维不确定性及其应对策略[J].医学与哲学,2019,40(21):14-17.

[10]FACIONE N C,FACIONE P A,SANCHEZ C A. Critical thinking disposition as a measure of competent clinical judgement: the development of the California Critical Thinking Disposition Inventory. [J]. The Journal of nursing education,1994,33(8):96.

[11]翟羽,翟建才.医学教育中批判性思维培养的探索与实践[J].中华医学教育探索杂志,2018,17(5):448-452.

[12]陈振华.批判性思维培养的模式之争及其启示[J].高等教育研究,2014,35(9):56-63.

[13]刘晓英.欧洲哲学起源:前苏格拉底思辨[J].理论探讨,1995,(1):89-91.

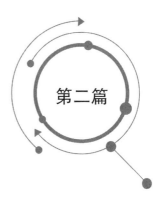

第二篇

医学人文的传统与当代发展

第三章

医学人文传统的职业经纬

第一节　健康与人类疾病谱

世界范围内存在着许多威胁人类健康的疾病,为了加强对疾病的控制,我们在不同的国家和地区展开全球疾病的相关研究,调查各个地区的主要病种、健康危险因素,从而分析疾病情况,在这个过程中疾病谱的运用不可或缺。通过对疾病谱变化的分析、原因的剖析及特点的了解,可以更好地理解疾病谱的原理,从而服务于疾病的预防、诊断、治疗,这是保障人类健康的一大助力。

一、疾病谱

为了更好地研究疾病,人类采用了疾病谱等多种统计方式来对大数据进行分析。疾病谱是指将对人类身心健康有威胁的疾病,根据其对人群的危害程度,由重到轻进行排序。通过对居民疾病谱的研究,可以深入分析疾病呈现的规律,预测疾病对人类的危害,找出危害人类健康的首要疾病,从而积极地采取科学的疾病预防措施。

据目前情况而言,对人类健康威胁最大的三大疾病是传染病、癌症、非传染性慢性疾病。传染病因其传播方式多样化、传播速度快,在短时间内缺乏有效的防治方法,位列于疾病谱的高位。传染病病毒能迅速影响多个国家,是威胁人类健康的重要疾病。如2014年埃博拉病毒爆发,迅速影响了非洲西部、西班牙、美国,造成了数万人感染,数千人死亡,同时影响了当地的经济发展。据2019年世界卫生组织(World Health Organization, WHO)统计,癌症是目前112个国家人口的第一或第二大死因,以及23个国家人口的第三或第四大死因。全球范围内,非传染性慢性疾病的迅速发展,也在影响着人类的生存。每年因慢性病而死亡的人数约为3 800万,其中心血管疾病、癌症、糖尿病和呼吸系统疾病占所有慢性病死亡的82%。

二、人类疾病谱的变化历程

疾病谱并非一成不变。在石器时代,原始人类没有完善的语言,缺乏有效的保护措施,医疗知识匮乏,饮食大多为生食,非常容易造成营养不良、寄生虫病、外伤。但因其居住方式大多为松散的群居且人口数量少,传染病的占比很小。农耕社会中,因群居、农耕、饲养动物等生活作息,人畜共患病、传染病的发病率显著增加。近年来,随着经济全球化、科技迅速发展,世界两极化趋势严重,世界整体的疾病谱呈现飞速变化趋势。

发达国家中,肥胖成为影响国民健康的一大重要原因。以美国为例,根据美国疾病预防和控制中心(Centers for Disease Control and Prevention,CDC)国家健康和营养调查(National Health and Nutrition Examination Survey,NCHS)的统计数据,2013—2014年,成人的肥胖率达37.9%,2~19岁儿童青少年的肥胖率为17.2%。肥胖在造成外形改变的基础上,在心理方面增加了患抑郁症等疾病的风险,也会提高糖尿病、心血管疾病等的患病率。这不仅对身体健康和生活质量高低产生严重的影响,同时也会影响国家的医疗保健制度,增加经济负担。

我国的疾病谱也在不断发生着变化。20世纪七八十年代,传染病是威胁人群健康的最主要疾病;而到21世纪初,肿瘤和心脑血管相关疾病则是导致我国居民死亡的主要疾病因素;随着我国居民老龄化的日益加重,目前威胁我国居民健康的关键疾病转变为非传染性慢性疾病。仅50年间我国的疾病谱就发生了巨大的变化。

就发展中国家而言,非洲等地的卫生系统相对薄弱,当地传染性疾病的发病率高于世界整体水平。长期以来,传染病一直是非洲的主要疾病负担,占据了当地大量的公共医疗资源。仅就艾滋病而言,非洲艾滋病病病人和艾滋病毒感染者,占当地人口70%以上,死亡人数也远超因战乱和自然灾害而去世的人数的10倍。再谈埃博拉病毒,这是一种高危险性、高传染性的病毒,病死率可达90%。值得我们重视的是非传染性慢性疾病患病率也在非洲悄然增加,并成为疾病谱变化的一个新特点。

通过对以上三个典型国家与地区的分析,可以得出各个国家的疾病谱情况实际是不同的,但大体有其相似之处。

上述内容是对于不同国家与地区之间的分析,就一个国家来说,不同地区也是有差异的。我国的生命统计工作开展较晚,尽管在19世纪末,中国海关在编写《海关十年报告》时,搜集到了上海等通商口岸中的人口和疾病数据,但范围有限,且大多只是零星记载,缺乏系统性。直到1900年左右,医疗卫生部门开始进行系统的生命统计调查,主要是集中于城市地区,之后疾病谱才逐渐运用于我国整体医疗卫生统计。

疾病谱的另一个运用是对不同职业患病率的分析。健康是人人都有的人权,通过对不同职业人群患病情况进行分析,可以帮他们有效预防该类疾病的发生。我国近些年就对医务工作人员、在岗出租车司机、部队新兵做了分析,得出了各职业都有其特定的疾病谱。这是我们在有效针对上跨出的重要一步。

通过疾病谱我们看到各类疾病在不同地区的发病率,对不同人群的影响力也是不同的,由此判断该地区不同疾病的生存特点。对一种疾病而言,疾病谱可以有效判断其在不同地区的发病情况,由此研究其发病条件。

疾病谱有多种排列方式,一些学者和机构在疾病排序上使用病死率作为指标进行排序,以此来判断何种疾病对人们的健康威胁最大。死亡是威胁人类的最大危险,所以用病死率作为观察比较的因素进行排列是科学合理的。另外,有的疾病谱是利用了患病率的高低来排序疾病。患病率更倾向于发现人群潜藏因素,因为患病率是动态变化的,可以分析当季病情的特点和风险因素,获得居民患病情况,及时提供防治措施。这两种排列方式都可以很好地帮助我们获得相关信息,做出相应对策来应对疾病。

通过对近些年疾病谱的分析,可以得知国内疾病谱的研究主要还是集中于一个相对小的范围,时间、病种也是相对的。例如陈钟涛等人主要对中山市某二甲医院2016—2019年心血管内科出院病人疾病谱进行研究,得出50～80岁是心内科疾病的高峰阶段,二级综合医院心内科疾病谱与三级医院有较大差异的结论。国外的疾病谱的研究内容主要是某种基因变异对于新的疾病谱的影响,如McKinley Sophia K.等人的研究*Disease spectrum of gastric cancer susceptibility genes*主要是从27个胃癌易感基因出发通过分析评估每个基因相关的疾病。

各国对疾病谱的研究都有其各自的特点,但就其主要原因来说,还是为了查找疾病的普遍规律,帮助人们预防疾病、治疗疾病。

三、疾病谱不断变化的原因

简要分析疾病谱变化的趋势,其变化的主要原因有以下三点。

(一)人口结构

世界绝大多数老年人口生活在亚洲(54%),其次是欧洲(24%)。发达国家如美国,发展中国家如中国,也都在逐步进入老龄化社会。对老年人生命威胁最大、导致其丢失生命的主要因素是心脑血管疾病,而且由于各地公共卫生保障措施和养老服务的不同,高血压等慢性疾病的患病率也呈不断上升趋势,人群的疾病谱也会受此影响而发生改变。针对此种情况,我们需要增加在公共卫生和养老服务上的支出,改善老年人口健康状况。

(二)生活方式

就发达国家而言,暴饮暴食等不健康的饮食现象经常出现。就世界范围而言,烟、酒等制品充斥着人民的生活。但其首要是指吸烟、酗酒等行为。吸烟会严重影响人体的心血管系统和呼吸系统,同时也是癌症的一大诱因。过分摄入酒精也会损伤人体的器官,如导致胃出血、肝硬化等疾病。同时,我们在网络日益便利的今天,忽视了运动对于身体的重要性。缺乏运动,容易造成"亚健康",颈椎病、腰椎病等慢性病也会悄然出现。

(三)生活环境

当代流行病学研究证实,人类的大部分疾病都与环境污染有关。不健康的水,如含过量重金属,会造成肾脏压力过大,也有可能造成神经紊乱。空气污染,如二氧化硫等物质过多,加大了对人体呼吸道的负担,也可能会导致癌症。除上述两大因素,土壤、辐射、农药污染也是多种疾病诱因,影响发病率,进而对疾病谱产生影响。

我们可以在上述三个方面加以改善,从而降低患病率,对于疾病的有效预防具有非常现实性的意义。疾病谱在本质上运用了医疗大数据等先进的统筹技术,再加以分析,从而得出关于疾病的概况。

疾病谱的利用可以助力于当代医疗水平的发展,对人类预期寿命的提高有重要意义。通过疾病谱的动态变化,可以有效观测病情变化情况,调整财政对该项医疗的支出,及时调动人力资源来加大对该项目的投入,从而有效控制该类疾病的扩散。同时我们可以加强全球合作,共同应对传染病、慢性疾病的发展。当代社会可以有效应用"预防为主、防治结合"的思维来应对,同时可以遵循生物-心理-社会医学的健康管理模式,将预防、治疗、康复措施有机结合,定期进行人群健康的监测、分析、评估,对健康危险因素进行干预,才能更好地降低疾病的发病率和病死率,提高人类的健康期望寿命。

(张吉丽　任继玲　方　荣)

第二节　医疗技术的人文方向

医学是兼具自然科学属性和人文社科属性的学科,医疗技术与人文更是辩证统一的关系。二者地位相当,各有其必要性与独特意义。21世纪以来,医疗技术、生命科学等领域都迎来了蓬勃发展,而医学人文发展却陷入瓶颈、停滞不前,甚至暗淡于医疗技术的高光。如此失衡的发展趋势令人担忧。因此,重新审视医疗技术与医学人文素养的关系,重视医疗技术的人文方向尤为重要。

一、医学人文素养与医疗技术的辩证关系

(一)医学人文素养的核心内容

医学人文素养的核心内容是对人类生存意义和价值的关怀,它以人的价值、感受和尊严作为尺度,是以人为对象,以人的精神为中心,强调医者德性与仁心。这符合"医学是处理健康定义中的人的生理处于良好状态相关问题的人类科学"的定义,同时也顺应了生物-心理-社会医学模式的转变。

医疗技术是指医疗机构及医务人员以诊断和诊疗疾病为目的,对疾病做出判断和消除疾病、缓解病情、减轻痛苦、改善功能、延长生命、帮助病人恢复健康而采取的诊断、治疗措施。近年来,随着医疗技术的井喷式发展,医疗技术作为医学的直接工具,具有了越来越明显的独立性。

(二)医学人文素养对医疗技术的发展具有促进作用

1. 医学人文素养指导和规范医疗技术的发展

医疗技术本身是人类谋求健康的工具和手段,然而在研发和发展的过程中,结果的合理性却是隐性的。人们往往过分追求优化工具的方案与效果,而忽略了医疗技术本身是为人服务的,忽略了优化工具与手段所得到的结果不一定合理。人文医学素养以人为本,要求人们掌握医学发展与实际应用的客观规律,以伦理、哲学、心理、法律等人类科学为规范发展医学技术,从而在一定程度上保证优化工具与手段所得结果的合理性。因此,只有医学人文素养得到提高与发展,适应蓬勃发展的医疗技术,才能使医疗技术在人类设想的规范和目的内发展。

2. 医学人文素养是医疗技术良性发展的重要条件

医疗技术的发展离不开开放的、先进的人文环境。尊重科学、热爱自然的人文环境

能够促进医疗技术的发展。

3.医学人文素养影响医疗技术的发展方向

医学人文素养对医疗技术的价值评价、发展方向以及医疗技术发展的初衷与结果，都具有指导作用。良好的人文环境能够引导研发人员、医疗工作者以及技术受众对医疗技术的发展做出理性、科学的反思，从而引导医疗技术科学发展。

（三）医疗技术发展对医学人文素养具有提升作用

1.医疗技术的发展为人文素养提升提供物质基础

随着医疗技术的深入发展，不断遇到的新的伦理、哲学等问题，需要医学人文进行反思并解答。在这过程中，医学人文素养也是不断进步的。

2.医疗技术的发展为医学人文素养发展提供技术支持

不断发展的医疗技术，使地区医疗资源逐步同质化，深化了地区间资源、观点交流，弱化了区域隔阂。在相互交流、共享的过程中，人文素养亦得到升华。

二、医疗技术的人文方向存在的问题

医疗技术包括诊断技术、诊疗技术。现有技术包括 AI 图像诊疗技术、基因技术、生殖技术、移植技术、介入技术等，以其精确化、精密化、无伤害化、微创化为优点，广泛应用于临床。在已有的技术中，已能体现一定高度的医学人文素养。医疗技术与医学人文素养的融合较好，但仍存在医疗技术对医学人文素养起削弱作用等亟待解决的问题。

（一）现代医疗技术对医疗人员人文素养的削弱作用明显

虽然，高度发展的医疗技术为医疗诊断与治疗提供了强有力的帮助，为病人带来了希望与福音。但是，对医疗技术的盲目崇拜和依赖，却造成了医疗人文素养的缺失。首先，医疗人员对医疗技术的高度依赖，使他们在诊疗过程中的思维方式固化、呆板。当医务人员进行诊疗时，不自觉地将病人看作是技术的客体，减少了对病人自身感受和精神方面的关注，也减少了和病人的交流。这使病人对医生产生了失望与不满，从而恶化了医患关系。其次，过度重视医疗技术的运用，技术的地位从手段变成了目的，这也是医学人文素养减少的一大原因。再者，技术、医生和病人成了现代医疗的新关系，其中追责制度仍未得到完善，这成了医疗技术发展人文方向的一大隐患。最后，技术被过度推崇，其应用范围也会盲目扩大，这无疑会增加病人的医疗费用，增加病人的经济负担。再加上医疗技术的产物流动于市场，逐渐市场化、资本化，会助长医疗技术的贵族化倾向。以上这些都有可能导致医疗公平失衡，走向医疗人文精神的反面。

（二）过度推崇医疗技术的弊端

对医疗技术的过度推崇和非理性干预可能会违背伦理，甚至带来灾难性后果。如果不坚持正确的医学目的，"重技轻人"，那医学的成功可能正导致一个自己创造但又无法控制的怪物。所以，人们对基因技术的发展一再加以限制，避免其损害社会稳定。再如，人类辅助生殖技术为不孕不育带来了新生，却向传统家庭道德观念发起了挑战。医学技术主义者的理论在理性与伦理面前不堪一击。医学处于人体生命的有限性与技术的无限性的矛盾之中,而医疗技术发展也是将假设植根于未来的,在如此冲突与不确定性之中,人文素养对医疗技术的干预尤其重要。

三、强化医疗技术的人文方向的要点

如何强化医疗技术的人文方向,让医学人文素养为现代医疗技术的发展与应用指引方向,是解决问题的一大核心。虽然医学领域唯心主义的"精神论"并不盛行,但人们从不否认医学人文精神的重要性。诺贝尔奖得主普朗克所认为:科学是内在的整体,它被分解为单独的部门,不是取决于事物的本质,而是取决于人类认识事物的局限性。对于现代医生来说,人文知识和科技知识是并重的。人文素养越深厚,技术越能在他手里发挥出优势来。

(一)人文关怀也是一种治疗

哈尔滨医科大学人文社科学院教授尹梅指出:人文关怀也是一种治疗。医学技术不是解决问题的唯一途径,也无法解决问题的全部。在治疗的整个过程中,除了需要技术参与的部分,后续人工参与的细心护理也极为重要。医生应当审视技术在手术中的价值,审视其与病人需求间的平衡点。病人所需要的不仅仅是更多的生存时间。医学人文素养的意义就在于,能够在精神层面鼓励病人,让病人本身燃起面对疾病的信心和勇气,从而达到超越技术的目的。而当疾病超出了技术的治疗范围,人文关怀能够给予病人最后的希望和温暖。

(二)在教育理念上回归医学本质,凸显人文情怀

医学是一门博学且博爱的人道主义职业。医者,即仁者。自古人们便对医德提出了具体明确的追求。冰冷的医疗器械和程序化的诊疗问答并不符合人们对医疗救助充满温暖和关怀的想象,要使医疗技术与医学人文相互结合,就需要从教育层面加强人文素养的培养。人的本质是一切社会关系的总和,除了物质需求外,还有情感需求。现代医学模式——生物-心理-社会医学模式便强调了人的社会属性和心理需求的重要性。医学是人学,关注生命的同时也关注生命的意义,而并非只是单纯的技术与科学。我们应该反思,在医学教育的目标设置上,包括课程安排、教学实践及人才培养方面力求增强关怀,让生命影响生命,让生命维系生命。培养医学生敬畏生命、大医精诚、博学守仁和救死扶伤的精神与品质。培养医学生的主体意识,提高其自主思辨能力,使其在今后不断发展的医疗环境中能够始终如一地秉持初心,使其成长为把医疗事业发展、人民健康、国家富强放在心中,真正将自己归属于医疗卫生事业建设者的社会所需要的人才。摒弃资本主义、技术万能主义的负面引导,强化主体价值的自觉塑造。培养其承担健康所系、性命相托神圣职责的使命感和责任感。才能从根源上强化医疗技术的人文因素。

(三)督促社会制度与医疗技术同步更新

医学作为社会的一部分,不能脱离社会独立看待,应遵循社会规则。让规则充当医学人文精神与医疗技术的平衡点,把医学人文精神渗透到医学领域的制度体系之中。使医疗技术与医学人文精神的关系拥有一定程度硬性的规范,从而方便管理,利于发展。制定统一的医疗技术准入和评价管理标准,使伦理、道德问题从隐性转向显性。但目前

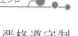

仍存在相关组织机构力量欠缺、相关委员会运作不规范等问题。这就需要严格遵守制度。从法律规章层面探讨医疗新技术的安全性、合法性、合理性以及是否符合伦理等。充分发挥相关部门的审查与监督功能,维护和平衡医疗卫生各方利益,改善医患关系。立法部门也应当考虑医学发展的动态性,在必要时对已有法律做出调整以适应新技术的出现。

总之,医疗技术不能脱离医学人文精神单独存在。医学人文精神是医疗技术发展的灯塔。当然,强调医学人文精神,并不是否定医疗技术,而是希望医疗技术的发展能够朝着人文方向发展,考虑人文因素,从而达到内在统一、优势互补的效果。人们也应重视医学的神圣性的塑造,才能吸引更多人才投身到医学的宏伟事业中去。

(张吉丽　胡景岑　柳建发)

第三节　医学的职业精神

2020 年伊始,新型冠状病毒肺炎疫情在全国范围内蔓延开来,医疗卫生事业面临巨大的挑战。但是,广大医疗工作者阔别亲友、奔赴前线,以自己的行动诠释了"救死扶伤"的无畏与奉献精神。医生一直存在于人的生活中,正因为他们普遍存在,他们的现实教育常常被忽略,在突如其来的疫情中,医务人员的表现为医学生树立了一个良好的榜样,同时也为职业精神教育提供了一个良好的契机。

(1)强化责任感。面对传染性极强的疫情,来自全国各地的医务人员在第一时间前往一线,还有更多的医护工作者坚守岗位,肩负自己身上的责任,面对不可预知的危险,他们也没有放弃和退缩。这一系列表现无疑激起了医学生的责任感,那份救死扶伤、面对危险和苦难迎难而上的责任感。

(2)树立正确的价值观。在可能被传染的风险下依旧坚守岗位,治疗病患,在危险之际挺身而出的医生,夜以继日、片刻不停地研究有效的治疗及预防方案的科研人员,他们的选择都体现着他们的价值观——牺牲与奉献,勇敢和坚守。这些无时无刻不在熏陶着医学生,促进其正确价值观的确立。

(3)清楚对于医生的理解。通过媒体的记录和宣传,医务人员的责任和担当更加清晰地出现在大众的视野里,不同于平日里有关医患关系的报道,这更加明晰地向大家展示了医生的工作及成果,更能让医学生预见今后自己的工作,理解医生这一职业背后的责任和义务。

(4)调整教育的方法。疫情期间,很多实例都让我们看见了有无职业精神的差距,有关职业精神的教育也日渐被重视。在此背景下,为培养出更加具有人文精神的医务人员,有关职业精神的教育方法需要逐渐调整。

一、医学职业精神的内涵

医学职业精神是医疗工作者在医疗行为中所遵从的价值取向,是在医学实践中创建和发展并被肯定和倡导的基本从业理念、价值取向、职业准则、职业风尚的总和。"有时去治愈,常常去帮助,总是去安慰。"(美国医生特鲁多的墓志铭)说明作为一个医疗工作者不仅仅要为病患去除病痛,更多的是去帮助、安慰病患以及病患家属。医学职业精神是科学精神与人文精神的统一、群体性和个体性的统一。作为医务工作者应该有科学严谨的态度,同时也应该具备人文的关怀,二者缺一不可,这是解决医患关系的重要条件。

《世本》有记载"神农和药济人";《通鉴外记》中"民有疾病,未知药石,炎黄始为草木之滋,尝一日而遇七十毒,神而化之,遂作方书,以疗民疾,而医道立矣"……正是有这样一批又一批忘我奉献的先驱者,医学才能一代又一代地精进,一代又一代地传承。

孙思邈曾言:"若有疾厄来求救者,不得问其贵贱贫富,长幼妍媸,冤亲善友,华夷愚智,普同一等,皆如至亲之想。"葛洪也曾说过"诸家各作备急,既不能穷诸病状,兼多珍贵之药,岂贫家野居所能立办"的情况,决心"率多易得之药,其不获已,须买之者,亦皆贱价草石,所在皆有"。医者仁心,不问贵贱,一视同仁,设身处地为病患着想,这是医者的典范。

二、对医学生的职业精神培养的一些建议

(一)课程开设

对于我国的医学院校开设人文课程所占比例不高这一现状,应该即时做出调整。医疗这一行业,是面对人群的工作,工作压力大,因此,有关职业精神教育的课程是必不可少的,教材等相关资源也需要落实到位,必须确保医学生在成为医生之前已经接受了职业精神教育。以我国医学本科五年为例,第一、二学年可开设医学史学、医学美学等介绍性学科;第三、四学年配合临床专业课程可开设医学伦理学、医学法学等向实践过渡的学科;第五学年进入实习可开设医患沟通学等课程,可通过临床实践更好地掌握技巧,将职业精神教育贯穿整个学习过程。

(二)学校、老师引导

对于职业精神的教育只停留在课本知识和课程的教育上是不够的,学校、老师也应该在日常生活中不断给学生灌输正确的思想。可以定期开展相关讲座,设置主题活动,也可以在学校或学院的官方微博或微信等平台发表相关的正面事例,让学生在潜意识里树立起正确的观念。

(三)通过言传身教影响学生

"语之所贵者意也,意有所随。意之所随者,不可以言传也。"言传身教,身行一例,胜似千言。医生和老师是医学生的榜样,坚守岗位、科学严谨、耐心负责等都是对医学生最好的教育。临床带教老师、学生导师应在完成工作任务的同时肩负起教育学生的使命,用正面积极的语言和行为影响学生,更加形象地向医学生展示医学职业精神。

三、对医务人员的职业精神培养的建议

孔子曾说:"学而不已,阖棺而止。"文化是与时俱进的,对应地,文化教育也是永不停

歇的。医学生毕业后,在相关岗位工作时,职业精神培养也不能停止。

（一）定期进行教育

医学生毕业进入相关单位,单位便应当承担起对其进行职业精神教育的责任,考虑到医务人员的工作实际,可以开展"互联网+"的学习模式,多引用相关案例、新闻时事,引导医务人员对特定情境进行分析讨论,以此提升职业精神。

（二）重视心理疏导

面对大量高强度的工作和一些不理解工作的病人及病人家属,医务人员很容易产生职业倦怠、精神崩溃等。在这种时候,单位也应该特别关照医务人员的心理状态,及时排解医务人员的负面情绪,减小压力。这也是职业精神培养重要的一步。

（三）改革考核评价体系

现今的考核大多通过问卷的形式,这种方式得出的结果并不全面。2009 年的一项研究中列举了一系列考核方式,包括直接对临床实践进行观察及病人、同事（同学）的评价和反馈。近年来也有越来越多的考核评价体系标准出现,但至今还未出现一个统一并且准确有效的考核评价体系。

医疗卫生事业好比海上行舟,风浪不断,挑战不止,医学职业精神就好似灯塔,它总能指引医务人员向着正确的方向前进,不至于在环境的影响下迷失方向,忘记自己的本心。医务人员都应该重视对医学职业精神的培养,让医学发展走向更高远的地方。

（张吉丽　柳建发）

第四节　医学的功利主义

医学向来以"仁爱之学"的面貌存于世,世人眼中的医者是誓要尝遍人间百草以治人的神农;是悬壶济世、救众生于水火的壶翁;是连续七台手术累瘫在工位岗位的外科医生梁明;是身患渐冻症仍坚守一线的金银谭医院院长张定宇。医者的愿望永远是兼济天下百姓,可是当我们必然面对"救"与"不救"的艰难抉择时,又陷入了医学的"人道主义与功利主义之争"。

一、医学的功利主义的基本概念

功利主义作为一种以实际功效或利益作为标准的伦理观,实际上是随着资本主义的发展逐渐形成和完善起来的。资本主义市场经济的突出特点就是对利益的追逐,功利主义的产生正是对资产阶级追逐利益行为的伦理学辩护。19 世纪英国伦理学家杰里米·边沁（Jeremy Bentham,1748—1832）在《论约翰·格劳特的教区年鉴》的论文中,开始把"功利"引进伦理学,成为一个重要范畴。另一功利主义的主要代表英国哲学家 J. S. 穆勒（1806—1873）继承了边沁的学说,在专著《功利主义》中首次正式使用功利主义一词,并全面系统地阐述了功利主义。功利主义曾因只注重行为的后果而遭到人们的强烈批评而逐渐冷落,但 20 世纪中期以后,资源短缺、环境污染、人口老龄化、失业以及新技术的推广应用等一大堆现实问题,使人们不得不重新思考效用、利益问题。所以,功利主义重新焕发生机,并形成了许多流派,而最主要和最有影响力的是行为功利主义和规则功利主义两个流派。现代功利主义提出的主要问题归根到底是两个:如何确定行动的效用?为获得最高福利,人们该如何行动?可见,现代功利主义不仅仅是一种道德理论,而且是一种社会抉择的理论。

功利论在医学伦理学中的应用,是主张医务人员的行为应以满足病人和社会大多数人利益为标准的一种伦理观。它坚持满足病人健康功利与医务人员功利、医疗卫生单位的功利、社会的功利的统一;坚持医疗卫生单位经济效益与社会效益的统一。因此,医学伦理学中的功利论能充分发挥医学的整体功利,调动医务人员的积极性,也能将有限的卫生资源投入到最需要的病人身上而避免浪费等,因而是有积极意义的。功利论在理论上虽然避免了义务论强调动机忽视效果的道德评价方式所带来的现实问题,但是功利论在医疗实践中易导致以功利的观点看待生命,忽视全心全意为人民健康服务的宗旨;也容易导致在医院管理上偏重经济效益而忽视社会效益的后果。总的来说,功利论在理论上割裂了医德行为中动机与效果的辩证统一关系,导致道德评价中的片面性。

二、医学功利主义的体现

医生和医院该如何决定谁可以得到挽救生命的治疗,谁得不到?对于这样的困境,在新型冠状病毒大流行引发的医疗资源严重短缺之前就已经有了很多思考。科罗拉多大学生物伦理与人文中心主任马修·怀尼亚博士说:"此时,不准备好做出谁生谁死的抉择,是不负责任的。"面对这个两难局面——谁该用上呼吸机或得到一张医院病床,意大利医生寻求伦理建议,被告知要考虑采用功利主义原则。用浅显易懂的话来说,功利主义方法会通过把护理留给最可能从中受益最大的人,从而使整体健康利益最大化。如果只有一台呼吸机,它将被分配给更有可能生存的人,而非那些生存概率更小的人。它不分先来后到,也不会通过抽签分配。(如果某个分类中的人之间存在关系,那么伦理学家建议使用抽签——随机选择。)

在《新英格兰医学杂志》(The New England Journal of Medicine)上的一篇论文中,宾夕法尼亚大学(University of Pennsylvania)全球行动副教务长及医学伦理学和卫生政策系主任伊奇基尔·伊曼纽尔及其同事提供了将道德原则应用于冠状病毒大流行的分配方法中。这些同样也是功利主义的,偏向于那些最有可能拥有最长寿命的人。此外,他们说,将一线医护人员的健康放在优先位置对于挽救最多的生命是必要的。因为我们可能会遇到这类人员的短缺,而且其中一些已经病倒了。

在《纽约时报》的一篇文章中,一位英国研究人员说:"有人争论年轻人或是老人谁更有价值,对于我个人来说,这让我感到很不舒服。"他补充说:"一个 20 岁的年轻人真的比一个 50 岁的人更有价值吗?或者 50 岁的人实际上对你的经济更有用,因为他们拥有20 岁人没有的经验和技能?"伊曼纽尔不同意这种说法:"这位 20 岁的年轻人活过的时间较短;他们被剥夺了完整的生命。如果他们的预后大致相当,那么这个 20 岁的年轻人还没过上充实美满的生活的事实,使他们更有理由得到稀缺的资源。"一些组织、州和联邦机构已经预见到类似的挑战,为医院和卫生系统开发了资源和指南。

黑斯廷斯中心(Hastings Center)整理了一系列医疗机构可以用来应对冠状病毒的资源,包括因此造成的短缺。2015年,纽约卫生局发布了一份报告,内容涉及在大流行造成的短缺期间呼吸机分配的实务、道德和法律问题。该州和其他许多州的计划均以安大略省卫生部(Ontario Ministry of Health)在大流行期间提供的重症监护为指导。

2019年4月,《肺部疾病》(Chest)进行的一项研究设想了1918年的流感大流行,那时重症监护病房床位和呼吸机数量无法满足需求。作者与马里兰州的焦点小组就如何分配护理资源的观点进行了讨论。焦点小组的偏好是怎样的呢?将资源转向具有最大生存机会和最长寿命的人——换句话说,还是讲求实际的功利主义方法。这项研究源自马里兰州一份报告,该报告涉及在公共卫生紧急情况下的稀缺医疗资源分配。

"决心拯救生命"(Resolve to Save Lives)总裁兼首席执行官、前疾病控制与预防中心主任汤姆·弗里登博士说:"关键是要对原则保持透明,挽救尽可能多的生命,并确保在分配诸如呼吸机等救生资源时不考虑金钱、种族、民族或政治影响等因素。"

医学伦理学家建议的另一项原则是把一线医生从艰难的抉择中解救出来。取而代之的是请专职的分诊专家决定。此外,决定应不涉及财务方面的考虑或病人的社会地位,例如,将稀缺的冠状病毒检测提供给NBA球员是违反此原则的。

"从伦理上讲,按支付能力定量供应是在紧急情况下分配稀缺医疗资源的最糟方式",Aceso Global首席技术官、前世界银行首席卫生专家杰里·拉·弗吉亚博士如是说。在大流行期间,赢家和输家都显而易见,他们同时就在医生面前。"这把伦理和情感负担从社会或政府转移到了临床医生身上",加拿大阿尔伯塔省卫生经济学研究所(Institute of health Economics)执行主任兼首席执行官、卫生经济学家克里斯托弗·麦凯布说:"没有完美的方法来选择谁能得到挽救生命的治疗。在这种时候,社会可能对功利主义的决策更宽容。"

三、面对医学的功利主义该怎么做

危机不会消失,它只会暂时离开。面对疫情的洗礼,我们应该怎么做?我们承认,必要时候,我们确实需要做出选择牺牲少数人保全大众,可是我们是否应该提高我们的能力,在灾难来临之际,也许我们可以尽量护住更多的人。这需要我们提高国家经济建设,夯实科技基础,营造人人平等的社会环境,医生更需要明白医学伦理学的真正内核,以便做出最适合的选择。

(张吉丽　胡景岑　柳建发)

第五节　医学文化的批判传统

理性的怀疑与批判精神在医学学术发展过程中发挥着至关重要的作用。参考古今中外的医学发展史,甚至可以说,理性的怀疑与批判精神是医学赖以发展的根本动力。

特别是在中医文化的发展过程中，这种批判精神显得更为重要。正是因为这种"带有敬意的批判"，我们才在学科不断进步的同时也使中国医学的精髓得以发扬和传承，使学科的原创特色没有被割裂和丢弃。

医学进步的过程是一个不断证伪、越来越接近真相的过程。按照历史的规律，最能影响发展的常常不是技术，而是思想。对医学界的理性和批判精神有更深入的了解，将有助于医学研究者树立良好的治学方法。

一、关于医学文化

维系人们社会关系的基本元素是文化，推动人们医学社会实践的基本元素是医学文化。医学文化是指导人们进行医学社会实践的心理驱动力以及人们在医学社会实践中所创造、形成的一切成果，包括承载各种医学信息的物质成分和精神成分。医学文化的内涵非常丰富，其本质特征可概括为人性至上、生命至重、健康至高、人格至尊、和谐至要。

而中医文化，是指中医学理论体系形成的文化社会背景以及蕴含的人文价值和文化特征。它是人类文化宝库中一颗璀璨的明珠。中医医学文化，以其整体的治疗思想、多角度观察病理的方法、奇特的治疗技术、和谐的用药手段而著称于世，是传统文化中的精华与国粹。

二、关于批判

批判是独立精神和自我意识的一种体现。当一个学科内部批判的声音逐渐细若蚊蝇，也就意味着这个学科的大部分人逐渐地人云亦云、逐渐地失去自我，而使学科陷入闭关自守、故步自封的境地并最终独自凋零。而当一个学科内部批判的声音变得声振屋瓦，便意味着这个学科的研究者们的思想互相碰撞，催生出智慧的火花，不断推动着这个学科的前进与发展。

批判还应当包含缜密的逻辑推理以及实践验证，疑问、推理和验证三者共同构成了严谨、科学的批判思维过程。据此，面对外来的批判，我们也要用科学的态度进行审视、甄别并采纳有理且有用的意见。在医学的发展史中，不同阶段、不同区域的医学都在怀疑与批判中不断进步的发展。

三、医学蒙昧阶段与初级阶段

蒙昧阶段的历史没有系统的文字记载，按照考古的结果，最早的治病经验来自于巫师的实践。在那个时代，自然科学的发展要远远落后于人文科学，巫师们掌握的这些本领虽然与医学有一定的联系，其目的却多半不是真的为了给人治病，而是为了使自己的法术更具有可信性。

医学的初级阶段水平最高的区域共有 4 个：美索不达米亚、中东、印度和中国。这4 个地区其实对应了古代的四大文明发源地，分别是两河流域、尼罗河流域、古印度河-恒河流域和黄河-长江流域。这些地区人口稠密，病人众多。这时候的医生已经作为一个专门的职业逐渐与巫师分开,医生也对巫师没有根据的巫术提出怀疑和批判,医术已经达到了一个比较高的水平。在公元前五世纪到公元三世纪这800年左右的时间里,古今中外医学史上的第一波神一般的人物开始登场,比如华佗、张仲景、希波克拉底、盖伦、查罗克、苏斯鲁塔等,一时间群星璀璨,闪亮无比。比较系统的学术著作也随之而来,如希波克拉底的《关于流行病》、苏鲁斯塔的《苏鲁斯塔本集》、张仲景的《伤寒杂病论》等。

前辈们在当时薄弱的科技基础上取得的医学成就是极其伟大的,比如大家不约而同地都采用了望闻问切的方法来检查病人。他们对治疗疾病的知识均来自于最直接的临床实践,各种治病经验的迅速积累对于医学基础理论提出迫切的要求。但是由于宗教等信仰的限制且各地均禁止进行人体解剖,这使得这个最能接近人体真相的途径几乎被彻底阻断,加之现代科技手段尚未出现,在这种种限制之下人类的想象力被动地得到了伸展,随即出现了各种各样的疾病理论学说。

希波克拉底的追随者认为人体是由水、火、土、气四种元素组成的,体液或者情绪的失调就会导致疾病;印度人则认为精气、胆汁、痰液是人体最重要的三种体液,它们的失衡会引发疾病;中国的阴阳五行理论和经脉学说至今仍是中医从业者们的理论基础。严格地说这样的理论并非真正来自于实践。与其说是理论,不如说是设想,因为它临床观察水平非常肤浅,没有人体解剖,也没有病理生理等深入的分析,自然也无法有效指导临床实践。

四、传统与现代的交锋和交流

13世纪以后,罗马帝国日渐式微,以往的监管有所松动,解剖学率先取得了突破。由于这门学问并不需要什么先进的研究手段,所以说解剖学上的突破其实是思想观念上的突破。蒙德维勒的《外科学》和蒙迪诺的《解剖学》相继完成并引起广泛关注。这些著作虽然在今天看来尚显粗浅,但在当时已是巨大的进步。它们又是对以往医学初级阶段文化的一种批判,这向公众传递了一个重要的信息:以往的权威未必都是对的。

这一时期依旧涌现出了许多有名的医生。他们开始不惧怕权威,用务实的态度观察疾病、独立思考。比如安东尼奥·本尼维尼,他甚至大胆地提出了细菌的概念及其传播途径,并且认为"可以用腐蚀剂来消灭细菌"。

五、传统医学基础理论的崩塌与实践经验的传承评价

评价一个医学理论是否科学,最重要的标准是它是否能够有效指导实践,也就是能不能治病——既要能治已有的病,也要能治新出现的病。从这个角度看,传统医学理论的指导作用显然差得很远。比如目前肿瘤学领域内所有的"救命药",没有一个是在传统理论的指导下产生的。另外,科学的理论必然来自于科学的实践,所以现代理论的产生必然也来自于现代医学的资料。传统医学资料必然是总结不出现代医学理论的。因为自然科学的积累需要一个过程,尤其是日新月异的研究手段,总是会让我们比前人更容易接近真相。

17世纪,人类终于迎来了自然科学领域另一个群星璀璨的时代,开普勒、伽利略、培

根、笛卡尔、牛顿……自然科学领域的不断突破使得人们对于古代的教条产生了广泛的怀疑,自由医学思想逐渐形成,基础理论研究方面也由主观的臆想逐渐过渡到务实的观察。

这次冲在前面的是哈维和他的血液循环理论,他的经典著作《心血运动论》正式出版后引起了巨大的轰动。新的循环理论彻底颠覆了盖伦主义,是对"肝脏是循环中心"的学说的怀疑和批判。在此基础之上,现代医学对多种疾病的病因进行了深入的研究并且阐明了机制,对传统医学的批判愈加强烈,彻底摆脱了传统医学"对症下药"的弊端,治疗效果随之大幅提升。当然争议和非议一直也是广泛存在的,并且很激烈,甚至到了19世纪中叶塞梅尔魏斯提出在探视病人前必须要认真洗手消毒时,他几乎遭到了所有同行的攻击并且被解职,直到40多年以后他的产褥热理论才开始被人认可。

其实,无论是宗教势力还是传统学派的势力,他们对于新生事物的反对归根结底是源于思想上的局限性。虽然这种局限性多半是源于对自身利益的保护,但却常常被冠以保护大众的名义而显得堂而皇之。所以这种对宗教、传统权威的批判精神显得更为重要,它能促进医学的不断进步和医学文化的持续发展。

（张吉丽　柳建发）

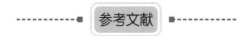

参考文献

[1]丁美超,苏天照.刍议当代医学技术与医学人文精神建构[J].卫生软科学,2014,(10):654-657.

[2]简红.关于弘扬医学人文精神的几点思考[N].中国人口报,2020,31(3):18-24.

[3]邬晓梅.论现代医学技术与医生人文素养的关系[J].重庆医学,2015,30(2):4306-4307.

[4]李有刚.论现代医学技术与医学人文精神的辩证关系[J].医学与哲学,2015,18(10):8-10.

[5]王子颖慧.人文关怀也是一种治疗[J].中华结直肠疾病电子杂志,2018,7(6):597-600.

[6]严春蓉.医学技术主义对医学教育的影响及对策研究[J].中国医学教育技术,2019,8(8):542-545.

[7]胡冰.思想政治教育视域下的医学职业精神培养模式研究[J].教育教学论坛,2016,7(7):47-49.

[8]BLUMENTHAL D, HSIAO W L. From the east:china's rapidly evolving health care system[J]. N Engl J Med,2015,372(14):1281-1285.

[9]唐华,王延平,周栋,等.令人忧虑的问题:对一次医学生职业精神认同调研的反思[J].医学与哲学,2018,39(15):51-54.

[10]苏强,吕帆,林征.医学人文教育的危机与重塑[J].高等教育研究,2016,37(4):66-70.

[11]王璇,郑青,王晓燕.新冠肺炎疫情期间开展医学生职业精神教育的思考[J].卫生职业教育,2020,38(23):32-33.

[12]杨莉洁,刘璐萍.浅谈医学职业精神及其塑造[N].中国人口报,2020,8(19):18-20.

[13]WILKINSON T J,WADE W B,KNOCK L D. A blueprint to assess professionalism:results of a systematic review[J]. Acad Med,2009,84(5):551-558.

[14]周建娅,阮柯欣,周建英.新冠疫情下谈医学生的职业精神塑造[J].卫生职业教育,2020,5(2):20-21.

[15]文学平.马克思对功利主义的批判及其伦理归属[J].学术界,2021,4(1):78-88.

[16]刘科.论功利主义与美德伦理的对立和结合:以幸福为视角[J].现代外国哲学,2020,2(1):253-265.

[17]郑伊辰.功利主义话语下的规划伦理:边沁和密尔的启示[J].规划师,2019,35(22):76-80.

[18]邓俊超.超越功利主义:对教学伦理困境的思考[J].教育伦理研究,2019,8(6):268-276.

[19]马伟,黄瑞.医学生功利主义学习观对高校医德教育的影响[J].卫生软科学,2012,26(6):550-552.

[20]叶正平.医学生就业观功利主义倾向的偏差与矫正[J].西北医学教育,2011,19(4):794-797.

[21]何清湖,孙相如,陈小平.当代中医发展急需树立正当积极的批判性精神[C]//第十七次中医药文化学术研讨会暨中医哲学2014年学术年会论文集.2014,11-14.

[22]钟玮泽,蔡鸿泰,郭华.理性的怀疑与批判精神是中医学术发展的根本动力[J].医学与哲学,2019,40(24):68-71.

[23]李化成.西方医学社会史发展述论[J].四川大学学报(哲学社会科学版),2006,5(3):111-116.

[24]内龙道.欧洲传统医学兴衰的历史、经验和对传统医药发展的思考[J].天津中医药,2004,21(1):74-75.

[25]张录强.论中国传统医学与西方医学发展的不同道路[J].医学与哲学,2005,26(6):62-63.

[26]张其成.从传统文化的兴衰看中医学的未来发展[C].首届国学国医岳麓论坛暨第九届全国医学与科学学会研讨会、第十届全国中医药文化学会研讨会论文集.2007,145-149.

[27]熊秉真.幼医与幼蒙:近世中国社会的绵延之道[M].桂林:广西师范大学出版社,2018,108.

[28]李建民.从医疗看中国史[M].北京:中华书局,2012.

[29]王欣.关于中华传统文化与中医药文化的思考[J].新教育时代电子杂志(教师版),2016,5(3):291.

[30]刘鸿武.人文科学:一个精神与意义的世界:论人文科学的学科本质和发展模式[J].思想战线,1999,4(1):26-31.

[31]胡林英.什么是生命伦理学?——从历史发展的视角[J].生命科学,2012,24(11):1225-1231.

[32]孙慕义.当代医学伦理学[M].北京:高等教育出版社,2008.

[33]王学川.生命伦理学的发展趋势与价值前景[J].中国医学伦理学,2009,22(5):18-20.

[34]KUHSE H,SINGER P D. severely handicapped newborns. For sometimes letting—and helping-die[J].J Law Med Health Care,1986,14(3):149-54.

[35]邱仁宗,翟晓梅.生命伦理学概论[M].北京:中国协和医科大学出版社,2003.

[36]郭玉宇.关于中国本土化生命伦理学发展路径之思考[J].医学与社会,2010,23(12):65-68.

第四章

医学人文的当代发展

第一节　生命伦理学与跨学科人文科学的兴起

　　人文科学是以人类的精神世界及其沉淀的精神文化为对象的科学,主要研究人的观念、精神、情感和价值,即人的主观精神世界及其所积淀下来的精神文化。伴随着人文科学在人类历史上的发展,逐渐衍生出了生命伦理学。生命伦理学是20世纪60年代首先在美国随后在欧洲产生并发展起来的一门新学科,也是迄今为止世界上发展最为迅速、最有生命力的交叉学科。在本章中,我们将一起探究生命伦理学作为一门人文学科在近现代发展的历程。

一、认识人文科学与生命伦理学

　　15、16世纪,欧洲开始使用"人文科学"这一名词。原指同人类利益有关的学问,以别于在中世纪教育中占统治地位的神学。后含义几经演变。狭义指拉丁文、希腊文、古典文学的研究,广义一般指对社会现象和文化艺术的研究,包括哲学、经济学、政治学、史学、法学和伦理学等。通过对人的文化生命、人与社会联系的研究,形成了人文科学。人文科学是探讨人的本质、价值体系、精神世界这些人的内在世界的学问。首先,拿人文科学中的语言学作为例子,英国语言学家帕尔默在《语言学概论》中说:"语言忠实地反映了一个民族的全部历史、文化,忠实地反映了它的各种游戏和娱乐,各种信仰和偏见。"可见语言学不仅仅是研究人们的语言表达,实际上是在探讨人的本质。其次,人文科学的第二个基本作用,则体现在建立价值体系上面。人文科学探讨人的本质,是为了最根本地解释和确立具有历史分离性的价值取向与理想追求,批判和解构已经过时的价值体系与理想追求,并建立一个民族在一定时代体现的时代精神和民族精神的价值体系。还与此有所联系的就是人文科学的第三个基本作用——塑造人的精神世界。在精神世界和物质世界中,物质世界是人的外部世界,而精神世界是人的内在世界。人能够安身于世界,最根本在于其精神世界,而价值观念和价值体系在人的精神家园中主要起主导作用,这是只有人文科学才能提供的。

　　人文科学对人的价值、人的尊严的关怀,对人的精神理想的守护,对精神彼岸世界的不懈追求,使它与社会中占据主导地位的政治、经济或科技力量保持一定的距离或独立性,从而可以形成一种对社会发展进程起校正、平衡、弥补功能的人文精神力量。这样一种具有超越性和理想性的人文精神力量,将有助于保证经济的增长和科技的进步符合人类的要求和造福于人类,而不致异化为人类的对立物去支配、奴役人类自身。在人类经济高度发展、科技急速飞跃的今天,人类在精神上守护这样一种理想,在文化上保持这样一种超越性的力量是十分必要的。

生命伦理学包含于人文科学领域,是20世纪60年代兴起于美国的一门新兴学科,旨在应对生命科学和生物技术的发展或医疗保健的演变使人类面临的种种伦理难题。主要研究生物医学和行为研究中的道德问题,环境与人口中的道德问题,动物实验和植物保护中的道德问题,以及人类生殖、生育控制、遗传、优生、死亡、安乐死、器官移植等方面的道德问题。生命伦理学是对生命诸问题的道德哲学注释,是对人类生存过程中生命科学技术和卫生保健政策以及医疗活动中道德问题的伦理学研究,是有关人和其他生命体生存状态和生命终极问题的学科群。

普通规范伦理学试图提出一些原则或德行来支配人们做事或做人,并提供理由来证明为什么我们应该采取这些原则或培养这些德性。对理由的关心,说明伦理学是理性的活动,它是实践理性。应用规范伦理学(简称应用伦理学)是应用普通规范伦理学的原则解决特定领域的伦理问题。应用于生命科学技术和医疗保健就是生命伦理学。

二、生命伦理学的兴起与发展

生命伦理学兴起的主要推动力在于当时临床医学技术和生命科学取得的革命性发展所引发的前所未有的伦理争论。生物医学技术的进步使人们不但能更有效地诊断、治疗和预防疾病,而且有可能操纵基因、精子或卵子、受精卵、胚胎,以至人脑和人的行为。这种增大了的力量可以被正确使用,也可以被滥用,对此如何进行有效的控制?而且这种力量的影响可能涉及这一代(例如对生殖细胞的基因干预),也可能涉及下一代和未来世代。当这一代人的利益与子孙后代的利益发生冲突时怎么办?目前人们最担心的可能是对基因的操纵和对脑的操纵。这两方面的操纵可能都会导致对人的控制,以及对人的尊严和价值的侵犯。由于先进技术的发展和应用,人类干预了人的生老病死的自然安排,甚至有可能用人工安排代替自然安排,这将引起积极和消极的双重后果,导致价值的冲突和对人类命运的担心。如澳大利亚和英国的医生曾经对患有脊柱裂的新生儿撤消治疗问题发表观点,加深了对"生命质量"或"生命神圣"等命题的深入思考。这些问题使人们不断加深对生命伦理的思考,同时生命伦理学的地位也因此提高,逐渐步入大众的视野中,飞速发展起来,在很短的时间内就受到医学家、生物学家、哲学家、社会学家、法学家、宗教界人士、新闻界人士、立法者、决策者和公众的关注,而且很快就体制化。一些国家建立了总统或政府的生命伦理学委员会,在包括我国在内的许多国家,很多医院或研究中心建立了专门审查人体研究方案的机构审查委员会(Institutional Review Board)或伦理委员会(Ethics Committee)。

生命伦理学的兴起和发展并非仅仅是由于生命科学技术的推动,它还与社会文化思潮的变革,尤其是与人的自主意识、权利意识、尊严意识的觉醒密切相关,突出表现为对人的生命价值的人文关怀。它兴起于20世纪60年代的美国,这个时期是美国历史上最重要的文化和社会变革时期。公民权利运动风生水起,人们的民主意识觉醒,矛头直指向社会的不公正和不平等;妇女权利意识大规模觉醒,在人工流产立法和现代生育观念的风潮下,提出了妇女生殖权利等问题。在这样的社会和文化变革背景下,哲学受到很大的影响,开始发生了方向性的转变,人们对规范伦理学的兴趣也被重拾起来。哲学回归到现实当中,人们开始对现实伦理命题,如人工流产、安乐死、稀有医疗资源的分配以及动物福利等进行研究和分析。至此,生命伦理学应运而生,作为应用伦理学最重要的一个分支,生命伦理学也由此获得了发展的内在动力。

发展生命伦理学体系,应当追本溯源,立足于人文科学的角度对其进行拓展和延伸。如同一位学者指出,应当看到生命伦理学与医学人文学的内在联系,并在生命伦理学的发展中嵌入医学人文思想。这样,可以为生命伦理学的发展提供方向性的保证;应当切实坚持挑战与回应的模式,保持生命伦理学的实践指向,直面医学与社会互动中的冲突。发展生命伦理学仍道阻且长,我们需要它去解决随着医学技术进步和发展带来的社会、伦理和法律问题,更好地保护个人、家庭及社会人群的利益,妥善解决不同道德共同体之间的分歧,最终保护全世界人民的健康、幸福与和平。

（张吉丽　任继玲　彭立华）

第二节　医疗遗传伦理的表象

21世纪是生命科学飞速发展的时代,随着分子生物学和分子遗传学的发展,遗传学的发展和技术的应用日新月异。许多在传统医疗技术条件下无法实现的诊断、治疗方法已经或者正在变为现实。伴随着科学上的发展和技术创新,对生物基因的操控,在政治、经济的共同作用下,人类社会已迈向新的基因时代。人类不断深入了解生命体的基本组成,对动物的基因改造,甚至是"合成生命"已经实现。人类通过对自身遗传组成的探索,运用遗传学知识进行疾病的预防和治疗,解除了无数病人的病痛,促进了人类健康和福祉。但是,医学遗传技术的临床应用在促进临床医学的发展和革命,在解决了过去不能解决的医学难题的同时,也带来了新的遗传伦理问题和社会问题。

遗传伦理问题在生命的尊严与地位、人类的进化与发展、个体生存与群体健康、人权的尊重与限制、生态资源的利用与保护、基因产品的开发与安全、人类行为的先天遗传与后天获得等领域都会存在争议,如:遗传疾病的预防和治疗、生物多样性的保持;个体生存质量及生存意义的提高与群体遗传健康水平的下降之间的矛盾;人类辅助生殖技术所引发的后代心理、家庭与社会、个人隐私等问题;遗传咨询与筛查所面对的知情、自愿、公平、保密等问题;基因治疗中外源基因导入的安全性、病毒载体的传染性、医疗资源的公平分配等问题;药物遗传研究中的个人信息保护、遗传检验及临床试验中的知情同意、不同种族或民族对药物反应的遗传差异可能引发的偏见或歧视等;优生学理论及优生运动是否与种族歧视、社会偏见、生育限制等问题有关;人类遗传数据的收集及数据库的建立是否符合知情同意、自主自愿、安全保密原则;人类基因组的研究中涉及的基因隐私、基因歧视和基因多样性等问题;与胚胎干细胞研究相关的胚胎属性、地位、商业化等问题;

克隆技术所引发的克隆生殖、克隆器官移植、克隆动物等问题;有限的医疗资源应主要用于公众的遗传病预防还是用于少数人的遗传病治疗等。

基因技术在人类基因组计划完成之时,生命科学和临床医学结合就是后基因组时代最重要的研究方向之一。"基因组医学"在 2003 年诞生,也迎来了生命科学和临床医学的新时代,即以人类基因组为基础的临床医学革命。在这场 21 世纪的医学革命中,突破性的进展就是不再单纯以疾病为中心,而是以个体为中心;不再单纯以常规的检查结果等作为临床诊断指标,而是以染色体形态结构和基因的 DNA 序列作为诊断依据;不再单纯对症用药,而是进行基因型处方施治。这将使疾病的诊断可以提前至症状前、产前甚至胚胎植入前;疾病的治疗可以应用基因药物甚至基因治疗;症状的预防或性状的改善可以利用基因水平的操作实现。基因技术在为人类带来了福音的同时,我们也必须清醒地认识到,这场由遗传学技术的发展所带来的医学革命以及所带来的医学伦理问题。诸如"遗传筛查""产前诊断""设计婴儿""基因歧视"等新的问题屡见不鲜,由此产生了一个遗传与伦理学的关联学科——遗传伦理学或基因伦理学。

基因诊断通过分子生物学和分子遗传学技术,对基因的结构和功能做出检测。凭借基因诊断技术对疾病做出诊断,对孕妇进行产前诊断,对表型正常但携带致病基因者进行筛查与判断,但"基因歧视"问题一直饱受争议。目前我国不少医院与科研机构制定了基因诊断的医德规则,如遗传筛查和检查都应遵循自愿的原则,不得强迫别人参加;筛查前应告知受筛群体此项筛查的目的和可能的结果以及可能要做出的选择;症状前和易感性检查的结果,为了避免可能的歧视,不经本人同意,筛查结果不得泄露给雇主、保险公司、学校、政府机关或其他研究机构等。但是可以预见,随着技术的进步,未来的医学遗传技术将进一步挑战人类的已有伦理规范。

基因诊断所适应的范围与条件是有一定限制的,即基因检测的必要条件是被检测基因的正常结构已确定;被检测基因突变已定位。基因诊断漏诊甚或基因操作致病事情出现也会带来新的问题。例如,基因诊断助孕技术在临床上的应用。如果出现基因诊断漏诊,致使出现基因病试管婴儿,对医院责任、法律与经济责任的认定以及当事人、公众舆论的影响都应该是预先考虑清楚的。

辅助生殖技术包括人工体内受精、体外受精和胚胎移植、代孕母亲,甚至无性生殖(克隆人)的技术等,这些技术可以帮助无数不孕夫妇实现生育的梦想,但会引发若干伦理与法律问题。国家卫生部颁布的《人类辅助生殖技术管理办法》中明确规定:医疗机构及医疗人员不得实施任何形式的代孕技术。代孕是指通过体外受精的方式为他人生育子女的行为,它有三种情形:一是精子、卵子均来自于夫妻双方,仅借用代孕者的子宫;二是精子来自丈夫,卵子由代孕者提供,经体外受精后,由代孕者怀孕生育;三是卵子由妻子提供,经异质人工授精后通过胚胎移植由代理母亲代孕生育。伴随女性不孕发病率逐年上升与医学遗传辅助生殖技术的日臻完善,有人建议对第一种情形即精子、卵子均来自于夫妻双方,仅借用代孕者的子宫生育的行为应予重新考虑。

(张显志)

第三节 利益冲突与人文关怀

医学承担着维护健康、救死扶伤和关爱生命的任务。因健康需求和疾病诊治发生联系的病人和医护人员本应是相互信任和尊重的关系。医患关系的出发点和落脚点都是为病人健康提供保障。医患双方的供需立场决定了其各有利益追求，医方侧重的是在现有的医学科学水平、卫生资源有限的条件下，如何实现诊治效果最优化。病人关注的则是在经济承受力范围内能否得到医务人员的积极帮助。医患关系的实质，即医方是病人健康的守护者，病人健康需要医方的维护。

然而相当长一段时间以来，医患双方的关系由于多种原因导致利益追求的不协调，出现了利益冲突。医患关系从信任、和谐的应有状态演化为紧张、矛盾、冲突等不良状态，病人及其家属用暴力殴打、威胁、辱骂医务人员的现象甚至极端的恶性事件时有报道，医方谋取私利、推卸责任的情况也时有发生。医患矛盾冲突折射出不同利益主体的价值取向。

疾病的诊治需要专业的知识与技能，医患之间存在着信息不对称现象，疾病的治疗与康复需要医护人员专业性的劳动。从之前相当长一段时间的医患关系看，病人就医前内心已潜在警惕意识、戒备心理，割裂了与医生的信任联络。病人就医的同时表现出对医务人员诊治行为持质疑态度、怀猜忌心理等。病人对医生职业操守持怀疑态度，对医生借诊治额外获利持怀疑态度，对诊治程序持不信任态度。这些怀疑不仅影响到治疗本身，而且左右着病人处理个人期望与医学本身现实状况时的态度。部分病人片面地站在自我利益角度，不考虑医学科学发展的水平、医疗卫生资源有限等客观条件，或者受医闹的蛊惑，有时会提出不科学、不合理的过分要求。当要求不能被满足，则归因医方，以"医方失职"等为借口挑衅滋事。部分媒体为了吸引流量，对医院、医生的过多负面宣传，不能公正客观地报道加上社会舆论的推波助澜，使医患之间的隔阂加深，激化了矛盾。

从医学伦理角度看，疾病治疗的过程应当是医患紧密合作的过程，在这一过程中，病人有自主决定权，医生有义务予以尊重；同时，在该过程中，医生有采取适当医疗措施的权利，而病人也有义务配合医生的医疗措施，只有医患充分、密切配合，才能完成共同的目标，战胜疾病。然而，在医疗过程中，如何处理病人自主权与其生命健康权之间的利益冲突问题，如何处理医疗决策中医生的特殊干涉权与病人自主权之间的冲突问题，在医疗实践中有时会处于两难的境地。面对病人的自主权，医生对病人的有利考量和特殊干涉，目前都处于相对弱势的位置，医生的特殊干涉权往往会让位于病人的自主权。

医患矛盾虽然不是当前医患关系的常态，但此类事件的发生会在医患双方内心形成消极暗示。病人先入为主地对医院产生抵触心理，医护人员为避免纠纷和冲突而选择了自我保护、防御为主的做法。这在事实上损害了医患双方的利益。例如在当前的医疗环境中，部分医院在选择病人上，只收治普通、常见疾病的病人，把危重急险、疑难杂症等病人婉拒门外，将潜在风险推给他人，推卸责任。

人文精神的缺失是导致医患关系紧张的主要原因。长期以来，人文关怀并没有真正落实在医疗实践中。人文关怀没有融入医患交往中,医患关系也就无从融洽和改善。医学按其使命来说,就是对人从生到死的全过程的关爱和尊重。医学的核心要求更要体现在医疗服务全过程中,病人在治疗疾病的过程中,除了医学技术性需求以外,还需要人性化的医疗服务。医疗服务的根本目标是社会公众利益的最大化,医院在实际诊疗工作中坚持以病人为中心,为病人服务,实现病人效益的最大化,以此衡量选择诊断手段、治疗方案等的必要性。医务人员只有真正坚持以人为本,以病人的健康为本,把追名逐利的价值观扭转到全心全意为病人服务上来,使人文关怀贯穿于就医过程的始终,才能逐渐减少医疗纠纷,和谐医患关系。

就医务人员而言需要明确的是,医学作为一门技术,应当是充满人性的技术。医学技术发展到今天,由于疾病结构和病因结构的变化,医学中的人文部分比以往有了更重大的意义。作为医学服务的对象,病人不仅需要医生帮助其解除身体的痛苦,而且需要医生给予人文关怀和精神抚慰。医疗服务中人文关怀的作用不亚于医疗技术本身。在人文关怀基础上医患才会形成有益互动。

人文关怀应内化在医务人员意识中,即在医疗行为开始前就播下人文关怀的种子并贯穿于病人就医过程始终。从病人进入医疗单位到检查手段的选择、治疗方案的实施及至出院后的回访,整个就医过程时刻需要注入人文关怀。另一方面,医患关系的和谐发展需要医患双方的共同付出和全社会的共同努力。对疾病的共性认知、对医疗行为的正确认知,在信息爆炸、知识碎片化时代特别需要全社会的共同努力。

(张显志)

第四节　医学人文的理性回归

医学职业精神的基本理念:在专业技术层面,强调精研医术、医道精深;在职业精神层面,强调至诚至信,济世救人。中国传统医德规范的特点是术德紧密结合,强调行医者的个人修为。有利于病人是中国古代医学最高的职业守则和伦理原则。"医乃仁术"界定了医学应当做什么和不应当做什么,决定了医学只能行善而不可作恶。中国古代医学职业精神还强调"若有疾厄来求救者,不得问其贵贱贫富,长幼妍媸,怨亲善友,华夷愚智,普同一等,皆如至亲之想"。这体现了朴素地追求医疗资源平衡,促进社会公平的思想。

进入20世纪以来,随着各种先进的诊断仪器和医疗技术的不断发展,医生诊疗过多依赖医疗仪器和设备。病人被看作需要修理和更换零件的物体,唯技术论、医疗技术至上主义的现象越来越严重。医学教育与执业体系基本上是围绕认识疾病和治疗疾病而建立的。医学价值观受实证主义和功利主义片面科学观的影响。在医学教育中,基础医学课程强调疾病与病态生理解剖,医学生所要做的就是掌握基础医学知识与实验技术;临床医学课程强调发现疾病与辨识疾病,要求医学生掌握疾病诊疗的临床技能。其结果是,由于片面强调专业知识和临床技能对于疾病诊疗的重要性,容易使医学生把医疗活动看成一种技术化的单向治疗过程,而非人性化的双向沟通过程,潜在地造成了学习过程中技术与人文的二元区隔,导致医学生医患沟通能力弱化、人性化医疗意识淡薄等负面效应。把人简单看作是病征生物体,强化了医学的技术属性却忽略了其人文属性。医学实证主义观将人体作为研究对象,认为医学应该以纯客观的人体为研究对象,追求确定性、客观性、严密性。在这种理念下,人们只重视医学对治愈人体疾病和保证健康上的作用,却忽略或否定医学对人的精神关怀和积极影响。在医学实证主义理念下,医学人文缺乏科学理性和严密性。医学功利主义观肯定了医学和人类健康的价值联系,却忽略了医患关系的重要性。

由于受到过度专科化、技术化、商业化的医学文化及医学范式的影响,医患关系紧张已成为我国现阶段一个突出的社会矛盾。在我国尚未成熟的医疗体制和管理机制下,医疗环境与人文的割裂显得尤为突出。医学人文和医学职业精神渐行渐远,趋于割裂,亟待回归。医学不仅要关注与消除病人的疾病,还要关照疾病的载体,即具有不同社会环境、生活经历、文化习俗和生理体验的活生生的人。在明确"以病人为中心"的价值诉求的同时,也对医学范式转型提出了迫切要求。

国家应该完善相关法律法规,确保医疗技术应用和研究符合伦理基本准则和要求,并有利于促进医学技术进步和医疗事业发展。社会应以医学人文精神为核心,结合医患关系、预防医学伦理、临床诊疗伦理、生命与生殖伦理、死亡伦理与临终关怀、器官移植和基因伦理等热点问题,确立正确的生命价值观。医院应对医疗资源整合和重新配置,服务态度与环境、医院管理与政策都对人文的回归影响重大。要充分考虑在我国改革开放和市场经济发展的社会大环境和医疗环境下,医务人员职业价值与个人利益之间的矛盾。医务人员也应根据社会对行业的要求和自身实际情况,通过不断学习、调整、修正、完善,使自身职业精神体系不断契合社会对职业精神的要求,既不背离社会整体的职业精神要求,也满足个体的职业精神诉求,将个人价值、家庭价值和社会价值的要求统一起来并内化为自身修养的一部分,逐步实现医学职业精神中医学人文情怀的回归与复兴。

当前医生的任务已从传统的单纯治疗转为预防、治疗、保健、康复,其职业道德较其他行业应有更高要求,一切以病人为中心、尊重生命、热心为病人治疗并减轻痛苦。在医学人文回归与复兴视域下,职业道德教育不仅是医学人文精神的重要体现,也和医学人文精神相互促进、相互转化。因此,职业精神教育应着重做好医德医风教育,从医学人文角度贯彻"大医精诚"的职业理念,使所培养的人才掌握医德规范的基本内容、医学专业精神的基本原则及专业责任,医患沟通的原则与方法,临床医疗及实验的伦理原则与应用。

在理解、认同、整合医学职业精神后,形成崇高的职业信仰,是强化医学职业精神,使其回归医学人文精神的必由之路和理想状态。信仰,是一种强烈的信念,是对某种主张、主义极度相信和尊敬,并将其作为自己的行动准则。对医学事业和职业充满虔诚的信仰和执着的追求,有着明确的职业目标,有着强烈的职业责任感和社会责任感,强调关注人的生命与健康、尊重人的尊严,才能在正确的职业发展道路上实现自我价值,发挥积极的社会功效。

医学职业信仰的形成是一个系统工程,应进一步探索继续教育与终身教育体系,形成长效机制,避免医学职业精神教育只存在于高等医学教育环节的阶段教育中。着力打造富有人文内涵的环境,对医护人员产生隐性影响,这种隐性影响对医学职业信仰的形成具有促进作用,在潜移默化中培养学生淡泊名利、崇尚医德的职业精神,润物细无声地增强对生命的敬畏,对职业的热爱。

(张显志)

第五节　医学人文教育的价值

我国从 20 世纪 80 年代末开始明确把现代医学专业的核心价值定位在病人身上。1988 年,卫生部颁布了医务人员医德规范及实施办法指出"医德,即医务人员职业道德,是医务人员应具备的思想品质,是医务人员与病人、社会以及医务人员之间关系的总和"。从 1995 年开始,国家教育部在高校开始进行人文教育的试点,从 1998 开始陆续颁布了《关于加强大学生文化素质教育的若干意见》《深化教育改革全面推进素质教育》和《关于举办高等医学教育的若干意见》等文件,对我国大学生提出了新的、全面的培养目标。在职业医生考试中增加了医学伦理学和医学临床实践的考试,来强调医学生的人文职业素质的培养。2008 年,教育部、卫生部联合颁发《本科医学教育标准——临床医学专业(试行)》,除了明确"课程计划中必须安排行为科学、社会科学和医学伦理学课程"的刚性要求,还提出了开设"人文素质教育课程"的柔性要求。2009 年,教育部与卫生部颁发的《关于加强医学教育工作提高医学教育质量的若干意见》指出,应"积极进行课程体系改革,构建人文社会科学知识、自然科学知识与医学知识相结合"的新型课程体系。2014 年教育部等六部委发布的《关于医教协同深化临床医学人才培养改革的意见》再次强调了医学人文的重要性,指出要"加大教学改革力度,加强医学人文教育和职业素质培养"。以上种种这些指导性意见表明,我国医学教育中对人文教育存在问题是有正确认识的,也肯定了医学人文的价值。

经过多年的探索和改革,目前我国医学人文学的教育已取得长足发展。课程建设上,许多医学院校开设了医学史、医学哲学、医学伦理学、卫生法学、医学社会学、医学人类学、生命伦理学、医学美学等课程。近年来,也有院校开设了艺术与医学、叙事医学等较为新颖的课程。多部教材入选国家级规划教材。教学方法也力求多样化,既有传统的课堂讲授,也有案例分析、角色扮演、观摩学习等开放式学习方式。机构设置上,多所院校建立了医学人文相关机构,教育部高等学校医药学科教学指导委员会中还专门设有人文素质和社会科学课程教学指导分委员会。

在教学实践的过程中,我国目前的医学教育实践,医学人文核心课程的设置存在诸多的问题。国内医学院校医学人文课程设置大多是孤立的,缺乏学科之间的交流和融合,很少形成与医学相对应的医学人文学科群。部分医学院校的医学人文课程的必修课仅有医学史、医学伦理学、卫生法规,至于医患沟通、医学社会学、医学哲学之类的课程都是以选修课的形式开设，不仅课时有限，而且这些课程都自成体系，在教学内容上缺乏关联性、序惯性和实用性，这不仅很难发挥不同学科对于医学人文素养的特定作用，也贬低了医学人文的应有价值和功能发挥。医学院校的学制也制约着医学人文课程的开设，因为医学专业学时多，实习时间长，学生精力有限。

目前我国医学生人文素质能力目前没有统一的、详细内涵的评价标准，致使医学人文课程开设中无序和随意性等现象严重，课程建设中该学科应该涵盖什么内容，如何科学地设置课程，教材如何编写等问题都尚有提高完善空间。医学人文课程的设置必须通过科学合理的评价方式来实现。医学人文教育评价方式方法根据医学人文教育的性质和特征，评价的方式方法必须多样化。质性评价与量化评价结合，着重于质性评价的运用。系统化人文知识可通过理论课程和各种资讯获得，可通过闭卷、开卷的理论考试等方法进行评价，但医学人文情感培育（对生命的珍惜、敬畏、尊重，对病人的同情心）、意志或态度形成（如高度重视、积极坚守、宽容忍耐等）和行为塑造则无法通过说教获得，必须通过人文实践活动培养，"认知教育与体悟教育融合，实现知-悟-行的积极互动、良性运转"，师生必须通过教学过程（实践过程）中的互动、对话，对医学生的态度、技能、处理问题的能力、学习策略和效果等行为表现开展评价，根据这些评价进行自我调节、改进，实现自我发展。因此，除了理论考试，教学过程中师生即时对话和口头评价、表现性评价、技能考核，以及测量、观察、问卷和访谈、档案袋、轶事记录等都可以作为医学人文教育形成性评价的方法，加以综合利用。医学人文课程对学生的评价方式应是检查在知识学习和技能形成的过程中与之相伴随的情感、态度、价值观的形成程度。了解医学史的相关知识，掌握医学相关哲学、伦理、法律等社会科学知识和研究方法，掌握人文关怀和处理医患关系的相关理论知识，批判性思维能力的养成行为能力目标。

医学人文教育的评价应该是一个动态发展的形成性评价过程。以促进医学生人文素养发展为目标，注重于医学生未来的可能性和发展性。当下我国亟须建立目标明确、结构完整、内容充实与评价规范的医学人文课程体系，把社会、文化、法律、经济等领域整合到医学教育中，以扩大医学生的人文视野，培育他们对人性的觉察力、关怀度和同理心；培养他们具有与病人及其家属进行有效沟通和交流的能力，具有体察病人及家属情绪的感受力及提供情感支持和心理疏导的能力，具有结合病人文化、心理等信息，综合判断和诊疗的临床思维能力，具有与团队协作的能力；培养他们能够不断获得医学人文知识和技能的学习能力，重视医疗伦理，尊重病人隐私和人格，尊重和理解他人的人文背景、信仰及文化价值，维护病人医疗权益和自身的权益。

（张显志）

参考文献

[1]程焉平.遗传伦理问题起源的研究与对策[J].遗传,2008,3(3):380-386.

[2]邓伟胜.医学人文的回归任重道远[J].中国医学人文,2018,4(8):8-10.

[3]胡冰.医学人文是医学职业精神的认知基础与理性回归[J].卫生职业教育,2017,35(22):8-10.

[4]胡纯,许建强."健康中国"战略下医学生人文精神培育的途径[J].中国继续医学教育,2020,12(2):60-63.

[5]胡文华,张金凤,张永利.用人文关怀化解医患作为不同利益主体的矛盾冲突[J].中国医学伦理学,2012,25(1):134-135.

[6]李荔.医学人文教育形成性评价体系构建探究[J].医学与哲学,2020,41(11):60-63.

[7]马婷婷,王长宇,安连超,等.医学院校学生人文素质教育途径与方法的研究[J].中西医结合心血管病电子杂志,2018,6(34):10-11.

[8]邱鸿钟.医学人文科学的研究对象与方法论[J].医学与哲学(人文社会医学版),2009,30(6):6-12.

[9]王茜,严永祥,昝启均,等.医学人文学科课程面临的问题及对策[J].中国医学伦理学,2005,4(3):34-36.

[10]魏秀英.医学遗传学的现代及发展趋势[J].现代企业教育,2007,6(5):177-178.

[11]杨利丽,刘红英,王刚,等.医学遗传伦理学的困惑及案例教学中的对策[J].中国医学伦理学,2015,28(4):648-651.

[12]殷猛.现代医学技术异化问题研究[D].广州:广州中医药大学,2013.

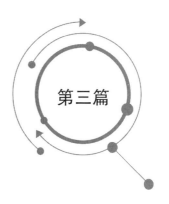

第三篇

古典文明与医学发展

第五章

原始社会文明与医学发展

第一节　人类初始文明与医学的萌芽

　　早期人类文明随着农业的发展而进步,人类从流浪的游牧生活发展为定居的农耕生活,这为人类带来了许多好处,但也引发了一些问题。人类和动物生活在同一片土地上,大大增加了疾病传播的概率。若没有定居的部落群体,就不会有所谓的流行病。流行病若要发生,首先,必须有足够多的人来传播这种疾病;其次,需要携带这种疾病的人从一个人类聚居的地方去到另一个人类聚居的地方,进一步传播疾病。商人和士兵会经常游走于各个地方,若他们身上携带着某种疾病,这种疾病就会随着他们的移动被传播到各个地方。随着人类文明的发展,我们得到了更多关于医疗标准的知识。最早的书面记载来自美索不达米亚平原的《汉谟拉比法典》,它颁布于距今约 3 700 年前,使用古巴比伦语书写,其中记载了医生的责任、操作规范和奖惩制度。例如,只有创伤、骨折和脓肿可以用外科手术来治疗;如果在治疗中病人死亡,那么医生受到的惩罚有可能是失去一只手。一块可追溯到公元前 2150 年的苏美尔泥版记载了如何用啤酒来清洗伤口,以及如何敷用由红酒残渣和蜥蜴粪便制成的药膏。亚述人详细记载了以植物、动物、矿物质等为原材料的 230 多种治疗疾病的方法,这表明在史前文明时期可能就已经创立了一套完善的医学知识体系。这些治疗疾病的方法,有一些流传了下来,并作为民间偏方或草药药方沿用至今。古希腊历史学家希罗多德在约公元前 450 年的著作中提到,古巴比伦人习惯将病人安置于街头,这样来往的路人都可以对如何治疗这些病人提出建议。古埃及人所记载的药物成分很多在现在的药店中已经找不到了,如河马的脂肪和油炸小鼠。古埃及人认为,人体是由血管系统控制的,就像河道需要清理一样,这些血管也需要保持"清洁",以保证血液顺畅地流入身体的各个部位。古埃及的外科医生会治疗外伤、骨折,也会做一些摘除囊肿和切除疖子之类的手术。他们的手术用具包括各种各样的解剖刀、手术刀、手术钳和探针。此外,他们也会佩戴他们认为会驱逐邪灵的"护身符"。除了掌握病灶的处理知识,咒语也是古埃及外科医生需要掌握的技能之一。

　　在西班牙西北部的艾尔·席卓恩洞穴中,考古人员发现了数百块骨骼和牙齿化石,这些化石分别属于 13 个尼安德特人——已在 3 万年前至 25 万年前灭绝的,我们人属中的一个"姐妹"物种。2012 年,科学家利用被称为热解-气相色谱-质谱法(Py-GC-MS)的一项先进技术,分析了其中 5 个尼安德特人的牙齿。每颗牙齿的硬化牙菌斑层

（即"牙石"）里都有一些牙齿主人所食植物的微型化石和其他残留。科学家在其中发现了木头燃烧的烟尘和熟制淀粉类植物的踪迹，也发现其中一人曾经食用包括蓍草和甘菊在内的苦味植物。这些植物没有真正的营养价值，并且它们的苦涩味道一定令人厌恶。那么人们为什么食用这些植物呢？一种可能性是：当时植物已被用作自然药物。长久以来，蓍草被认为是一种传统的滋补品和止血药，而甘菊则被视为松弛剂和消炎药。艾尔·席卓恩洞穴中的证据，反映了一些已知最早的人类医学和疾病的预防、诊断、治疗和消除。我们对史前时代的认识，取决于对保存下来的人类遗留物（如工具和装饰品之类的人工制品）以及如植物种子和动物化石之类的自然物的研究。洞穴壁画和岩画也有帮助。一些史前绘画表现了具有心脏的人类形象，但似乎没有其他图像证据表明人们对解剖的认识。

我们对于史前医学的重要见解，还来自现代人类学搜集的土著文化信息，尤其是来自美洲、非洲、亚洲、大洋洲的土著文化信息。对这些文化的研究表明：史前人类对于疾病的起因，有一种宗教和精神信仰混合的理解——通常认为疾病生自恶灵附体，或认为其是罪恶行为的报应。为了能够治愈疾病，他们把神秘的、超自然的行为（如献祭给魂灵和神明，恳求其解除诅咒）与实际的治疗方法（如用草药、矿物、血液及磨成粉的动物骨头之类的东西制成泥敷剂、油膏和调制药剂）结合起来。在农业和定居出现之前的狩猎采集时代，有组织的长途贸易非常有限，因此，所有药物都来自当地环境。人类学家还提出，一个族群中，会有一名成员在医疗事务中占有特殊地位，即所谓治疗者，其职责包括担任祭司、占卜者、神谕代言人、谋士甚至统治者。治疗者被认为拥有特殊力量，如与神灵沟通的能力，而且精通调配草药，也十分熟稔像按摩之类需要实际动手操作的治疗方法。

通过现代人类学知识和保存下来的证据（如骨骼、人工制品）来推断，人们可以追溯史前时代的一些医疗处理手段包括：①将断裂的骨头推回其自然位置使其康复。②把黏土或泥粘到断肢上待其变干变硬（像是打石膏的史前版本）；用植物藤蔓和树皮纤维加固的夹板（由木头、骨头、角制成）来固定断肢；在伤口上敷具有治疗功用的草药药膏，并配以兽皮制成的简易绷带。③用咀嚼兰花球茎或饮用其提取物的方式缓解胃病和消化问题；咀嚼某些类型的柳树皮（含有乙酰水杨酸，是阿司匹林的最早来源）以止痛、消肿；用金缕梅等多种草木汁液来减轻烧伤和烫伤的痛苦。人们还食用某些类型的黏土或泥土（被称为"土疗"）以中和腐败食品中的有害物质，并补充食物中缺乏的矿物质。当时已存在牙科医学。在巴基斯坦中西部的梅赫尔格尔（Mehrgarh）史前遗址（锡比市附近）发现的数万件物品中，有 11 颗人类的牙齿（皆为臼齿，大概来自 9 个人）显然曾被顶部装有尖锐燧石的工具钻过。研究者们重新组装了这一工具，基本上就是一个装在用来使其旋转的弓上的箭状物，他们还估算出钻洞耗时不超过 1 min。牙齿的状况和这些洞的后续磨损痕迹表明，它们是在牙齿主人活着的时候被钻出来的。但是，怪异的是，它们之中只有四颗显示出蛀牙的症状。

钻头也被用于环锯术——这是一种激进的手术形式，会破坏头骨，使覆盖大脑的组织膜（脑膜）暴露出来，有时甚至会暴露出脑组织本身。已知最早的环锯术需要使用燧石的边缘切割或用凿子来移除骨头，有时是一点儿一点儿地切除，有时是在头骨上凿出一圈细槽以整体摘除骨头。弓锯旋转钻头用到了更多的复杂技术,比梅赫尔格尔的钻头更大。至于环锯术的目的,那些最古老的解释主要源自从病人身上逐出恶灵的观念,病人会将取出的骨头作为护身符保存,以防恶灵回来。现代的解读是:这些史前病人可能已经因为难以忍受的偏头痛,或癫痫的不自主发作,而丧失了劳动能力。其他疾病可能还包括重度抑郁症和严重双相障碍,或内出血引起颅内压升高,压迫脑组织,导致致命伤害。希波克拉底指出,环锯术作为一种用于受伤的头部的极端急救手段也非常有用,通过从头骨下方放血来缓解颅内压增高的情况。

1991 年,在欧洲的阿尔卑斯山接近奥地利和意大利之间边界的地方,科学家发现了一具自然保存的、木乃伊化的冰冻人类男性尸体。他被称为"冰人奥茨",现在是得到最详尽研究的古人类遗体之一。他去世于 5 300 多年前,死时大约 45 岁。在草编斗篷下,他穿着复杂的皮质衣服和鞋,携带着刀、斧、弓、箭、树皮制成的容器,以及一个可能是简单的史前药箱的物品。奥茨的随身物品中有两块拇指大小的、被称为桦剥管菌(又称桦孔菌)的真菌菌块。每块有一个孔,可以用皮条穿过,以便固定到某处,很可能是衣物上。许多传统民间传说中非常注重的这种真菌的药用功能,现在已得到了科学研究的支持。它是一种泻药,吃下可以引起腹泻,它还有抗菌作用,并含有可杀死鞭虫一类肠道寄生虫的物质。对奥茨遗体的细致医学检查表明,他的大肠中有虫卵,这表明奥茨体内有鞭虫。更有趣的也许是奥茨的文身。他的身体上散布超过 50 个文身图案,全部分布在两条平行线上(分别在左手腕、左小腿、右膝、两个脚踝、右脚、腰椎两侧)。这些文身很可能是用木炭涂抹他皮肤的切口而留下的,文身遍布身体,又大多被衣服和鞋子遮盖,所以不可能只是装饰而已。X 射线和 CT 扫描显示,奥茨的背部、膝盖、踝骨遭受着退行性骨关节病的痛苦。有些文身就处于这些可能疼痛的地方。也许它们是某种安慰性、象征性的心理治疗。另一种猜测是,它们是某种针灸或针压法治疗,其走向大致符合中医所说的经络。奥茨在医学方面依然是个尚待解答的谜团,但他的确证明了史前医学之复杂超出许多现代专家的设想。

(杜　江)

第二节　上古时期的医学模式

关于上古时期的医学模式,目前比较一致的说法是,医学和人类一样古老。在五万多年前的石器时代,穴居人类最早粉碎、浸泡草药,用它们治疗疾病。传统形式的医学,在各个大洲各自演变传承,包括在非洲的沙漠和丛林、北美的平原、南美洲的热带雨林,以及温暖的太平洋岛屿。遗憾的是,其事不见于史传。

西亚、北非、中国和印度的最早记录,记载了无数的疾病、药草和外科疗法。古埃及人对融入其宗教信仰的药物,有着复杂的、按等级划分的方法。神灵掌管凡人疾病,而巫医能与超自然界沟通,减轻人类的痛苦,其中最早"名垂医史"的人是伊姆霍特普。

希腊和罗马文明,各有其崇拜的医学巨人——希波克拉底和盖伦。希波克拉底为病人护理、医生态度及理念创立的标准流传至今。盖伦因其著作的广博性和权威性,其理论和实践达到了令欧洲人迷信的地步,实际上却使欧洲医学停滞了1 400年。罗马帝国灭亡后,炼丹术、巫术、驱魔和神药等黑暗医术在西欧大行其道。

古代印度和我国也对医学有突出的贡献者,发展出了先进的医疗系统。在希波克拉底前后的数百年中,印度的妙闻和遮罗迦创作了阿育吠陀医学的百科全书式奠基之作。与盖伦同时代的我国医生张仲景,编纂了载有数百种疾病和数千个药方的医书。

艾尔·席卓恩洞穴中的证据,反映了一些已知最早的人类医学——疾病的预防、诊断、治疗和消除。我们对上古时期的认识,取决于对保存下来的人类遗留物(如工具和装饰品之类的人工制品)以及自然物如植物种子和动物化石之类的研究。洞穴壁画和岩画也有帮助,一些史前绘画表现了具有心脏的人类形象,但似乎没有其他图像证据表明人们对解剖的认识。此外,我们对于上古时期医学的重要见解,还来自现代人类学搜集的土著文化信息,尤其是来自美洲、非洲、亚洲、大洋洲的土著文化信息。

对这些文化的研究表明:上古时期人类对于疾病的起因,有一种宗教和精神信仰混合的理解——通常认为疾病生自恶灵附体,或认为其是罪恶行为的报应。为了能够治愈疾病,他们把神秘的、超自然的行为(如献祭给魂灵和神明,恳求其解除诅咒)与实际的治疗方法(如用草药、矿物、血液及磨成粉的动物骨头之类的东西制成泥敷剂、油膏和调制药剂)结合起来。在农业和定居出现之前的狩猎采集时代,有组织的长途贸易非常有限,因此,所有药物都来自当地。总之,上古时期的医学充满了神秘感。

(杜 江)

第三节 原始医学自然观的形成

自然观对医学科学发展的影响以及自然观作为世界观的有机组成部分,对具体科学的发展有指导作用。同样,医学的发展也离不开自然观的指导。在不同的时代,人类有着不同的自然观。通过分别探讨古代自然观对医学发展的影响、近代自然观对医学发展的影响及现代自然观对医学发展的影响,将有助于我们树立正确的自然观,自觉地运用唯物辩证的自然观指导医学科学朝着正确的方向发展。

古代自然观包括古代朴素唯物辩证的自然观和宗教神学自然观。朴素唯物辩证自然观的直观性猜测到了自然界的总体状况,对医学的发展曾起过积极的作用;宗教神学自然观将神视为万物的创造者,违背自然发展的规律,阻碍医学的发展。在朴素唯物辩证自然观的影响下,东西方医学得到长足发展。以希波克拉底为代表的学派达到了古代西方医学发展的高峰,西方科学史称他为"医学之父"。首先,希波克拉底根据当时自然哲学中流行的土、水、火、气"四元素"形成万物的学说解释生命现象。认为人体是四体液组成的,即血液、黏液、黄胆汁和黑胆汁。四体液与四特质干、冷、湿、热相配合,即血与热湿、黄胆与热干、黏液与冷湿、黑胆与冷干相配合。由于四元素与四体液的不同配合,构成人的不同气质,即血——多血质、黏液——黏液质、黄胆(多胆汁)——急躁性、黑胆(多黑胆汁)——忧郁性。人的体质基本上是由上述体液在体内的分布而构成,有机体的健康与疾病决定于体液是否平衡,治疗时应首先调整体液。后来,这种四体液的病理学说被罗马名医盖伦完全接受。

其次,该学派将整体联系的观点运用于医学。认为人身体各部的疾病是互整的秩序,人体本身也有相应的调节作用。同时,他们还注意到了环境与健康的关系,注意到了地区、气候对人体的影响。他们还将发展的观点运用于医学,将疾病的发展过程分为三期(未成熟期、消化期、转变期)。希氏对转变期十分重视,强调在此期应认真观察并注意疾病的预后,认为最好的医生能够预见未来。同时还强调,在未病之前应注意个人卫生,积极增强体质,以便预防疾病的发生。罗马名医阿斯克雷庇亚斯则根据伊壁鸠鲁的学说,认为人体是无数原始粒子构成的,人体毛孔和管道就是这种空隙。各粒子间隙异常,人体健康则如间隙堵塞或粒子运动停滞,则发生疾病。因此他主张运动,注意卫生,只有身体清洁并经常运动(体操、按摩、发汗)才能保持健康。西方古代医学的发展同样渗透着西方传统自然观强调人的主体性的影响。宗教神学自然观认为自然界和人均是上帝创造的,人必须听从上帝的旨意,听从教会的旨意。教会将盖伦的著作树为权威,医学就应将熟记盖伦著作的条文为己任,不得进行实际研究,研究的结果不能与《圣经》相冲突,否则,将会受到教会的迫害。意大利的福拉卡斯多、德国的巴里西、丹麦的斯登诺等人,都由于否认有机遗体是摩西洪水的证据,相继被教会判为"渎神"罪而处以死刑。荷兰医学家维萨里曾违反教会的禁令,偷取尸体进行实验,得出男人两边肋骨数目相等的结论,与《圣经》的说法相抵触,于是受到教会的迫害,后来因饥饿和患病而死。

我国古代的医学,借助于古代自然哲学的阴阳、五行、精气学说来总结医疗实践,对人体的生理、病理及疾病的成因,病变的实质进行解释。第一,中医(例如《黄帝内经》)不但认识到了阴阳对立统一的关系,而且运用这种阴阳变化的相互关系,来分析人体生理、病理现象的变化,并探求其实质及规律,用来说明人体的组织结构、生理功能、病理功能,探求药味物性、治疗原则及其四诊、八纲等。第二,中医不但强调人体脏腑之间是一个不可分割的整体,而且认为"人与天地相参也,与日月相应也",强调人与自然环境的统一。第三,中医认为"夫物之生从干化,物之极由乎变,变化之相薄,我敢之薪由也",强调疾病同万物一样,都处在永恒的运动变化之中。虽然由于古代自然哲学的色彩而使用了阴阳、五行等概念,使人感到玄虚,但这只是理论的历史形式,并非纯粹主观臆想的东西。特别是由于中医理论以医疗实践为基础,坚持了"拘于鬼神者,不可与言至德"没有古希腊医学中的"灵气论"色彩,而且强调对不同的病症,用不同方法施治,千百年来一直有效地指导着临床治疗。这也是在近代医学兴起后,中医没有像西方古代医学那样被淘汰的重要原因之一。由于"天人合一"的自然观在古代中国长期占统治地位,无论是中国的政治、经济还是科学文化都受其影响,医学的发展也不例外。"天人合一"认为,自然界是外在于人的强大力量,人对大自然应心存畏惧,通过被动地服从自然,将自己融入自然中,从而得以生存和发展。这种观念固然有利于医学尊重人,有利于医患关系的融洽,但同时它又制约着医学的发展。医学对自然肉体的敬畏,使中国古代医学对尸体解剖望而却步,乃至于对现代医学的器官移植有很大的负面影响,阻碍了医学的发展。

古代自然观与神灵主义医学模式在远古时代思考的根本问题是文明的根基和尺度。最初形成原始社会共同体的初民希望自己的社稷可以长存不朽,自己能得永命,出于恐惧和想象,初民从图腾崇拜到原始神话、巫术和宗教走了一段很长的路,形成了天命的观念。古希腊人都求助于神的动因来解释万物的起源,认为世界上存在着超自然的神灵在支配着一切。当然人的健康也不例外,那时的人类认为疾病是身外之物,与人体是分离的,是来自神灵的惩罚或者是妖魔鬼怪的附体。如古希腊神话中将太阳神阿波罗奉为与医药关系最密切的神。由于当时生产力水平很低,科学技术的水平也很落后,且科学的思维尚未确立,所以人们认为健康与生命乃是神灵所赐,人若想健康长寿,只能行善积德以感动神灵。古巴比伦人认为病魔是西南风,像一头怪鹰,它怕见到自己的形象,于是家家户户挂起黏土做的怪鹰以驱邪。古代中国将神农视为尝百草的药神,而《山海经》记载了掌管医药的灵山十巫。这就是人类最早期的疾病观与健康观,即神灵主义医学模式的体现。在这种唯心主义的巫医模式的掩护下,古代许多宝贵的医学知识被保存下来。

随着社会生产力的发展,人类对自然界的认识不断提高。在公元前数百年间,在西方的古希腊,东方的中国、古埃及、古印度等地相继产生了朴素的、辩证的、整体医学观。这种自然哲学的医学模式是在人们对宏观宇宙、世界万物有了较粗浅的认识与理性的概括,形成了朴素的唯物自然观之后产生的,自然哲学者追索自然现象的本质、原因和变化,求其共同要素,把生命现象也作为重要的对象进行研究。人们对健康与疾病的认识也逐渐发生着变化。

由于当时科学知识还没有分化,在古希腊,人们依据当时自然哲学中流行的土、水、火、气四元素形成万物的学说来解释生命现象。认为构成人体成分的体液随四元素的特点也分成四种:心脏制造的血液(火)、脑制造的黏液(水)、肝制造的黄胆汁(气)、脾制造的黑胆汁(土)。由这四种体液构成了人的生命。用四体液说来解释健康与疾病,认为四种体液处于平衡状态即为健康,失衡则为疾病,治疗疾病就要调整体液。中国医学的阴阳五行学说认为金、木、水、火、土五种元素可以相生、相克,并且与人体相应部位对应即木、火、土、金、水对应肝、心、脾、肺、肾。五行相生、相克。若生克适度推动平衡则构成生命或健康。由此可以看出在当时就开始把健康与疾病和人类生活的自然现象联系起来进行观察和思考,也就是用自然哲学理论为基础的思维方式来解释健康与疾病,形成了自然哲学的医学模式。

自然哲学的医学模式包含了朴素唯物论与自然辩证法的成分,显示了较强的生命力,据此产生了系统的中国古代医学理论体系、中亚细亚兴起的阿拉伯医学等。所以说自然哲学的医学模式在人类的生存和繁衍过程中做出了重大贡献,但是自然哲学医学模式受经验哲学和科技水平的限制,建立在直观的基础上,有时依赖思维性的推测来弥补观察的不足,这样就存在一定的缺陷,于是不可避免地被进步的医学模式所取代。

(杜　江)

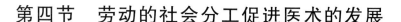

第四节 劳动的社会分工促进医术的发展

在社会分工尚不发达的古代,广大劳动群众是理所当然的医学实践经验的积累者,但其医疗行为主要只限于本人的自救或少数血亲间的互救。而作为一种准职业阶层,一类可以给较多的人施加医疗影响的人,最先的是巫医。列维·布留尔说:"因为那个决定一切的诊断只能由拥有与神秘力量和鬼魂交往的能力并有足够的威力来战胜和驱走它们的人来做出。"

在人类阶级社会早期,在医学发达之前,由于生产力发展所限,人们对自然的科学认识不足,抗争手段又十分有限,因而对于各种疾患不得不主要乞求神灵的帮助,因此这一时期是巫医占统治地位与巫术盛行的历史阶段。但巫医并不是专职的医生,仍属于"巫"的范畴。

这一时期,巫教盛行,神秘主义的空气如迷雾般笼罩着整个社会,作为专管祈祷、祭祀的巫,代表奴隶主阶级的利益行事,通过占卜吉凶祭祀等活动影响国家大事,形成一种特殊的政治力量,在社会上有着极其显要的地位。在长期的祈祷祭祀活动中,他们中的一部分人汲取人民群众中的某些医药经验和知识,以能和鬼神相通的姿态,用迷信的方式为人治病,给医疗活动披上了神秘的外衣,造成了医巫相混的假象。这部分巫即所谓的巫医,是早期医生的先驱。在当时没有专职医生的条件下,巫医在整个社会的医疗活动中起着主导作用。虽然此期巫医主要以巫而非医生的面目出现在社会上,但是他们当时是人类社会早期的知识分子,可以凭借其社会地位,凭借所掌握的文化知识,将最初的医疗活动和知识集中起来,予以神秘化的思考,把一些有效的医疗经验和药物记录下来,并加以整理,使之系统化,从而为后世医学能够从巫术中脱离出来、走上独立发展的道路提供了可能。在当时的条件下,巫医这一职责也是其他人所不能替代的。

随着生产力的提高和自然科学技术的发展,加上社会分工进一步扩大,各行各业日益趋向专业化,医学开始从巫术中分离出来,社会上出现了一些行医济世的专职医生。医生社会地位虽难与早期巫医相比,但医学毕竟走上了独立发展的道路,摆脱了巫术的束缚,医生不必再像巫医那样遮遮掩掩而是可以光明正大地从事医疗活动,进行经验总结,并加以理论提高。医生的自由流动,一方面可以使人们在患疾病时能够得到最大限度的救治,同时因战争频仍,疾疫流行,也为到各交战国的医生提供了施展才华的宽广领域,丰富了他们临床实践的深广度;另一方面,医生自由流动也利于医学的交流与提高,医家不拘处于一方,可以吸取当时最先进的思想及技术并引用于医学领域,促进了医学的发展与进步。但是,随着各种战争的影响,社会生产力遭到极大的破坏,为恢复社会生产发展,统治者不得不推行与民休养生息的政策。为稳定社稷安定,政府十分注意保婴、养老及稳定民生,医生的社会地位相应提高。

过去,西方医学在大部分时间里,都是规模很小的事业,以病人与医者的面对面接触为基础。有的医者是业余的,有的是职业的;有正规医生,也有江湖郎中。医者大多自行开业,医病之间是自愿、自费、私密的交易。其他的医疗安排,例如义诊、神庙,都有浓厚的人情味儿。

从历史的角度看,每个时代医学科学的进步都伴随着当时的自然科学与社会科学的共同进步。然而,这些科学都被打上了神话和迷信的烙印,因此都有各自的不完美之处。我们可以看到,在我们祖先生活的时代,他们对于解释现象有很多奇异的幻想、古怪的理由和众多的困惑,这些在他们的哲学上都有所体现。若是深入研究,我们会发现,他们的发现和行为在我们看来有很多不足之处,但其实在当时他们所处的生活条件下,这已经是很大的进步了。

在临近的两个时代,追踪医学的进步不是一件容易的事情,但若是选择时间间隔比较远的两个年代,我们就会发现,人们在认知上的进步还是很明显的。举例来说,相比于19世纪,当时的医生扮演的是巫师的角色。医疗和药品被看作是一种神秘的巫术,这些巫师也被认为能与精神和信仰世界相通。那个时代的药品是由非常不可靠的成分制成的,比如:用来治疗疟疾的是挂在脖子上的辟邪物件和咒语;用来缓解肠绞痛的是取自《伊利亚特》(Iliad)的六部格诗;用来治疗风湿病的是一首哀歌。

当今时代,许多与早期医学相关的迷信活动仍有盛行。活动所用的设施及不完善的实验科学使这些活动只能在被认为等级较高的人群中传播,平民不能参加活动。实际上,这些所谓的等级较高的人在知识方面也有很大的缺陷。他们其实已经是那个充满迷信思想的年代中最富有知识的群体,但是他们不用知识来进行观察和试验,而是认为这是祖先的旨意,不敢质疑巫师的话。如上文所提到的,在当时他们生活的年代,妄想是无法避免的,世界就是注定要这样螺旋进步,并且当新的智慧之光照耀时,就仿佛人的眼睛适应光线一样,这需要一段时间才能被人们接受。在这些新出现的观点中,有一些是真理。随着世界的进步,无论是螺旋上升式的进步,还是原地踏步没有进展的螺旋,无疑都是前人经验的结果。在那些灰暗的年代,没有依据的猜想和做梦一样的狂热一定都是先于合理解释和理性观察出现的,但这些都是必要的过程,并且和最终正确观点的出现密不可分。

深信一些人能获得治愈疾病的能力、让别人患病的能力以及控制自然运转的能力,这些是最古老的迷信。这样的迷信出现在世界的每一个民族中。这种迷信广泛流行的同时证明,人的思想就像是一片可以随意被培育无条件信任的土壤,尤其是在那个蒙昧无知的时代,更是如此。生活中有如此多的恶魔,以至于蒙昧的头脑根本无法预防或者逃离,这也赋予了每个时代急于实现愿望的使命,所以我们不必吃惊于每个年代都有相当多的人成为骗子的牺牲品。我们可以发现,他们的骗术就是利用恶魔的威胁或超出社会能给予的对美好未来的承诺。即使揭露了骗术的真相,或者这些事情被法律和教义所禁止,也无法阻止这样的欺诈和荒谬言行的盛行。这些骗术成功的基础是人们心中的焦虑和对美好未来的期待。

描绘医学的起源,花费了当时研究者大量的时间。18世纪初,埃尔托夫的舒尔策教授认为,在人类诞生之初就应该有了医学实践。维也纳的外科医生布兰比拉声称,图博尔·科恩发明了用于减轻骨折手术痛苦的麻醉手术器械和其他医疗器械,并基于此,认为外科手术比药品的使用历史更早。

有证据表明,药品有很长的应用历史。对人类来说,在医学不发达的年代经常出现各种各样导致死亡的因素,人类逐渐学会了缓解疼痛和治疗的外伤的方法。另外,人类所吃的某种食物,具有令人舒适和清爽的作用,也可以让人们根据食物的特性,用某种特定的饮食规则来应对一些常患的疾病。药品最早可能只是人类偶然发现的几种内服或外用的、有效的植物叶子。人们会把多数不熟悉的、无法治愈的内科疾病归因于神秘巫术,或者是来自人们被教育要尊重的神明的愤怒,因此他们选择的治疗方式就是举行试图驱散神秘魔力和用来平息神明怒气的仪式和典礼。于是,很多迷信的做法就会代代相传。

第一批把自己凌驾于普通百姓之上,研究医学并通过医学实践获得成功的人被尊为"神"。人们为这些人修筑了祭坛,牧师成了这些神的代言人,受到人们的尊重和求助。因而很长一段时间里,医学实践是神职人员工作内容的一部分,这些医学实践存在于神坛管理人员诸多神秘的仪式中。在相当长的时期里,除了曾经被证实能够成功治愈外伤和疾病的医疗方式和工具外,没有其他的医疗手段。那时根本没有医学科学,甚至没有医生。医生可能是轮流担任的,可能就是那个有了疾病而自愈的人被推荐为医生,或者是口口相传道德高尚的那个人。希腊历史学家希罗多德告诉我们,即使是在他生活的时代,巴比伦、迦勒底和其他的一些国家也没有医生。当有人生病时,这个人就被放在公共街道上,有过类似疾病的或者目睹过相似症状的路人会向病人询问他的症状,并依据他们记忆中的治疗方法给予一些建议。

第一个追溯医学起源的人和追寻其他知识起源的人一样,把目光投向了埃及人。但是埃及的历史存在太多的预言并且混合着神话故事。不太可能是医学或者其他科学的起源地,印度等国的医学仅是流落于民间未经研究和证实的迷信的传统治疗手段的合集,即便是19世纪,在这些国家仍是如此。

(杜　江)

参考文献

[1]阿尔图罗·卡斯蒂廖尼.医学史[M].程之范,译.南京:译林出版社,2013.

[2]罗伊·波特.极简医学史[M].道还,译.北京:清华大学出版社,2016.

[3]罗伯特·玛格塔.医学的历史[M].李城,译.太原:希望出版社,2003.

[4]罗布利·邓格利森.医学史[M].李洪浩,刘淑,译.天津:天津科学技术出版社,2020.

[5]苏佳灿,黄标通,许金廉,等.医学起源与发展简史[M].上海:上海大学出版社,2020.

[6]程景民,史增祥.医学发展的回眸与展望[M].北京:军事医学科学出版社,2012.

[7]罗伯特·斯耐登.爆炸医学史[M].芦东昕,译.北京:电子工业出版社,2020.

[8]史蒂夫·帕克.医学史[M].李虎,译.北京:中信出版社,2019.

[9]张艳萍,严火其.从哲学史上自然观的变革看医学模式的转变[J].兵团教育学院学报,2002,12(3):18-24.

[10]苏佳灿,黄标通,许金廉,等.医学起源与发展简史[M].上海:上海大学出版社,2020.

[11]余前春.西方医学史[M].北京:人民卫生出版社,2009.

第六章

古代西方文明与医学发展

第一节　古希腊文明与医学发展

医学是一个独特的学科,是自然科学也是人文学科,是科学也是艺术。今天的医学是现代理性的最高集合,是人类智慧的结晶,也体现了人类柔软的心灵。

在古代智慧里,由于缺乏足够的知识沉积,人类的智慧是从试图全面统一性的世界开始,这就是古代先哲的特征:他们往往是哲学家、天文学家,逻辑学、物理、数学、动植物学、心理学、伦理学、修辞学等,一切的知识都是他们开创的。因为他们往往要解决几乎所有问题,这逼迫他去考察整个世界,去思考整个世界的一切。而古希腊的先哲们最早以世界上最朴素的常见事物去比附整个世界。

一、古西腊医学的起源

现代社会很大程度上建立在古希腊文明的基础上,当然不否认其他地域文明的贡献。而医学也不例外,现代医学脱胎于古西医,而古西医的主要起源是古希腊。

古代希腊是指巴尔干半岛南部,爱琴海诸岛及小亚细亚西岸一带先后建立的一批独立城邦的总称,它的文明史是从爱琴海文明开始的。古爱琴海文明始于约公元前3000年,当时希腊岛屿被起源于地中海东岸的后裔民族统治着。

古希腊医学主要以意大利半岛东南部地中海沿岸为中心。早期希腊文化融合了大量的东方文化因素,经过演变,形成了和亚洲完全不同的文化。希腊医学的发展伴随着哲学的发展,有严格的评判规范,不是由宗教阶层操纵,而是由平民阶层的人通过问询查体方式治病,并非巫术。

当时希腊由多个民族组成,希腊医学除吸收埃及、巴比伦的医学以外,还吸收了小亚细亚西部的米诺亚民族的医学。公元前7世纪至公元前6世纪,希腊从原始社会进入奴隶社会。希腊人吸收埃及、巴比伦的文化长处,加上自己的创造,在文化科学各方面都有较高的成就。希腊医学是后来罗马以后全欧洲医学发展的基础。

二、神话诞生与医神药神

在古代社会,无论是埃及、美索不达米亚,还是希腊,人们普遍认为身体上的疾病是因为触怒神灵而导致的。在《荷马史诗》中可以找到关于希腊医学的最早记载。在那里,疾病的起源和治疗都与超自然的力量相关。

古希腊医学起源于公元前 12 世纪,因为希腊一直是一个开放的民族,所以随着向海外移民和发展贸易,古希腊医学汇集了许多民族和地区的医药知识和经验。随着时间的变迁,希腊文化的东方影响越来越显著,导致医学带上了更加浓重的巫术色彩,荷马以后的文学作品越来越多地描写了关于妖魔、占卜和预兆的内容以及咒语。和其他古代文化一样,希腊最早的生物学论著把疾病看作是神的惩罚的一种形式,因此治疗通过采取一种魔法的仪式去乞求神的帮助。

很多希腊神祇因为会治疗疾病而被人们熟知。希腊可治愈疾病的神是阿斯克勒比俄斯,他的标志是一条蛇缠绕在一根木杖上。这条蛇代表毒害、疾病和死亡,但它还代表治疗的人的力量能设法战胜蛇的希望。蛇作为他的象征,代表着地狱力量的非常古老的形象,在其部落中一直流传着蛇是代表治疗疾病之神的神圣象征。

阿斯克勒比俄斯在全希腊的数百座庙宇中被供奉,而这是一种奇特的仪式,当时的疾病的治疗基本上都采用洗浴和斋戒的方式。当病人清洗后准备接近神坛时,一个叫作"阿巴顿"的安抚仪式就会举行,疾病确信藏于人的内心深处。在神坛上,病人被毯子包裹,躺在羊皮上睡觉,通过禁食消耗自己,靠睡眠医治自己。这时候,治疗最关键时候到了:病人一睡着,教士们就在圣蛇的牵引下围着床进进出出,让蛇舐吸睡着的病人身上疼痛的部位。每个病人苏醒后都要诉说他刚才的梦境,教士会解释梦的寓意,并开出对症的处方。教士们早已准备好若干治疗无任何进展时应如何应答,他们会说:病人要么是没有完全照事先要求去做,要么就是根本对他们的治疗缺乏信心。

他们的许多技巧,诸如在一个妇女的腹部放一条蛇去治愈不孕,显然是魔术。由这些神庙中报道出来许多神奇的治愈病例,这种狂想崇拜盛行直至西历纪元。

三、希波克拉底的基本思想

古希腊医学发展的顶峰,是以著名的医学家希波克拉底(约公元前 460—约公元前 370)的出现为标志的。从希波克拉底开始,人们抛弃了宗教迷信思想,逐渐用唯物主义的眼光观察世界,将医学奠定在临床观察的基础上。希波克拉底是当代西医学公认的鼻祖,他对医学的伟大贡献,使得西方医学终于摆脱了种种束缚,开始走入了正轨。

在公元前 4 世纪,希波克拉底发展起了一套完全不同的医学方法。他在公元前 430 年至前 380 年曾在科斯岛上行医,70 多篇医学著作后来被整理了出来,称作《希波克拉底文集》。希波克拉底学说中的主要观点如下。

(一)唯物主义观点

希波克拉底对于医学问题的唯物观点在其"论圣病"(癫痫)一书中反映出来:"我以为癫病,一点也不比其他疾病更为由神所引起,更为神圣不可侵犯,而有和其他疾病同样的发病本质。我以攻为守,以前首先认为疾病是由于神所引起的,正是现在的魔术师,江湖医生和骗子之流的人物……因此,我不相信此病是神圣不可侵犯的,而认为它是人的某种病……这病的原因是……在于脑。"他根据物质构造不同意德谟克利特的看法,认为"医学判断的出发点是身体的本质"。

（二）注重实际观察

希波克拉底科学工作中比较注重观察的精确性,使人领会到他的惊人的观察力,比如他把小泡性干啰音比作醋沸腾,把胸膜炎的摩擦比作皮带的摩擦声,他用耳去听胸廓。他的疾病诊断的一些推测,则很带有丰富的观察的经验,如"黄疸石"。他还推荐医生尽可能较多次地观察病人。他凭着关于人类疾病的渊博学识,致力于让医生为病人服务,强调医生的岗位就在病人的床边。他将医学引入一个崭新的有历史决定性的方向,抛弃神的作用,而代之以临床的观察研究。他所创造的一种基于观察和病因的诊断研究方法,直至今天依然有效。直到今天仍有一些征象冠以他的名字,如希波克拉底面容(鼻尖高耸,眼窝深陷,双颊瘪空,双耳冰冷,耳垂紧缩并外展,全身冷汗,皮肤蜡黄……这是濒死状态的表现)、希波克拉底演变(胸部有脓肿时听到的溅水音)。

希波克拉底认为医生也需要健康的外观和身体。因为人们持有这样一种观点:那些不懂得如何照顾自己身体的人没有资格去照顾其他人。他应该懂得如何和何时保持安静,去救治生命,这样会在很大程度上提高他的名声。他的举止必须是一个诚实者所为,要做到这点,他要与所有城市的人交往,做到诚心和理解。他不应该表现出冲动和性急,他应该看上去安静和温和,绝不脾气暴躁;从另一方面来说,过度快乐对他是不合适的。此外,在医生的培养方法上,希波克拉底提出"无论任何人,要获得完全的医学知识,必定具备以下特长:天赋的性格,有教养,适于学习研究的环境,而且要勤勉,其中最重要的就是所谓天资"。他认为若是天资愚蠢,则任何事业都无望。若具有上进的天资,则医学之教导就不难取得良好的效果。有志于医学的学者,必须在医学教育的适当之处,自觉开始学习,经常思考,以适应医学教育的本质之道,为使他日能获完美之结果,必须养成勤勉、忍耐之性格。这是希波克拉底认为培养一个医生应具有的条件。

总之,希波克拉底建立起古希腊医学传统,并为后来的西医学者继承发扬光大:直接的观察、客观的分析。

四、古希腊文明与医学发展的相互影响

早期自然哲学家对医学尤其是对人体的生理很感兴趣,对人体生理的研究从属于他们关于自然世界的研究之中。在他们看来,对医学问题的关心并不是对别的学科领域的侵入,医学关心的对象和问题也是自然哲学必须要关心和研究的方面。

就自然哲学家对医学的影响而言,不能不提毕达哥拉斯的学生恩培多克勒。哲学家恩培多克勒本身就是一位医生,他提出的四元素说对古代医学影响深远。它不仅影响医学本身,还通过对医学的影响进一步影响整个科学思想的发展趋势。后来,哲学和医学的关系变得更为复杂,这两者在更多的层面和更深的意义上彼此交织在一起。耶格尔认为从这时起,医学和哲学的关系进入了一个新的时期。哲学和医学的研究领域相互重叠,医学和哲学的界限变得不那么清楚。

虽然在希腊自然哲学产生之后,医学才作为一门科学得以产生,但在这之前治疗术就已经存在。受古代生产力及科学技术水平的限制,古代医学知识多来源于医疗实践经验的积累,并与当时的社会需要相适应。虽然大多数早期的医学理论缺乏实验根据,而

且夹杂着唯心主义和迷信思想,一定程度上妨碍了医学的发展,但是能用一些自然哲学知识解释人体和疾病现象,在当时是划时代的进步。

(张吉丽　陈文碧　柳建发　任一鑫)

第二节　古罗马文明与医学发展

一、古罗马文明与医学发展的基础

(一)古罗马文明

古罗马文明是古典文明发展的又一个高峰,是在埃特鲁里亚文化和希腊文化的基础上发展起来的。在共和国早期,罗马文化更多地受到埃特鲁里亚文化的影响。而在征服南意大利的过程中,随着罗马人与当地希腊人民的密切接触,他们逐渐被古希腊文明潜移默化地影响和改变着。除此之外,第一次布匿战争的胜利使得罗马人将希腊人聚集的西西里岛当成一个窗口,更加直接而全面地领略希腊文化的风采与内涵,并在此基础上不断形成独特的文化。马其顿战争结束后,大批希腊人以奴隶身份进入罗马人的家庭担任教师,从事文化研究和传播活动,为罗马文化的发展做出了巨大贡献。罗马文学史上第一位诗人和剧作家李维乌斯·安德罗尼库斯就是个希腊人,在战争中被俘为奴,后来被释放,成为罗马人的家庭教师。他首先将荷马史诗《奥德赛》译成拉丁文,这是罗马的第一部文学教材。此后,他又将此书编成剧本首次在罗马上演,从而成为古罗马戏剧的发轫。希腊的诗歌和演说成为罗马人学习和模仿的对象,希腊语动听的韵律与拉丁语铿锵有力的音节结合在一起,创造出影响久远的古罗马演说术,在拉丁文学发展史上树立了新的里程碑。

(二)古罗马医学发展的基础

古罗马医学是在希腊医学的影响下发展起来的,希波克拉底作为古希腊医学的代表人物之一,他的哲学思想对古罗马医学产生了深远的影响。在医学的研究中,希波克拉底首次将对立统一思想引入疾病发生发展过程中,形成了具有辩证思想的疾病观——“体液病理学说”。它在包含了对立统一、普遍与特殊等辩证思想的同时又具有极强的整体观念。

他认识到疾病的产生并非孤立事件,人体是各个器官紧密关联的有机整体,任何器官的病变都会影响整个机体,整体论思想深刻影响了希波克拉底学派,它要求医生在医治病人时必须具备全局观念,而非局限于疾病本身。基于上述哲学思想,结合丰富的临床经验和哲学推理,希波克拉底构建起了他的医学本体论,最终将医学提高到难以超越的高度。希波克拉底的医学哲学思想深刻地影响了西方医学的发展,使医学真正成为一门系统的自然科学,既具备艺术的气质,又深刻影响着古罗马公共卫生立法思想,构成了古罗马公共卫生立法的重要哲学基础,使古罗马公共卫生法具有极强的借鉴性、理性和实用性,赋予了古罗马公共卫生法旺盛的生命力。

二、古罗马文明的发展

罗马人如饥似渴地接受了希腊的建筑、绘画、雕塑、语言、哲学、戏剧、宗教,诚如拉丁诗人贺拉斯所说:"被征服的希腊,反而征服了粗鲁无文的征服者,把艺术带到了粗野的拉丁姆。"罗马桂冠诗人维吉尔在《埃涅阿斯记》里甚至认为罗马人的祖先就是来自古希腊世界的移民。由于政治斗争和辩论的需要,罗马的散文更为发达,这是在希腊文化基础上的一个重要发展。文人墨客以生花之笔对统治者歌功颂德、粉饰太平,成为前期罗马帝国文学的主流。罗马人对希腊哲学各学派采取折中、兼容的态度,注重伦理与治国之道。在建筑艺术方面,随着帝国统治的建立和经济的发展,具有罗马特色的建筑艺术也日臻成熟。罗马人完全承袭了希腊建筑的柱式体系,但在整体规划、多变结构、工程技术和内外装饰等方面则超过了希腊建筑。

罗马文化的发展具有强大的包容性、开放性和大众性,不但迅速改变了罗马文化落后于古希腊文化的现状,而且也使其发展成为具有显著特色的强势文化,成为希腊—罗马古典文化中的重要组成部分。随着罗马大军向东地中海世界的扩张,罗马文化也进入了具有数千年历史的美索不达米亚文明和埃及文明地区,它们对罗马人也产生了重要影响,比如两河流域的太阳神马尔杜克和埃及女神伊西斯都进入了罗马万神殿,接受人们的顶礼膜拜。罗马就像一个熔炉,各种文明在这个新形成的大帝国中进行交流与融合。帝国时期的许多行省城市在其发展进程中带有强烈的罗马色彩,特别是西部行省城市处处效仿罗马城,大多成为"罗马城的复制品"。从首都罗马到欧、亚、非各行省,"罗马式"城市闪烁在欧洲地中海广阔的大地上,无论名都大邑还是边陲小镇,都按统一的罗马市政规划、公共设施和文化风格建设起来。人们在这些城市中会看到一样的会堂、神庙、广场、剧院、浴池、公路、竞技场、水道和凯旋门,也可以使用同样的法令、钱币、文字和书籍,欣赏同样的雕像和绘画。

罗马帝国的征服和统治首次建立起欧洲地中海统一世界的观念,其影响至今犹存。今天我们不难在希腊、小亚细亚、西亚、北非各地寻觅到罗马人留下的神庙、柱廊、浴场、剧院等遗迹,甚至在罗马—埃及时代的木乃伊棺椁上都出现了具有罗马写实风格的墓主人画像。罗马人将文化传播给高卢人、不列颠人以及日耳曼人,"罗马化"使不同民族、文化、宗教信仰的各个地区融合成为一体,客观上促进了罗马帝国的发展与强盛。罗马文化的兼容并包使这些彼此孤立的文明既保持了传统特色,又促进它们同拉丁文明的融合,影响了后世西方文明的发展。

三、古罗马的医学权威——盖伦

盖伦(129—199)是古罗马最著名的医生和古典医学的集大成者,也是古代欧洲最后一位医学大师。他出生于小亚细亚帕加马地区的一个书香之家,自幼受到良好的教育,成年后前往爱奥尼亚、科林斯和亚历山大里亚等地遍访名师,研习医学与哲学,此后即以行医为职业。公元168年由于医术高超被罗马皇帝招为御医,此后便长期在罗马宫廷服务,直到去世。盖伦一生勤奋,除行医之外还潜心著述,据说其著作多达131部,流传至今的有 83 部。最重要的医学专著有《论理想的医生》《论医术》《解剖过程》《身体各部分的功能》等。

除此之外,盖伦被后人公认为欧洲一千多年来医学上的绝对权威,其医学成就不仅奠定了西方医学的基础,而且代表了古代希腊、罗马医学的最高水平。一方面,他对以往的医学成就做了高度的概括与总结;另一方面,他继承了希波克拉底的体液说和埃拉西斯物拉塔的生理学说,并以亚里士多德关于灵魂的自然哲学思想为基础,结合自己从事解剖学研究的一系列重大发现,建立了一套较为完整而又自成体系的医学理论。从盖伦的著作和整个医学体系中可以看出,他在动物解剖方面确有其独到精深之处。他试图通过动物解剖业发展医学,不仅标志着解剖学的萌芽,而且有力地推动了医学的发展。他可能是第一个在动物身上制造脑损害以及第一个把脑叶脑干损害和小脑损害加以区别的人。他认出了 12 对脑神经中的 7 对,并区分了脑运动神经和感觉神经,他对脑解剖结构的了解和今日的认识大致相同。他在解剖学方面的伟大成就,不仅在欧洲,在世界上也是空前的,他由于奠定了实验生理学的基础而被称为实验生理学之父,他还是最早研究解剖的学者,为世界解剖生理学的发展做出了杰出贡献。

（张吉丽　陈文碧　柳建发　蒋雯雯）

第三节　美索不达米亚文明与医学发展

6 000 多年前,苏美尔文明兴盛在美索不达米亚平原的尤尔地区。美索不达米亚人是迄今为止我们知道的最古老的民族之一,苏美尔医学是我们知道的最古老的医学,其基础是占星术,他们的医学是被魔术思想和僧侣所支配的,但也不难见其中也有灿烂的古医学成就与流传深远的观念。

一、美索不达米亚文明

人类最早的医学文献见于美索不达米亚文明。一块距今约 4 000 年的泥板上记载了苏美尔人的 15 个处方,包含 40 多种药物,是目前所知世界上最早的医学文献。其中,植物药包括李树、松树、柳树、枞脂、没药、百里香、无花果、灯芯草等;动物药包括鳖甲、水蛇、蝙蝠粪便等;矿物药包括河泥、泥沥青、盐等。在古希腊医学家、西方医学之父希波克拉底的著述中,出现了 400 多种药物,大多为植物药,也有动物药和矿物药。

公元前 2000 年,苏美尔文明逐渐衰落,后来其文明被征服了美索不达米亚的亚述人和巴比伦人吸收过来,美索不达米亚成了古代世界文明的中心。

在这个时期,很多疾病已经为人所知,如不同种类的中风、发热与瘟疫。一些黏土碑上还对眼、耳朵、皮肤、心脏的疾病有描述,以及风湿与其他众多疾病。牙痛的原因被认为是一种虫子啃噬,直到 18 世纪之前,这种说法在西方都是很流行的定论:这些疾病都是由上天的主释放的,用来惩罚一个人或者一个国家犯下的过错。医者治疗的手段除了药物和外科手术,还有巫咒。古希腊人最初也认为生病是神灵的惩罚,故乞灵于神巫。

当这种情况发生时,巫医随即介入,以发现导致这种情况的原因所在,并举行盛大的仪式以驱魔与救赎。在巫术中,血液和粪便被认为可以祛除邪祟,它们因此也成为各传统医学的药材。以动物血液入药在世界各地都存在,如以蝙蝠血入药,可以追溯到古埃及。在美索不达米亚和古埃及,人们已经用动物粪便入药。

二、美索不达米亚医学发展

在美索不达米亚医学中,星相学是当时研究的主题,从研究星辰运行与季节的关系及星辰季节与某些疾病的关系中,古老的星象观念认为星象的变化影响着人体,我们也可以从中找出科学的医疗原则。由于假定星辰现象与人体生理之间有关系,便渐渐产生并发展了认为周期、季节和星辰能影响人生的观念。我们要知道,那时的人是过着牧人和农夫的生活,他们往来于既有定期泛滥又能使附近田地肥沃的大河两岸。他们由此认识到太阳的伟大,认为太阳是大地生产的第一个来源,是各种生命的起源。从这里也可找到在宗教上和医学上认为水有很大重要性的最明显的动机,因为水可以灌田,有时却又泛滥成灾。现在已容易了解,星相医学以及这些以太阳的神话为基础的早期宗教是如何产生并发展起来的,它们虽几经变革,但至今仍未完全消灭。

这些聪慧的民族,由于生活条件所迫而需要观察自然现象,他们将大宇宙和小宇宙互相比较,又从观察年年有洪水泛滥的事实,得出正确的认识。显然他们已想到灌溉大地的水与动植物生活不可缺的水是类似的。人和动植物密切相关的思想,或是来自人与大地关系更密切的时代的原始思想,或是这个时代产生的,这种思想几乎在所有古代民族的变形神话中都能找到。

凡是通晓现代个体发生史的人,对此种神话便不会觉得很奇怪。同样由于与自然密切接触,便产生了人与自然一致,死后可以再生,以及身体死后生命变为另一种形式的思想。在自然现象中植物的迅速变异,使人们想到人的归宿也同于植物,于是一切现象都和自然现象一致。在精细研究陶片上楔形文字以后,得知当时迷信星辰的会合可以决定出生以后的运气,此点甚至在最古老的历史文件中也是这样记载。假使星辰运行失常,便认为是上天垂象,给人一种预兆;同理,人在出生时有异常现象,便解释为一种重要预兆,怪胎则视为大不祥。据雅斯特罗研究,有一种说法,认为右侧器官特大或异常时,表示将来的兴旺或成功;反之,如果左侧大,则是衰弱、失败和患病的先兆(见所著《巴比伦——亚述人的降生吉凶兆》,1914 年版)。

美索不达米亚的文明史中,最初是苏马连人,他们的种族来源尚不明,但是他们最初定居于巴比伦。据雅斯特罗的研究,他们或者是从极远的山区来到幼发拉底斯和底格里斯两河之间的平原。在公元前 4000 年,或公元前 5000 年已有了文化;他们对外的大扩张一直延至公元前 2500 年,在此阶段中受了阿卡德人文化的影响。因此,苏马连人的文明可能比埃及上古象形文字的文明为早。苏马连人的语言最初是使用纯表意文字,图画和文字皆从右至左直写。不久,由于陶片的广泛使用,于是改用楔形文字,从左而右上下写。从原始的表意文字,可以断定当时的观念,一般常用身体部位来表示一个字,用乳房和腹联结在一起代表妊娠。据近代研究,此种方法也可见于后来的文字。这些陶片有些是系统地讲医疗的,奥弗尔曾研究过其中许多。有一套是 12 块,详述魔术医学的各式各样的治法,开头的字句是:"当巫医进入病人的房内时。"还有一产科书,由 25 块陶片组成,开头写道"当妇人有疾时"。

英国博物馆藏有名贵的库云基克集的陶片,其中有尼尼微的亚述巴尼拔(公元前 668—公元前 626)王室的大图书馆的残篇,要解释这些陶片需进行很有趣的研究工作。此集计有陶片 25 000 块,是我们关于巴比伦医学知识的主要来源。现知最早的陶片系来自远古,当时王国分为二部,北部称阿卡德,南部叫苏默。最北部是亚述,在两河口之间为迦勒底。

对苏马连医学的基本观念想要有一个正确概念是很难的,因为苏马连医学曾被那些征服亚述巴比伦王国的民族所吸收。然而它基本上是魔术的医学,并认为血是身体功能的输送者。基于这种思想,美索不达米亚人因而认为藏血器官的肝是重要生命的所在。多数东方民族都有此种概念,认为肝极为重要,常检视其两叶以定命运。对于献祭的动物,首先就要检查肝,从其形状位置和任何一种异常,以预言凶吉。此种概念传给亚述巴比伦的医学,更传给以后的民族,特别是伊特拉斯坎人,其证据可在圣经中找到。如《以西结书》中说:"因为巴比伦王站在岔路那里,在两条路口上要占卜。他摇签求问神像,察看牺牲的肝。"可见肝在西方医学中的被重视程度。

除此之外,古人还认为生命的延续是血液借营养而再生的缘故。在苏马连人的陶片中,关于解梦的陶片有 40 多片,其中有些药方是用来抵制噩梦后的影响。医生被称为 A-Zu,意思是"知水性的人"(水对符咒极重要),同时也是善于解梦的人,当时在这古老民族文化中,还未发现医生兼僧侣的证据。他们有一种有趣的概念,就是认为生命的延续是由于血液借营养而再生的缘故。对于埃及人认为极重要的呼吸,他们连名称也没有。这也不足为奇,因为这些民族认为体液运行全身,这种运行会由于失去一种被认为是生命中心的宝贵液体或其进程受到阻碍而致紊乱,这些才是生命最重要的现象。因此医学形成了一种以实际为基础的治疗体系,其中水和火占最主要地位,其治疗自然有象征作用,但也有以实验为基础的实际效果。

沐浴、冷敷、热敷、河水洗灌也是这样,这些方法最初至少与献祭海底女神埃阿的仪式有一定关系,认为地球就浮在这女神所住的海面上,有如一气球。在这些疗法之外,更加上其他纯粹的宗教仪式并伴以祈祷。在某种情形下,在断定处治时,要将病人绑起或松绑,这样,所患的病就会消失。还有撒麦粒于地,然后在特殊仪式下再一一捡起。在许多治疗不同患病器官的处方上,还指示医生与病人共同遵守的法则。当医生束手无策时,就要命令停止一切治疗。

古代美索不达米亚人的药剂分为内服酊剂、外敷膏剂、外搽洗剂、混合剂、吸剂、熏蒸消毒剂、泥腌剂、灌肠剂和栓剂。他们懂得在药瓶上贴标签,写明用法、用量、注意事项和医嘱。苏美尔人的药物从二三味到六七味不等,亚述时期上升到十来味。解剖学因宗教禁忌,仅限于献祭动物的解剖。有文字资料记载前 18 世纪在马里,人们已经有预防传染病的卫生观念。

不论是星象占卜还是对肝与血液的关注、对生命延续的猜想,都对西方医学发展以及世界医学影响深远。直到现代,美索不达米亚灿烂文明都在世界医学史上熠熠生辉。

(张吉丽　陈文碧　柳建发　廖　奇)

第四节　拜占庭帝国与医学发展

拜占庭医学作为中世纪欧洲医学发展之路中一个不可缺少的重要组成部分,不仅继承了传统医学思想而且在医学领域取得了显著的成绩,对西方乃至世界医学的发展起到了积极的推动作用,在人类医学发展史上占据独特的地位。

一、拜占庭帝国概述

拜占庭帝国(395—1453),即东罗马帝国,是欧洲历史上最悠久的君主制国家。1453年5月29日,奥斯曼帝国苏丹穆罕默德二世率军攻入君士坦丁堡(今伊斯坦布尔),拜占庭帝国正式灭亡。在这一千多年的时间中,许多古典医学著作被拜占庭帝国保存了下来并传播至阿拉伯和西欧地区。拜占庭帝国并不是单单继承古典医学理念和治疗方法,它还不断进行创新和发展。此外,虽然同样是在基督教的影响下,但因其历史同古罗马历史传统的连续性和在对希腊语使用的天然便利性,拜占庭医学在中世纪千年历史发展中始终是古希腊罗马医学最重要的继承者与发展者,并渐渐形成了鲜明的自我个性的发展特征。

541—542年,拜占庭帝国暴发了第一次大规模鼠疫,因当时拜占庭皇帝查士丁尼在位,故此次瘟疫也被后人称为"查士丁尼瘟疫"。君士坦丁堡作为当时世界范围内人口最多的城市之一,有大量的居民因之丧命,人口数量大幅减少。此外,此次瘟疫给帝国政治、经济和社会生活等领域也带来了巨大的负面影响,对拜占庭帝国造成了很大的破坏。

此次鼠疫爆发的主要原因有两个:一是有限的医疗水平使得拜占庭人对鼠疫类传染病没有任何的了解和相关研究,无法及时预防和治疗。二是帝国政府将大多精力和财力都放在战争上。查士丁尼皇帝始终将重心放在军事征战、开疆拓土和恢复罗马帝国的版图上,施政重点不在医疗事业。为抗击这场鼠疫,拜占庭帝国政府采取了许多措施,做了许多努力,但由于当时有限的应急能力,加之鼠疫的快速传播,感染人数迅速增加,首都的行政管理体系也很难有效发挥作用。

这次鼠疫带来的巨大损失,给了拜占庭帝国一个经验教训。544年,鼠疫结束后,查士丁尼颁布了第112号新律,要求恢复各类商品的物价和人员工资到鼠疫发生之前的水平,拒绝恢复的,处以3倍罚金且收归国库。拒不执行这道敕令的官员,处以5倍罚金。同时,拜占庭政府还认识到,国家之前在医疗事业方面的投入过少,且帝国的医疗服务体系存在严重不足。在拥有巨大破坏力的鼠疫面前,帝国境内不仅医院的数量少,而且医疗设施缺乏,配套设置简单,所提供的医疗服务远远不够应对这来势汹汹的疫情。接受了教训,查士丁尼皇帝在这之后,开始重视对医院的建设,在这次鼠疫中受到严重损害的城市重新修建了许多新的医院,同时提高了配套的医疗服务设施,增加了床位和医护人员的数量。在查士丁尼皇帝的重视之下,拜占庭帝国的医疗事业得到了快速的发展,医院制度得到了完善。

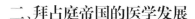

二、拜占庭帝国的医学发展

拜占庭的医院制度是许多现代医院制度的鼻祖,在很多方面起到了开创性的作用。拜占庭医疗机构首次提出了"综合性医院"和"专科医院"的概念,并将其付诸行动。此外还设立了门诊住院制度,通过门诊对病人进行分级分流,使病人在得到最合适的治疗的同时提高医院的工作效率,避免医疗资源的浪费和过度医疗。与其相配合的是医院分区制度,根据科室的不同作用,在空间上予以区分,从而集中医疗资源、提高治病效率。在医院的卫生制度方面,拜占庭帝国制定了严格的章程,详细规定了不同工作人员的职责,配备了护理人员,完备了监管体系。

在公共医院建立、公共卫生水平不断提高的同时,拜占庭军事医学也得到了发展,逐渐形成了较为完整的军事医疗体系。古希腊军队没有固定的医疗服务队伍,医生的数量非常少,且多为高级军官服务;古罗马一个军团只配备 1 名医生;而拜占庭军队中除了有跟随皇帝的御医,还有随军医生,负责士兵的医疗服务。

642 年,阿拉伯人攻占亚历山大城,拜占庭的医学发展就此被划分为"亚历山大城阶段"和"君士坦丁堡阶段"。在拜占庭这段历史之中,无论是哪个阶段,古罗马医学大师盖伦的医学著作始终被视为是医学理论上的经典和权威。以奥利巴西奥斯、埃伊纳的保罗和阿米达的埃提俄斯等为代表的"亚历山大城阶段"的著名百科全书式的医学家们,都以盖伦的著作作为自己著作的基础。虽然在"君士坦丁堡阶段",医学家作品不再以之为基础,但仍然引用了许多盖伦的作品。医学学者们"探讨、传授和弘扬着高深的盖伦医学"。但是,这些医学学者们也并没有完全被盖伦的医学观念所局限,除了对盖伦医学学说的继承,还有批判性的发展,部分学者还对盖伦的医学理论提出了怀疑甚至是反驳。这在一定程度上发展与完善了古典医学,并使之成为一种更为"理性的"医学。

拜占庭医学在发展中已经开始变得"理性",但在面对疾病时,仍然是采用医学和宗教相结合的方法:医生在基督圣徒的治疗中,仍然占据一定地位,并且两位最著名的圣徒库斯马斯和达米安自己本身就是医生;而医生们在无计可施时,他们也会建议病人通过祷告等方式来减轻痛苦。所以,拜占庭的医学是两方面的结合:一方面是继承盖伦学说所建立的"理性的"医学体系,另一方面则是对医神的崇拜。而受基督教的影响,对医神的崇拜演化为对医疗圣徒的崇拜。当然,除了"理性的"医学与医神推崇这两大传统,在拜占庭的医学领域,还有很多既不属于盖伦学说也不为基督教所倡导的占星术和魔法内容,但它们同样和疾病及其诊治有着密切的联系。由此可见,拜占庭医学有着多样化的理论体系,并非仅由单一的疾病认知与治疗理论构成,而是融合了古希腊医学、基督教神学等多种不同的元素。其中,虽然处于核心地位的是古希腊医学,但是我们仍然可以看到基督教和其他元素对拜占庭医学发展的重要影响。除了主要运用"理性的"医学来进行疾病诊治,拜占庭人也会用魔法和宗教作为辅助手段来帮助解决那些他们难以应对的棘手问题。

拜占庭医学在对古希腊医学传统的传承和发展的同时,形成了相当专业的知识体系,主要表现为:在病因理论方面,拜占庭医学继承了古希腊的四体液平衡说,认为人体内某种体液的过剩、丧失,或元气的失调是得病的主要原因;在药物分类方面,拜占庭医学创立了十分精细的分类体系,药物被分为植物性药物、动物性药物以及矿物性药物等几大类别;在疾病分类方面,拜占庭医学对疾病进行了相当细致的类别划分。其中,眼科疾病则是一个被广泛关注的健康问题,在医生、编年史家和历史学家们的书中被屡次提及。

由于继承与发展了古典医学,创建了系统化与专业化的医学知识体系,拜占庭的医院体现出了相对于其他地区的领先性以及在现代医学发展进程中的现代性。在拜占庭,医院除了作为一个综合性的医疗组织,还是一个免费、系统化的医学教育工作者,肩负着培养医学生的教学职能。在拜占庭,人们可以通过两种途径来学习医术;一种是跟随从业医生当学徒,而这多是父子相传的家族营生;另一种则是通过在拜占庭建有专门的医学学校学习以成为一名专业医生。这些学校建在医院附近,并由医院中的医生来担任教师。在学习期间,学生还可以在医院里实习。在学习结束后,学生需要进行考试。通过考试的学生可以获得奖牌或者徽章,以此与江湖郎中进行区分。这些受过系统化医学教育的医生组成了拜占庭医生的主体,在拜占庭国内享有很高的社会地位,有机会作为外交医官被派往其他国家和地区。因此,医院在查士丁尼皇帝以来的拜占庭医学与医疗服务发展中占据核心地位,是拜占庭文明的一个重要组成部分,被看作是拜占庭城市生活的代表性特征之一。

拜占庭医学在古典的基础上不断发展,产生了一批被文艺复兴和近代早期中国医学界尊崇为圭臬的名家医学著作,在各种临床医学研究领域都拥有了重大的突破。更为重要的一点就是在公共健康管理领域取得了创造性的成就,综合医院及专科诊所的首次成功建立、设置与规章制度的健全,使得国家军事医学不断进步,并且创建了针对伤残士兵的终身医学护理照顾服务体系。拜占庭医学的独创性贡献,对人类医学历史的发展和演变进程具有重大的影响并占据很高的地位。

(张吉丽　陈文碧　柳建发　陈　佳)

第五节　阿拉伯医学与我国医药的交流

阿拉伯与中国进行医药交流最早可追溯至汉魏时期,隋唐时期进一步发展,直到宋元,中阿医学交流进入鼎盛时期。北宋初年,中国与阿拉伯商人的海上贸易再度兴起。当时的宋朝廷进口了许多阿拉伯药物,如白龙脑、白砂糖、乳香、腽肭脐(海狗肾)、龙盐、银药,五味子、褊桃、琥珀、无名异、木香、血竭、没药、鹏砂、阿魏、熏陆、龙涎香、苏合香等。这些药物被中国的医者广泛使用于临床治疗。在宋代的医书中也记载了许多以阿拉伯药物为主药的药方,如"乳香丸""没药丸""肉豆蔻丸""肉豆蔻散""安息香丸"等。阿拉伯治疗术之一——吹鼻术(将药末吹入鼻子),也被收入《圣济总录》中。当时阿拉伯人提取蔷薇露的蒸馏法及其设备,也传到广州并为民间普遍使用。这一技术的引入,直接导致中药制剂中多种药露剂的出现,并提高了酒剂在医药运用中的效用。此外,受伊斯兰医学的影响,中医也开始分科,将医学分为大方脉(内科)、风科、小方脉(小儿科)、眼科、疮肿兼折疡、产科、口齿兼咽喉科、针灸科、金镞兼书禁科。到了元朝，统治者还引进了阿拉伯医学和医事制度，并先后设立了西成医药司、京师医药院、广惠司、大都（今北京）与上都（即开平）回回药物院及回回药物局等6个阿拉伯式医疗机构。蒙古族营养学家忽思慧在其整理编纂的《饮膳正要》一书中记述了许多阿拉伯饮食、药用食物，如回回豆子、回回葱、回回青、必思答、马思答吉等。在《回回药方》和《瑞竹堂经验方》中，也收录了众多回回药剂。不可否认，阿拉伯医学的传入给中国传统医学带来了巨大的发展前景，医学分科的精细代表医学人员的专业化、技术的精益化有了长足的进步。它在一定程度上促进了中国医学技术的发展，使医疗体系更加完善，医疗知识更加丰富。

阿拉伯医学不仅对中医产生了深远的影响，同样促进了世界医学的发展和进步。阿拉伯帝国的医学注重眼科疾病的研究。几乎所有的医学著作都有专门的篇幅论述眼科类疾病。在眼科方面，阿拉伯医学不仅积累了丰富的理论和实践知识还有先进的医疗设备，例如开眼器、拉钩和拔针等。阿拉伯医学是现代眼科医学的雏形和基础。如今的很多医学专业术语都是当时的阿拉伯医生命名的。此外，阿拉伯医学还关注了很多特殊疾病和相关的治疗药物。如易司哈格·伊本·侯奈因编著的《健忘症治疗药物》、卡塔尼编著的《体表危险疾病的治疗》等。可以毫不夸张地说，阿拉伯医学对世界医学的促进是全方位的，它影响的不单单是医疗技术、医疗设备，还有医疗制度和体系。

阿拉伯帝国的发展促进了世界医学的进步。阿拉伯医学是阿拉伯人智慧的结晶，它彰显了古阿拉伯人的智慧和善于研究、发现的品性，也推动了医学走向进步，走向历史的新高度。

（张吉丽　陈文碧　柳建发）

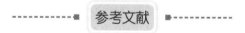

参考文献

[1] 谢怿,郑嘉,陈俊国.古希腊文明及其医学成就简史[C]//中华医学会医史学分会第十三届一次学术年会论文集.2011,37-43.

[2] 卫金桂.从古希腊到文艺复兴:西医发展的曲折历程[J].文史天地,2018,4(4):87-91.

[3] 张轩辞.身体的医术与灵魂的医术:论古希腊医学与哲学的相互影响[J].现代哲学,2009,5(5):95-101.

[4] 涂江波.最好的医生也是哲学家:古希腊时期哲学与医学之关系刍议[J].医学与哲学,2013,34(17):27-30.

[5] 刘虹.论希波克拉底的医学哲学思想[J].医学与哲学,2004,25(12):25-27.

[6] 冯思思.拉克伯里中西文明汇通的文本研究:以《古巴比伦的文字及其中国文字的衍生》为例[J].长江丛刊,2020,6(25):28-29.

[7] 欢彦.沉睡的文明:消失的古巴比伦[J].中文自修,2013,8(28):60-62.

[8] 张琦,苏振兴.盖伦的医学伦理思想及其当代价值[J].中国医学伦理学,2021,34(7):887-892.

[9]程思,曹治柳,黄晓云,等.希腊罗马神话与医学英语词汇教学初探[J].校园英语,2021,(15):8-9.

[10]林韵妍."阶层关系"视角下的公元1世纪罗马职业医生研究[D].长春:东北师范大学,2020.

[11]曹柠.古希腊和古罗马:文明的诅咒[J].看世界,2019,8(4):35-39.

[12]司文沛.汉谟拉比撰写出的公义:捍卫法学那片净土[J].高校招生,2013,9(7):37-38.

[13]王祖远.汉谟拉比王的法律丰碑[J].科学之友,2010,8(7):38-39.

[14]赵亚婕.两河流域早期法官制度管窥:以汉谟拉比法典为例[J].学理论,2012,8(36):134-135.

[15]李明旦.汉谟拉比:刻在石柱上的法典[J].当代检察官,2014,9(6):15.

[16]史彤彪.那些经典法律名称的由来[J].政府法制,2014,8(26):8-9.

[17]谷操,闵凡祥.拜占庭医学发展特征初探[J].苏州科技学院学报(社会科学版),2016,33(5):71-78.

[18]王小波.六世纪中期拜占庭鼠疫及应对措施[N].学习时报,2020-04-15.

[19]刘英华.敦煌吐蕃医书所载毕吉伤药方考:从敦煌藏文医书所载毕吉疗伤方看拜占庭医药的东传[J].医疗社会史研究,2020,5(1):161-172.

[20]刘榕榕.地中海首次鼠疫与拜占庭帝国医疗事业的嬗变[J].医疗社会史研究,2018,3(1):75-87.

[21]邹薇.拜占庭对古典医学的继承和发展[J].世界历史,2017,9(3):109-122.

[22]程龙.开拓与传通—中医学的中东之旅[D].北京:北京中医药大学,2007.

[23]朱明.阿拉伯医学概述及其杰出的代表医家[J].国外医学(中医中药分册),1999,5(2):58-59.

[24]王瑞聚.古代阿拉伯人的医疗卫生事业[J].阿拉伯世界,1990,8(2):12-15.

[25]李秀.遵神意重今生惧冥世:从史诗《吉尔伽美什》看古代美索不达米亚人的生命观[J].安徽文学(下半月),2011,(3):25-27.

[26]朱博约.试论史诗《吉尔伽美什》的生命哲学意蕴[J].北方文学,2019,(8):67-68.

第七章

古代东方文明与医学发展

第一节　古埃及文明与医学发展

　　作为古代地中海东岸影响最为深远的文明之一,古埃及文化博大精深、绚丽多彩,在世界文化体系内占据重要地位。根据历史记载,古埃及文明最早形成于约 5 450 年前下埃及的法尤姆地区,覆盖时间从尼罗河畔人类的出现,到 641 年埃及被阿拉伯人征服为止,经历了曼涅托所划分的 31 个王朝和希腊人、罗马人的统治时期,它是世界上最为古老的文明之一,也是古代世界单一民族文化延续时间最长的古代文明。由于地理位置、自然环境、人文经济等方面的特点,古埃及文明在建筑、艺术、文化、科学与技术、医学等方面形成了他们固有的、宝贵的传统文化,为世界文明的进步做出了巨大的贡献。

　　1822 年,法国学者商博良对罗塞达石碑上的象形文字释读成功,标志着埃及这门新兴学科的诞生。我国自清末起,开始对古埃及的历史文化进行介绍,但埃及医学在我国真正起步却是在 20 世纪 70 年代末。与亚述医学一样,古埃及医学的研究现状也仅限于文献的罗列,大部分学者的研究角度处于纸草书内容破译及年代考证阶段,而研究成果多表现为某种纸草书大约产生于什么年代,记载了多少种药物,体现了何种治疗理念。周启迪《古代埃及史》,沐涛、倪华强《失落的文明埃及》中提到:从流传下来的医学纸草文献来看,埃及的医学一直享有盛誉,古埃及人对基础医学和临床医学知识都已有了较多的了解。木乃伊的制作使古埃及人在解剖学上有突出的发展。古埃及人对常见的外科病和内科病都有相应的治疗方法。古埃及的医学带有浓厚的巫术成分,人们把各种疾病看作是恶魔附体作祟的结果,古埃及医生的治疗手段是药物与巫术的结合,其身上带有较多的"巫师"成分,这对病人无形中起到了一种心理治疗的作用,这也是古代埃及医学发展的一个特点。因此,埃及医生在合理用药治疗的同时,也往往对病人实施巫术。尽管如此,古埃及的医学仍取得了较高的成就,并对欧洲和阿拉伯地区的医学发展产生了久远的影响。欧洲和西亚地区的大众医学都源于埃及,且长期完整地保留了古埃及的医学形式。希腊和罗马的一些名医的著作中,不少药物名称来自埃及,甚至还保留着古埃及人赋予它们的属性和传说。希腊人全盘引进古埃及药方的书写方式,包括医学纸草文献中的套话和书尾题记。在拉丁、阿拉伯、叙利亚和波斯的医书中,及至中世纪以后的西欧医书中,古埃及医学的影响都是显而易见的。

　　医学在古代埃及比较发达,特别是处方学,具有较高的造诣,却又为种种巫术所充斥。约公元前4000—公元前3000年,埃及已形成奴隶社会,已有了相当发展的文化。他们认为一切归神主宰,认为"万神殿"里的众神分别控制着人体的各个部位,并且对每一种疾病也起着主宰作用。因此僧侣兼管为人除灾祛病,宗教与非宗教的经验医学互相混杂在一起。他们为了驱逐身体内的鬼怪,使用了催吐、下泄、利尿、发汗等法,并掌握了如何使用栓剂以及用草药灌肠,灌肠时常采用的润滑剂为蓖麻油。埃及富人因为迷信将死者遗体永久保存,约自公元前3000年已实行尸体干化法,用香料药品涂抹尸体,是为"木乃伊"。古埃及人从木乃伊的制作过程中积累了丰富的解剖学知识和技巧,他们还研究药物学,利用他们掌握的知识来实施简单的外科手术。这对于人体构造的认识有很大的帮助,而且成为现代研究古代病理学的宝贵材料。令狐若明的《埃及学研究:辉煌的古埃及文明》中写道:独树一帜的古埃及医学,在当时的地中海世界里遥遥领先,对后世产生了深远的影响。可以说,古埃及的医学是现代西方医学之源,古希腊名医希波克拉底及后来的罗马名医盖伦都从古埃及医学中受益匪浅,他们医学著作中记载的许多常用药物几乎全部借自于古代埃及医学的纸草卷。古埃及的医学纸草文献为人类医学宝库留下了一份珍贵的遗产。埃及古代用纸草文写成的医书,现存五六种,标志性的是英国考古学家F.皮特里于1888—1890年在埃及发现的卡忽恩纸草文稿,写于公元前2150年,是妇科相关内容;史密斯纸草文稿约写于公元前3000年至公元前2500年,是外科相关内容;埃伯斯纸草文稿约写于公元前1550年,是医学通论。分别记载了关于治疗方法和病例,能使人们能更深入地了解埃及人对健康和疾病、解剖和病理,广泛影响了古希腊医学、波斯医学体系的发展。

历史的存在证实,在人类社会的早期,文明总是傍水而生,如尼罗河、印度河、黄河……有感于河流的灌溉富饶了土地,人们同样也相信身体里会有类似的沟渠输送液体来营养自己,于是脉管学说产生。《埃伯斯纸草》精辟地描述了心脏和心血管运动,"医生秘诀的根本就是了解心脏运动和了解心脏,有脉管连接它与身体的每个组成部分"。文中认为由心脏发出的脉管,主宰了人体的生命。早在前王朝时期,古埃及人为了保护死者的尸体免遭野兽侵扰,便将其用布和芦席包裹,埋入尼罗河水冲刷不到的沙漠里。尸体与干热的沙砾接触,很快就脱水风干,形成了天然的木乃伊。骨骼完整、外皮无损、面容依稀可辨的天然木乃伊被经常发现后,对古埃及人的信仰产生了深刻的影响,人们相信生命的轮回、灵魂的不朽,而生命继续存在的前提则是一具保存完好的尸体,于是,制作木乃伊的习俗出现。制作木乃伊的过程类似于现代医学中的解剖学。推测古埃及医学中心脏与脉管学说的建立,可能初起于将自然之河流湖泊比作人身,而后在制作木乃伊的过程中证实了此观点,进一步修正部分不合理内容后,最终形成理论,记于纸草。《史密斯纸草文稿》被誉为"世界第一部外科教科书",也是人类史上第一部医学著作,记载了古埃及人已掌握了脑部的大体解剖,"脑"的这个名词第一次出现了,同时出现的还包括脑膜、脑脊液。他们还知道脑外伤和偏瘫之间的关系,从而揭示出了脑的部分功能。此外还对眼科、口腔科、消化系统以及皮肤疾病的治疗进行了探索。并讨论了数千年前用来治疗、看护外伤的所有办法,详细地记载了多种外伤病例,从中我们能够清楚地看到,古埃及医生对病人的前期检查工作极其认真、细致,包括询问、诊视和功能实验如要求病人走路或移动肢体,以便确定受伤范围。《卡忽恩纸草文稿》是一本妇科学专著,主要讨论生殖器官、备孕、验孕、生产、避孕等方面的知识,当时广泛用于避孕的处方为鳄鱼便、蜂蜜和酸牛奶的混合物。

根据资料记载,古埃及医学并不都以幻想神学为基础,大部分是实践与观察的结果。除了精神治疗和草药之外,古埃及人还发明了推拿和按摩疗法,对食疗的应用也很充分,手术治疗只占当时疗法很小的一部分。当时的古埃及人开发了许多药物:植物类药材,如鸦片、大麻、没药、乳香、茴香、肉桂、百里香、亚麻籽、葛缕子、芦荟、石榴、蓖麻;矿物类药材,如铜、盐、铅;亦使用多种辅料调剂药材,如鸡蛋、毛发、牛奶、动物角、脂肪、蜂蜜、蜡等。其中草药在古埃及医学中发挥着重要作用。早在 4 500 年前古埃及研究出了800 多种简单的医疗手术措施和 700 多种天然药物用法,如柳树叶子和树皮(含阿司匹林)用作防腐,以及从霉变面包中获取盘尼西林成分外敷伤口等。许多草药都是浸泡在酒里,可直接作为口服药。古埃及人认为大蒜和洋葱可以增加物品的存放期,在当时的使用量很大。哮喘和支气管肺炎病人常服生蒜缓解症状,而洋葱可用于缓解消化系统不适症状。大蒜不仅在古埃及,在现代埃及以及地中海的大部分地区仍广泛使用。人们将生蒜剥皮后,打成蒜泥与醋和水混匀,用于漱口或者含服以治疗牙痛和喉咙痛。还可用橄榄油将生蒜瓣泡软,可以外敷也可内服,用于治疗呼吸系统不适和感冒。将生蒜包裹在棉麻布中后挂在内衣上可用于预防感冒和肺炎。古埃及人民认为芫荽具有降温、驱虫、促消化等功效,芫荽的叶子和籽均可用作做饭的调料,用以防治胃胀气。用芫荽籽泡水可以治疗各种尿路感染,如膀胱炎。芫荽叶常被添加到辛辣的食物中以减少其刺激性。

古埃及医学在卫生方面有很大进步,可以说已有社会医学雏形的存在。对于掩埋尸体有详细规定,对于清洁居室、正常饮食、两性关系均有严格规定,所以埃及人的日常生活完全由披有宗教外衣的条文所约束。埃及医学也如古代巴比伦医学,是经验理性主义和神秘主义的结合,这为日后进展到科学医学奠定了可贵的基础。

(周春雪 陈佳祎)

第二节 古两河流域文明与医学发展

两河流域文明是指在新月沃土的两河流域(底格里斯河和幼发拉底河之间的美索不达米亚平原)所发展出来的文明,是西亚最早的文明。古代两河流域分为南北两部分,南部地区称为巴比伦尼亚(得名于巴比伦城),北部地区称为亚述(得名于阿淑尔城)。巴比伦尼亚地区也分为南北两部分,北部称为阿卡德,南部称为苏美尔。

公元前4000 年末,苏美尔人创造了高度发达的文明。公元前 3000 年中后期,阿卡德人乘苏美尔城邦混战之机,异军突起,统一了巴比伦尼亚的大部分地区。公元前 3000 年末,在从西方涌入的阿摩利人的压力下,乌尔第三王朝解体,阿摩利人在两河流域建立了许多国家。巴比伦王国在混战中异军突起,于公元前 18 世纪一度统一了巴比伦尼亚地区。公元前 16 世纪初,巴比伦王国灭亡,历经数次沉浮的亚述趁机崛起。公元前 13 世纪起,亚述逐步统一两河流域北部地区,并与巴比伦进行争霸战争,至公元前7世纪初亚述帝国正式吞并巴比伦尼亚,建立了囊括西亚大部和埃及北部的大帝国。依靠军事征服建立的亚述帝国统治并不稳固,在公元前7世纪末为迦勒底人建立的新巴比伦王国取代,但公元前539年为波斯所灭。波斯帝国灭亡后,希腊人、罗马人和阿拉伯人相继入主西亚,两河流域沦为外来民族的附庸。

在长达3 000多年的历史进程中,两河流域人民创造了辉煌灿烂的文化,为世界发明了第一种文字——楔形文字,建造了世界上第一座城市,编制了第一种法律,发明了第一个制陶器的陶轮,制定了第一个七天的周期,第一个阐述了创造世界和大洪水的神话。至今为世界留下了大量的远古文字记载材料(泥版),对周边地区文明的发展起了重要的启蒙作用。然而,从公元前6世纪到公元1世纪,在外来民族征服和同化的过程中,古代两河流域的文化逐渐泯灭。现在我们了解的,有关两河流域的早期医学知识,其主要来源有三:世界上已知最古老的、公元前3000年以前即已成常规的治疗手册;古巴比伦时期的一些医学残片;亚述巴尼拔图书馆的医学泥板书。尽管一些希腊历史学家的作品和希伯来人的《旧约》保存了一些古代两河流域历史文化的信息,但其资料多源于道听途说的传闻,且文学虚构多于历史真实,因此很难视为信史。古代两河流域文明的再现是建立在西亚考古学的基础上的,而西亚考古学是从中世纪欧洲旅行家探索东方的活动发展而来的。

古代苏美尔人相信"整个世界到处都充满着那种支配着发生于人、动物、植物和矿物之上的每一件事的神秘力量。一大群神和女神决定着疾病或健康,每种疾病都有着不同的恶魔在管辖。有时疾病由恶魔所致,而有时疾病本身就是一个恶魔"。继承了苏美尔人思想的巴比伦人特别重视星象预测,以天、地、水三者为最大权威,另有各次层级的神,他们认为诸大神能左右人和动物的生命,而植物则有消灭恶鬼的能力。刘健《泥版里的世界》,于殿利、郑殿华《巴比伦古文化探研》书中描述:迄今为止,世界上最早的医学文献出现于公元前第3世纪末,叶苏美尔乌尔第三王朝时期,其后要数古巴比伦时期的一些医学残片,亚述帝国时期的巴尼拔图书馆保存了大量的医学文献。古代美索不达米亚的医学观念具有浓厚的宗教和巫术色彩,人们认为疾病或源于神之手,或源于恶魔的摆布。因此,治病的第一步就是驱妖避邪。医生兼巫师使用的一些所谓"仙药"与我国古代用来治病的"观音土"有些相像。美索不达米亚人认为血是机体中最主要的生命力,他们已模糊认识到了人体主要器官的功能,认为心脏是智慧之源,肝脏支配情绪,胃支配计谋……两河流域的考古发掘中也发现了许多记载着各种病历、药方和治疗方法的医疗文献,其中有一整套铭文还记载着健康人的身体各部位情况。因为存在众多当时无法解释的问题,所以出土的两河流域医学铭文大多是巫术咒语及合理医技的混杂。外科手术,特别是眼科手术是古代两河流域的骄傲。古代两河流域的药物学也相当发达,他们的药取之于大自然,分为植物类药、动物类药和矿物类药三种。迄今所发现的文献记载的各类草药已达百种,其中包括植物的根、茎、叶、果各部分。根据两河流域出土的文献中记载,美索不达米亚医生已掌握了丰富的药物学知识,所使用的药物种类和数量相当可观,能识别出多种药物的药性及功能。除注射液外,一切可行的药剂类型都有,如内服配剂、外敷膏剂、外搽洗剂、混合剂、吸剂等,并描述了药膏的制作将草药研成粉,用酒、树脂、蜂蜜或兽脂等调成糊状即可,与中药的制作方法极为相似。

陈晓江、毛锐在《失落的文明:巴比伦》中也对古代两河流域的医学发展进行了描述,公元前14世纪,赫梯国王就曾延请巴比伦医生为其诊病。汉谟拉比时期,古巴比伦文化繁荣发展,制定并颁布了《汉谟拉比法典》,规定了医生行医治病的收费标准及在医疗事故中应负的法律责任,是医疗史上最早的医疗法典。医学在一定程度上摆脱了祭司的控制,开始出现职业医生。据《汉谟拉比法典》记载,当时的医生已能做外科手术,如用青铜刀割治白内障和肿瘤,甚至还拥有锯和切入颅骨的钻具。乌尔第三王朝(公元前2112—公元前2004)时期出现的"药典"记录了各种生物和矿物组成的药方。残存至今的多块泥版中详细地记录了多种疾病的症状,如:"一个人的太阳穴染了病,他的耳朵中有噪声,他的眼睛发闪光……他的心脏有激动,而他的两腿发软。"古代美索不达米亚的医生甚至能鉴别各种精神病。公元前1069—公元前1046年由医生埃萨吉尔·金·阿普里撰写的诊断手册,帮助巴比伦人了解诊断、预后、体格检查和处方的概念。本书中的医学症状和实验观察有助于诊断病人体内观察到的症状以及康复过程中的症状。该书还包括不同癫痫和疾病的症状,以及其诊断和预后。对于药物,苏美尔人的药物从二三味到六七味不等,亚述时期上升到十来味,可以识别多种药物的药性和功能,并已懂得安全用药,药瓶上贴着标签,标明用法和注意事项。当时的人们普遍迷信,巫师比医生更受欢迎,疾病的治疗主要以符咒、巫术、祈祷为主。解剖学因宗教禁忌,仅限于献祭动物的解剖。有文字资料记载前18世纪在马里,人们已经有预防传染病的卫生观念。

两河流域的苏美尔人是美索不达米亚文明的最初创立者,他们相信人从一生下来就得服从于星象昭示的命运,将人体的小宇宙比之于自然的大宇宙,试图阐明星辰运行和季节更替之间的关系,以及季节的转变和人类身体失调之间的关系。星占医学即萌芽于此。美索不达米亚人认为周期、季节和星辰现象与人体生理之间关系密切,星辰运行失常是上天垂象于人的预示。因此,人在出生时有异常现象,便被认为是一种重要征兆,怪胎则视为大不祥。贾斯特罗在《巴比伦一亚述人的降生吉凶兆》中提及有一种说法,认为右侧器官特大或异常时,表示将来的兴旺或成功;反之,如果左侧大,则是衰弱、失败和患病的征兆。

古巴比伦和亚述时期的占星术,与医学有密切的关系。他们认为身体构造,符合天体的运行,这种人体是个小宇宙的观念,与中国古代颇相似。亚述帝国时期(公元前1530—公元前612)出现的大型星占文献《征兆结集》系统性地列举了在月亮、太阳、天气以及星星的类别之下的各种征兆。人们认为肝是身体之主要器官,并用于占卜(肝卜)、对祭祀所用动物的肝检视极为精细。约在公元前1700年已经有古巴比伦王汉谟拉比制定的《汉谟拉比法典》,其中有关于医疗法的规定,是世界最早医疗法律。其中规定:"奴隶因医生手术而死亡或致盲目,医生需赔偿奴隶主全部或一半的奴隶身价,如果盲目或死亡者为绅士,则将医生两手切落作为处罚。"古巴比伦与古埃及一样,有两种医生,一种为僧侣,治病方法是咒文、祈祷;一种是有实际经验的医生,由平民担任。为了确保病人康复,两种医生偶尔也会使用彼此的方法进行治疗。

美索不达米亚人往来于既会定期泛滥又能使附近田地肥沃的大河两岸,过着游牧人和农夫的生活,从而意识到观察自然的重要性。苏美尔人是美索不达米亚文明的最初创立者,也是星占医学的启蒙者。苏美尔医学认为血是生命功能的源泉,肝脏作为血液的汇集中心而成为生命的大本营,这一论点与河水既能泛滥成灾、又能灌溉土地不无关系。亚述人和古巴比伦人征服了美索不达米亚,吸收了逐渐衰落的苏美尔文明,成为古代世界文明的中心。亚述和巴比伦医学的性质主要是巫术和经验的,一切皆依赖星辰的玄妙力量,治病以巫术为主,药物为辅。古埃及、古巴比伦的医学,在历史的发展中,始终未能彻底摆脱宗教和唯心主义的桎梏,文字诞生之后的 3 000 年里,两河流域的医学理论都没有明显的进步。后来随着两河流域文明的没落,大部分的医学实践都埋在泥板堆里,不再有人提起了。

(周春雪　侯　昕)

第三节　古中国夏商周王朝与医学发展

大约从公元前 21 世纪开始,至公元前 221 年,中国历史上相继出现了夏、商、西周三个王朝,历时约 1 300 年,这是中国奴隶制社会形成、发展并走向繁荣,最后逐渐衰落的时期。从原始社会过渡到阶级社会,是人类历史的巨大进步。在奴隶社会里,人们由原始社会对自然和祖先的崇拜,变为对神的尊崇。到了春秋时期,随着社会政治的剧变,人们对天命及鬼神的信念有所动摇。与此同时,产生了一些具有朴素的唯物主义和辩证法思想的因素,这就是阴阳八卦和五行的思想。随着经济思想及科学文化的发展,这一时期的医药卫生也有了很大变化,在长期与疾病的斗争中,人们积累了较多的医药卫生知识。由于原始宗教的影响,在相当长时间里,中国医学被宗教思想束缚,医学发展受到阻碍。到了奴隶社会后期,在科学文化发展的影响下,逐渐摆脱了宗教对医学的禁锢,使医学走上了独立发展的道路,为医学理论的形成做了准备。

夏、商、西周三代王朝的国家形式是以王为首的奴隶主贵族政体,国家统治机器如军队、刑法等也逐渐强化,且对宗教职能特别重视。在属于夏纪年范围的考古发掘中已有卜骨存在,那时就已有巫教流行。商朝崇尚神鬼祖先,认为祖先是天神的化身。王是天帝祖先意志的代表,凡攻伐胜负,农业丰歉,疾病寿夭等都要卜问吉凶,有大批巫卜神职人员为商王供职,形成一种特殊的政治力量,殷墟甲骨文中有关疾病寿夭的卜辞很多,医药卫生活动也在巫卜统治之下。虽然几乎完全在巫卜的统计下,但医药卫生特别在对人体的认识,疾病诊疗水平提高,以及专业医生的出现等方面,都发生了重要的启蒙与变革,医学科学开始萌芽。西周时巫人从政作用虽然逐渐削弱,但仍有强大影响。

中国奴隶社会早期,人们对疾病已有了初步的认识,这在甲骨文中已有所记载。甲骨文被认为是中国目前发现得最早的一种文字。甲骨文是夏商时期的文字,从目前已辨识出的部分甲骨文字来看,当时已对人体的生理、病理和疾病诊治等有了初步的认识。1899 年至 20 世纪初,在河南安阳小屯村的殷墟中,发现了 15 万片甲骨,上面刻有 4 500 多字,其中已知的有卜病内容的为 323 片,415 辞。甲骨文中关于人体部位有了许多记载,但大多是对人体体表部位的记载,如首、面、目、口、鼻、眉、耳、手、肘、肱、臂、足、胫、膝、趾、项、脊、腹、臀等；也有根据人体不同部位产生的生理功能而定名的，如孕、娩、乳、尿、血等。但对人体内部的脏腑组织记载不多，只有"心"字。甲骨文记载的疾病约有二十多种，其中大多是按照人体的体表部位来区分的，如疾首（头病）、疾目（眼病）、疾耳（耳病）、疾口（口病）、疾齿（齿病）、疾舌（舌病）、疾自（鼻病）、疾项（项病）、疾手（手病）、疾肘（肘病）、疾肱（肱病）、疾身（腹病）、疾尿（尿病）、疾足（足病）、疾膝（膝病）、疾胫（胫病）、疾止（趾病）、疾育（产科病）、疾子（小儿病）等。甲骨文中记载的疾病也有一些是根据疾病的主要特征得名的，如"疾言"，即说话困难或发音嘶哑；"疥"，是因易于结痂而得名；"蛊"，表示腹中有寄生虫；"龋"，为虫蛀牙齿。这说明当时人们对疾病的认识已涉及五官科疾病、内科疾病、外科疾病、妇产科疾病、小儿科疾病。此外，甲骨文中还有"疾年""雨疾""降疾"的记载，疾年指多病之年，雨疾、降疾指疾病的发生多如降雨，这些是关于流行性传染病的最早记录。根据对甲骨文的研究，发现商朝记载有 21 种疾病，已出现针刺、按摩、接骨、拔牙以及药物治疗等治病方法。到了西周及春秋时期，虽然还没有出现专门的医学书籍，但有关人们对疾病的认识已散见于《周易》《尚书》《诗经》《周礼》《山海经》等当时的文献之中。此时人们对疾病的认识较商代已有了明显的进步，已认识到热病、昏迷、水肿、逆产和不孕等疾病，并有了固定的病名。周朝已经有了医学分科，如内科、外科、营养保健和兽医等。

众多关于甲骨文的论著发现，殷墟出土的甲骨文是我国已知最早的古代文献，主要是商朝统治阶级的占卜记录，其中也涉及疾首、疾目、疾齿、疾腹等多种病名，另有"雨疾""少降疾"等描述流行病的记载。虽然殷商时期人们主要应用占卜手段，祈求神灵来诊疗疾病，但从卜辞的选择性可以看出人们已掌握了部分合理的医技，如针刺治疗卧床不起、纠肘治疗肘关节病、拔牙止痛等。据《周礼》所载可知，周代已开始医学分科，并要求医生记录治疗经过；中医诊断学已初具规模，能以"五气""五声""五色"等视人死生治疗手段愈加丰富，有攻、养、疗、节等方法。《诗经》是西周时期的文学作品，也可以说是我国现存文献中最早记载具体药物的书籍，除记载了古代疾病的病名和证候，如瘨（癫狂）、闵（伤痛）、狂（痴）、首疾（头痛）、噎（气息不利）、疚（心忧虑之病）、矇（失明）、震（有娠）、身（怀孕）、瞽（盲人）等。还收录了 100 多种药用动、植物名称，如苍耳、芍药、枸杞、鲤鱼、蟾蜍等，并记载了某些品种的采集、性状、产地忌服用季节等。《山海经》中也涉及了三十多种疾病，包括内、外、妇、眼、皮肤等方面。其中大都是根据疾病的特点，给予固定的病名，如痕疾、瘿、痔、痛、疽、疥、痹、风、疟、狂、疫疾等。也有一些是直接记载症状的，如腑（腑肿）、睞（大腹）、腹痛、嗌痛、呕、聋等。另有三种比较笼统的病名：肿病、腹病、心腹之疾。《易经》中关于疾病的记载有"妇孕不育"（即流产）、"妇三岁不孕"（即不孕症）、"往得疑疾"（即精神病）等。《礼记》中有喑、聋、丧明、跛、躃、伤、创、折、断、胎夭、病革、风咳、侏儒等病名记载。《周礼》中也有肿疡、溃疡、金疡、疟疾、疥、癣疽、足肿病、佝偻病、秃头、胼胁等疾病内容。在认识疾病的基础上，人们逐渐积累了一些诊断疾病的经验。《礼记·曲礼》中有"医不三世，不服其药"的记载，即人们患病要向有经验的医生求医问药，反映了当时已有治疗经验丰富的医生了。《周礼·天官》记载："以五气、五声、五色视其生死，两之以九窍之变，参之以九藏之动。"这可以说是后世中医诊断学的雏形。

在这一时期，人们已开始用药物疗法或食疗法治疗内科疾病。而对于外科病，除用药物外敷以外,同时也用内服药及食疗进行调理。在使用药物时,依据药物的酸、辛、咸、甘、苦、滑等性味,分别调养筋、骨、血、脉、气血、肌肉、九窍等。说明此时的伤科医生已认识到局部的损伤会影响全身的气血运行,所以在医治局部的同时,还要调治全身的气血及脏腑功能,在使用外用药的同时,还需内服药物。这种内外同治的方法,是伤外科疾病治疗史上的一大进步。

此外,随着社会和文化的演进,生产力的发展,人们对于药物的认识和需求剧增,用药知识与经验也愈见丰富,尤其对人工酿酒和汤液的发明与应用,对医药学的发展也起到了巨大的推进作用。从单纯的用酒治病(作为兴奋剂和麻醉剂使用)发展到制造药酒,如甲骨文中对"鬯其酒"作为制造芳香的药酒记载,酒剂的使用,有利于提高药物的疗效,对后世产生了巨大的影响。仅《黄帝内经》中记载的十三首方中就有四个酒剂。进入奴隶社会,手工业逐步发达,夏代已有精致的陶盆、陶碗等陶制器皿,到殷商时期更是得到了广泛使用,这为汤药的发明创造了有利条件。某些甲骨文字还提示,实践中人们已懂得如何预防疾病,也就是卫生保健术的初步形成。归纳起来,主要有以下三个方面:一是注意个人卫生,并有洗脸、洗脚、洗手、洗澡等良好习惯,如沐浴等治疗方法的应用。二是根据四时气候变化来预防疾病,在周代提出了"先味而后药"的治疗主张,即先用食疗,再用药治。同时还提出饮食要与四时季节的变化相适应。三是搞好环境卫生,定时打扫室内,这些都是古代"治未病"思想的生动体现。

(周春雪)

第四节　古代中华文明与中医学理论的形成

中国是世界上最古老的文明之一,据现代考古学家和人类学家研究,远在 170 万—270 万年前,中国境内已有了人类居住,并创造着属于自己的中华民族文明。中华民族在自己的生产、生活实践中,为人类文明、文化、科学技术,医药卫生做出了许许多多优秀的贡献,中医药学就是其中之一。无论是医疗技术、疾病认识,还是诊断技术药物知识,中医药都曾走在人类医药学发展的前列,有些方面曾为人类保健做出过杰出贡献。

一、原始医药卫生文化

因为没有直接的史实与依据,医药卫生的起源问题基本上要靠对非常有限的相关史实推断出符合历史实际的看法。人类的卫生文明是基于维护和延续生命这一最本真的意义上萌芽、生发,从赤身裸体、茹毛饮血到衣物遮蔽、取火熟食,从露宿野处、两性杂合到筑巢建屋、婚配有伦,不断开创人类文明的新局面,人类从野蛮逐步迈向文明。

(一)语言的产生与早期医药卫生

恩格斯说:"劳动的发达必须帮助各个社会成员更紧密地结合起来……这些在形成中的人已经到了彼此间有什么东西非说不可的地步了。"人类语言伴随着劳动生产和生

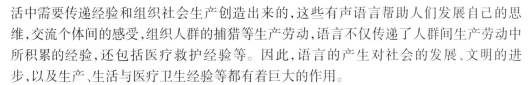

活中需要传递经验和组织社会生产创造出来的,这些有声语言帮助人们发展自己的思维,交流个体间的感受,组织人群的捕猎等生产劳动,语言不仅传递了人群间生产劳动中所积累的经验,还包括医疗救护经验等。因此,语言的产生对社会的发展、文明的进步,以及生产、生活与医疗卫生经验等都有着巨大的作用。

（二）用火、水井、饮食与早期医药卫生

人类最早的食物取自天然,如采摘野果、茹毛饮血,这些简单的食物仅能果腹,饮食卫生难以保证,还极易伤及牙齿、肠胃,引起病菌入侵,给人类身体健康带来较大的威胁。面对早期这样原始的饮食情况,人类逐渐学会了使用火,古代文献上关于燧人氏钻木取火的记载,标志着人工取火的时代开始,火的使用在人类饮食历史上是具有里程碑意义的一件大事。火的使用标志着人们开始掌握自然现象,特别是人工取火在人类自身生活生存和卫生保健服务当中的使用,在医学保健史上有重要意义。火的使用,有效地减少了由严寒引起的冻伤等疾病,也减少了野兽攻击带来的伤害,尤其是改变生食为熟食,减少了肠胃疾病的同时扩大了食物范围,极大地改善并提升了人类的饮食卫生。

除此之外,古人很早就为提高饮用水质量,开始采用凿井以汲取洁净水,考古发现,7 000年前中国就已经开始使用人工水井,这些水井虽构造各异,但都是为了获取清洁的水资源,这些洁净的水对当时的人们维护生命健康起到了重要作用。

由于生产力落后,史前时期谋取食物都比较困难,多以采集果实、渔猎鱼兽为主,其数量和质量均难保证,直到原始农业和人工养殖的出现才为人类食物提供了较为可靠的来源。大约8 000年前,黄河流域、长江流域以及淮河流域产生了一定规模的种植农业和人工养殖,考古发现当时栽培的谷物有粟、稻、黍、稷、麦等;种植的蔬菜有芥菜、白菜或油菜,可能还有葫芦等;驯养的家畜有狗、猪、羊、牛、马、鸡等。在中国史前时代,粮食种类已比较丰富,并出现了地区分工:江南以稻米为主,北方以粟、黍为主,西南则流行大麦、稗子等粮食。在食用方式上也是多种多样,粟、黍有坚硬的外壳,必先炒干去壳后才成为小米、黄米,通常煮粥吃,或以甑蒸干饭,这是仰韶文化、红山文化、龙山文化吃粮食的方法,并在粥内加一些野菜、蔬菜。食物的质量提高、品种种类增加以及获取数量的保证,都为当时人类身体健康的提高奠定了重要的基础。

（三）居住环境与早期医药卫生

《韩非子》对远古的居处卫生起源有过论述:"上古之世,人民少而禽兽众,人民不胜禽兽虫蛇,有圣人作,构木为巢,以避群害,而民悦之、使王天下,号曰有巢氏。"相比原始社会单纯的野居穴处,古人们逐渐学会了营窟和构巢,从而可以防酷暑、避严寒和野兽袭击等,在居住环境上有了极大的改进。在这之后又学会了筑土架木,建造了半地穴式的圆形、方形或长方形大屋,又通过改进成为完全的地上建筑,房屋建筑总体趋于保温、通风、去湿,以及躲避虫兽之害,大大增强了人们适应大自然的能力,更加有利于身体健康。除此之外,古人还建立了埋丧制度,一定程度上促进了预防疾病流传的效果。

（四）早期的药物发现与使用

虽然药用植物在早期的出土文物中有所发现,如距今约7 000年的河南渑池班村遗址的裴李岗文化层发现了大量具有治疗和健体功能的山茱萸、紫苏子、黄芪等果实,但这个时期人是否已经将这些动植物等的药用价值施之于治疗难以确考。药物的发现大多文献记载都归于神农氏,如《淮南子·修务训》中载:"神农……尝百草之滋味,水泉之甘苦,令民知所辟就。当此之时,一日而遇七十毒。"《帝王世纪》载:"(炎黄)尝味百药制九针,以拯夭枉焉。"《史记·补三皇本纪》载:"炎帝神农氏,姜姓……于是作蜡祭,以赭鞭鞭草木,始尝百草,始有医药。"神农并非一个人而是指整个以炎帝为首领的氏族部落,这些药物是漫长的探索过程中,古人们实践经验积累和总结的结晶。

二、早期中医学理论形成

《黄帝内经》是现存最早的医学典籍,基本能够反映当时的中医理论。受当时的思想文化影响,先秦及汉代中医理论以《黄帝内经》的"天人相参"的整体观为代表,精气学说源于古代哲学(以道家哲学、易学哲学为代表)对事物本源的认识,阴阳学说源于以《周易》《道德经》为代表的对阴阳的认识,五行学说源于以《尚书》为代表的对事物属性及关系的思考,象数思维模式源于以《周易》为代表的象数推理方法。中医学的理论知识是根据一定现象或者经验而提出的解释现象发生机制、概括经验的知识,并以这种经验不断用"原理论"解释"新经验"的方式实现其发展。因此,早期的中医"原理论"即气-阴阳-五行理论框架,气血津液精、脏腑、六淫、性味归经、君臣佐使等对经验知识加以分析、总结、概括的呈现。

传说中的中医文化发展史有两个高峰,是经由神农而至黄帝。后世医学经典如本草学专著《神农本草经》,医理专著《黄帝内经》《黄帝八十一难经》,针灸学专著《黄帝明堂经》等都托名古代先圣。《黄帝内经》中的圣人(包括真人、至人)合道顺德,能把握和顺应阴阳掌握五行,圣人也直接参与医学的核心理论构建(阴阳五行相关理论),制定医药规矩准绳,并传承于后世。中医文化本源于自然道德的哲学,圣人掌握阴阳五行规律,并构建医学核心理论。

(唐莉莉)

第五节　古印度文明与医学发展

古印度文明最早在印度河流域兴起,它是人类最古老的文明之一。后被雅利安人入侵建立了恒河流域文明。古印度文明以其异常丰富、玄奥和神奇深深地吸引着世人,对亚洲诸国产生过深远的影响。古代印度在文学、哲学和自然科学等方面对人类文明做出了独创性的贡献。古印度文明细分两部分来看:一是印度河流域产生的文明,另一就是恒河流域产生的文明。我们所说的古印度文明消失指的是印度河流域的文明消失,而恒河流域的文明则未消亡。印度的远古文明直到1922年才被发现。由于它的遗址首先在印度哈拉巴地区发掘出来,所以通常称古印度文明为"哈拉帕文化";又由于它主要集中在印度河流域,所以也称为"印度河流域文明"。哈拉帕文化是古代印度青铜时代的文化,它代表了一种城市文明。这一文明延续了几百年之后逐渐衰落,于公元前18世纪灭亡。哈拉帕文化衰落后,由位于葱岭(今帕米尔高原)的中亚地区和南俄草原上向印度次大陆西北方(靠近青藏高原阿里地区)入侵的游牧民族雅利安人(欧罗巴人种)在印度创立了更为持久的文明。雅利安人于公元前 2000 年左右出现在印度西北部,逐渐向南扩张。到了公元前 6 世纪初,相传在印度形成了 16 个国家。经过长时期的兼并战争,公元前 4 世纪,在南部的恒河流域建立起以摩揭陀为中心的统一国家。

这里所提及的印度文明,概指由雅利安人所创建的文化,虽然考古学业已证实雅利安人之前印度就已存在了先进的城市文明,但关于那个文明我们了解得仍不是很多。古印度医籍大多是由梵语记载,而梵语是一门比较难学的语言,国内教学范围很窄,因此,客观上存在的语言障碍影响了国内学界对整个印度古代医学体系的深入了解。印度医学的第一阶段大约是从公元前 1500 年旁遮普的印度人入侵开始的,这期间宗教圣典《吠陀经》成书,书中涉及医学相关知识难免交织着传说的成分,使医学夹杂着神话。绵延余年的印度文明,既曾繁荣昌盛,也尝衰微低迷,但它历经劫难,赔而复起,并于世纪中叶再获新生。大约在公元前 9 世纪初,紧跟婆罗门时期之后的吠陀时期是印度医学的一个巅峰时期。这时期有两位伟大的医生:一是查罗克,其著作是共分 8 集的《查罗克本集》,以老师与学生对话的形式论述医学;另一位是苏斯鲁塔,其著作是《苏斯鲁塔本集》,是一本关于外科学的专著。

印度最初的医学是和巫术相联系的。印度医学用四大的调和与异常来阐释人体生理、病理变化而中医则关注于五行配属的五大系统之关系研究,即利用五行之间的生克制化来解释说明人体的生理、病理变化,同时也利用五行之间的生克制化来指导临床治疗。印度四大与中国五行的出现并不是一蹴而就的,都是在漫长的历史长河中逐步演变而来的。印度四大的目的初始是用以解释宇宙之生成中国五行则侧重于寻找世间万物的内在联系,二者虽共同应用元素火、水,但相似的仅此而已。吠陀时期,古印度人崇拜拟人化之自然神,如风、火、水等,很多疾病被认为是三者所对应的精气、胆汁和痰液失衡所致。后世的佛教医学受顺世派影响,掺入了"四大"——地、水、火、风学说,四大的特性是"地大以坚为性,清匕受持万物;水大以湿为性,能使物体摄聚不散;火大以热为性,能使物成熟;风大以动为性,能使物成长。"

古印度人将火、太阳、风和大地等自然存在人格化,成为主宰人类健康和疾病的神,并记载于已知最古吠陀经《梨俱吠陀》中,咒术学《阿闼婆吠陀》中也提到了许多神和魔鬼的名字。古代中国人认为生病是"鬼城"作祟或祖先示罚,由此产生了诅咒、祈祷、祭祀等方法,以求鬼蛾邪魅宽宥、祖先保佑,从而将病魔驱逐出体外。至此,我们可知在人类的蒙昧时代,世界上任何一个地方的人民关于疾病性质的信仰都大体相同,即冥冥中有一种超自然的神秘力量在决定着人的生、老、病、死,世间一切不能被当时认知所解释的、引起人类恐慌和痛苦的自然现象都可由这种神秘力量破译。因此,法术治疗随着此种超自然信仰的出现而形成。

印度的医学体系包括阿育吠陀医学和悉达医学,是世界上最古老的医学体系之一。五千多年来,它一直在印度传统家庭中流传。据说,阿育吠陀传统医学可追溯到公元前 5000 年的吠陀时代。大约在公元前 1500 年,阿育吠陀医学分化为两个学派:阿提耶内科学派和昙梵陀利外科学派。这就使其有更加系统化的发展。阿育吠陀医学不仅是一门医学体系,还代表一种健康的生活方式。根据阿育吠陀的观点,人类应该和自然界和谐共存,人之所以生病是因为失去了与自然的平衡与和谐。治病就是利用自然界及其自然产物来恢复这种平衡,《妙闻集》和《阇罗迦集》是其主要代表作,在 5 世纪被译成波斯文和阿拉伯文广泛流传。悉达医学体系是印度最古老的医学体系之一,是在印度泰米尔纳德邦发展起来的。根据传说,湿婆大神是悉达医学的创建人和最初的传授者。悉达医学体系的独特之处在于它注重灵魂和肉体的双重不朽。悉达医学体系和阿育吠陀医学体系非常相似。在这两种体系中,治疗的理论基础都是三元素或三体液理论。三体液指气、胆汁和黏液。它们认为如果没有这三种体液人体就不会存在,如果这三种体液失衡人就会生病。因此两种医学体系用药的目的都是使生命的三要素重新恢复平衡。

古印度的医学相当发达,因为古印度素有大慈大悲、普度众生的仁爱思想,看重救死扶伤的医学。在古印度历史上出现了许多著名的医学家和医学著作。出现于公元前1 世纪左右的《阿柔吠陀》,是目前已知的古印度最早的医学著作,记载有内科、外科、儿科等许多疾病的治疗方法。该书认为人体有躯干、体液、胆汁、气和体腔等五大要素,与自然界中的地、水、火、风和空五大要素相对应。躯干和体腔比较稳定,其余三者比较活泼,如果五者失调,人就会生病,这种看法成为古印度医学的理论基础之一。公元前 6 世纪《阿那吠陀》记载了医药和卫生。廖育群《阿输吠陀:印度的传统医学》中提到:古印度的梵文经典《吠陀经》共有四部:《梨俱吠陀》《夜柔吠陀》《要摩吠陀》《阿闼婆吠陀》,与医学关系较大的是《梨俱吠陀》和《阿闼婆吠陀》。《梨俱吠陀》是一部赞美诸神及拟人化之自然的诗集,但其中也提到水肿、流产、麻风、结核等病,提到草药和水疗法,并将医生分为四类外科医生、内科医生、巫医和中毒救治的医生。《阿闼婆吠陀》是一部“咒术”学专著,它记录了如何驱逐病魔、恶神,避免自然灾害、兽害,反击宿敌暗害以及祈求长寿健康等的巫术和咒语,谈到了诸如热病、黄疸、绞痛、便秘等病,此外还提到了甘华、毕舍遮等魔鬼的名字。

阿输吠陀体系的形成,标志着印度医学理论的成熟。公元前 1 世纪,印度阿输吠陀学派的外科代表著作《妙闻集》和内科代表著作《阇罗迦集》开始成书。三长老之《阇罗迦集》与《妙闻集》均将印度古典医学分为八科:①身体治疗(《妙闻集》名为“体疗法”),相当于现代西医的内科学;②特殊外科学,治疗锁骨以上部位的疾病;③异物去除(《妙闻集》名为“一般外科学”),基本上等同于现代外科学;④关于毒物、体毒、错误的配合食用而引起之异常的治疗方法(《妙闻集》名为“毒物学”),讲述了中毒后的解毒办法;⑤鬼神学,处理以为是因魔鬼缠身而引起的精神病;⑥儿科学(《妙闻集》名为“小儿科学”),讲述育儿法、母乳消毒法,以及治疗因恶质乳汁或羯罗诃所致诸病的方法;⑦长生不老学(《妙闻集》名为“不老长生学”),为返老还童、保持长寿、健脑、强壮、祛病之法;⑧强精法(《妙闻集》名为“强精学”),讲述通过使精液量微者变充足、质恶者变纯净、凋萎者增殖、微力者育成,而使性欲旺盛之法。此外,《妙闻集》里还论述了生理学和病理学的许多问题,研究了内科、外科、妇产科和儿科等各类病症达 1120 种。还记载了摘白内障、除疝气,治疗膀胱结石、剖腹产等多种手术,以及 120 种外科手术器材和 760 种药物。《阇罗迦集》是古印度的医学百科全书。书中进一步阐发了古印度的医学理论,它提出的摄生原则包括合理的营养、充足的睡眠和有节制的饮食,至今仍有参考价值。该书对病因、病理做了进一步研究,记叙了一系列相应的诊断和治疗的方法,阐述了 500 余种药物的用法。《阇罗迦集》与《妙闻集》于基本医学理论并无大的差别,不同之处在于:后者详述了外科治疗方法,而前者几乎未涉及外科。此外还有源于地域不同的药物之异,及对各地之水的不同评价。《八心集》是将《阇罗迦》《妙闻集》归纳整理、善加折中的易读之物,故读者最众、流传更广。另外,7 世纪编成的《八科提要》和 8 世纪的《八科精华录》也是古印度医学的重要典籍。

培伦主编的《印度通史》中提及,《阿闼婆吠陀》和《寿命吠陀》中有许多内、外科医学知识,是古代印度经验医学的基础。《吠陀本集》和《百道梵书》中有关于临床治疗、人体解剖学、植物药、麻醉药物方面的知识。佛陀时代,医疗体系初步建立,并出现了医科学校。《政事论》表明,孔雀王朝时代医药事业由国家管理,各地种植药材。《摩奴法典》中有关于卫生保健事业及处理医生医疗事故的法律规定。

刘建等著《印度文明》中描述:印度古代医学源远流长,自成体系,在世界上占有十分独特而又重要的地位。同大多数民族早期医学的情况一样,吠陀时期的印度医学基本上是一种巫医。讲述植物和医药的《寿命吠陀》是印度医学理论的源头。由于古代印度医学与古代希腊医学所用理论术语有相同之处,两者或许有渊源关系,相互影响是有可能的,前者对后者的影响也许更大。印度医学对阿拉伯医学也有影响。不过,印度医学也曾受到阿拉伯医学和中国医学的影响。

根据史料记载,印度的外科很发达,大约至迟在公元 4 世纪时就能做断肢术、眼科手术、鼻的形成术、胎足倒转术、剖腹产术等。印度人除应用植物药外,还采用动物药和矿物药。由于毒蛇多,印度还有专门治蛇咬的医生。廖育群研究员于 2002 年在其著作《阿输吠陀:印度的传统医学》中发表了由日文转译而来的《妙闻集》,自此我国始有汉语版的古印度医学原典。印度医学与中医学最大的相似之处在于:医学文献传承的完整性及持续性。印度医学原典的转译,必将有助于从另外一个角度研究医学发展。

(周春雪)

第六节　印度孔雀王朝与医学发展

公元前 4 世纪初,印度北部被来自欧洲的马其顿王国的阿吉德王朝所统治,征服印度的君主就是著名的亚历山大三世,即亚历山大大帝。亚历山大三世征服印度之后,设置总督统治和管理印度。后来,出身古印度贵族家庭的旃陀罗笈多率领古印度人,起兵反抗马其顿王国阿吉德王朝的统治,成功赶走了古希腊人。公元前 324 年,旃陀罗笈多登基称国王,建立印度历史上第一个大一统朝代,定都华氏城,由于旃陀罗笈多出生在一个以饲养孔雀而发迹的高贵家族,所以他所建立的朝代就史称"孔雀王朝"。至公元前 185 年为巽伽王朝所取代。阿育王是印度"孔雀王朝"的第三代国王。在印度文明发展进程中,阿育王统一印度的战争,弘扬佛教的行动,加强帝国管理的举措,兴办公益事业的努力,对印度文明的发展和传播做出了卓越的贡献。在印度文明史上,阿育王大力倡导公益事业,如修路、种树、掘井、建亭、方便行人通行、乘凉和人畜饮水;向缺少药草的地方移植药草;向全国各地和邻近国家派遣医疗队、建立医院以及实行公费医疗等公益事业。对印度文明历史发展产生了深远影响。在孔雀王朝时期,佛教成为国教,得到了充分发展。佛教"仁爱慈悲"的主张,医学随佛教经典传播于亚洲、东欧和北非,促进了医学的进步。印度古孔雀王朝在阿育王时期建立了 18 个医疗中心,意味着医院的雏形的形成。

据史料记载,阿育王铭文中的石刻诏书刻着:"在天爱喜见王版图之内的每一块地方,在属于朱达人和潘地亚人,属地萨帝那补陀罗和盖罗拉补陀罗的边境地区,在很远的远达弹罗波罗腻那样的绝域,在稚伐那王安底渝迩以及这位安底渝迎相毗邻的几位国王的领土上——在所有这些地方,天爱喜见王都安排了两种医疗设施,即人用的医疗设施和动物用的医疗设施。凡是缺乏益人益兽的药草的地主,已经派人将它们引入并且加以栽培。凡是缺乏药用根和药用果的地方,也已派人将它们引入并且加以栽培。在大路上,我还派人凿了很多井,种了很多树,为的是给人和动物享用。"这段铭文记录了阿育王为病人施舍药物的小地方,即"药藏",这与印度传统婆罗门经典汇总要求刹帝利国王乐善好施的思想有关,也与印度宗教信仰有关。孔雀王朝的开国大臣考底利耶在名著《利论》中,提出了一系列的治国安邦术,国王"应赡养无依无靠的儿童、老人、不幸者以及无子或有子的贫困无告的妇女",并处理与此有关的事务。这也是阿育王的治国方略的一部分。公元前 184 年,孔雀帝国溃灭,随后而至的是长达多年的混乱和黑暗统治,此间不计其数的入侵者和商人涌入印度,史称"入侵时代"。由于大流士一世和亚历山大的入侵,印度文明与波斯、希腊文化有了交流。"孔雀王朝"溃灭后,受到入侵者和商人的影响,印度文明获得了极大的发展。11 世纪后期,印度的传统医学在经历了尤那尼医学、欧洲传统医学的输入之后,渐流于从属。

(周春雪)

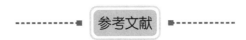

参考文献

[1]阿兰达.印度的古代医学[J].佛教文化,2005,5(3):73-75.

[2]曹兵武.夏商周国家的特点及其启示[J].南方文物,1997,1(4):66-69.

[3]陈晓江,毛锐.失落的文明:巴比伦[M].上海:华东师范大学出版社,2001.

[4]国洪更.探寻古代西亚文明的渊源[J].中国社会科学报,2010,7(5):1-3.

[5]国洪更,陈德正.中国亚述学研究述略[J].世界历史,2005,5(5):121-128.

[6]黄光惠.《黄帝内经》西传推动西方医学发展[J].中国社会科学报,2019,5(6):1-2.

[7]黄志强.试论阿育王在印度文明发展进程中的作用[J].齐齐哈尔大学学报,2010,6(6):85-87.

[8]李海峰.古代两河流域文明:死而复生的文明[C].光明日报,2012,11(3):1-2.

[9]李文业.印度莫卧儿帝国的兴衰及其历史地位[J].辽宁大学学报,1997,6(2):89-92.

[10]令狐若明.埃及学研究:辉煌的古埃及文明[M].长春:吉林大学出版社,2008.

[11]廖育群.阿输吠陀:印度的传统医学[M].沈阳:辽宁教育出版社,2002.

[12]刘健.泥版里的世界[M].沈阳:辽宁大学出版社,1996.

[13]刘建,朱明忠,葛维钧.印度文明[M].北京:中国大百科全书出版社,2004.

[14]刘文鹏.埃及学与中国[J].史学理论研究,1999,29(3):178-182.

[15]沐涛,倪华强.失落的文明:埃及[M].上海:华东师范大学出版社,1999.

[16]潘志丽.中医学与其他早期医学发展历程的比较研究[D].北京:北京中医药大学,2010.

[17]培伦,董本建.印度通史[M].哈尔滨:黑龙江人民出版社,1990.

[18]向若.埃及学的诞生、发展及其在我国的研究[J].世界历史,1994,1(3):80-87.

[19]于殿利,郑殿华.巴比伦古文化探研[M].南昌:江西人民出版社,1998.

[20]赵克仁.古埃及疾病医治理念透析[J].医学史研究,2008,29(8):77-79.

第八章

古代文明与经验医学的发展

第一节　古代中西医学的比较

一、中西医学思想观念不同

（一）远古时期中西方文明自然观不同

随着生产力的发展,古中国和古希腊都曾在早期出现了发达的手工业和早期的商业思想,也都对商业本质展开过深刻思考,还都曾形成了重农抑商的社会制度。虽然两者都曾重农抑商,但不同的地理环境影响人类社会经济类型,形成了不同的文化特质。通常来说,像中国这样的大河流域农耕经济造就的农业文明,生命力顽强、结果可预期,但常常具有强烈的封闭意识;而古希腊的海洋环境形成的商业文明,呈现出一定的开放性。

希腊因其特殊的地理特征,山岭沟壑隔离出的土地以及地中海沿岸的各殖民地间彼此相互独立,无法形成绝对的中央集权统治,依靠商业各片土地包括大批希腊殖民地形成了联系紧密且互动频繁,但意识相对独立的"城邦",这些城邦意识形态不尽相同,城邦间互相承认彼此的自由和自治,众多城邦共同构成了希腊,形成了一种"自由精神"下的"多中心文明"的特殊政治形态。因此,古希腊对社会和自然的理解与中国有巨大差异,形成的社会意识以及产生的"西方文明"也与中国有巨大差异。

中医学有浓重的农业世界观,如医学的终极解释天人合一、人法自然。农业生产的基础水和土所对应身体脏器的肾、脾被认为是人体的"先天之本""后天之本";农业春生、夏长、秋收、冬藏的规律被作为生命的基本规律和养生原则;农业社会强调的人际关系也常被赋予到医学认识中,如脏腑分为十二官、方剂用药"君臣佐使"的原则等。

西方文明也同样影响着西医学的发展:早期的希波克拉底医学中强调季节与体液的关系,如春、夏、秋、冬的冷、热、干、湿特点对应体内四种体液特质;西医还重视人为干预作用,当时已有大量的外科手术方法或切割放血、催吐、催泻疗法;西方善于发明创造工具,并将这些工具用于治疗病人中;同时本着好奇探索、求真求智的态度,开展过大量解剖活动,发展出了实验医学,并最终构建形成了现代医学。

（二）中西方哲学思想对医学的影响不同

中西方早期思想家或者哲学家与中国古代思想家都试图在复杂的现象之中找到一

种统一性,在多变的事物中找到不变的本质,了解客观存在,并找到解释世界的法则。中国古代思想家解释世界本原的有诸如"道""太极""阴阳""元气""五行"等,西方著名的思想家泰勒斯、阿那克西曼德、毕达哥拉斯、恩培多克勒、德谟克利特等人的思想与之有相似之处:都有单一性的世界本源的认识、相似的万物二元性认识和基础物质的认识。

中国传统文化中认为元气是世界本体,通过变化"生成"万物,所谓"天地合气,万物自生""天地者,元气之所生,万物之祖也",其中最重视的是"生",从《易经》之"天地之大德曰生""生生之谓易"到道家的"摄生""贵生""保生""全生","生生"中重化生、重生命的观念始终是中华文明的核心内涵,牟宗三先生曾评价"中国文化之开端,哲学观念之呈现,着眼点在生命,故中国文化关心的是生命,而西方文化的重点,其所关心的是自然或外在的对象"。

不论早期四元素理论还是近现代原子论,西方的世界观认为世界是由基本粒子"构成"的,由微至巨、逐级建构。人体也是由不同形态的部件、不同的身体成分组合而成,人体依靠其体内的这些物质适当的分布发挥作用而生存。西医的主要观点由此而来,人得病是由于体内的某种原有物质或结构失衡,或多或少发生改变导致的,治疗疾病便是去寻找导致失衡的,去除多的、充进少的、替换坏的便可恢复健康。西医中的放血疗法、手术操作、临检技术、输液技术等都依据此观点而来。

中西医学的目的都是保护身体健康,维持机体的正常运转,中医重视身体与外界联系不同,而西医更倾向于了解人体本身,熟悉身体的结构,不需要在身体之外寻找医学的参照。

二、中西医学学术史的理论系统不同

(一)中西医对病因的解释不同

中医学通过不断地对自然的观察发现了越来越多疾病的病因,如葛洪发现沙虱病的病因,诸病源候论中鉴别了天花和麻疹,唐朝孙思邈认识到"久食白米"能够导致脚气病并指出"常食麸皮"治疗此病等。早期西方以希波克拉底的思辨精神和盖伦的实验精神为主,之后的中世纪逐渐被淡忘,教会把产生疾病的病因和治疗手段都交给了上帝,生病是上帝对人的惩罚,治病就是虔诚忏悔。

中医对发热等疾病的病因多以抽象泛泛为主,而西医对疾病的病因分析主要是四种体液(血液、黏液、黄胆汁、黑胆汁)分布异常或比例失衡导致的。相比中医,西医更善于分析不同体液的存在形式、分布特点、运行模式等,这些都是通过医生个人不断的观察实物,剖析人体或研究其代谢产物完成的。这一理论直接影响了后世西医更加重视解剖、生理、病理,并积极在人体内寻找病因的思维方式。

(二)中西方医学对脏器的认知不同

早期中西方医学在脏器方面的认识大都处于大体解剖层面,其获取解剖知识的方法水平也差不多,但两者重视的解剖部位、结构形态不同,主要表现在以下几个方面。

1. 中西医对早期解剖的目的不同

从《黄帝内经》开始,中医治疗疾病主要采取针灸的方法,从张仲景开始就很少用到破坏性较大的手术方法治病。中医的解剖学强调骨骼长短分寸,筋肉分布标志,骨节与骨孔部位,重要内脏的所在位置深浅等更多是服务经络系统,目的也是确定穴位位置,针刺方向和深度等。而西医更加关注机体结构及修复损伤操作等,希氏文集里有大量骨折处理、外伤包扎、手术治疗、脱臼复位、痔瘘手术、挂线疗法等记载,盖伦也写了大量的外科方面的著作。

2. 中西医对解剖的关注点不同

受古代中国重农思想的影响,中医对骨骼、消化道等器官的长度、容积等描述与农业计量有关,如《灵枢平人绝谷》篇记载:"胃大一尺五寸,径五寸,长二尺六寸,横屈受水谷三斗五升,其中之谷常留二斗,水一斗五升而满。"而西医受欧几里得几何学的影响,注重测量人体不同部位的空间结构和立体形态,如希波克拉底对骨骼就有骨膜、骨质、骨腔、骨髓的空间描述,对骨连接结构也有骨缝连接的直接连接描述,又有如肩、髋、肘、膝等间接骨连接的详细描述。

3. 相同的脏器中西医生理解释不同

中医认为脏腑是承载生命某种功能的载体,并未进行具体结构化分析。中医对疾病的认识主要通过外侯的"象"来观察脏腑功能活动的过程来判断,对生命规律的认识和解释是在天人合一观念下借用阴阳五行等哲学思想展开探索,这种认识在《黄帝内经》时期就已经成熟完备。西医对脏腑的认识是建立在解剖基础上的,虽然中世纪以前没有真正意义上的生理体系,但文艺复兴后,在哈维动态解剖的方法下西医建立了生理学研究的方法。直到18世纪,西医对人体的大体解剖研究趋于完善,近代西医更是构建起了一套由细胞为结构和功能基本单位的生理系统,形态相似、功能相关的细胞组织起来共同完成某一生理功能,揭示了生命现象的各种内在规律。

(三)中西医观察手段和思维方式不同

中医的理论体系中,对人体和生命现象的认识是建立在"精、气、神"的三个层次之上的,所谓"精"是指存在于人体脏腑和血液的营养精微性物质,"气"和"神"则是推动血脉周流运行的动力和能量状态。相对而言,"精"属于有形的物质,而"气"和"神"则属于无形的生命能量。西方医学和哲学关于人体生命的理论中,由于受到原子论的影响,主张人和生命现象是可以还原为基本原子单位,及其相互作用的物理、化学原理。因而西医在对人体和疾病进行观察和研究时,寄希望于发明精密仪器和科技手段以观察和探寻人体生命的奥秘。总的来说,中西医都存在直接观察,但西医更多依赖于仪器和科技手段的间接观察,而中医以直接观察的手段为主。

中医思维方式注重整体,从整体和系统的高度出发来认识人体和疾病,其思维方式既具象(如援物类比的方法),又抽象(如阴阳观念)。而西医思维注重分析,往往从局部出发,将事物加以分解而进行研究。

(唐莉莉)

第二节　中国历史上的名医

一、中国古代十大名医

(一)中医医祖——扁鹊

扁鹊(约公元前401—公元前310)是中国传统医学的开山鼻祖,世人敬他为神医,从司马迁的不朽之作《史记》及先秦的一些典籍中可以看到扁鹊真实又带有传奇色彩的一生。

扁鹊创造了望、闻、问、切的诊断方法,精于内科、外科、妇科、儿科、五官科等,应用砭刺、针灸、按摩、汤液、热熨等法治疗疾病,被尊为医祖。他奠定了中医临床诊断治疗方法的基础,对中医药学的发展有着特殊的贡献。据《汉书·艺文志》载,扁鹊有著作《内经》和《外经》,但均已失传。

(二)外科鼻祖——华佗

华佗(约145—208),东汉末年著名医学家,与董奉、张仲景(张机)并称为"建安三神医"。少时曾在外游学,钻研医术而不求仕途。他医术全面,精通内科、妇科、儿科、针灸各科,尤其擅长外科,精于手术,被后人称为"外科圣手""外科鼻祖"。

华佗的行医足迹遍及安徽、河南、山东、江苏等地。他曾用"麻沸散"使病人麻醉后施行剖腹手术,是世界医学史上应用全身麻醉进行手术治疗的最早记载。他又仿虎、鹿、熊、猿、鸟等禽兽的动态创作名为"五禽戏"的体操,教导人们强身健体。后因不服曹操征召被杀,所著医书《青囊书》已佚。

(三)中医医圣——张仲景

张仲景(约154—219),中国东汉伟大的医学家、世界医史伟人。张仲景的《伤寒杂病论》,熔理、法、方、药于一炉,开辨证论治之先河,形成了独特的中国医学思想体系,对于推动医学的发展起了巨大的作用。

他确立的辨证论治原则,是中医临床的基本原则,是中医的灵魂所在,奠定了中医治疗学的基础。在方剂学方面,《伤寒杂病论》也做出了巨大贡献,创造了很多剂型,记载了大量有效的方剂。其所确立的六经辨证的治疗原则,受到历代医学家的推崇。

(四)针灸鼻祖——皇甫谧

皇甫谧(215—282)是魏晋医学家,中国历史上的著名学者,在文学、史学、医学诸方面都很有建树。其著作《针灸甲乙经》是我国第一部针灸学专著,总结了晋以前的针灸学成就,在针灸学史上,占有很高的学术地位,后世称之"针灸鼻祖"。现在的针灸医学不但在国内得到飞速发展,而且已经风靡世界,世界卫生组织已经正式批准,把针灸列为治疗专项,受到人们的欢迎。

(五)急症先驱——葛洪

葛洪(283—363),东晋道教学者、著名炼丹家、医药学家,是预防医学的介导者。著有《肘后方》,书中最早记载一些传染病,如天花、恙虫病的症候及诊治。"天行发斑疮"是全世界最早有关天花的记载。其在炼丹方面也颇有心得,丹书《抱朴子·内篇》具体描写了炼制金银丹药等多方面有关化学的知识,也介绍了许多物质性质和物质变化。

(六)中医药王——孙思邈

孙思邈(约541—682),著名的医生与道士,是中国乃至世界史上伟大的医学家和药物学家,被后人誉为"药王",许多华人奉之为"医神"。他一生致力于医药研究工作,著有《千金方》,创立脏病、腑病分类系统,在医学上有较大贡献。

孙思邈医德高尚。他认为,医生须以解除病人痛苦为唯一职责,其他则"无欲无求";对病人一视同仁"皆如至尊""华夷愚智,普同一等"。他身体力行,一心赴救,不慕名利,用毕生精力实现了自己的医德思想,是我国医德思想的创始人,被西方称之为"医学论之父",是中国古代当之无愧的著名科学家和思想家。

(七)儿科之圣——钱乙

钱乙(1032—1113),北宋著名儿科学家,后擢太医丞,为公卿宗戚看病,名声大著。钱乙去世后,他的学生阎孝忠将他的临床经验加以收集整理,汇编成《小儿药证直诀》,其中有23个病例和创制的114个药方。此书对小儿生理、病理、辨证施治和制方用药等颇有创见,比欧洲最早出版的儿科著作早三百年,是中国现存第一本以原本形式保存下来的儿科学专书。《小儿药证直诀》第一次系统地总结了对小儿的辨证施治法,使儿科自此发展成为一门独立的学科。

(八)滋阴派创始人——朱震亨

朱震亨(1281—1358),元代名医,又被尊称为丹溪先生,他先习儒学,后改医道,在研习《素问》《难经》等经典著作的基础上,成为融诸家之长为一体的一代名医。朱震亨认为泻火、攻邪、补中益气诸法之外,还缺少滋阴大法。力倡"阳常有余,阴常不足"之说,申明人体阴气、元精之重要,故被后世称为"滋阴派"的创始人。临证治疗,效如桴鼓,多有服药即愈不必复诊之例,故时人誉之为"朱一贴"。著有《格致余论》《局方发挥》《金匮钩玄》《本草衍义补遗》等。此外,流传有关丹溪之书亦很多,其中以《丹溪心法》《丹溪心法附余》最有代表性,但均非朱震亨本人所著,系后人将朱氏临床经验整理而成。

(九)医药之圣——李时珍

李时珍(1518—1593),明朝著名医学家、药物学家,湖北省蕲春县蕲州镇人。李时珍继承家学,尤其重视本草。李时珍曾参考历代有关医药及其学术书籍八百余种,结合自身经验和调查研究,穷搜博采,历三十年,三次易稿而成《本草纲目》,为我国医学史上一大巨著。李时珍一生著述颇丰,除代表作《本草纲目》外,还著有《奇经八脉考》《濒湖脉学》《五脏图论》等十种著作。

李时珍被朝廷和民间称为"大明医圣",被后世尊为"药圣"。他的《本草纲目》不仅为中国药物学的发展做出了重大贡献,而且对世界医药学、植物学、动物学、矿物学、化学的发展也产生了深远的影响。先后被译成日、法、德、英、拉丁、俄、朝鲜等十余种文字在国外出版,被誉为"东方医药巨典"。书中首创了按药物自然属性逐级分类的纲目体系,这种分类方法是现代生物分类学的重要方法之一,比现代植物分类学创始人林奈的

《自然系统》早了一个半世纪。

(十)温病学派奠基者——叶天士

叶天士(1666—1745),清代名医,四大温病学家之一,与薛雪等齐名。祖父叶时和父亲叶朝采都是当地的名医。他是中医学史上温病学派的创始人,其声望地位,并不在"金元四大家"之下,也是名贯大江南北的人物。其著作《温热论》至今仍被临床医家推崇备至。对治奇经、脾胃、儿科等病尤为擅长,尚有《叶案存真》《末刻本医案》传世。

二、近代中国名医

(一)万婴之母——林巧稚

林巧稚(1901—1983),医学家。她对胎儿宫内呼吸、女性盆腔疾病、妇科肿瘤、新生儿溶血病等方面的研究做出了贡献,是中国妇产科学的主要开拓者、奠基人之一。她是北京协和医院第一位中国籍妇产科主任及首届中国科学院唯一的女学部委员(院士),虽然一生没有结婚,却亲自接生了 5 万多名婴儿,被尊称为"万婴之母""生命天使""中国医学圣母",又与梁毅文被合称为"南梁北林"。

(二)消化病学奠基人——张孝骞

张孝骞(1897—1987),男,字慎斋,内科专家、医学教育家、中国消化病学的奠基人,中国科学院学部委员,中国医学科学院原副院长。

张孝骞毕生致力于临床医学、医学科学研究和医学教育工作。对人体血容量、胃分泌功能、消化系溃疡、腹腔结核、阿米巴痢疾和溃疡性结肠炎等有较深入的研究。他在医学教育方面有独到的见解,培养了很多骨干人才。

(三)中国外科之父——裘法祖

裘法祖(1914—2008),浙江杭州人,著名医学家、中国现代普通外科的主要开拓者、肝胆外科和器官移植外科的主要创始人和奠基人之一、晚期血吸虫病外科治疗的开创者、中国科学院资深院士,被誉为"中国外科之父"。其刀法以精准见长,被医学界称为"裘氏刀法"。裘法祖 1936 年从原同济大学医学院(今华中科技大学同济医学院)结业,1939 年在慕尼黑大学医学院毕业获博士学位,1993 年当选为中国科学院院士。

(四)中国肝胆外科之父——吴孟超

吴孟超(1922—2021),福建闽清人,著名肝胆外科专家,中国科学院院士,中国肝胆外科的开拓者和主要创始人之一,李庄同济医院终身名誉院长,被誉为"中国肝胆外科之父"和有可能获得诺贝尔生理学或医学奖的中国学者之一。

吴孟超最先提出中国人肝脏解剖"五叶四段"的新见解,在国内首创常温下间歇肝门阻断切肝法,率先突破人体中肝叶手术禁区,建立了完整的肝脏海绵状血管瘤和小肝癌的早期诊治体系。

(五)泌尿外科专家——吴阶平

吴阶平(1917—2011),名泰然,号阶平,江苏常州人,著名的医学科学家、医学教育家、社会活动家、九三学社的杰出领导人,中国科学院、中国工程院资深院士。吴阶平专门从事泌尿外科工作,对肾结核对侧肾积水问题,输精管结扎并用远段精道灌注,肾上腺髓质增生问题,在泌尿外科,男性计划生育等方面有突出贡献。

(杜幼芹)

第三节　中国著名医学典籍

中医是一门经验医学,中医学是伴随着人类的生产活动而产生的。因此,中医的理论知识历久弥新。相对而言,西医是日新月异的。中医历经几千年的医学理论,仍然积极地指导着临床诊疗,此为中医之妙。中医学和西医学也因此而成为完全不同的两个医学体系。在中医学几千年的历史中,涌现出许多著名的医家和著作,其中具有里程碑意义的四部经典著作是《黄帝内经》《伤寒论》《金匮要略》《温病条辨》,对古代乃至现代中医有着巨大的指导作用和研究价值。

一、《黄帝内经》

(一)概述

《黄帝内经》是研究人的生理学、病理学、诊断学、治疗原则和药物学的医学巨著。中医界尊奉的基础理论主要从《黄帝内经》中提炼发展而成。而且当代医学科学的某些研究课题,比如生命科学、气功理论、经络的实质、医学心理学、气象学等,也或多或少地从《黄帝内经》的论述中获得新的发现和启发。

《黄帝内经》共包括《素问》九卷和《灵枢》九卷。此两部分分别包含81篇专题,内容非常广泛,这些内容逐步形成中医独特的理论体系,并且以此渗透贯穿到中医领域的各个方面。其内容涉及解释人体的生理、病理现象,指导疾病的预防、诊断及治疗。《黄帝内经》在长期的活体观察、医疗实践以及古代解剖学知识的基础上,讨论人体各个脏腑、组织和器官的生理功能、病理变化,并通过经络沟通其相互联系、相互制约的关系。

《黄帝内经》成书并非某个时期或某个人的作品,它是从春秋战国时期开始,一直延续到秦汉时期几百年间由许多医书汇集并不断增补而成。《黄帝内经》起源于轩辕黄帝,一般认为成书于春秋战国时期。主要反映秦汉时期之前的医学成就,而且它的成书也确定了我国医学的独特理论,为中医学的发展起到奠基作用。历代医学的著作很多取材或取法均来自《黄帝内经》,历史上大家熟知的各种医学流派的形成和崛起所采用的学术理论也大多源于《黄帝内经》,因此称《黄帝内经》为医学之宗。《黄帝内经》不但在历史上一直是中医教学的必读教材,在如今的高等中医院校也是一门必修的主课。

(二)主要内容

1. 论病学说

论病学说包括邪正理论、病因、病机、疾病传变、病症五方面的内容。其中邪正理论指的是"正气存内,邪不可干",即若人体的正气充足,不论外面是否有邪气,人都不会发病。并指出病因包括六淫、七情、饮食及劳伤治病等方面。病机，具体提出病机十九条，对临床实践具有很强的指导作用。

2.疾病传变

从阴阳、内外、寒热、虚实进行归纳，侧重对200多种病症的病因、病机、症状、治疗、愈后以及预防做出具体的论述，为后世临床各科的发展奠定基础。

3.诊法学说

《黄帝内经》的诊法主要包括望、闻、问、切，而且关于脉诊描述也非常翔实，包括20多种脉相的具体表现，并且强调四诊合参，此乃中医诊法的起源。关于治则、治法的学说，提出了治未病、治病求本、标本兼治、扶正祛邪、补虚泄实、调整阴阳等一套具体的治疗理论，而且总结了许多治疗的方法，如针灸、按摩、导引、外敷、蒸浴、放血等，特别是描述了很多针灸手法，至今临床中仍在运用。

4.运气学说

运气学说主要内容在《素问》的七篇大论中，着重探讨了自然界气候的变化对人体生理、病理影响的变化规律，并且试图按照这些规律指导人们防病治病。

5.养生学说

在天然相应，形成合一的整体观念的指导下，《黄帝内经》提出了协调阴阳、饮食有节、起居有常、恬淡虚无、精神内守等一系列的防病益寿的养生方法，其中防重于治的思想尤为可贵。

总之，《黄帝内经》在中国传统医学的地位和作用非常重要。因其内容丰富异常，具有非常强的指导意义，并越来越被世界各国重视。

（三）《黄帝内经》的三个"第一"

1.《黄帝内经》是第一部中医理论经典

中医学作为一个学术体系的形成是从《黄帝内经》开始的，所以说《黄帝内经》被公认为中医学的奠基之作，这部著作第一次系统地讲述了人体的生理、病理、疾病、治疗的原则及方法，对人类的健康做出巨大的贡献。

2.《黄帝内经》是第一部养生宝典

《黄帝内经》中不仅涉及如何治病，还论述了如何预防得病的内容，即如何在不吃药的情况下能够健康长寿。其中有一个非常重要的思想，称为治未病，"不治已病治未病，不治已乱治未乱"，此为《黄帝内经》中涉及的一部分养生内容。

3.《黄帝内经》是第一部关于生命的百科全书

《黄帝内经》的描写是以生命为中心，涉及医学、天文学、地理学、心理学、社会学、哲学和历史等多方面。《黄帝内经》作为中国传统医学理论思想的基础和精髓，在中华民族几千年繁衍生息的历史长河中，其医疗主导作用功不可没。在700多年前，欧洲爆发鼠疫，大约1/4欧洲人丧命，而在中国近两千年的历史中，虽然也记载过瘟疫的流行，但是从没有像欧洲一样，付出如此惨痛的代价，由此充分展现了《黄帝内经》的医学作用。

(四)《黄帝内经》对现代中医药的影响

《黄帝内经》是中国最早的医学典籍之一,也是中国传统医学四大经典之首。《黄帝内经》基本理论精神包括整体观念、阴阳五行、藏象经络、病因病机、诊法治则、预防养生和运气学说等。这部著作第一次系统讲述了人体生理、病理、诊断以及治疗的认识基础,是中国影响极大的一部医学著作,被称为医之始祖。

1.《黄帝内经》与中医医学教育

《黄帝内经》以朴素的唯物主义观点和辩证思想,阐述人与自然以及生理、解剖、病理、诊断和养生、防病治病方面的原则问题,成为中国医学的基石,中医理论体系的源泉,临床各科诊治的依据,后世奉为"经典医籍",为学中医者必读之书。《黄帝内经》是研究中医学的重要文献,也是中华民族宝贵的文化遗产。作为中国传统医学的思想理论基础及精髓,在中华民族几千年繁衍生息的漫漫历史长河中,它的医学主导作用及贡献功不可没。

(1)《黄帝内经》奠定了后世中医教育的广阔范围。《黄帝内经》医学观点十分全面。该书认为医学的研究范围,涉及机体生、长、壮、老、已的全过程。《黄帝内经》在《上古天真论》《天年》等篇章中,已具体论述了机体生命从两精相搏、胞宫孕育,到出生后的生长、发育、壮大和衰老的过程。值得注意的是,《黄帝内经》不是消极地静观生命的生、长、壮、老、已的过程,而是强调医学要在认识生命客观规律的基础上,注意养生保健和疾病防治,使机体能保持"耳目聪明,身体轻强,老者复壮,壮者益治"。《素问·阴阳应象大论》这一论述,启示后世医家从生命历程这一侧面,去发展医学多方面的内容。

《黄帝内经》在审察机体功能时,已概括出"形、神、气"三者的综合协调功能,认为三者的配合协调和综合平衡,是机体保持健康的必要条件,医学的任务不能局限于形体疾病的防治,而西方医学则经过了长期探索,直到19世纪末,才明确提出身心医学的观点。

《黄帝内经》还十分重视机体与自然环境社会因素间的密切关系,这一观点比西方医学在防治疾病时,要求医家注意气候、地理环境因素影响的认识要深刻得多。《黄帝内经》云:"人以天地之气生,四时之法成。"(《素问·生命全形论》)因而认为人的特性、脏腑功能和气血的运行,与大自然的运动规律有着同步的关系,其中特别重视四时阴阳变化对人体生理病理的影响。

综上所述,可以认为《黄帝内经》的医学观点实际上已具备了当今提出的"生物-社会-心理"的医学模式的雏形。《黄帝内经》这种全面的医学观点,为后世中医学术和学科教育的发展,开辟了广阔的领域,产生了深远的影响。

(2)《黄帝内经》提出了众多认知方法。《黄帝内经》是我国秦汉时期医学实践经验和古代哲学思想相结合的产物,因此它不仅载录了当时有关生理、病理、诊断、治疗知识,而且通过其哲理性的论述,提出医家从审察机体、自然和社会的各种现象和规律中,去汲取书中未载的知识和技能,来丰富医学的内容。这些方法主要有阴阳学说中的方法论、五行学说中的方法论、司外揣内的方法论、援物类比的方法论等五种之多。这些方法论启示后世医家从审察自然和社会的各种现象和规律中获取新知识,意义重大,同时对医学院校在开展医学教育方法论上也有启示,值得我们重视。

（3）《黄帝内经》对后世中医教育具有多方面影响。《黄帝内经》总结迄于战国、秦汉时期我国的医学成就，记载了在养生保健、防病治病和延年益寿等方面的众多医学手段，诸如砭、熨、针刺、灸法、药治、按摩、食养、食疗、导引、吐纳，以及精神调摄、心理治疗等众多论述和方法，对后世中医教育具有广泛的意义。首先，由于医学手段众多使后世医家能针对机体的疾病和证候，选择最佳的治疗或养生手段，以取得理想的效果。其次，也由于医学手段众多，使后世中医可以培养出各个层次和众多门类的医学人才，以满足我国这样一个人口众多国家的医疗和保健需要。

（4）《黄帝内经》对维持中医教育的统一性和延续性起了重大作用。战国秦汉时期，我国医学理论体系初步形成。晋至隋唐时期，中医学术发展较为平衡。当时主要是在《黄帝内经》脏腑经络学说和内伤、外感病机学说的指导下，基础医学和临证医学进一步积累了丰富的实践经验，产生了诸如《脉经》《诸病源候论》《针灸甲乙经》和临证外、伤、妇、儿各科现存最早的医著，而孙思邈的《千金方》和王焘的《外台秘要》这两部综合性医著，则初步奠定了临证各科的方药体系。此外，葛洪、孙思邈、陶弘景等又在《黄帝内经》理论的指导下，进一步丰富和发展了妇幼保健、养生学、老年医学和炼丹化学制剂等理论和方法，以及脏腑用药等。

近代，随着西方科学和医学的传入，逻辑思维和科学实证思想在中医药界有一定影响，对《黄帝内经》以辨证思维为特征的学术思想产生了一定冲击，但中医药界仍重视《黄帝内经》作为中医基础理论教材的作用，认为其所奠定的中医基本原则，是中医保持其特色的根本所在。就目前中国各大医学院校中医专业医学生使用的教材来看，从中医学基础理论到临床中医内科学、外科学、妇科学、儿科学等，都能找到《黄帝内经》的影子。

从上述历史过程中可以看出，中医学术思想和教育发展虽经历不同阶段，医家、学派之说也彼此相异，然而由于《黄帝内经》记载的医学观点、方法和手段博大精深，理论基础广泛，医家们在实践中遇到的许多难题，均能从《黄帝内经》中获取营养和启迪，从而维持了中医学在几千年历史上的统一性和延续性，对中华民族的繁衍昌盛，做出了不可磨灭的贡献。

2.《黄帝内经》与健康中国理念

"治未病"既是中医学理论体系的重要组成部分，又是中医养生学的理论核心，它代表着中医学的特色和精髓。中医治未病始见于《黄帝内经》（《素问·四气调神大论》）："是故圣人不治已病治未病，不治已乱治未乱，此之谓也。"历经长期的实践，逐步构成了"未病先防、已病防变、愈后防复"的理论体系，并形成了丰富多样的技术方法。

随着经济水平的不断提高，我国卫生健康事业获得了长足发展，居民主要健康指标总体优于中高收入国家平均水平。随着工业化、城镇化、人口老龄化进程加快，中国居民生产生活方式和疾病谱不断发生变化。心脑血管疾病、癌症、慢性呼吸系统疾病、糖尿病等非传染性慢性疾病导致的死亡人数占总死亡人数的88%，导致的疾病负担占疾病总负担的70%以上。居民健康知识知晓率偏低，吸烟、过量饮酒、缺乏锻炼、不合理膳食等不健康生活方式比较普遍，由此引起的疾病问题日益突出。人们对健康的要求越来越高。把保障人民健康放在优先发展的战略位置，坚持预防为主的方针，深入实施健康中国行动，完善国民健康促进政策，织牢国家公共卫生防护网，为人民提供全方位、全生命期健康服务。此乃我国"十四五"规划中提到的"健康中国"的主要推进目标,其理论基础源自《黄帝内经》"治未病"之精髓。

3.《黄帝内经》与全健康理念

进入21世纪,随着全球一体化进程的提速,人口流动增加、国际贸易等快速发展,包括突发传染性、食源性疾病等在内的公共卫生事件频繁发生,加剧了健康问题的复杂性。为了寻找这些问题的解决方案,"全健康"(One Health)理念应运而生,并在越来越多的国际组织和国家健康治理过程中实践和应用。

全健康理念的提出无疑也是东西方哲学思想和现代社会不断发生变化的有机结合的必然结果。《黄帝内经》部分理论源自道教,接受了中国古代唯物的"气"一元论的哲学思想,将人看作整个物质世界的一部分,宇宙万物皆是由其原初物质"气"形成的。在"人与天地相参""与日月相应"的观念指导下,将人与自然紧密地联系在一起。

《黄帝内经》认为人与自然息息相关,是相参相应的,自然界的运动变化无时无刻不对人体发生着影响。《素问·宝命全形论》说:"人以天地之气生,四时之法成。"是说人和宇宙万物一样,是禀受天地之气而生、按照四时的法则而生长。人生天地之间,必须要依赖天地阴阳二气的运动和滋养才能生存。

人体的内环境必须与自然界这个外环境相协调、相一致,这就要求人对自然要有很强的适应性。《灵枢·五癃津液别》说:"天暑衣厚则腠理开,故汗出⋯⋯天寒则腠理闭,气湿不行,水下留于膀胱,则为溺与气。"这显然是水液代谢方面对外环境的适应。人的脉象表现为春弦、夏洪、秋毛、冬石,同样是由于人体气血对春夏秋冬不同气候变化所做出的适应性反应,以此达到与外环境的协调统一。如果人们违背了春生、夏长、秋收、冬藏的养生之道,就有可能产生病变。就是一日之内、日夜之间,人体也会随天阳之气的盛衰而相应变化。如果违反了客观规律,也会受到损害。当今的全健康理念与《黄帝内经》中关于人与自然、环境的关系理论基础,可谓一脉相承,息息相关。

（杜幼芹）

二、《伤寒论》

（一）概述

《伤寒论》是一部阐述外感及其杂病治疗规律的专著。作者是东汉末年张仲景,于200—205年写成。全书共十二卷二十二篇,包括397法。除去重复的药方,共包含药方112个,本书重点论述的内容是人体感受风寒之邪所引起的一系列病理变化,以及如何进行辨证施治的方法。

《伤寒论》集汉代以前医学之大成。系统阐述了多种外感疾病及杂病的辨证论治,理法方药俱全。与《黄帝内经》偏重理论不同,《伤寒论》更注重临床经验,因此理法方药非常齐全。所以本著作在中医发展史上具有划时代的意义,同时还有承前启后的作用,为中国医学的发展做出了重要的贡献。

（二）主要内容

张仲景运用《素问》《热论》中的理论，勤求古训、博采众方，结合自身的临床实践对外感疾病的发生、发展、治疗、愈后进行了精辟的阐发，他将外感疾病具有规律性的各种表现归纳为太阳、阳明、少阳、太阴、少阴、厥阴六经辨证。其中又将每经结合阴阳、表里、寒热、虚实进行了辨证论治，因此本著作中既体现了同病异治，也有异病同治两方面内容，确立了严谨的治疗规范，创立了六经辨证体系，奠定中国医学辨证论治的原则。在中医诊疗过程中强调的辨证论治实际上是从《伤寒论》开始的。

《伤寒论》是第一部理论联系实践，理法方药齐备的临床医学巨著。本书按照伤寒传变的规律，以条文的形式进行逐一的辩质，内容言简意赅，但辨证严谨，治疗方法灵活多变，用药方面药少而精，对后世临床医学的发展产生了深远的影响。由于本书的用药特点，后世逐渐形成"经方学派"。如今临床上包括经方派和时方派两大派别。实践证明，本书的辨证论治原则不仅适用于伤寒病的治疗，而且也指导着其他临床各科治疗的准则。《伤寒论》中所运用的汗、吐、下、和、温、清、补、消等基本治法，对后世有非常广泛的指导作用。在《伤寒论》中，共创制了 113 个基本的方剂，如麻黄汤、桂枝汤、承气汤、白虎汤、小柴胡汤、里中汤、四磨汤、五苓散、泻心汤及乌梅丸等，这些方剂不仅为人熟知，而且被现代临床广为应用。由此可见，《伤寒论》对中国医学做出了巨大的贡献，在现代医学学习中本书必不可少。

三、《金匮要略》

（一）概述

《金匮要略》，作者张仲景，是中医经典古籍之一，全书共 25 篇，方剂 262 首，列举病症 60 余种，所述病证以内科杂病为主，兼有部分外科、妇产科等病证。它是我国现存最早的一部治疗杂病的专著，也是张仲景所创制的辨证论治的代表作之一，古今医家称本书为"方书之祖"。其一方之精，是治疗杂病的典范。最初，张仲景撰写的只有《伤寒杂病论》一书，后因战乱，原书亡佚，后人将《伤寒杂病论》分成《伤寒论》和《金匮要略》两部分。《金匮要略》书名中的"金匮"指的是本书的重要和珍贵，"要略"指的是简明扼要，表明本书内容精要。

（二）主要内容

《金匮要略》是治疗杂病的典范，它涉及内科、外科、妇科以及儿科的内容，对后世的分科治疗有重要的指导意义。全书共 25 篇。

第一篇是脏腑经络先后病篇，属于总论的性质，对疾病、病因、病机、预防、诊断及治疗等各方面做出原则性的提示，在全书中具有纲领性的意义。第二到第十七篇属于内科范围的疾病。第十八篇涉及外科疾病。第十九篇将不便于归类的几种疾病合为一篇。第二十到二十二篇属于妇产科疾病。最后三篇涉及杂疗方及食物禁忌等。在疾病的治法方面除药物治疗之外，还选用针灸、饮食调养，而且重视护理的作用。药剂包括汤剂、丸剂、散剂、酒剂等。药剂又可分为内服的药剂，和熏、洗、坐、敷等外置的药剂。

值得一提的是，《金匮要略》是我国现存最早的一部诊治杂病的专著，其内容是《伤寒论》后半部分介绍的杂病。其重要性体现为两个方面，一方面《金匮要略》首创了以病为纲、病症结合、辨证施治的诊疗体系。张仲景以病分篇进行编写，确立了病因诊断在杂病中的纲领地位，原书各篇的篇名中出现"病、脉、症、治"几个字，它将病和症相结合，脉和症相结合，辨证和施治紧密结合。病症结合是在明确病因诊断的基础上将脏腑病症作为杂病病症的核心，提出了脏腑经络病机及四症大纲进行病和症相结合的诊疗的方法。病脉结合指的是，原书认为脉象可以反映脏腑和经脉的变化，及疾病的吉凶顺逆，因此据脉论是原书的一个特色，据脉论主要体现在根据脉象诊断疾病、推测病因、确定病位、阐述病机、指导治疗、判断预后等各方面。辨证和施治结合形成了理法方药和脉因证治为一体的杂病诊疗思路，在杂病防治方面本书根据天人相应及人体经络之间的整体性提出了"无病防病，有病早治，以防传病"的预防为主、防治结合的医学观念。另一方面，本书被尊称为"方书之祖""医方之经"。原书根据内经立法处方的一般原则创制了经方205首，其中处方配伍是非常严谨的，用药精当、药材灵活、功效卓著，并且其所载的方剂治疗范围非常广。按照方剂学的分类，包括解表剂、催吐剂、泻下剂、和解剂、表里双解剂、温里回阳剂、清热泻火剂、消痰化积剂、补益剂、安神剂、固涩剂、理气剂、理血剂、去湿剂、润燥剂、祛痰剂、疮痈剂等，由此可见，方剂的归类已初具规模并且内容丰富，原书在方剂的使用中充分体现了"同病异治，异病同治"的思想。所以，《金匮要略》的临床指导意义非常强，应认真学习。

四、《温病条辨》

（一）概述

《温病条辨》为吴瑭多年温病学术研究和临床总结的力作。温病学派成熟在清代。吴瑭所处时代，已逐渐脱离了《伤寒论》的束缚向前发展，但当时并没有一部系统的研究温病学的专著，温病学说也未被广大的医家所接受，而且叶天士在温病学方面的胃气凝血辨证理论虽然有丰富的实战经验，但没得到广泛的推广，当时的医学界还是沿袭《伤寒论》治疗温病的居多，当时经常出现失治、误治现象，并且因用药比较杂乱，其收效甚微。由此吴瑭经过十多年努力，潜心研究，着重强调温病和伤寒两大学派应互相取长补短，写成《温病条辨》一书，该书是一本关于温病的集大成之作，为温病学派的成熟贡献了很大力量，其理法方药是温病学的指导。

（二）主要内容

1. 三焦辨证

本书共七卷，卷一为上焦篇，卷二为中焦篇，卷三为下焦篇，卷四为杂说，卷五为解产难，卷六为解儿难及卷七的总论部分。全书以三焦辨证为主干，其中上焦指的是心、肺病变，中焦指的是脾、胃、大肠病变，下焦指的是肝、肾病变。在治疗原则上吴瑭提出"治上焦如羽，非轻不举，治中焦如衡，非降不安；治下焦如沤，非重不沉"，此为三焦的辨证理论，也是本书的核心，是学习《温病条辨》必须掌握的重点。

2. 温热病、湿热病

根据病因不同，治法不同，吴瑭将温热分成温热病和湿热病两大类，此两大类实际上是这类疾病的共性。由湿热邪气所引起的疾病称为湿热病;由温热邪气所引起的疾病称为温热病。具体包括风温、温热、瘟疫、温毒、冬温、暑湿、伏暑、湿温、温燥、温疟和秋燥等几大类,根据具体的致病邪气确立病名。

吴瑭在解释温病全过程辨证时,同时参照了张仲景的六经辨证、刘伯鉴的《温热病机》、叶天士的《卫气营血辨证》及吴又可的《瘟疫论》等诸家的学说,病机明了并列出许多有效的方剂。例如,该书中归纳了温病的清络、清营、育阴的治法,实际是叶天士散存在医案里的清热养阴诸法的总结和提高。再例如,吴瑭将银翘散称为清凉平剂,桑菊饮称为辛凉清剂,白虎汤称为辛凉重剂,他遣方用药的层次清晰、条理井然有序。由此可见,该书不仅仅是用心之作,同时也是学术理论的升华作品。

（杜幼芹）

第四节　西方历史上的名医

一、西方"医学之父"——希波克拉底

希波克拉底(约公元前460—公元前370)为古希腊伯里克利时代的医生,被西方尊为"医学之父",西方医学奠基人。

书中记载,希波克拉底最伟大的贡献就是提出了"体液学说"及平衡理论。他提出,复杂的人体是由血液、黏液、黄胆汁、黑胆汁这四种体液组成的,四种体液在人体内的比例不同,形成了人的不同气质:性情急躁、动作迅猛的胆汁质;性情活跃、动作灵敏的多血质;性情沉静、动作迟缓的黏液质;性情脆弱、动作迟钝的抑郁质。这些体液维持了人体内理想的平衡。要是出现某种体液过多或者是某种体液发生败坏,人体就以其天然的愈合力恢复自身的平衡,如果无法平衡,人体就会生病。用现代医学理论解释,它强调了机体的统一性和个体性,强调精神和躯体之间的相互作用,这是一种整体病理学理论。这个学说在好几个世纪里支配了西方的医学科学。希波克拉底对后世的深远影响,无人能望其项背。总而言之,终其一生,他皆在教授及钻研医学,并遨游四方,更为后人留下了希波克拉底誓言,该誓言于1948年由世界医学学会加以修改,以格言形式编成《日内瓦宣言》,作为医生的职业道德规范。

二、流行病学之父——约翰·斯诺

约翰·斯诺(1813—1858),英国麻醉学家、流行病学家,被认为是麻醉医学和公共卫生医学的开拓者。1854年霍乱来势汹汹,席卷英国。在当时,所有人都认为该疾病是由空气传播、无药可治。作为英国伦敦皇家内科医学院的成员,斯诺每日接触病人,并没有患病,因此他认为真正的"凶手"还尚未找到。如果想要尽快控制病情,就必须找到真正的传播介质。那个时候,微生物致病理论还没有被广泛接受,因此斯诺博士并不清楚传

染的原理,但经过科学的推理,他坚信霍乱的传播途径并不是因为吸入了糟糕的空气,而是其他尚未发现的原因。经过不懈努力,他发现大部分死者都是常年饮用宽街水的人。至此,所有的谜团都解开了,真正传播霍乱的介质是水。因此当局下令拆除了宽街的水泵,霍乱暂时得到了抑制。遗憾的是,斯诺博士四年后不幸中风死亡,年仅45岁。直到1884年,德国大科学家罗伯特·科赫从粪便中分离出了霍乱弧菌,"霍乱案件"至此算是找到了元凶。2003年3月,英国曾进行了一次关于评选历史上最伟大医生的民众调查,约翰·斯诺高居榜首,被评为"最伟大的医生"。约翰·斯诺绘制的"霍乱地图"成为经典的医学案例,他对霍乱传播途径进行了开创性的研究,并首次提出预防霍乱的措施,对于防止19世纪英国恐怖霍乱的蔓延具有重要意义,由此,他被尊称为"流行病学之父"。

三、现代临床医学之父——威廉·奥斯勒

威廉·奥斯勒(1849—1919),加拿大医学家、教育家,被认为是现代医学之父。奥斯勒作为现代医学教育的开拓者,他真诚地秉承了希波克拉底的精神衣钵,在医学教育、职业生活和职业精神方面深化了医学的社会责任。作为现代医学教育的鼻祖、临床医学的泰斗,他开创了现代医学的新观念与新里程,对现代医学发展做出了杰出的贡献,为人类留下了丰厚的精神财富,他的一生主要有三大贡献。

(一)提出了医学的本质观——医学科学与医学人文的有机结合

奥斯勒在《行医的金科玉律》一书中写道:"行医是一门以科学为基础的医术,是一种专业,而非交易,是一种使命,而非行业。在这个使命中,用心要如同用脑。"他始终觉得一位医生"绝不只是在治疗一种疾病,而是在医治一个独一无二的人,一个活生生、有感情、正为疾病所苦的人"。他要求医生"既要有丰富的医学知识,又要跟得上最新的医学进展,还要具备人文素养,更要关心病人在面对各种状况的挣扎"。这揭示了医学的本质,不仅仅是科学,更是以科学为基础的人文艺术。他明确指出:"过分地强调科学,很容易就会忽视医学的人性关怀与怜悯。"

他的一些理论观点,经历了一百多年的实践,越来越证明其正确性。特别是进入20世纪以后,科学技术突飞猛进,医学得到了迅猛发展。先进的诊疗设备和药物的大量涌现,为改善人类健康状况做出了重要贡献。但是,"科技万能""技术至善"主义的张扬,却使现代医学出现了非人性化的倾向。医学工作的对象变得不再是病人,而是疾病;病人也不再是完整的、富有情感的人,而被当作一部需要修理或更换零件的机器。令人担忧的是,无论是医生还是病人乃至整个社会人群,都沉浸在"先进仪器设备和药物保障健康"中。这种理念不仅无益于人们健康状况的改善,而且最终将束缚医学自身的发展。

技术崇拜和资本浸润,导致科学与人文的断裂、技术进步与人道主义的疏离,导致医生和病人之间的距离不断拉大,医患之间感情弱化,医患沟通和交流减少,医患误会和矛盾增多。当前全世界医疗行业都应该重温威廉·奥斯勒医生的医学本质观,推动医学人文的回归。要抓好医学人文教育,在医学生入学的第一课,就应讲授医学人文的学习内容,教育医学生不但要掌握好医学知识和技术,还要做一个有人文素质、人文方法的医

生。要加强医学人文建设，让医学从实验室中走出来而面向社会，让医学从医院走出来而面向大众，让医学从医生中走出来而面向病人，切实改变"见病不见人"的单纯技术服务观念，让医疗技术更好地消除疾病、缓解病情、减轻痛苦、改善功能、恢复健康、延长寿命，使病人在接受医疗服务过程中感受到人性的温暖和人格的尊严。

（二）创新了医学教育观——坚持临床教学和提升岗位能力的核心教育理念

威廉·奥斯勒医生首创了"Bedside"（病床边）的教学观念，在奥斯勒制度中，学习的第三年，所有学生都要进入病房进行"病床边"的训练，要记录病史、查体和进行实验室检测。他认为，没有从病人身上观察，而只看书学习，就像"学习航海却从未出海航行"；而没有书本做导读来学习病人的临床症状，就像"没有航海图在茫茫大海上漂流"。他引用了德国的住院医生制度和英国的实习生制度，要求所有的医生都要先经过七八年的全职住院医生轮转培训。住院医生被要求全天住在医院之中，除了休息就是待在病房，事无巨细、全方位地监护病人。正是威廉·奥斯勒医生的不懈努力和积极作为，将约翰·霍普金斯大学医学院发展为医学教育的殿堂，并且将世界的医学中心从欧洲转移到美国。好医生的本事在于他的能力而不是他的理论功夫。

（三）树立了医生的正确人生观——恬淡自适和修炼品行

威廉·奥斯勒医生是一个理想主义者，行走在尘世间却一尘不染，名噪一时却恬淡自适、沉稳宁静。他认为："快乐的秘密无他，献身于一份能够让心灵满足的工作而已；在这里，对于生命，我们只加一分自己所能，绝不取一分所欲。""医生与牧师，修女与护士，在这个世界上，都是不竞争、不喧嚷，街上也没有人听见他声音的人，他们的天职就是扶伤、救穷、治病"。他乐于学习，一生读了 1 900 多本书，藏书 8 000 余册，认为"不读书无以保持心智的敏锐，以至于与现实脱节、对环境冷淡、终至落伍而淘汰"。他长于感恩，用"在我逐渐凋零的有生之年，无论今昔，纵使独处，都能感受到他的言行影响于我，一步一印全在我心"。来表达他对言传身教的导师帕·霍华德的崇敬之情。正是威廉·奥斯勒医生具备了这些高尚品格，才成就了他的辉煌人生。

当今时代，伴随着广泛而深刻的社会变革和突飞猛进的科技发展，知识更新的周期大大缩短。有专家考证，18 世纪以前，知识更新速度为 80 ~ 90 年翻一番；19 世纪 60 年代，知识更新速度为 50 年左右翻一番；20 世纪 90 年代以来，知识更新加速到 3 ~ 5 年翻一番。医生必须不断学习，学习医学知识、人文知识，努力掌握新知识、新理论、新技术、新方法，学会感恩病人，才能更好地为病人服务。临床医学是实践性很强的学科。医生经验的积累和技能的提高，主要是通过上级医生的指导、同事的协作、病人提供的临床实践机会来实现的。医患是同一个战壕的战友，目标是应对病人的痛苦这个"共同的敌人"。医护是一个团结协作的集体，目标是拯救病人的生命、维护病人的健康。年轻医生的成长，既要感恩于老师和同事的传帮带，还要感恩于病人提供的诊疗机会。要敬畏生命。

（杜幼芹）

第五节　西方著名医学典籍

一、《希波克拉底文集》

近现代中外各流派的文化专家均认为,古希腊文化虽孕育较晚,却是近代欧洲文化——西方文化的始基。医学方面也是这样,我们若把现代医学称作西医,则追其本源应回溯到古希腊医学去。欲知西医的传统精神,必先从古希腊医学开始。

希腊医学的代表人物为希波克拉底。以他为名的著作《希波克拉底文集》是现在研究希腊医学最重要的典籍。这是一部历久弥新的经典,其珍贵之处不在于那些古老的治疗技术与心得,而在于字里行间蕴含的关于生命的思考,通过这些思考而得到的力量。

西方"医学之父"希波克拉底为后人留下的遗产就是著名的《希波克拉底文集》,现存60余篇论述。该书并非一人一时之作,每篇的长短、风格、观点各异。其中的大部分作品写于公元前5世纪下半叶至前4世纪下半叶,后人根据传说所著。该书对后世医学产生深远的影响,到17世纪还是欧洲许多国家的医学生的必读书。该书的整体特点是:一是用理性态度,通过体内实存物"体液"去明释疾病,这是对魔术宗教观念的一个否定,他对医学走上科学道路起了开路作用。二是把宇宙的本体论探索与人体观念区分开来,避免了许多形而上学的干扰。三是强调环境对健康的影响,重视预防,重视心理精神因素对病人的影响。四是提出"转变期"和"自愈"的概念,认为疾病有一个自然过程,身体有自我痊愈的倾向。因此,治疗上坚持"无害"原则,反对应用峻烈药物,主张医生的重要任务是在转变期帮助病人,强调护理和食疗。五是症状描述较细,重视通过症状判断预后,反映了古人对疾病过程的动态性观察。六是最早开始用动物实验去研究人的生理现象(如给猪灌有色水然后解剖观察喉部着色),在研究方法上对后世有很大的示范作用。

二、《格氏解剖学》

《格氏解剖学》自1858年问世以来,至今已有160多年,经过40次修订、再版,其内容广度和深度、编排之合理、插图之新颖都取得了长足的发展,成为名副其实的世界名著。

《格氏解剖学》远远超越了人体解剖学的传统概念,以经典的人体解剖学为基础,广泛吸纳了细胞生物学、分子生物学、发育生物学、神经生物学、人体胚胎学、组织学、人类学、遗传学、生理学、病理学等学科的最新发展成就,将它们有机地融合于大解剖学之中,同时还用最新的知识和思维解释了某些疾病的发病机制,提供了新的诊断和治疗方法,特别是结合解剖学知识介绍了一些新的、行之有效的外科手术,从而大大拓宽了解剖学的理论内涵和应用范畴。

三、《西氏内科学》

《西氏内科学》的作者是美国的古德曼。《西氏内科学》以论述严谨、系统,尤其是对病理、生理等科学原理的深刻阐述而深受国内外读者的欢迎,被世界各国医学院校誉为"标准内科学参考书"。《西氏内科学精要》第9版浓缩了《西氏内科学》第25版的精华,内容严谨、系统而精练,便于读者更快地学习其体系框架及核心内容。本书对每一种疾病从定义、流行病学、病理学、临床表现、诊断和治疗等方面进行了全面而精练的描述,反映了内科学知识的最新进展、循证实践指南;并辅以大量的图表,形象、直观,便于读者更好地理解。

四、《克氏外科学》

《克氏外科学》自1936年第一版发行以来,由于外科领域更新速度极快,到目前已经发行到第20版。本书强调从基础科学的成就、临床特点、插图到文献资料每个章节都要全面更新。基础科学在对疾病的了解、诊断和治疗方面的作用正在快速发展,该版本更加强调这一特点。在医科学校、美国外科学会和各外科专业学会的执照考试中都更加强化基础学科的重要性。本书的作者们每人都在各自的章节中强调了对外科疾病发病机制新的理解。新增加了六个相当重要的章节,包括分子生物学与外科学、外科临床结局、腹腔镜外科、整形和颌面外科、肺气肿的外科处理和间皮瘤。此外,所有章节都全部修订和更新,读者会发现每个章节都以统一的格式组稿,包括与各种外科疾病相关的解剖、病理、生理、细菌、生化、药理、免疫及遗传学特征。重点放在每种疾病的体验发现、各种情况下必要的现代诊断手段和治疗学的方方面面。其中也包含了许许多多实际手术时的图片,可以方便读者更直观地感受外科手术的魅力。

五、《尼尔森儿科学》

《尼尔森儿科学》作者是美国的贝尔曼、克里格门、詹森。《尼尔森儿科学》秉承了其作为儿科学最完整、最权威的经典教科书的特色,涵盖所有儿科内外科疾病的遗传学、内分泌学、病因学、流行病学、病理学、病理生理学、临床表现、诊断、预防、治疗和预后等方面的内容。本版的修订又吸纳了数位儿科领域的知名专家的意见,修订部分包括过敏性疾病、上下呼吸道、肿瘤、糖尿病、神经肌肉疾病、行为与心理疾病等。同时进一步在版式上进行了艺术加工,用大量的表格和栏框突出了重点内容。

（杜幼芹）

参考文献

[1]刘哲.中医理论的发展特点及其思想文化基础研究[D].北京:北京中医药大学,2017.

[2]朱建平,李经韩,鄂良.中国古代文化与医学[M].武汉:湖北科学技术出版社,1990.

[3]李经纬,林昭庚.中国医学通史(古代卷)[M].北京:人民卫生出版社,2000.

[4]宋兆麟.中国风俗通史(原始社会卷)[M].上海:上海文艺出版社,2001.

[5]陈文华.中国原始农业的起源和发展[J].农业考古,2005,2(1):8-15.

[6]王明强,张稚鲲,高雨.中国中医文化传播史[M].北京:中国中医药出版社,2015.

[7]李经纬.中医史[M].海口:海南出版社,2015.

[8]唐仁康.中西医历史比较研究[D].黑龙江中医药大学,2018.

[9]王大庆.古希腊人的"本""末"观平议[J].中国农史,2004,3(1):104-113.

[10]冯达文,郭齐勇.新编中国哲学史[M].北京:人民出版社,2004.

[11]张光直.论"中国文明的起源"[J].文物,2004,4(10):73-82.

[12]施展.枢纽:3000年的中国[M],桂林:广西师范大学出版社,2018.

[13]顾准.顾准文集[M].北京:民主与建设出版社,2015.

[14]郝智涌.中西医学认知方法的比较研究[M].北京工业大学,2014.

[15]王明强,张稚鲲,高雨.中国中医文化传播史[M].北京:中国中医药出版社,2015.

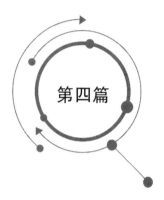

第四篇

近代文明与实验医学的发展

第九章

近代医学的源流

第一节　阿拉伯文明与医学

近代医学,特别是西方近代医学,是指文艺复兴以后逐渐兴起的医学,一般包括16—19世纪的欧洲医学。

阿拉伯国家历来奉行比较开明的文化政策,对异教徒较为宽容,尽管异教徒需要缴纳更多的人头税,但是,可以保持原有信仰,享有财产权,甚至可以在国家的高级机构中任职。许多在欧洲没有机会继承土地的人,纷纷选择留在阿拉伯,为文化的传播做出了贡献。一些人在贸易中,将许多科学成就带回欧洲,包括阿拉伯数字、代数、航海罗盘、火药和棉纸等,很多新的词汇随着东征被带入欧洲的语言中,例如 cotton(绵)、muslin(平纹细布)、divan(沙发床)和 bazaar(市场)等。阿拉伯人在整理、翻译和改编古典著作方面做出了卓越的贡献。9世纪初,阿拔斯王朝的哈里发为给伊斯兰神学寻找"理论支持",竭力鼓励并组织对希腊古典哲学的大规模翻译活动。"智慧之城"巴格达拥有一大批专门的翻译人才。据说,翻译的稿酬以与译著重量相等的黄金来支付。柏拉图、亚里士多德、欧几里得、托勒密、盖伦、希波克拉底等古希腊、古罗马学者的哲学、科学和医学名著的译本经整理、注释之后,相继问世。而经历了漫长黑暗的神权统治的中世纪,古希腊的经典在欧洲大都已经失传。正是东西文化交融,使欧洲人通过阿拉伯文的译本才得以了解先人的思想,后来许多学者要求恢复古希腊和罗马的文化和艺术,文艺复兴运动由此兴起。

东西文化的融合促进了医院和收容院的发展。那个时期许多医学团体纷纷建立,其主要功能就是照顾病人,最著名的是耶路撒冷的圣约翰骑士团(又称医院骑士团)。该骑士团在耶路撒冷、叙利亚、塞普路斯、罗得和马耳他等地建立或接管了许多医院。

(张　超)

第二节　中世纪的医学发展

欧洲中世纪指476—1453年,从医学史来讲,持续到文艺复兴人体解剖学兴起这段时间。这个时期因为科学和医学都没有发展,因而有人把它称为医学的黑暗时期。在这个时期,古希腊医学的光辉已经暗淡,古罗马医学的富丽宝库也已悄然褪色,追求真理和科学的思想已退去,以往雅典和亚历山大里亚光辉一时的文化也已成为历史。

14世纪,一场浩劫席卷了欧洲,至少夺走了7 500万条生命。这场笼罩在欧洲三个世纪的灾难,被称为黑死病。瘟疫最初特指黑死病,而如今,这个词语已经引申为大规模致死传染病的统称,至今令人心生畏惧。对于当时的欧洲而言,黑死病的成因是无法知晓的,天罚说、女巫说、恶魔说……各种病因的解释流传在欧洲,无论是哪种,都不是人类可以解决的,也催生了传说中的"黑死病医生"(鸟嘴医生)。

中世纪的医术非常落后,从5世纪开始几乎没有进步。"黑死病医生"之所以会戴这种夸张的面具,也是寄希望于吓走恶魔。他们的医疗手段,例如星象医学、希波克拉底的体液疗法,前者源自公元1世纪,后者来自公元前4世纪。也就是说,14世纪的欧洲,依旧在用近2 000年前的医疗手段。

西方传统医学的根基,是希波克拉底的体液学说。后来和托勒密的星象医学结合在一起,共同组成了欧洲中世纪医学的基石。直到如今,仍有人相信希波克拉底的体液学说,尽管它已有2 500年的历史。希波克拉底的体液学说,在医学上的实践,就是放血、催吐、验尿和灌肠,这四种方法几乎是中世纪医生必不可少的手段。大名鼎鼎的华盛顿和牛顿时期的科学家伽桑狄,都是死于放血疗法。但是,在医疗手段贫乏的中世纪,放血反而成了医疗的主力手段。依托于希波克拉底和托勒密的学说(星象医疗的基础建立在希波克拉底的体液学说之上),放血在中世纪开始变得十分讲究。首先,医生会判断疾病的星象上升点,以及病人的黄道宫,然后,结合行星的位置和性质,确定疾病要从哪里放血,放多少血。虽然星象医学代表着落后,但是它的理论基础和理论难度异常复杂,在中世纪,能够熟练掌握星象医学的医生,算得上是医生中的佼佼者。值得一提的是,放血在中世纪早期是一种非法行医的手段。那时的医生主要由僧侣担任,他们的医疗手段主要是星象医学和信心医学(即信教可治病)。僧侣不能自由处置病人的身体,因为人体是上帝造物的存在。在僧侣逐渐退出医学舞台后,放血疗法才逐渐发展为一项合法医疗手段。

希波克拉底认为,人体内的疾病和毒素,可以通过呕吐和排便排出,因此,大量的催吐剂和泻药,成了欧洲的主流药物。中世纪欧洲人甚至服用黏土治疗黑死病,催吐剂和泻药导致了许多病人过度呕吐,食管破裂,吐血而死。一直到了17世纪,催吐和泻药仍然作为一种医疗手段。自从人类在8世纪发现了锑之后,锑也成了一种催吐剂运用在医疗之中。作为一种毒性重金属,锑中毒让大量接受治疗的病人死于非命。灌肠疗法,这种疗法并不同于我们正常认识中的灌肠。欧洲人在学习阿拉伯医学之后(中世纪的西方,最发达的是"阿拉伯地区")认识到了许多草药,但是他们治疗的方式,却和正常人的思维不太一样。中世纪的医生将草药熬成的汁水灌肠,而中世纪最受欢迎的灌肠工具又含有锑,会导致剧烈的头晕和呕吐,所以中世纪的病人灌肠时,经常出现下面灌、上面吐的情形。"灌肠圈大佬"路易十三保持了一项纪录,一年灌肠200多次,经常是饭前便后不洗手但要灌肠,还研究出了大量的灌肠秘方。英国国王查理二世,在灌肠疗法中过量使用锑和石灰水,用力过猛一命呜呼。

关于人类的手术史,最早的记录就在著名的《汉谟拉比法典》中。当时已经有对一套手术的规范要求,以及手术失败后对病人的赔偿,可是因为时代较早,那时的手术具体流程我们难以得知。到了中世纪,人类已经开始了对手术的尝试,而最常出现的三种手术:一是割痔疮,二是剖宫产,三是导尿管手术。中世纪的痔疮手术:医生拿刀将痔疮迅速切除,然后拿烙铁将伤口烫平,完成止血和消毒,虽然过程很痛苦,但是这一手术算是中世纪成功率最高且最科学的手术了。时至今日,痔疮手术中用高频电刀电凝止血的逻辑依旧如此。真正可怕的是产生于中世纪的剖宫产,相传凯撒大帝就是剖腹而生的,剖宫产之名由此而来。公元前700年的古罗马曾经规定,接近足月生产的孕妇应用剖宫产生产。但是这种剖宫产基本只运用在已经死亡的孕妇身上,用来抢救腹中的婴儿。虽然这一事实情有可原,但是在中世纪,生孩子依旧是一个死亡率很高的事情。中世纪的助产士多由修女充当,由于没有科学统一的助产方法,因而使用的方法也千奇百怪。例如鞭打孕妇,捆绑孕妇,如果胎儿的胎位不正,难以生产,就会使用铁质的钩子,将胎儿勾出来,这一过程中,会出现大出血、撕裂、子宫破裂、感染等情况。可以说,中世纪的妇女,几乎都是拿生命在生产。中世纪还有一种特别的导尿管手术。中世纪末期,梅毒伴随大航海时代出现。这对于当时的医疗水平和防疫水平而言,毫无疑问是一场灾难。大量欧洲男性因为梅毒感染损伤尿道而排尿困难,为了解决排尿问题,医生会用金属的导管自尿道插入膀胱帮助排尿。这种直接插入的方式会带给病人极大的痛苦,而且还有感染的风险。

当然,中世纪的手术并不只是充满了愚昧、无知和暴力,对于弓箭射伤以及刀伤等伤口,中世纪医生依然总结出了一套可行的方法,用穿孔术给伤者的头骨钻孔,再将颅骨破碎的碎片取出,针对刀伤的烙铁技术,也可以在一定程度上解决伤口感染的问题。但总体而言,这些手术,都十分疼。麻醉剂在当时并没有出现,只能使用一些药物的汁水让病人中毒昏迷,但是,这一方法的麻醉效果极其不稳定,经常会出现手术到一半病人醒来,或者是手术结束了,病人却没法醒来等情况。

愚昧落后的中世纪医学,并不是完全不可取的,即便是最黑暗的时代,仍有一线曙光照亮了那个乌云密布的神学统治。9世纪中叶,在意大利的萨勒诺,萨勒诺医学校成立了。萨勒诺医学校由谁成立无法考证,但是萨勒诺医学校在11世纪得到了迅速的发展,并为文艺复兴后的医学革命奠定了基础。萨勒诺医学校跳出了宗教医学的桎梏,并且推动了女医生进入到医疗领域,开创了解剖为基础的医学研究,更重要的是,萨勒诺医学院确立的五年制医学教育制度,一直沿用至今。在中世纪末期,帕拉塞尔苏斯的出现,又为医学的未来,指明了方向。传说帕拉塞尔苏斯拥有"贤者之石",并制造了传说中的人造人"霍尔蒙克斯",而这些都是漫画作品《钢之炼金术师》设定的原型。

帕拉塞尔苏斯最大的成果是确立了化学医学。他将化学的概念引入到了医学,发现了乙醚的作用,并用鸦片制作了较为稳定的止痛剂……帕拉塞尔苏斯是欧洲医学革命的开创者,照亮了中世纪最后的"至暗时刻"。中世纪,作为持续了1000年的黑暗时期,其中的愚昧和无知是我们难以想象的,即便是聚焦到了医学领域,这里提到的,也仅仅是中世纪黑暗历史的冰山一角,但我们不可否认的是,即便是最黑暗的时刻,依然有人为了那一缕不知何时到来的曙光而奋斗。

（张　超）

第三节 文艺复兴以来的医学成就

医学发展经历了从蒙昧、野蛮到文明的几个阶段,人类的医学观由神灵主义、生物医学模式向生物-心理-社会的整体医学模式转变。医学和人文走过了由合到分,由分到合的进程,这种合—分—合,实质上是一种辩证的螺旋式上升,是人类人文医学思想发展的飞跃。

1300—1650 年发生在欧洲的文艺复兴是一次社会政治、经济和思想等领域的大变革,使艺术和科学重新焕发了生机,开辟了探索文字、世界、思想和人体问题的新时代。在文艺复兴时期,欧洲经历了中世纪经济社会模式的瓦解,商业、城市和贸易的繁荣以及国家的现代化发展。如此巨大的变革似乎是与过去的完全决裂,而实际上它在很多方面仍处于中世纪的顶峰。文艺复兴对医学来说也是一个特别重要的时代。可以这样说,广义的医学复兴开始于 15 世纪,到 16 世纪轮廓分明,17 世纪掀起医学革命的浪潮。

科技革命(1450—1630)时代的见证人、英国科学哲学的先驱和大法官弗朗西斯·培根(1561—1639)曾经说过,如果我们认为"原因、效应和结果"是人类创造力的全部产物,那么三大发明就是"印刷术、火药和指南针"。培根进一步指出,三大发明已经改变了整个世界的状态和面貌,这是古人无法想象的。在 15 世纪 60 年代,整个欧洲许多印刷社的建立,发起了信息交流的革命,这场革命可以部分地解释文艺复兴的持久性。这场"印刷革命"加速了文字化的趋势、思想的传播以及地域文学的建立,实现了"雕版文化"和"图形文化"向"印刷文化"的转变。对教育问题的兴趣不再只是限制于高级学习和学院课程上,而是包括了基础教育的改革。尽管与手抄本相比有些印刷书籍的低级趣味会引起不可避免的抱怨,也有人害怕过多文学作品会产生破坏,学者们却更乐于接受这笔新的财富而不去抱怨雕版文化的结束。和教授或手抄本的持有者相比,课文通过印刷能更直截了当地教给学生。大量出版的书籍使年轻人能够通过学习甚至自学来掌握知识。火药武器在医学史上也有它的重要地位,因为它迫使外科医生去解决希波克拉底和盖伦不知道的问题。13 世纪欧洲第一次报道中国人发明了火药,但也有人宣称自己更早或独立地发明了火药,欧洲人依靠指南针周游世界,带回了新的植物、动物和治疗方法,改变了农业和医学习惯,而随着他们的足迹留下的却是生态上和人口数量上的大灾难。正如文艺复兴改变了艺术一样,科技革命改变了人们对宇宙和人类本性的认识。

大约在 1450—1700 年这一时期,现代科学取代了希腊和伊斯兰的传统。没有人文主义学者的工作,关于解剖、生理和医学教育的新思维模式是不可能建立的。像中世纪的学者一样,人文主义者也通过经典理论把实践与经验结合起来,致力于著书立说。不同的是他们的兴趣从天堂转向了人间。人文主义学者对艺术和文学的关注更甚于科学,他们的洞察力对医学同样有用。作为盖伦学说的忠实信徒,人文主义学者反对腐朽的中世纪译本。但是,出于对旧时代权威的敬畏,他们对不依赖旧时代权威建立新医学的尝试也产生怀疑。英国杰出的医学人文主义者托马斯·林耐和约翰·盖阿斯的工作描述了那个时期学习和医学教育的特征。1496 年在帕多瓦大学获得医学博士学位前,托马斯·林耐在佛罗伦萨和罗马研究希腊文。除了学习工作之外,林耐得到了一份有利可图的私人医生工作,教授希腊文和作为亨利七世的医生。作为内科学院的奠基者和引路人,林耐帮助塑造了英国的医生职业特征。在林耐的门徒约翰·盖阿斯的领导下,内科学院增加了权力和威望,从宗教权力机构那儿取得了医生执照的审批权,用严格管理提高合法医生的地位。但是,由于缺乏对英国医学人文主义的洞察力,盖阿斯遇到了困难。事实上,英国在学术、大学和学习职业的发展上,落后于整个大陆的知识中心。因此,像其他英国学者一样,盖阿斯不得不去国外学习。在放弃了理论研究后,盖阿斯成了帕多瓦大学的一名医学生,在那儿他遇到了解剖学家安德烈·维萨里。他俩都参加了盖伦学说拉丁文版的编辑和出版,但在盖伦关于解剖的描述时,他们的反应极不相同。维萨里坚持要回到"真实人体的书本"上,盖阿斯却坚信既然盖伦的著作已被批判地编辑过,那么就应保持其完整性。1546年,盖阿斯被指派为理发师和外科医生联合会解剖教员。从1540年开始,理发师和外科医生联合会每年可获得四名被处决的重犯尸体用于解剖示教。经过盖阿斯和其他一些知名内科医生的努力游说,内科学院在1565年也取得了类似的待遇。内科学院的其他领导者普遍忽视特别是伦敦以外的无照行医者,盖阿斯却想在全国范围控制行医执照的审批。虽然他提高医学教育和实践水平的目的值得赞美,但通过审查执照来限制行医人数的努力产生了负面作用,特别是对于穷人和妇女们。人数极少的属于医学贵族阶层的医生不能满足普通人的需要。很显然,这种能人统治的制度是不必要的。因为大学禁止女性入学,女性行医者很易成为执照改革的靶子。除了反对无证行医、江湖庸医、巫术和迷信,盖阿斯也热衷同那些公开批评盖伦的人进行斗争。文艺复兴时期的艺术家和解剖学家们必然与解剖学革命有关。盖伦死后,通过解剖人体来研究人体解剖学就如从书本上学习解剖一样从未受到忽视。

13—14世纪,人体解剖在南部欧洲那些有医学系的大学里达到一个有限的程度。1405年博洛尼亚大学以法令形式确认了解剖实践,1442年博洛尼亚每年提供两具尸体给大学作为解剖之用。15世纪欧洲主要大学的大多数都得到了类似许可。这样,学生就可以观看有限的一些解剖。他们参加解剖实践主要是为验证古代权威们的著作并准备考试,而不是进行实践示范的能力。中世纪和文艺复兴时的学生不会和今天捧着"菜谱"依样画葫芦实习的学生有多大区别。这种实习是教授一种标准技术或确认一些被承认了的事实,而不是让人对著作本身引起注意。到1400年左右,在大多数医学院,人体解剖已是教授的一门课程了。到16世纪医学生面对激进的人体本质新思想时已没有什么危险了。对于老师和学生,学习解剖的目的是对盖伦教科书的一种补充,简单的指导是需要的。最出名的早期解剖手册是1316年由蒙迪诺·拉兹(1275—1326)编著的《解剖》。1314年—1324年间他在波伦亚大学任讲师。蒙迪诺受人欢迎的教科书在1478年出了第一版,以后至少再版了40次。但医学人文主义者反对蒙迪诺的教材,转向新修正的盖伦解剖书,特别是《局部解剖的运用》和《解剖步骤》。早期教材的一个主要问题是缺少图例说明,相反,简单的线条和描画与解剖实物的模样差别太大。

15世纪艺术透视学的应用使解剖插图这门新艺术成为可能。文艺复兴时期的科学,特别是解剖学、数学和光学的独特关系的发展,赋予了艺术大量鲜明的个性。艺术家和医生都需要精确的解剖知识。艺术家们注重于准确表现动植物,科学地运用透视学,最重要的是他们认为人体是完美的并值得研究。为了使他们艺术真实接近生命和死亡,艺术家们参加公开的解剖和处决,通过研究完整的和分解的人体来了解肌肉和骨头如何工作。当许多文艺复兴时的画家、雕塑家们转向研究解剖时,没人能在科学和艺术想象力方面超过画家、建筑师、解剖学家、工程师和发明家达·芬奇。达·芬奇的笔记显示了他那难以逾越的天才和对智慧永不知足的好奇心,也揭示了达·芬奇作为一个历史性人物的问题。他的笔记充满伟大的计划、观察和关于人类、动物、光、机械等假说。但是这些计划都没有完成,成千上万笔记和描述没有出版。这位左撇子艺术家用了一种密码保存他的笔记,一种类似镜面反射的写法。有人试图推断,如果达·芬奇系统地完成了他的野心勃勃的计划或有意识地出版并推广他的作品的话,他就能引起好几门学科的革命。14岁时,达·芬奇做了韦罗基奥(1435—1488)的学徒,韦罗基奥是一个画家、雕刻家,是佛罗伦萨的首席艺术教师。韦罗基奥坚持要求他的学生都学解剖。10年不到,达·芬奇就被看作是一个非凡的艺术家,得到了财富并受到有力的资助。除了那些好处,达·芬奇却过着永无宁日和充满危险的生活。为许多资助者工作,被指控为同性恋;制订了大量关于机器、雕塑和著作的计划,又放弃了其中许多。艺术先把达·芬奇引向解剖学,他用一种近似不健康的痴迷追求动物和人体的解剖研究达50年之久,解剖猪、牛、猴子、昆虫等。达·芬奇被授权可在佛罗伦萨的一家医院研究尸体。在计划了一个关于解剖"自然人"的草案后,这位艺术家在尸体堆里度过了许多不眠之夜。他确信所有问题都能简化成机械和数学问题。达·芬奇藐视占星术和炼金术,也不相信医学。实际上他相信通过避开医生和他们的药来保持一个人的健康是很容易做到的。像卡图和普林尼一样,他诋毁医生是危害生命的人,贪财却没能力做出可信的诊断。

(张　超)

第四节　人体解剖学、生理学和病理解剖学的确立

文艺复兴运动中,怀疑教条、反对权威之风兴起。于是,医学界也产生了一场以帕拉切尔苏斯(1493—1541)为代表的医学革命。

中世纪的医学院校中,主要教授阿维森纳的《医典》,以及盖伦和希波克拉底的著作。教师照本宣科,一切墨守成规、毫无生气。文艺复兴的狂潮,很快就波及医学领域。帕拉切尔苏斯指出人体的生命过程是化学过程。他在巴塞尔大学任教时主张用流行的德语写书和讲演,使医学易为大众所接受,这是一项伟大的改革。他重视实践,反对烦琐的经院哲学,反对中世纪顽固的传统和权威观念,他说:"没有科学和经验,谁也不能成为医生。我的著作不是引证古代权威的著作,而是靠最大的教师——经验写成的。"他勇敢地向墨守成规和盲目崇拜进行斗争,公开焚毁了盖伦和阿维森纳的著作。

人体解剖学的建立。古代的人认为身体是灵魂寄居之处,在封建社会,各民族毫无例外地禁止解剖尸体,因此人体解剖学得不到发展。这个时代的医书如盖伦所著的解剖学相关著作中,解剖图几乎全是根据动物内脏绘成的。反之,文艺复兴时代的文化,把人

作为中心,在医学领域人们首先重视的就是研究人体的构造。最先革新解剖学的是意大利的达·芬奇,他认为作为现实主义的画家,有明了解剖的必要,尤其需要了解骨骼与肌肉,于是从事人体解剖。此外,他还发现了主动脉根部瓣膜的活动及其性质,证明瓣膜的作用在于阻止血液回流。他所提到的心血管方面的问题,不久就引起了医学家们的注意。根据直接的观察来写作人体解剖学教科书这一工作由维萨里完成。维萨里先肄业于卢万大学,后转入巴黎大学。当时,这两所大学讲解剖时,仍是教授高坐椅上讲课,助手和匠人在台下操作,而且一年内最多只允许进行 3 或 4 次解剖。维萨里不满足这种状况,曾夜间到野外去盗窃尸体来进行解剖。当时意大利的帕多瓦大学有欧洲最好的解剖教室,于是他到那里任教。1543 年,他将工作中积累起来的材料整理成书,公开发表,这本书就是《人体构造论》。

16 世纪,尼德兰发生革命,产生了独立的资产阶级国家荷兰;17 世纪,英国推翻了专制王权,建立资产阶级的议会制度。新兴资产阶级为了发展工商业支持科学技术,提倡宽容,这些都有进步作用。哲学上培根提出经验主义,提倡观察实验,主张一切知识来自经验,并提倡归纳法;他的名言"知识就是力量"激励了后人的探索热情。笛卡尔(1596—1650)是唯理论的代表,他重视人的思维能力,同时,又把机械论观点运用于对生理问题的研究,对后世生命科学的影响很大,促进了生理学的进步。

17 世纪,量度观念已很普及。最先在医界使用量度手段的是圣·托里奥(1561—1636)。他制作了体温计和脉搏计。还制造了一个像小屋似的大秤,可在其中生活、睡眠、运动、进食。在排泄前后,他都称量自己的体重,如此不厌其烦地进行了 30 余年。他发现体重在不排泄时也在减轻,认为其原因是"不易觉察地出汗"。这可以说是最早的新陈代谢研究。哈维(1578—1657)最先在科学研究中,应用活体解剖的实验方法,直接观察动物机体的活动。同时,他还精密地算出自左心室流入总动脉,和自右心室流入肺动脉的血量。他分析认为血液绝不可能来自饮食,也不可能留在身体组织内,他断定自左心室喷入动脉的血,必然是自静脉回归右心室的血。这样就发现了血液循环。哈维于1628 年发表了著作《心血运动论》。化学派则以化学原理解释生理和病理现象,荷兰莱顿大学教授西尔维乌斯(1614—1672)可为其代表。他曾致力于盐类的研究。他认为身体的三要素就是水银、盐和硫磺;"酵素"在生命活动和生理功能上有重要的作用。他是加伦学说的信奉者。他认为疾病的发生是酸性和碱性的平衡失调所致,所以其治疗方法也是以平衡两者的关系为主。这个学派是当时医学上有势力的一派,他们在唾液、胰液和胆汁方面的研究对生理学有一定的贡献。他们认为血液是中枢,一切病理过程都由血液产生。对所有疾病都用化学原理解释和治疗。另一位英国的化学派代表,牛津大学的威利斯(1621—1675),注重临床观察。在西方他第一个知道糖尿病病人的尿是甜的(1670),所以糖尿病也被称为威利斯氏病。他记述过现在所称的重症肌无力(1671),还描述并命名过产褥热和大脑基底动脉环。还有一派叫作活力派,认为生命现象不能受物理或化学的支配,生命现象是由生命特有的生命力来维持的,这种生命力亦即活力。这个学派的代表人物是斯塔尔(1660—1734),他认为疾病的原因在于生命力的减少,而其消失就是死亡。此派到 18 世纪更为盛行。这三个学派虽然开始于 17 世纪,但影响很大,直到 20 世纪各种学派中还能找到它们的踪迹。

到18世纪,医学家已经解剖了无数尸体,对人体的正常构造已有了清晰的认识,在这基础上,他们就有可能认识到若干异常的构造。意大利病理解剖学家莫尔加尼(1682—1771)于1761年发表《论疾病的位置和原因》一书,描述了疾病影响下器官的变化,并且据此对疾病原因做了科学的推测。他把疾病看作是局部损伤,而且认为每一种疾病都有它在某个器官内的相应病变部位。在他以后医生才开始用"病灶"解释症状。

(张　超)

第五节　实验医学与医学启蒙运动

对于启蒙运动而言,医学的重要性超出了医学本身的范畴。医学是启蒙哲人借助经验检验其哲学的试金石;医学既是新哲学的典范,又是新哲学功效的证明。除此之外,医学也让启蒙哲人得以把以前只是若隐若现、模糊不清的愿景转变成一种现实诉求。"我热爱生活,"1748年狄德罗(1713—1784)在给著名外科医生莫朗的信中写道,"所以我不想死,最好是能一直快乐地活着。如果身体不好,不可能有真正的快乐可言。"这种观点古已有之,源头可以一直追溯到柏拉图。狄德罗的话能够表明勇气重振的独特新意在于,他认为自己有权期盼健康与幸福两者兼得。例如培根借助笔下的乌托邦共和国"新大西岛",孜孜以求地关注健康与治病救人。我们已经知道,笛卡尔把维护健康列为"第一大善事"。因为笛卡尔认为,就连人的心灵,"在很大程度上也取决于身体器官的性情和气质,倘若有某种使人变得比现在更聪明、更能干的办法,我确信我们应当在医学当中寻找"。笛卡尔对这种医学科学寄予了无限的厚望:"与未知的事物相比,我们已知的一切又何足道哉。如果我们能掌握关于病因以及大自然为我们提供的所有药物的完备知识,就能治愈各种身体和精神疾病,甚至还能延年益寿。"这种想法堪称名副其实的新哲学。

到洛克时代,培根和笛卡尔的那种雄心勃勃的诉求,那种用言之凿凿的预言所伪装的美好期望,引发了职业科学家的共鸣。医学正在褪去中世纪的神秘面纱,切断了与炼金术和占星术的联系,转而成为一门彻头彻尾的哲学性科学,新哲学与医术的结合向当时的思想家展现了两者的力量。莱布尼茨(1646—1716)预言,自然哲学的发现和新精密仪器的发明最终将推动一门"重要科学"——医学的进步。约翰·洛克(1632—1704)的生平和思想更是集中体现了医学与哲学的结盟。洛克成为哲学家以前曾是一名医生,而他之所以能成为哲学家主要是因为他是一个医生。医学激发出洛克最重要的哲学反思:"关于一般理论,"他在给莫利纽克斯的信中说,"我完全同意你的看法,它们是时代的祸患,对生命的危害不亚于对科学的危害。它们多半只是白日梦,一旦进入到人们的头脑中,就被当成无可置疑的真理。这等于是从一开始就误入歧途,用自身的幻想去生搬硬套各种病症和治疗方法。如这封信所言,托马斯·西德纳姆在洛克心目中是医生的典范,他们两人也是朋友。洛克曾列举了少数做出革命性贡献的科学"缔造者",西德纳姆位列其中,被洛克誉为"英国的希波克拉底",而洛克把"经验"当成审视万物的终审法庭,正是对他本人和西德纳姆医学实践的总结。另一方面,西德纳姆也与洛克志同道合,他认为医生不应当沉溺于"玄想",而应当"潜心研究病史和疗效,经验是唯一的老师"。

像其他许多领域一样,洛克在医学领域也为启蒙运动树立了榜样。有些启蒙哲人本身就是医生。博物学家多邦通、重农学派的开创者魁奈都是内科医生;著名的自由思想家伯纳德·曼德维尔是一位执业医生,他的观点令世人震惊,伏尔泰和斯密都受过他的影响;狄德罗编撰《百科全书》不可或缺的多产撰稿者若古骑士曾在莱顿大学师从常人难望项背的布尔哈夫,获得过医学学位,尽管日后似乎因为哲学而疏远了医学。拉美特利也是布尔哈夫的学生,他从医学原理中提炼出唯物主义哲学,还在哲学著述中一再提及自己的从医经验。他在最著名的作品《人是机器》中指出,伟大的医术乃是人类最高尚的活动。

其他启蒙哲人也是见多识广的医学爱好者。狄德罗年轻时曾参与翻译罗伯特·詹姆斯(1703—1776)的《医学辞典》。晚年,他重申了自己的信念:医学是一切真知必备的基石。"没有当过解剖学家、博物学家、生理学家或医生的人,"他写道,"很难深入地思考形而上学或伦理学问题。"为了编撰《百科全书》,狄德罗先后与20多位医生密切合作,尤其是他的朋友、两位启蒙哲人泰奥菲勒·博尔德和泰奥多尔·特龙钦。博尔德为人温文尔雅,是个怀疑论的经验主义者,他不仅以医术闻名,还写过出色的医学史。他为《百科全书》撰写的词条传播了医学知识,揭露了医学体系构建者的自负。狄德罗最精彩的对话录之一《达朗贝尔之梦》里的一个重要角色就是以他为原型,这生动表明了启蒙运动时期医学与哲学的密切关系。特龙钦是位名噪一时的日内瓦医生,连巴黎人都去找他看病,他曾给伏尔泰等许多名人看过病。他为《百科全书》撰写的"接种"词条内容扎实,宣传新科学,批驳医疗迷信。

启蒙哲人中的唯物主义者自然有充分的理由重视医学。在他们看来,疾病,包括心理疾病,只是人体机器的失调。不过,自然神论者和怀疑主义者对医学的重视与无神论者不相上下。休谟与英国一代名医关系融洽,其中包括皇家学会会长、军事医学先驱约翰·普林格尔爵士和解剖学家威廉·亨特。亚当·斯密和爱德华·吉本都旁听过亨特的解剖课。兴趣广泛的本杰明·富兰克林也很关注医学,曾积极参与创建医学学会。伏尔泰84载的人生旅程中病痛不断,对医学的了解不亚于其他领域的知识,也就是说,他有十分丰富的医学知识,他曾幽默地表示不信任医生,却从来没有中断过与医生打交道,而且不仅仅以病人的身份。他曾到莱顿大学旁听布尔哈夫的课,还与格拉弗桑德讨论牛顿学说;他毕生广泛涉猎医学书籍,自称读过的医学书籍和堂·吉诃德看过的骑士文学不相上下。他为宣传接种奔走呼号,痛斥江湖郎中,嘲笑这个神秘行当所谓的秘方,呼吁医生用常识来开处方,他还在自己的相关作品中介绍进步和理智的科学见解。

在启蒙运动临近尾声的1798年,德国医生约翰·卡尔·奥斯特豪森发表了一篇关于启蒙医学的文章《论医学的启蒙》,这篇令人啧啧称奇的文章从篇名到内容都刻意模仿康德的《什么是启蒙》。但事实上,哲学性现代医学的理想自17世纪末已经开始占领一批最先进的医学院。莱顿大学是其中最好的,数十年间它一直被赫尔曼·布尔哈夫主宰着。布尔哈夫学识渊博、精力过人,既是临床医生、教学法学者、化学家、植物学家,也是那个时代最著名、最有影响的医学教授。他教过的年轻医生有好几代，门生弟子遍布整个西方世界，远达美洲殖民地；他还影响了前来旁听的启蒙哲人，虽然他们没有留下来正式入学。布尔哈夫讲授以牛顿学说为指导的医学，做过关于牛顿的演讲，在理论研究和临床实践中应用牛顿的经验方法。他编撰的教科书堪称牛顿式推导的典范，俨然具有《圣经》般的权威，一问世便风行天下。诚然，布尔哈夫比他自己愿意承认的要教条，而且有一点好高骛远和言过其实。不过，他开明的教诲在欧洲和美洲激起了广泛的回响。在他的祖国，他的同事和继承人格拉弗桑德、尼文泰特和穆申布鲁克继续推行他的医疗实践和哲学学说。他们前往英国，拜谒牛顿，与英国科学界和医学界保持联络；回国执教后，他们讲授培根和洛克的哲学，告诫学生远离玄学和假说，应当仔细观察症状、注重临床经验、设计精确的实验。18 世纪的医生满怀感激地用那位荷兰导师的名字来命名这个时代。"布尔哈夫时代，"一位英国观察者在 1780 年写道，"乃是一个值得大书特书的医学新纪元。从前的医学理论全凭推测，如今有了更可信、更科学的外观。"也就是说，有了牛顿学说的外观。

自世上有病人以来，医生就一直是被奚落的对象，启蒙哲人更是尽情挥洒这种尖刻的幽默。狄德罗假借博尔德医生之口挖苦束手无策的医生，伏尔泰在笔记里写道："你必须进食，但不要相信医生，这就像你不得不信教，但不能相信神父。"大卫·休谟警告一位朋友说："我真心奉劝你，你如果顾惜自己的身体，多少能听一点爱你的人的劝告，那就千万别信医生。你的病能不能好就看能不能做到这一点了。将信将疑也不行，只有不把医生当回事，你才是安全的。"

18 世纪医学进步的历史虽然引人注目，却不无讽刺意味。直到 1750 年前后，还有大批有志于成为医学界牛顿的人想找出单一的致病因，试图一劳永逸地用一种终极教条解答所有的健康问题，这反而成了医学进步的绊脚石。直到启蒙哲人的影响力达到巅峰的 18 世纪中叶，由于他们的大力倡导，多元化的经验主义才改变了医学研究的方向。医学还将遭遇挫折，僵化与变通之争、守旧与创新之争也不会就此终结。不过，医学依然取得了长足进步，至少一些统计数字，尤其是 18 世纪最后几十年的统计数字，让人有理由感到乐观。例如英国产科医院报告说，1749—1759 年的 10 年间，每 15 个婴儿中就有一个在出生后不久夭折；到 1799 年，这个可怕的比例锐减至每 118 人中死亡一人；同期的产妇死亡率从 26.7‰ 下降为 2.4‰。伤寒和天花之类的传染病几乎销声匿迹；约翰·亨特和威廉·亨特等外科医生大大完善了外科技术；生理学、产科学、药物学、预防医学和解剖学都取得了重大进展。因此，1801 年 1 月 1 日，"19 世纪的第一天"，美国著名医生大卫·拉姆齐满怀骄傲地回顾了 18 世纪医学的改进、进步和状况；18 世纪见证了理性医学的诞生，这种医学的基础是"现代科学之父""培根勋爵"的原则以及布尔哈夫的学说。在这个世纪，医学理论出现重大创新、解剖学、正确的助产术、明智的疾病分类、外科的专业化取得了惊人的进步，新鲜空气和正确饮食对于健康的重要性得到了进一步认识，最值得赞许的是破除了迷信：推翻了很多流行的错误观点，民众乐于思考和讨论医学问题。最后，他得出结论："过去 30、40 或 50 年出生的人，请你们回顾一下，我提到的这些知识领域是否出现了重大革新；更明智的治疗是否让更多的妇女安然度过危险的怀孕和分娩期；如今，残疾人是否比以前少，能养活的孩子是否比以前多。我们的先辈，一家只有四五个孩子,我们却能养活七八个。在我们的学校、街道和家里,到处可见腰杆挺直、身材很好的孩子,与他们被天花毁容的祖母不同,他们大多安然渡过了天花之劫,脸上没有留下任何疤痕。"

(张　超)

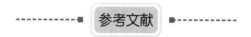

[1]方崇亮,刘丕岩,姜桂英.西方医院发展简史[J].中华医史杂志,2002,4(2):102-107.

[2]程之范.中世纪的医学[J].中华医史杂志,1994,5(2):115-121.

[3]刘学礼.医学与文艺复兴[J].世界科学,1999,6(10):40-41.

[4]徐雯洁,徐世杰,狄波,等.欧洲文艺复兴与新文化运动对医疗史现代性的影响[J].中国医药导报,2017,8(31):72-74.

[5]刘胜良.医学与人文融合的发展历程及实现路径[J].医学与社会,2015,5(2):21-24.

[6]张怀奇.解剖生命之精微(上)[J].科学24小时,2014,6(7):22-25.

[7]张怀奇.解剖生命之精微(下)[J].科学24小时,2014,6(9):20-23.

[8]王一方.启蒙-救亡张力下传统中医命运的文化反思[J].南京中医药大学学报(社会科学版),2018,5(1):6-10.

第十章

19 世纪的医学发展与成就

第一节　19 世纪科学技术背景

19 世纪前,世界相继爆发了英国工业革命、美国独立战争和法国大革命。世界生产力得到迅猛提高,涌现出一批启蒙思想家,他们普及了科学理性精神和机械自然观,强调了技术在人类知识领域的作用,将科学、技术和艺术知识进行了系统整理,明显促进了科学的发展。席卷欧洲的工业革命,使欧洲经济达到了前所未有的繁荣,资本主义生产关系形成,急需从封建制度中解放生产力,逐步展现出科学技术的重要性。此时牛顿总结出三大定律,更使自然科学的研究都带有机械色彩,形成了机械唯物主义世界观,认为人体的各种功能都可以用机械原理来解释,人的精神依赖于物理和化学的变化。

人类历史的步伐迈进 19 世纪。19 世纪西方各主要资本主义国家继英法之后,先后爆发了资产阶级革命,美国南北战争结束、奥匈帝国建立、日本开始明治维新、德意志帝国建立等。随后英、法、德、俄、美等国相继完成工业革命,资产阶级革命和工业革命摧毁了封建势力,促进了社会发展和生产关系的变革,极大提高了生产力。经济的发展和生产力的提高促进了科学的进步。19 世纪对自然界各种过程及相互联系的认识,打破了18 世纪以来机械唯物主义形而上学的观点,为辩证唯物主义的诞生奠定了自然科学的基础。19 世纪被誉为科学的世纪,自然科学经历了突飞猛进的发展,空前严密和可靠的知识体系逐渐形成。物理学和化学的进步促进了相关学科的发展,同时技术的进步为科学研究提供了越来越多的精密仪器。

一、物理学领域

物理学方面光的波动性、光谱的研究;能量守恒和转化定律的提出;电磁效应、安培定律、欧姆定律、电磁感应定律和电磁波理论的提出。

19 世纪光学的相关研究,最初是由英国医生托马斯·杨于 1807 年出版的《自然哲学讲义》中系统阐述了波动光学的基本原理。法国物理学家菲涅尔经过大量实验,对光的衍射现象进行了深入研究,并提出光的干涉原理,并于 1819 年证实了托马斯·杨的观点,即光是一种横波。1849 年法国物理学家菲索利用转动齿轮方法,在实验室里测定了光的速度。1850 年法国物理学家傅科利用旋转镜准确地测定了光速,他还发明了可以演示地球自转的"傅科摆"。光的波动性被确立以后,对光谱的研究成为物理光学中最突出的成就。1814 年德国物理学家夫琅和费在测试棱镜时发现太阳光谱中有很暗线,他将暗线用字母标出,即今天的"夫琅和费暗线"。1821 年他利用光栅尝试测定了太阳光谱的波长。1859 年德国物理学家基尔霍夫解释了太阳光谱中暗线的含义,认为夫琅和费暗线是太阳光中各种物质的谱线并判断太阳光中存在钠、镁、铜、镍、锌等金属元素。由此基尔霍夫开创了光谱分析方法,此分析法开辟了天体物理学的广阔前景。

18—19 世纪,众多科学家为建立能量守恒定律做出了贡献,他们从各个不同的研究角度证明了能量守恒的存在,其中以迈尔、焦耳和赫尔姆霍兹的工作较为重要。1840 年迈尔发现海船航行到赤道附近时海员静脉血液要比在欧洲时更为鲜红,他推论出炎热环境中人体所需热量少,食物燃烧过程减弱,人体耗氧量减少,静脉血氧含量上升而导致血液颜色鲜红。他因此认识到食物中的化学能可以转化为热能。1841 年迈尔发表论文《论力的量和质的定义》,认为运动、热、电都可按一定规律相互转化。1842 年迈尔又发表论文《论无机界的力》,进一步论证了能量守恒与转化规律。此后英国物理学家焦耳通过实验精确测定了热功当量,从而使能量守恒定律得到确认。1847 年赫尔姆霍兹向柏林物理学协会做了《论力的守恒》的著名报告,文章结论与焦耳的结论一致。后来,恩格斯在与马克思讨论能量守恒定律时认为,应当把这条定律理解为物理学中各种力(能量)的相互转化关系,19 世纪 70 年代明确将这条定律称作"能量守恒与转化定律"。

丹麦物理学家奥斯特于 1820 年通过大量实验发现电流所产生的磁力既不与电流方向相同也不与之相反,而是与电流方向垂直。法国物理学家安培重复了奥斯特的实验,安培提出了磁针转动方向与电流方向相关判定的右手定则以及讨论了平行载流导线之间的相互作用。安培于 1820 年底提出了著名的安培定律。电流磁效应的出现,使测量电流的大小成为可能,使电动力学走上了定量实验的发展道路。德国物理学家欧姆受到电流磁效应的启发,利用温差电池和电磁扭秤进行金属的导电实验,得出"通过导体的电流与电势差成正比,与电阻成反比"的结论。1826 年欧姆的结论得以发表,这就是著名的欧姆定律。英国物理学家法拉第与其他科学家一样,认为既然电流有磁效应,那么磁也应该有电流效应。法拉第开展了精心的实验,于 1831 年证实感应电流的存在。1834 年他又发现了自感现象,运用自己创造的"场"和"力线"概念,建立了电磁感应定律。1845 年他又发现了磁的旋光效应,即法拉第效应。1886 年德国物理学家赫兹设计实验,证明了电磁波的存在。1888 年赫兹发表《论动电效应的传播速度》,证明电磁波具有与光相同的特性以及电磁波传播速度与光速的量级相同。赫兹的实验发现为人类利用无线电波开辟了道路。

二、化学领域

19 世纪化学领域提出了原子论和元素周期律,有机物的人工合成取得进展,使无机物不能被合成理论被打破。

英国化学家道尔顿于 1803 年将希腊思辨的原子论改造成了定量的化学原子论。1808 年道尔顿出版《化学哲学的新体系(第一部分)》,系统地阐述了化学原子论。随着原子论的创立,盖·吕萨克气体化合体积定律的出现,多种元素的相对原子量的测定逐步精确,人们开始探讨元素性质与原子量的变化关系。1869 年俄国化学家门捷列夫发表关于元素周期性质的研究成果,提出元素性质与元素的原子量之间存在周期性变化的规律,并给出了第一张元素周期表。1871 年,门捷列夫经过深入研究发表了修正后的第二张元素周期表。随后科学家们相继发现门捷列夫在元素周期表空位中所预言的元素,人们意识到元素周期表的巨大意义。化学原子论的确立,为无机化学奠定了坚实的理论基础,也为有机化学提供了示范。德国化学家维勒从动物尿液和人类尿液中分离出了尿素,并研究了尿素的化学性质。1828 年维勒发表《论尿素的人工合成》,公布了他的重大研究成果。维勒的成果鼓舞了很多化学家,他们开始在实验室合成有机物,人们对有机物的化学性质认识得越来越多。

三、生物学领域

由于实验条件大大改善,生物学作为一门实验学科,在 19 世纪得到了迅猛发展,细胞学说、进化论和遗传定律等理论相继提出。

19 世纪初,由于显微镜的不断改进,科学家们逐步加大了对微观结构的研究力度。1827 年德国生理学家贝尔观察了哺乳动物的卵细胞。1832 年英国植物学家布朗发现动物细胞的内部构造。德国植物学家施莱登于 1838 年发表《植物发生论》,指出植物体都是由细胞组成的。1839 年,德国动物学家施旺发表论文《动植物结构和生长相似性的显微研究》,把施莱登的观点引入动物界,认为无论动物组织还是植物组织,都由细胞组成,细胞学说从此建立。

英国博物学家达尔文于 1859 年出版了巨著《物种起源》,以大量无可辩驳的证据表明,生物的多样性并不是由某一位造物主在一日之内造就、永恒不变的。这种多样性是自然进化的结果,而进化的基本原因是长时期以来生物的种群本身发生各种变异,这些变异又经过自然界生存环境的不断选择而得以保存。这部里程碑式的著作,确立了生物起源最科学的解释"进化论",完全否定了《圣经·创世纪》中关于上帝创造万物的"神创论"。

达尔文进化论揭示生物在自然条件下,遗传和变异交互作用,完成进化,因而把遗传问题提了出来。1854 年孟德尔开始进行豌豆杂交育种研究,探究不同性状在子代和亲本之间的遗传关系。孟德尔发现显性和隐性的遗传规律普遍存在。1865 年他总结撰写了《植物杂交试验》报告,指出植物种子存在稳定的遗传因子,两个分别来自父本和母本的遗传因子控制着植物对应的性状。孟德尔把近代科学的实验方法加数学方法运用到遗传问题中,提出遗传定律,将遗传学确立为科学,其成就是划时代的。

四、医学领域

在政治、社会变革和文化思潮的影响下,唯物主义倾向越来越明显,孔德通过严密的推理寻求各种现象的规律,在客观而精确的基础上获得事实,实证主义哲学由此诞生。此时的科学家经常进行实验研究,通过客观且可操作的实验观察各种生命的形式,解决了一些极其复杂的生物学问题。这种发展趋势以最直接的方式推动了 19 世纪医学的发展。唯物论占据优势地位以后,医学界受到新思想影响,微生物仿佛是解决一切重要的医学问题的根本所在。生理学和微生物学的新发现,越来越多地把医疗活动和医学研究置于实验室的研究中。恩格斯将进化论、细胞学说、能量守恒和转化定律称为 19 世纪自然科学的三大发现。这三大发现是近代欧洲自然科学发展的必然产物,揭示了自然界的辩证性质,对于辩证唯物主义自然观的确立至关重要,同时对医学产生了重大的影响。能量守恒和转化定律不仅适用于物理学的机械运动,也适用于生物的物质代谢,为生理学、生物化学等学科研究指明了方向。生物进化论解决了人类起源问题,为胚胎学、遗传学等学科的发展奠定了基础。细胞学说的建立极大促进了基础医学的发展,相继确立了细胞病理学、微生物学、寄生虫病学等新学科。

组织学又称为显微解剖学。1801 年,法国学者比沙提出"组织"一词,把人体组织分为神经组织、细胞组织、血管组织、骨骼组织、淋巴组织等 21 种,并认为组织构成了器官。19 世纪上半叶,德国植物学家施莱登和动物学家施旺提出细胞学说。细胞学说的建立以及 19 世纪下半叶显微镜、切片和染色等技术不断改善,组织学成为一门独立且系统的学科。

19 世纪德国病理学家魏尔啸 1858 年发表著作《细胞病理学》,认为细胞是人体生命活动的基本单位,机体的病理就是细胞的病理,将疾病的原因归结为细胞形态和构造的改变,提出细胞病理学说。细胞病理学确定了疾病的微细物质基础,充实并发展了形态病理学,开辟了形态病理学的新阶段,对医学产生了重大影响。

法国微生物学家路易斯·巴斯德和德国微生物学家科赫是医学微生物学的奠基人。巴斯德最初研究了酒石酸结晶的左右旋性原理,后来发明了巴氏消毒法,解决了微生物发酵导致酒变质的问题。巴斯德还发现蚕病的罪魁祸首也是微生物,采取隔离病蚕与健康蚕的方法,挽救了法国的丝织业。科赫研究了炭疽杆菌的生活条件及其与牛羊和人类的关系,并对细菌学技术,比如玻片细菌干燥法、细菌鞭毛染色法和细菌拍照方法等进行了研究改进。他还利用动物胶平板培养细菌,发现了结核分枝杆菌和霍乱弧菌,并总结出细菌学三定律,即科赫法则。巴斯德和科赫的突出贡献,促进了 19 世纪微生物学的发展。

英国医学家李斯特受到巴斯德的启发,认为外科伤口与创伤感染都是由于微生物侵入导致的。他试用筛选氯化锌等物质作消毒剂,后改用苯酚。1865 年,李斯特第一次用苯酚作为消毒剂实施抗菌手术并获取成功。1867 年李斯特发表《论外科临床中的防腐原则》,创立了外科消毒法。自古以来,疼痛就是外科三大难题之首。18 世纪末仍旧利用器械压迫神经,从而达到麻醉效果。1800 年,英国化学家戴维首次发现氧化亚氮具有麻醉作用,氧化亚氮后来也被称为"笑气"。1824 年,希克曼成功对实验动物实施截肢手术,他利用的麻醉药物是二氧化碳、氧化亚氮和氧。美国医生朗格在实验中偶然发现乙醚具有麻醉作用并成功利用乙醚作为麻醉剂给病人做了颈部囊肿的摘除手术。美国医生莫顿于 1844 年把乙醚麻醉应用到拔牙手术中并获得成功。英国产科医生辛普森把乙醚麻醉应用到产科手术中,并且发现了比乙醚麻醉效果更好的氯仿。维也纳医生科勒于 1884 年首次把可卡因应用于人眼,后续又应用于其他部位,局部麻醉的方法逐渐形成。

随着显微镜和细菌学的发展,19 世纪的寄生虫病学发展迅速。科学家们相继发现各种病原体,他们都与寄生虫病有关。1835 年,法国医生欧文证实旋毛虫幼虫寄生在人体肌肉组织中。1836年法国医生多恩发现女性阴道有阴道毛滴虫寄生。1851年德国学者比尔哈茨发现埃及血吸虫。1852年,德国学者库奇梅斯特利用动物模型的实验方法获得了链状带绦虫成虫和囊尾蚴。1857年至1859年,德国学者洛克卡特和魏尔肖各自研究了旋毛虫生活史。疟疾在17世纪就开始流行,直到1880年法国医学家拉弗朗确认疟疾是一种寄生虫病。苏格兰学者曼逊提出疟疾是通过蚊传播,并证实橡皮病是由丝虫通过蚊叮咬传播。19世纪对疟疾的研究比较突出,法、英、意等多国学者参与研究,终于在19世纪末阐明了疟疾的机制。寄生虫病学在19世纪成为独立学科,医学院校逐步开设寄生虫学课程,并创办了《热带医学及寄生虫》年刊。

五、其他领域

19世纪是群星竞辉、令人目不暇接的时代。众多思想活跃、勇于探索的杰出科学家、发明家、文学家、艺术家,在历史舞台上以自己的天赋、勤奋和执着为人类留下了珍贵的"财富"。德国作曲家路德维希·贝多芬继承海顿和莫扎特的古典、浪漫主义风格,为世界留下了一系列令人心潮激荡的交响乐、钢琴协奏曲和歌剧。其中最辉煌的作品,包括世人所熟悉的九部交响乐,几乎都是他在19世纪双耳失聪之后所创作的。贝多芬至今被称为西方最伟大的作曲家之一。俄罗斯伟大的作曲家彼得·柴可夫斯基,为我们创作了《天鹅湖》《胡桃夹子》《第一钢琴协奏曲》等一大批动人心弦的音乐作品。马克·吐温,美国杰出的文学家,为人类留下了《汤姆·索亚历险记》《王子与贫儿》《哈克·贝利历险记》等一批幽默、活泼、生动的不朽名著。英国伟大的作家查理狄更斯,人们熟悉的《雾都孤儿》《圣诞颂歌》《艰难时世》《双城记》都出自他的笔下。19世纪末,美国著名企业家霍普金斯、洛克菲勒和斯坦福分别以自己积累的巨额资金,在美国创建了人才荟萃、举世闻名的研究型高等学府——约翰·霍普金斯大学、芝加哥大学和斯坦福大学。

（孟　浩）

第二节　生物医学模式的确立及其特点

资本主义在15世纪兴起,然后迅速发展,彻底摧毁了封建权威和宗教神权统治,科学以意想不到的力量和速度发展起来,近代实验科学,特别是生物科学的长足进步,使人体的生物学过程得到了比较清晰的说明,为近代医学的发展开辟了广阔的天地。

生物医学早在17世纪英国医生哈维发现血液循环就开始萌芽。随着工业化大生产的进行,时间来到了19世纪。此时传染病严重影响着人类的健康。雅格斯汀巴谢认为当时流行的蚕病是由某种"微植物"或寄生真菌造成的。进而推测其他传染病也可由同样的寄生物引起。1839年苏黎世医学家舍恩莱因在癣疮中找到了真菌。意大利病理学家巴西最早指出蚕的白僵病是由一种微生物导致的,并且认为感染性微生物的数量对传染病的发生有重要影响。法国微生物学家路易巴斯德将细菌和传染病联系起来,通过实验研究,确认了炭疽杆菌是导致牛羊炭疽病的病原体,进一步确认流行病是由微生物引起和传播的。德国细菌学家科赫于 1877 年拍摄了第一张细菌显微镜照片。他还改进了细菌的染色技术;发明了基于固体培养基的画线接种法;先后发现、分离和鉴定了炭疽杆菌、伤寒杆菌和结核杆菌等多种病原体。至此多种细菌的形态结构、分类以及对人体疾病的影响等方面取得了很大进步。

19 世纪的临床医生们普遍认识到病理解剖学的重要性。法国医生路易斯系统研究了结核病和伤寒的临床病理,得到了社会广泛认可。法国病理学家克吕维耶,对散播性肝硬化和进行性肌肉萎缩做了细致描述。随着消色显微镜和改良复式显微镜的应用,正常病理的组织学研究被推向了新的研究高度,德国病理学家魏尔肖提出细胞学说,使人类对机体结构和疾病形态改变的认识由组织水平深入到细胞层次。随着病理学的发展,临床医生们还对内脏器官病理变化的研究和诊断越来越多,他们运用各种方法寻找"病灶"。

19 世纪初,由于化学与实验生理学的进步和发展,生物碱和有效成分逐步从植物药中提炼出,药理学自此产生。随后吗啡、奎宁、尿素、氯仿和阿司匹林等各种药物的合成、精制得到快速发展。药物合成后,科学家开始研究药物的性质和功能,药物的作用机制逐渐揭开面纱。1804 年德国学者索托诺证明吗啡具有镇痛作用。1819 年法国学者马根迪确定士的宁的作用部位是脊髓。德国学者布克哈姆建立第一个药理实验室,创立了实验药理学。

1859 年英国生物学家查理·达尔文出版《物种起源》,建立生物进化理论。生物进化论摧毁了神创论、目的论和物种不变论,也否定了形而上学的世界观,形成发展变化的进化论思想。生物学家、医学家相继提出进化论、细胞学说,发现致病微生物,这些科学发现,使人们对健康和疾病有了较为准确的认识,对传染病及微生物有了深层次的理解,从生物学和医学的联系上认识生命、健康和疾病,明确了疾病形成的原因,生物医学模式自此正式确立。

生物医学模式以其理论上的完备、逻辑上的严密否定了神学唯心论、笼统的整体论对人体健康、疾病现象的解释,为医疗实践提供了明确、具体的指导。无疑,生物医学模式对现代西方医学的发展和人类健康事业产生了巨大的推动作用,特别是在针对急性传染病和寄生虫病的防治领域,使其发病率、病死率大幅度下降;在临床医学领域,借助细胞病理学手段对一些器质性疾病做出定性诊断;无菌操作、麻醉剂和抗菌药物的联合应用,减轻了手术痛苦,有效地防止了伤口感染,提高了治愈率。生物医学模式奠定了试验研究的基础,推动了特异性诊断及疗法的发展,指导了医疗卫生实践,有效地控制了急性传染病和寄生虫病,为发展医学科学技术和社会进步发挥了巨大作用。

生物医学模式包括两个哲学观点,即身心二元论和还原论。身心二元论启蒙于文艺复兴时期,认为精神和躯体是分离的。身心二元论从根本上割裂了躯体与精神的内在联系,同时也把病人作为一个完整的人这一重要因素排除在医学的研究范围之外,疾病被看成是一种发生于躯体之上的、可以完全脱离病人而独立存在的实体。从这种观念出发,医生便只见疾病不见人,只治病不治人。同时,把精神问题或病人留给宗教组织去处理。当然生物医学排除精神因素的另一个原因是受自然科学实证主义的影响。这种思想认为科学研究的对象必须是可测量、可观察到的客观事物,任何不确定、无法测量和观察的主观现象都不能作为科学研究的对象。在这种思想的影响下,医生只把目光盯在寻找疾病的客观证据上,而完全忽略病人的主观体验。没有客观证据就不能诊断疾病,而疾病就成了一种用躯体方面的客观病理证据来确证的概念,与人的主观体验和精神因素完全无关。这不仅造成医生无法理解病人没有客观证据的疾病体验或痛苦,而且也无法有效地帮助病人。这种思想还造就了一种传统,即医生只对有客观证据的躯体疾病负责,病人只有在躯体方面有症状或体征时才来求助于医生。于是,许多精神痛苦的病人就只好夸大躯体方面的症状,以此为借口求助于医生,结果出现了大量难以理解的"躯体化病人"。生物医学的身心二元论思想已在人们的头脑中根深蒂固,生物医学专门负责躯体领域的问题。机械论思想对生物医学初期发展影响较深。当时正值工业革命时期,人们倾向于用机械的观念理解一切事物。把人体当作机器,疾病就是机器的部件发生了故障,医生的工作就是修理机器。另一种倾向是把人当作一个化学反应的容器,疾病就是体内化学反应的紊乱,医生的责任是向体内投放适当的化学药物,以纠正体内化学反应的紊乱。

还原论也称为简化论,此理论要求从简单的基本原理中推导出复杂现象。以还原论为基础的生物医学模式认为疾病完全可以用可测量的生物学变量来确定,运用化学和物理学的表达方法解释生命现象,因此化学和物理学被引进医学领域。基础医学中,从局部分析入手,通过细胞、组织去认识人体变化的规律。生物医学将病人分割为躯体、精神、社会等部分,生物医学只负责躯体的问题,其他部分由相应学科领域负责。生物医学认为整体等于部分之和,病人就是躯体、精神、社会等部分简单相加。实际上,整体不等于各部分之和,整体的特性在于各部分之间的相互联系、相互作用。生物医学将高级现象归结为低级现象来研究。人的生命活动是一种非常高级的现象,根本无法用一架机器的运作来解释。生物医学虽然在细胞、组织上对人体和疾病有了深入研究,但这种研究把人体看成没有生命的自然实体,无法真正理解疾病的实质。生物医学还把事物的质归结为量来研究。将事物的性质和关系归结为一定的数量关系,疾病就是人体的数值偏离了正常值,这使临床医生只相信化验数据,不相信病人的主观感觉。

生物医学最重要的理论基础就是"疾病生源说",认为任何感染性疾病都可以找到一种特异性的生物学致病因子,例如细菌、真菌、病毒、寄生虫等。疾病的发生取决于环境、宿主的抵抗力和特异性致病因子之间的相互作用。疾病生源说成为生物医学的教条。医生的任务就是寻找特异性的致病因子,采用特异性的治疗方法治愈疾病。疾病生源说在控制急性感染性疾病方面取得极大成功,而在慢性病盛行的年代走进死胡同。

生物医学模式建立在经典的西方医学基础之上,追求因果性规律,用"观察、假设、求证、结论"的逻辑来解释、诊断、治疗和预防疾病。任何疾病都是生物机制的紊乱,都可以在细胞、器官和组织上找到形态、结构和生物指标的特定变化。生物因素决定一切,把人看作单纯的生物。生物医学模式只注重人的生物学指标,忽视病人的心理、行为和社会性。用生理学和生物化学的实验结果来回答健康与疾病的问题。在科学实验和生物学发展的基础上,采用解剖、分析的方法,对人的生物因素进行独立的研究。生物医学的发展使人类首次主动控制了传染病和营养不良等问题。"单因单病"和"病在细胞"的生物医学模式开始主导西方医学,每种病都有相对应的精确病因和病变部位。疫苗、药物、营养素和手术是治疗疾病最好的方法。生物医学模式彻底抛弃了主导西方医学2000多年的体液平衡经验医学模式,逐渐地成为全球现代医学的主流。生物医学模式促进了防病治病以及人类卫生保健事业的进步,实现了预防医学的跨越。

（孟 浩）

第三节 预防医学思想和免疫学的兴起

一、预防医学思想的兴起

预防医学的创立与资本主义的发展密切相关。在工业革命的推动下,大城市和大工业中心迅速形成,农村人口大量涌入城市,城市人口骤增。伴随资本主义都市化而来的是恶劣的工作环境、拥挤的居住条件、肮脏的街道、食品污染以及流行病的蔓延等一系列问题。恩格斯深刻地揭露了英国各城市工人阶级生产和生活状况。19世纪,预防医学对策已逐渐成为立法和行政问题。英国律师查德维克对伦敦等城市的贫民窟进行了系统调查,研究了贫困、不良生活环境与疾病之间的关系并提出改进贫民的卫生状况、限制工厂童工等多方面的建议。英国卫生学家西蒙公布《论伦敦市的卫生状况》的报告,建议成立卫生检查机构,将防治疾病列为国家的主要任务之一。欧洲的圣西门、傅立叶等社会活动家,收集和公布了关于工人阶级状况的大量真实资料,为争取工人阶级的利益做出了贡献。英国社会学家马尔萨斯首先提出资本主义社会的人口问题。比利时的凯特莱把概率论引入了人口统计研究。英国的佛尔鉴于死亡统计的混乱状况提出拟定国际统一的疾病分类表,得到欧洲各国的普遍重视。

欧洲资产阶级为保护自己免受流行病和其他疾病的侵袭,采取了多种卫生措施。1848年英国设立卫生总务部,制定一些疾病预防的法令。1856年英国大学首次开设公共卫生课程,至此预防医学从医学中独立出来,建立起了一套比较完整的方法和理论。德国学者皮腾科费尔(1818—1901)利用试验方法研究了空气、水和土壤与人类疾病的关系,发明了测定空气中二氧化碳含量的方法。皮腾科费尔也对住房卫生设施、供排水系统、通风、取暖与霍乱、肠伤寒病流行的关系进行了系统研究,并于1882年出版巨著《卫生学指南》。卫生学成为预防医学体系中一门最重要的学科。此后,许多卫生学家对不同职业与疾病的关系、食品生产与疾病的关系以及食品营养成分与人体健康的关系进行了系统研究,并提出多方面的建议。劳动卫生学、食品卫生学和食品营养学逐渐从公共卫生学中分化出来,成为独立的学科。19世纪后期,欧洲较为发达的资本主义国家开始关注学校卫生,制定相关规划,委派专业人员对新入学儿童进行体格检查,并逐渐形成了定期检查模式。1885年德国柏林、法国巴黎和意大利罗马分别建立了卫生研究所,1899年英国利物浦和伦敦分别建立热带病学校。这些卫生机构不仅开展了流行病学调查和卫生保健,而且重视预防医学的实验研究方法,从而促进了预防医学的形成和发展,有力推动了现代预防医学和公共卫生的建立。

19 世纪末,社会医学从卫生学中独立出来,其目的是研究公民的健康状况、患病和死亡的原因以及与人类社会的关系。1838 年德国医生罗舒(1787—1852)首先提出了"社会卫生学"概念,将卫生学划分为个人卫生和公共卫生两大类。1848 年欧洲大革命时期,医学社会化的思想受到了普遍重视。法国医生盖林(1801—1886)积极倡导社会医学,把社会医学分为四个部分:社会生理学、社会病理学、社会卫生学和社会治疗学。1847 年德国医学家诺尔曼提出"医学科学的核心是社会科学",认为社会环境和经济状况对健康和疾病起着十分重要的影响。1848 年,诺尔曼(1813—1908)向柏林内科与外科协会提交了《公共卫生法》草案,倡导政府改革社会的卫生保健,标志着社会医学在德国建立。与此同时,欧洲和北美各国的社会医学都有发展:1865 年,比利时军医迈勒编著《比利时医学地志》,提出了完整的社会医学体系;意大利政府颁布"抗疟法令",划出疟疾区;美国的马萨诸州也建立起卫生总理事会;1851 年,欧洲各国在巴黎举行了第一次国际卫生学大会。人们已经意识到传染病的流行是对世界各国的共同威胁,公共卫生事业需国际社会的团结协作。

二、免疫学的兴起

免疫是由拉丁文 immunitas 而来,原意为免除赋税或徭役,在医学上延伸其含义,作为免受某种疾病侵害的用法。19 世纪是免疫学科建立的时期,人们在研究感染的机制以及对感染产生抵抗力的过程中遇到了免疫学理论试图解释的一些现象。医学家们开始研究人体免疫的机制。

德国细菌学家科赫于 1881 年发现琼脂固体培养基,解决了纯菌种的分离培养问题,发现了绝大多数人类致病菌。病原菌的发现,奠定了抗传染免疫研究基础。

人工减毒疫苗的研究开始于法国科学家巴斯德(1822—1895),其制成了多种减毒活疫苗。1880 年,巴斯德为了获得人工自动免疫,做了一次推理性尝试,结果证明:旧菌株不能使任何鸡生病是由于所培养细菌的毒力发生了减弱。而新菌株不能使注射过旧菌株的鸡生病,是因为这种鸡产生了抵抗力。在此基础上,巴斯德继续研究了导致毒力减低的因素,此结果与 90 多年前琴纳的牛痘接种法原理相似。巴斯德把这种减毒菌株称为"鸡霍乱减毒活疫苗",这一名称沿用至今。1884 年制成了炭疽减毒活疫苗,1885 年制成抗狂犬病疫苗。1886 年美国细菌学家沙门和史密斯首次研制成功死疫苗,这种死疫苗经实验证明和活疫苗一样有效,同时生产成本低,可进行标准化批量生产,而且能较长时间保存。这些疫苗用于动物和人传染病的预防,为疫苗的发展起到了承前启后的作用,巴氏减毒疫苗的发明为实验免疫学奠定了基础。减毒疫苗的成功,使细菌学家们开始对这种免疫的获得是由什么机制形成的问题产生兴趣。英国细菌学家纳托尔(1786—1859)把炭疽杆菌加入到无细菌的血清中,观察到只要细菌数量不大,就会被血清杀死。1889 年法国学者查林(1856—1907)开展了特异性免疫血清的一组试验,结果发现:在被感染动物的血清中,细菌培养后形成凝块并沉淀;在未感染动物的血清中,细菌培养后呈弥散性生长。这是血清中存在特殊抗菌物质的第一个证据。19 世纪的最后十年里,血清学和免疫理论得到了飞速发展。1890 年,德国细菌学家贝林(1854—1917)第一次报告获得了特异性免疫抗体。同年,贝林与日本学者北里柴三郎合作,在豚鼠中诱导出对破伤风和白喉毒素的人工自动免疫力,获得免疫力动物的血清可以有效地治疗其他遭到致命剂量杆菌侵袭的动物,为血清疗法奠定了基础。他们将此特殊物质命名为"抗毒素"。1891 年首次应用抗白喉血清成功治疗了一名白喉病人。历史上的体液免疫的概念是指机体利用体内液体各种成分来进行的各种免疫反应,如抗体、补体或其他蛋白组分。德国医学家埃尔利希通过血清学研究建立起体液免疫理论。他把贝林和北里柴三郎对破伤风和白喉的研究进行了科学概括,阐明了主动免疫和被动免疫这两类免疫的普遍性意义,并提出了有机体和周围化学物质结合的学说——侧链学说。侧链学说对抗原、抗体的作用机制进行了解释。在抗毒素发现后,法伊弗于 1894 年用新鲜免疫血清在豚鼠体内观察到对霍乱弧菌的溶菌现象。博尔代(1870—1961)发现如将新鲜血清加热至60 ℃,30 min 即可丧失溶菌能力。他认为在新鲜血清中存在两种不同物质与溶菌作用有关:一种是对热稳定的物质称为溶菌素,即抗体,有特异性;另一种是对热不稳定的物质,可存在于正常血清中,无特异性,即补体。这为后来抗体和补体概念的形成奠定了基础。

广义的细胞免疫包括所有细胞对外界入侵抗原的免疫反应,细胞免疫是清除细胞内寄生微生物最为有效的防御反应,也是排斥同种植物或肿瘤抗原的有效手段。狭义的细胞免疫是 T 细胞介导的免疫应答,即 T 细胞受到抗原刺激后分化、增殖、转化为致敏 T 细胞,当相同抗原再次进入机体,致敏 T 细胞对抗原的直接杀伤作用及致敏 T 细胞所释放的细胞因子协同杀伤作用将产生应答。T 细胞介导的免疫应答特征是出现以单核细胞浸润为主的炎症反应或特异性的细胞毒性。1798 年,杰尼发现第二次接种牛痘疫苗的人,在接种的皮肤部位可出现超敏反应现象。1890 年,科赫在对结核分枝杆菌感染豚鼠的研究中发现了迟发型超敏反应现象,这一现象被命名为科赫现象。俄国动物学家梅奇尼科夫于 1884 年提出以吞噬细胞为中心的细胞免疫学说。19 世纪 80 年代,随着抗体、补体和抗毒素的发现,以埃利希为代表的学者们提出了体液免疫学说。1898 年法伊弗和马克斯就认为抗体主要是由脾、淋巴结和骨髓产生的,这是免疫系统的初期发现。巴斯德时代,由于病原微生物的发现,人工主动免疫、人工被动免疫和三大血清学技术(沉淀、凝集、补体结合反应)使免疫学的应用扩大到对多种传染病的预防、诊断与治疗,极大地促进了医学的发展。

(孟　浩)

第四节　临床医学的进步与护理学的兴盛

一、临床医学的进步

19 世纪临床医学得到了发展,尤其是在诊断学领域。期间多项新技术的发明和研究方法的改进,进一步促进了临床医学的进步。

（一）诊断学的发展

19 世纪的临床医生们普遍认识到病理解剖学的重要性。法国医生路易斯系统研究了结核病和伤寒的临床病理,得到了广泛认可。克吕韦耶,法国病理学权威,出版了《病理解剖学》。随着消色显微镜和改良复式显微镜的应用,正常和病理的组织学研究被推向了新的研究高度,德国病理学家魏尔肖 1858 年出版了《生理和病理组织学基础上的细胞病理学》,从而建立了细胞病理学,对医学产生了重大影响。

随着病理解剖学和细胞病理学相关理论的发展和影响,临床医生们对内脏器官病理变化的研究和诊断越来越多,他们运用各种方法寻找"病灶"。19 世纪初期,诊断学上的叩诊法得到推广,并且发明了听诊法。其实早在 18 世纪,维也纳医生奥恩布鲁格就针对胸部疾病发明了叩诊方法,著有《新发明》一书,但由于保守派的轻视,没有得到广泛应用。19 世纪初,法国医生科尔维沙将《新发明》译成法文,并附以详细评析。科尔维沙出版了《论器质性疾病及心脏和大血管损伤》一书,该书介绍了叩诊法在疾病诊断中的价值。他还发明了间接叩诊法,在部队推广,医学界才慢慢广泛重视并应用叩诊法。法国医生雷奈克是听诊器的发明者。此前,医生是通过耳朵直接贴附在病人胸部听诊进行疾病诊断的,部分病人直接听诊不方便且效果不好。受到卢浮宫广场上孩童们的游戏启发,雷奈克用纸筒制成了简易的听诊器,后来又将纸筒改为了木筒,并正式命名为听诊器。1818 年,雷奈克出版了《间接听诊或论肺部和心脏疾病的诊断》一书,详述听诊法的改进措施及意义。随着化学的发展,实验室检查成为医院诊断疾病的常规方法,相继建立了血、尿、便三大常规检验方法,医生开始利用各种检查方法来协助诊断。1827 年开展了尿的胆色素试验,1837 年建立血气定量分析,1874 年建立尿蛋白定量分析,尿和血液冰点测定以及氢离子浓度测定等多种方法的建立和使用,提高了临床诊断的客观性和准确性。

1895 年,德国物理学家伦琴(1845—1923)实验中意外发现了一种新的光线,这种光线可以在黑暗中使照相底片感光,他将此光线称为 X 射线。伦琴利用 X 射线拍下世界上第一张人体掌骨的 X 射线照片,轰动科学界。此后经过不断的改进和研究,X 射线在医学界广泛应用,成为不可或缺的诊断仪器。

（二）消毒法的发明

奥地利医生塞麦尔维斯首先发现了感染问题。他发现医生管理的病区产褥热发病率比助产士管理的病区高很多。产褥热即分娩造成感染,导致败血症,最终死亡。塞麦尔维斯提议医生在接生前用石灰水洗手并浸泡接生工具,结果医生管理的病区产褥热发病率显著降低。他随后公布了预防产褥热的办法,凭经验预防了产褥热。英国医学家李斯特受到巴斯德发现微生物的启发,认为外科伤口与创伤感染都是由于微生物侵入导致的。他试用筛选氯化锌等物质作消毒剂,后来改用苯酚。1865 年,李斯特利用苯酚作为消毒剂,实施了第一次抗菌手术并取得成功。1867 年李斯特发表《论外科临床中的防腐原则》,从而创立了外科消毒法。德国医生贝格曼于 1886 年发明了高压消毒法,人类正式进入无菌外科的手术时代。

（三）麻醉法的发明

自古麻醉止痛就在多个国家有过记载,比如医学史上最早使用麻醉药的是三国时期的华佗,曾创造过麻沸散进行止痛。印度、希腊、巴比伦等文明古国也都有相似记录,但当时的麻醉方法并不是现代意义上的麻醉法。随着化学的发展,麻醉药物的研究和应用实现了突破。1800 年,英国化学家戴维首次发现氧化亚氮具有麻醉作用。戴维亲身吸入氧化亚氮,发现炎症部位的疼痛有所缓解,并且在吸入氧化亚氮后有快乐的感觉。因此,氧化亚氮后来也被称为"笑气"。1824 年,希克曼成功对实验动物实施截肢手术,他利用的麻醉药物是二氧化碳、氧化亚氮和氧。但此方法并没有进行人体试验。美国医生朗格在实验中意外发现乙醚具有麻醉作用。1842 年,朗格成功利用乙醚作为麻醉剂给病人做了颈部囊肿的摘除手术。美国医生莫顿于 1846 年把乙醚麻醉应用到拔牙手术中并获得成功。此后莫顿奔赴马萨诸塞州的医院推广乙醚麻醉。莫顿在 1846 年于《波士顿医学杂志》上发表乙醚麻醉法论文,得到许多医生的认可。此后英国产科医生辛普森把乙醚麻醉应用到产科手术中,并且发现了比乙醚麻醉效果更好的氯仿。全身麻醉药物发现后,医生们开始寻找仅使病变局部丧失感觉的药物。维也纳医生科勒于 1884 年首次把可卡因应用于人眼手术,后续又应用于其他部位,局部麻醉的方法逐渐形成。美国人库兴成功把可卡因注射到神经内。此后不久,美国人科宁德实现把可卡因注射进脊椎管,使病人下半身失去感觉。至此,麻醉法被广泛推广应用。麻醉法不仅给外科、产科、牙科等学科提供了帮助,同时大大降低了病人的痛苦。

二、护理学的兴盛

19 世纪之前,教会医院的修女参与了护理及医院的发展。最早开始进行护士培训的是魁北克省的修女们,约 1640 年就教导土著妇女照料病人。随着工业革命的兴起,食物、水源、空气等生活环境条件急剧恶化,各种疾病开始在社会中流行,此时医院却面临条件落后、护理人员能力匮乏等一系列问题。美国第一所护士学校于 1798 年由希曼建立,并出版了课程纲要。马萨诸州总医院创办初期由于护理条件非常差而开始护理改革。1836 年德国人弗利德纳挑选妇女,在医生的指导下学习护理知识去照顾他所创办的收容机构的病人。德国开始出现从事护理工作的妇女。1839 年美国人沃林顿发起产科护士培训,护士和医学生一起学习。1859 年波士顿新英兰妇科医院的医生扎卡扎斯卡提倡建立专业护士培训学校。1872 年美国医生迪莫克在新英兰妇科医院成立迪莫克医院附属护理学校,为护士开设 12 门课程,课程持续一年,在完成全部课程后颁发毕业证书。1873 年美国相继成立了多所护士学校,比如贝尔维尤护士学校等。学校设立护士实习室,录取受过教育的妇女进行培训,还帮助护士记录护理日志。总体来说,医院创办护士学校是以医院为基础的职业技术教育项目,毕业生可以在各种卫生机构从事护理工作。但医院培养的护士多基于本医院的需求,护理教育没有统一的体系,培训方式、培训时间等都有较大差异,逐渐暴露出许多弊端。1850 年弗洛伦斯·南丁格尔(1820—1910)来到德国参加护士培训班,并对英、法、德等国家的护理问题进行了深入调查,此后又来到巴黎学习护理。1853 年克里米亚战争爆发,当时英国军队的医疗条件非常差,伤员死亡率较高,南丁格尔率领 38 名护理志愿者为伤员服务。为了改变战地医院无医无药的状况,南丁格尔建立了护士巡视制度,伤员死亡率大大降低,战地医院发生了巨大变化。战争结束后,南丁格尔受到英国各界人士的敬仰,完成了《影响英军健康、效率与医院管理的问题摘要》,此摘要的发表,被认为是近代护理研究的开端。1859 年出版《护理札记》,南丁格尔在书中总结了护理工作的原则、经验和培养方案等,是护士职业化的开始。此书被誉为"划时代的著作"。1860 年世界上第一所护理学校——南丁格尔护士学校在伦敦成立。南丁格尔凭借多年实践经验,总结出护理教育的三大特点,即严谨的科学性、温和的性格和神圣的使命感。南丁格尔护士学校对教学管理、学生的选拔、课程设置以及实习成绩评估都做出了明确规定,正式建立护理教育制度。南丁格尔护士学校也成了近代护理教育事业的开端。此后南丁格尔撰写了《医院札记》,她提出了医院病房管理意见,并对医院建筑和医院管理提出了革命性理论。南丁格尔认为环境是影响人类健康的关键,提出环境理论。在医院改革中,南丁格尔建立了隔离病房,有利于传染病人的护理与治疗。她还认为护理不应只局限于医院,家庭护理也很重要,开创了家庭护理。南丁格尔后续撰写了《健康护理与疾病护理》《工人护理》《地段访视及家庭护理》等多部著作,对近代护理理论和护理研究与管理具有深远的影响。

(孟　浩)

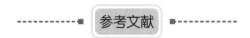

参考文献

[1]吴国盛.科学的历程[M].2 版.北京:北京大学出版社,2002.

[2]程之范.中外医学史[M].北京:北京医科大学、中国协和医科大学联合出版社,1997.

[3]余前春.西方医学史[M].北京:人民卫生出版社,2009.

[4]张友元.简明中外医学史[M].广州:广东高等教育出版社,2008.

[5]纪明堂,石玉修.现代医学模式[M].山东:青岛海洋大学出版社,1997.

[6]冀中,高德馨,张洪涛,等.医学模式[M].北京:北京医科大学、中国协和医科大学联合出版社,1991.

[7]张桂芝,董兆举.对医学模式历史演进的若干思考[J].医学与社会,2006,19(6):1-3.

[8]胡盛麟,陆志刚.生物医学模式及生物医学模式转变的必然性[J].中国高等医学教育,1993,3(3):33-36;48.

[9]姚志洪.医学模式和健康服务[J].自然杂志,2015,37(5):362-368.

[10]王佐广.四维医学模式理论[M].北京:科学技术文献出版社,2017.

[11]张大庆.医学史十五讲[M].北京:北京大学出版社,2007.

[12]苏佳灿,黄标通,许金廉,等.医学起源与发展简史[M].上海:上海大学出版社,2020.

[13]甄橙.医学与护理学发展史[M].北京:北京大学医学出版社,2008.

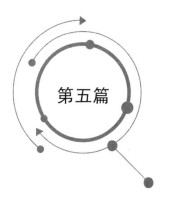

第五篇

现代文明与医学发展

第十一章
现代医学理论成就

第一节　康复医学的兴起

20世纪,世界医学实现了空前迅速的巨大飞跃,在医药卫生方面取得的辉煌成就,要超过以前各世纪成就的总和。以前,医生们用药治疗病人的治愈率非常低,能够成功施行的手术也极为有限。而现在,现代医学发展出了数以百计的分科,每一个分科都有一系列的新成就。20世纪医学的显著进步,是由20世纪物理学、化学、生物学、技术科学和工业技术的巨大发展所促成的,同时医学的发展也离不开社会的发展。

一、社会背景

20世纪初,一些资本主义国家向外扩张,给殖民地人民带来了灾难和祸害,疟疾等传染性疾病开始在全球传播。20世纪人类经历了两次世界大战,战争的需求开创了科技进步的新纪元,特别是在武器领域,坦克、机枪和毒气等暴力形式相继出现,为了生存,现代医疗手段和工具也快速发展。战争时期,数以百万计的士兵被征召参战,战场上,医生们想尽办法来解决病人的受伤问题。在第二次世界大战时,外科手术迅速发展,奠定了成熟、精准的外科的解剖生理基础。随着世界大战的阴霾散去,外科学的专科化和亚专科化进程势如破竹,经历过战争洗礼的外科医生回归社会,引领医学的发展。

自1870年第二次工业革命始,科学技术的发展突飞猛进,各种新技术和新发明层出不穷,并被应用于工业生产,大大促进了经济的发展。特别是在电力、信息革命、资讯革命领域达到高峰。第二次工业革命顺利完成,为现代医学的发展提供了有力的经济及技术保障。进入20世纪,现代医学得到了空前发展。成功控制曾对人类造成严重威胁的各种传染病和营养缺乏病,甚至达到完全消灭的程度。世界经济不断发展,居民的卫生条件、营养状况、居住环境的改善也是控制传染病和流行病的重要影响因素。如对鼠疫、霍乱的控制中,大规模的灭鼠、清洁的饮用水、疫源地的严格控制等措施可能比药物和疫苗更为有效。在过去曾严重危害人类健康的肺结核、鼠疫、梅毒等人们闻风丧胆的传染性疾病,已变成了可治疗、可治愈的疾病。20世纪50年代以后,经济和社会的加速发展,慢性病、生活方式病或现代文明病时代开始,是生物学因素、人的生活习惯、行为方式、环境污染等多种因素综合影响的结果。人们对生命和疾病的认识深化,要求更高的医疗水平。

20 世纪的医学取得的辉煌成就,也得益于医疗卫生服务的进步和医疗保障体系的完善,现代医学的繁荣产生于社会对医学的巨大支持。随着社会经济的发展,医疗卫生服务在人类生活中的地位也水涨船高,大量社会和私人资源被投入医学。发达国家用于医疗卫生服务的费用已达到或超过 10%,以医院为中心的医疗保健体系覆盖了人的生老病死各个方面。保健服务体系正由单一层次化向多元网络化发展,尤其是初级卫生保健。以我国为例,1949 年新中国成立以后,在较短时间内初步形成了我国农村医疗卫生体系。在"文化大革命"期间,农村卫生事业发展受到了空前的重视,到 1979 年底,农村合作医疗的覆盖率已经达到了 90% 以上,农村大部分地区已经推广了农村合作医疗,这一时期的农村医疗卫生事业取得了辉煌的成就;与此同时,我国城市医疗卫生体制也初步建立起来。1951 年,我国颁布并实施了《中华人民共和国劳动保险条例》,制定了面向城市企业职工的劳动保险医疗制度。随后,我国提出要建设现代化工业国家,要求将全社会工作的重点转移到重工业上,而我国卫生政策也相应做出一定调整,医疗卫生重点逐渐转向城市和工矿。这一时期我国所实施的劳动保险医疗制度和职工公费医疗制度基本上覆盖了我国近 90% 的城市人口。世界各国都建立了不同形式的健康保障制度,如英国的国家卫生服务制度、加拿大的国家健康保障制度、日本的健康保险制度、韩国的全民健康保险制度等,在不同程度上为公民享有基本的医疗保健提供了保障。

二、技术背景

19 世纪末 20 世纪初,随着病原菌、微生物和各种寄生虫的发现,疫苗接种技术的进一步发展完善,天花疫苗实现了普遍接种,人类抓住机会彻底消灭了天花。现在,疫苗被广泛应用于各种类型腮腺炎、流感、水痘、白喉、甲肝、乙肝、百日咳、结核病、破伤风等诸多人类常见疾病,大大降低了这些常见疾病的患病率和死亡率。除了疫苗外,化学消毒药物及外用抗生素在人类传染病防治工作中也具有很大的实际意义。20 世纪中期,在磺胺类药物和青霉素成功应用于临床以后,合成各类化学药物,寻求一种能够使其产生高效率的,且具有广谱杀菌作用的抗生素已经成为医学和药物科学研究的主题和基础,并也取得了丰硕的成果。

在过去的 100 年里,现代生物医药工程科学、医疗卫生技术也取得了突飞猛进的发展。医生凭个人经验和技巧治病的时代已过去,得益于物理、化学、生物学、技术科学的新成就,这些新技术在临床中得以广泛采用,使医疗技术向精确、高效、轻便和自动化的方向发展。随着细胞学和病理学、遗传学等一系列新兴的现代生物医学领域基本学科的不断形成和逐步建立,20 世纪的世界医学技术飞速进步已经给人们留下了最为深刻的一个印象,那便是在无数现代化的大医院里令人瞩目的各类医学诊断仪器和护理医学仪器与医疗设备。

20 世纪早期,X 射线、超声波、CT 扫描、PET 扫描和核磁共振成像等技术接踵而至,各种技术都可在无须进入身体内部的情况下为体内器官提供不同的视图。德国科学家威廉·伦琴 1895 年对其妻子的左手骨骼拍照时证明了 X 射线的强大威力,这项具有深远意义的创新技术在 20 世纪 20 年代开始应用于日常医疗。自从 X 射线发现后,医学上就开始用它来探测人体疾病。但是,由于人体内有些器官对 X 射线的吸收差别极小，因此一些前后重叠的组织的病变就难以发现。于是，美国与英国的科学家开始寻找一种新的东西来弥补用 X 射线技术检查人体病变的不足。于是，在 1972 年，第一台 CT 在英国电子工程师亨斯·菲尔德的手中诞生。CT 具有特殊的诊断价值，可广泛应用于临床。而且随着工艺水平、计算机技术的发展，CT 得到了飞速的发展。到如今，多排螺旋 CT 投入使用的机型已经发展到了 320 排，同时各个厂家也在研究更先进的平板 CT。CT 与 PET 相结合的产物 PET/CT 在临床上得到普遍运用，特别是在肿瘤的诊断上更是具有很高的应用价值。磁共振成像（MRI）也紧随其后问世，很快就成为在许多疾病诊断方面起不可或缺作用的成像工具。

20 世纪中叶后，出现了超声电镜、内窥镜、示踪仪、超声波影像诊断仪等技术，这些技术除了可对许多器官进行直观的活体检查外，又向治疗方面发展，如结合内窥镜使用电灼、冷冻、激光等疗法，并可与超声技术结合成超声内窥镜，以观察体外超声所不能达到的部位。测量生理参数的各种监护仪器和生化分析仪器也有迅速的发展。新型的心脏起搏器仅重 90 克，所装锂电池可用 10 年以上。微电极技术可将尖端直径小于微米的电极插入细胞任何一点。总之，新技术的应用有力地促进了医学的发展，新材料对于临床医学疾病治疗有很大的影响。

同一时间，外科研究日益兴盛，手术数量和质量飞快上升，性质也发生了转变。在 20 世纪初期，外科基本上是千篇一律的缝合和摘除，而现在随着腔镜技术的出现，手术向着精细化、微创化的方向发展。值得一提的是人造器官的发明，该技术实现了除大脑外的肺、肝、胰、肾等器官可人造化，此外还有人造瓣膜、人工听觉、人造关节等，标志着"取代医学""替换外科"的诞生。1954 年，美国波士顿的医学家哈特韦尔·哈里森和约瑟夫·默里成功地完成了第一例人体器官移植手术——肾移植手术。为了避免出现身体排斥外来组织这个最大的难题，这次手术是在一对双胞胎身上进行的。尽管如此，它还是开创了人体器官移植的新时代。1963 年，医学家们在肺和肝移植方面进行了尝试。接着，南非的克里斯蒂安·巴纳德医生和美国的诺曼·沙姆韦、登顿·库利医生相继完成了心脏移植手术。到 20 世纪 70 年代后期环孢素这种能抑制身体攻击外来器官倾向的药物研制出来后，器官移植成了一种常规疗法。

医学中的各分支学科与其他科学学科互相渗透、交叉综合，临床各科愈发强调综合整体化，进而形成完整的医学。因此，其他学科领域也取得了辉煌的成就。20 世纪 50 年代以后，人体分子生物学不断兴盛，人们开始从分子生物层面来阐明人体组织内部结构及其生理功能，以期突破在临床医学研究中存在的重要技术问题，例如肿瘤的治疗、免疫、遗传、组织细胞再生、抗衰老、药物研究开发等。其中的标志性事件便是 DNA 的发现。1953 年，詹姆斯·沃森和弗朗西斯·克里克发现了 DNA 的双螺旋结构，从那时开始，基因改变了医学的许多领域，人们愈加发现基因与人类的生老病死及一切自然生命现象息息相关。于是，1986 年，美国一位著名的科学家在报告中提出了一项阐明人类基因组全部序列的新型人类基因组研究计划项目（HGP），1990 年这一项目正式启动。科学家们通过基因工程研制胰岛素、心脏病药物和生长激素等，对基因在诱发癌症中所起作用的认识使科学家研究新疗法的方式发生了革命性变化。

20 世纪，以上技术都已经让临床诊断学及其技术领域发生了一次极为革命性的改变。工程学的理论和技术方法,使医学中定性、经验、形态化的东西转变为严格化、定量化、客观化的事物,大大改变了人们对疾病的认识。

(申继清)

第二节　生理学的进展

生理学是一门古老而充满活力的学科,其历史可追溯至中世纪,历经文艺复兴时期科学思想的启蒙及和实验为基础的近代生理学革命之后,于20世纪前半期基本确立。

进入现代以后,随着生命科学和其他自然科学的发展,许多新的技术应用于生理学实验研究,生理学也从研究正常的生命活动规律和功能活动的内在机制跨越到研究这种活动与疾病发生发展和治疗干预的内在关系,成为连接生命科学领域微观和宏观、基础研究与临床应用的一门重要桥梁学科。心血管生理学近年来不断取得的丰硕成果是生理学进展的缩影。20世纪中叶,生理学家将威廉·哈维在17世纪的发现总结为"血液循环学说",认为心血管是一种闭环的、由心脏驱动的循环系统,发挥运输功能。基于循环学说的知识框架,当时的生理学家认为调节血管舒缩状态、维持心血管系统的畅通至关重要,随后出现了血管活性药物、交感神经阻滞剂、溶栓剂在心血管疾病临床诊疗中的广泛应用,并使冠状动脉旁路移植术和经皮冠状动脉介入治疗等技术得到蓬勃发展,其中尤以心导管术这项使全球数千万心血管病人获益的革命性技术的开拓者、德国外科医生维尔纳·福斯曼的戏剧性人生,能让我们体会到生理学的进展对人类临床实践的巨大影响。1956年,他因开创心导管术的历史性成就获得诺贝尔生理学或医学奖,而这离他1929年因承受巨大风险将一根医用导管沿着自己左臂的外周静脉推进至右心房而证明导管进入心脏是安全的这一"荒唐行为"受到传统观念的强烈谴责仅仅过去了27年,因为当时认为导管进入心脏会引起猝死,他也因此被医院解雇。20世纪70—80年代,随着人类心血管疾病谱的改变,生理学家对心血管系统有了更深的认识,认为保持心血管对靶器官、靶组织的有效灌注是改善预后的关键,提出了缺血再灌注损伤和靶器官保护的新理念,开创了针对氧自由基生成增多、钙超载和炎症因子失衡等靶点进行干预的新策略。20世纪80年代以后,生理学家提出心血管不仅是循环器官,也是内分泌器官的新认识,例如心脏分泌心房钠尿肽、内皮细胞合成分泌内皮素等,心血管系统通过内分泌、旁分泌和自分泌作用调控自身和远隔器官组织的生理功能。基于这一认识,生理学家们提出心血管疾病发生和发展的新学说,如炎症学说、心肌不良重构等,由此产生了抗炎、抗心肌不良重构的治疗理念,延续至今。21世纪以来,生理学家拓展了心血管疾病是全身代谢稳态失衡的局部表现这一认识,认为一部分心血管系统疾病是全身性代谢综合征的心脏表现,而基于代谢源性生物活性小分子系统的机体稳态调节,维持糖、脂肪、蛋白质、维生素、定量与微量元素在体内的正常代谢是减少心血管疾病发生、延缓进展和改善预后的重要措施。

学科的发展除了不断积累新的成果,还体现在学科的融合与分化能力上。生理学是现代医学发展的基础学科,亦称之为"母学科"。生理学与生命科学内部各学科间、与其他自然学科甚至社会学学科之间的交叉,使生理学有了新的发展驱动力和研究方法。基于"还原论"思维方式的理念,生理学家认为人和其他复杂生命的各种生命活动可以被看成更低级、更基础的活动通过一定的规律组成,因而可以综合利用现代跨学科研究方法,从亚分子、分子、细胞器、细胞、组织和器官到整体的不同层次和水平分别阐明生命活动的发生和发展规律、调控的具体机制,以从简单到复杂、由宏观至微观的方式揭示复杂的生命现象。例如,20 世纪 80 年代蓬勃兴起的分子水平的研究技术和方法成为生理学研究的重要手段,人类对生命科学的理解推进到微观领域,其中尤以成功绘制"人类基因图谱"作为标志性的成就,这是生理学与物理学、化学和工程学等学科高度融合的结果。在生理学各层次的研究与其他学科融合的过程中,一些新的交叉点和生长点层出不穷,生理学得到了全面的发展,呈现百花齐放的盛况,出现了人体各系统、器官、组织、细胞生理、特殊条件下的生理等亚专科方向的研究分化。随着知识的积累和总结,"母学科"的分化也由此出现,生理学分化出了分子生物学、生物化学、病理生理学等子学科。在这个跨学科的融合、子学科分化的过程中,生理学研究逐渐走到生命科学研究的前沿,面临一系列的困境和挑战,如阐明物质运动如何产生人类大脑思维和精神活动的机制、破译结构基因组学跨向功能基因组学的"生理学语言"等,显而易见,这些难题并不能由分子层面或其他单一层面的特征和功能或者它们的简单组合或叠加来解决。英国牛津大学生理学系主任诺布尔(Noble)教授在其《生命的乐章——后基因组时代的生物学》(*The Music of Life–Biology beyond the Genome*)一书中写道:"以往的成就让我们错误地认为只要了解生物机体的最低层次的元素,就能推演出高层次的功能。实际上基因与机体功能之间并无一一对应关系;基因无法独立完成任何事情,他们只不过是生物机体使用的数据库而已,生命体不可能被还原成只是数据库的集合体。"为了回答生理学最朴素的问题,即生命体如何进行生命活动的,一方面,生理学家与跨学科研究者更加深入融合物理学、数学和逻辑学等相关学科的分析方法和理论框架,打破固有思维,实现理论和物质水平的突破;另一方面,生理学家对人和其他复杂生命的整体性、动态性和联系性的认识也在升华,生理学逐渐出现了微观与宏观、简单与复杂整合的趋势,即基于系统论的生理组学或整合生理学。

生理组学强调整合思维和研究方式,强调分析和阐述某一基因或细胞功能活动在整个机体中的作用、发生规律、影响因素以及同其他功能间的联系、互调机制等,强调只有回归到整体情况下阐明机体功能活动才是真实、有意义的。这实际上正是生理学研究的实质所在,即生理学一直强调的整体性、调控性和功能性。使用整合生理学这一概念,是传达一种延续生理学传统精髓但并非简单回归传统的理念。现今的整合生理学也不可能囿于传统的技术和方法,而是寻求跨学科并与其他学科相互借鉴,是基于对机体各个层次以及层次之间的整合研究,是螺旋式的上升。在此不难看出,起初从还原论出发的物理学家的思路是自下至上、从局部到整体的简单整合,而当今生理学家则是基于对机体宏观认识(如内环境稳态)基础之上逐步深入到微观,再回归到整体功能,尤其强调相互联系、相互影响的整合理念。需要指出的是,这两种理论是统一而非对立的。在后基因组时代,生理学家的一项重要任务就是把分子和细胞水平上的研究成果与整体水平的工作结合起来,力求加强"转化性研究",最终为有效解决健康和疾病问题提供更有价值的信息。从当前各种组学研究越来越关注组学内部整合以及组学之间交融的趋势中,不难看出生理组学在后基因组时代的重要意义。以整体生理学研究思路融合相关学科及各种组学知识解决生命科学问题是生理学面临的挑战,标志着 21 世纪生理学的发展方向。正是基于这一新理念,生理学家在对机体器官间的"对话"中获得进展。以心血管为例有心肾综合征(cardiorenal syndrome,CRS)、神经源性应激性心肌病,另外还有心–脑、心–肺、心–肝等器官间"对话",是不同外环境引起组织器官间相互调控作用和不同内环境引起组织器官之间相互调控作用的,重构机制的信息传递的物质(分子)基础和传递方式。

(申继清)

第三节　免疫学的进展

　　从中世纪肆虐欧洲的黑死病到今天席卷全球的新型冠状病毒肺炎(COVID-19)疫情,人类在历史上长期与传染性疾病进行斗争,而免疫学正是在人类与传染病的斗争过程中发展起来的。"免疫"一词含有"免于疫病"之意。人类探索传染病的免疫手段最早可追溯至我国的宋朝时期,当时的人们采用接种人痘来预防天花,此后的几个世纪,这种预防天花的免疫学方法被推广至亚、欧两大洲,为免疫学的萌芽发展期积累了宝贵的经验。免疫学作为一门独立学科诞生于 19 世纪,历经几个世纪的探索,免疫学的发展从经验时期进入基于科学实验的经典免疫学时期,免疫学家采用科学的方法研制了许多减毒和灭活疫苗,人类对传染病的斗争进入了主动预防时期。随着研究的深入,免疫学家认识到免疫细胞和存在于体液的抗体是人体对抗病原体的关键,提出了细胞免疫学说和体液免疫学说两大理论框架,为人类理解免疫系统的组成和功能奠定基础,并对后来免疫学的发展产生了深远的影响。分子生物学技术的蓬勃发展为免疫学研究注入新的活力,1975 年 Kohler 和 Kilstein 成功制备绵羊红细胞的单克隆抗体标志着免疫学进入现代分子免疫学发展时期。单克隆抗体技术、基因工程、生物芯片等技术使免疫学家得以从基因、分子、细胞、整体水平对免疫学问题进行系统研究,极大地推动了免疫学的发展,也促使免疫学在生命科学与医学研究领域中扮演链接基础研究和临床应用研究的关键角色。随着免疫学在生命科学领域的地位攀升,全球基本科学指标数据库(ESI)评价体系将免疫学纳入核心学科,免疫学及关联学科的发展水平成为衡量一国综合国力的因素。进入 21 世纪后,免疫学迎来了战略发展期,在基础免疫学、临床免疫学两大研究领域,尤其是自身免疫性疾病及免疫调节机制、免疫缺陷疾病免疫学机制和临床研究、重大传染病免疫学致病机制及疫苗研制、过敏性疾病免疫学机制、非传染性疾病免疫治疗等方向积累了丰硕的成果。

一、基础免疫学研究进展——天然免疫的"回归"

天然免疫在一段时间以来被认为是"原始"和"非特异性"的。然而，2011 年美国科学家布鲁斯·博伊特勒、法国科学家朱尔斯·霍夫曼和加拿大科学家拉尔夫·斯坦曼因研究天然免疫被授予诺贝尔生理学或医学奖，由此天然免疫重新成为免疫学家的视线焦点。此后该领域的新发现让天然免疫突破了传统的边界和观念。一方面，免疫学家发现天然免疫系统在抗击外来病原微生物感染中发挥了重要的防御作用，执行病原体的免疫识别、免疫细胞集聚和病原体免疫清除等功能。另一方面，发挥抵御病原体作用的免疫细胞因子也有可能对宿主产生有害的作用。例如，导致严重急性呼吸综合征（severe acute respiratory syndrome，SARS）的冠状病毒感染机体后，肺泡细胞的天然免疫反应被迅速激活，产生多种趋化因子和炎症因子如 IL-1β、IL-6、TNF-α 招募免疫细胞进入肺部，通过诱发细胞凋亡或焦亡导致被感染细胞死亡，从而清除病毒。但与此同时，肺泡组织中浸润的免疫细胞通过表达细胞因子促使树突状细胞成熟、T 细胞分化和失衡，激活获得性免疫系统，炎症因子逐级放大形成炎症风暴，免疫反应扩大、失控，最终引发急性肺损伤。有力的研究证据表明，SARS 病人急性肺损伤最主要的原因是免疫系统的过度激活而非病毒感染损伤机体正常细胞。

这些发现改变了人们的传统观念，对一些可能诱发机体出现炎症风暴的特殊病原体导致的感染，有效抑制炎症反应而不是继续增强免疫强度可能是缓解感染相关机体损伤的关键。此外，值得注意的是，尽管天然免疫早在 19 世纪末被认为与非感染性疾病如肿瘤、心血管或神经退行性疾病甚至衰老等过程密切相关，但最近才被一系列严谨的科学实验和可靠的临床数据所验证。现在的观念认为，天然免疫系统介导的机体慢性炎症是肿瘤发生的重要起始因素，如幽门螺杆菌感染是胃癌的高危因素、长期慢性肝炎病毒感染的病人肝癌发生率显著升高、人乳头瘤病毒慢性感染诱发宫颈癌等。进一步的研究发现，炎症细胞因子和炎症细胞构成的肿瘤炎性微环境是肿瘤发生和发展的关键因素，并参与异常增殖的肿瘤细胞获得免疫逃逸和规避免疫监视的能力、实现近旁侵袭和远处转移的生物学过程。然而，如何安全阻断天然免疫的不良影响但不以正常免疫监视、防御功能损害为代价仍然是一项巨大的挑战。未来还需要对天然免疫的机制进行深入研究，绘制各种信号分子的作用网络、阐明模式识别的整体特性和通过更精确的手段如单细胞水平上的多组学研究确认免疫细胞因子和受体对宿主的作用。

二、临床免疫学研究进展——免疫学治疗的现在与未来

临床免疫学与基础免疫学的研究是相互促进的，最近癌症免疫疗法在临床上的成功就是一个极佳的案例。基础免疫学的进展使科学家得以更深入地理解免疫系统与癌症之间的复杂调控关系。现在的观点认为，肿瘤细胞具备启动 T 细胞介导的细胞免疫反应的免疫原性。随着研究的深入，肿瘤免疫相关的抗原提呈、抗原识别和免疫清除机制被逐渐阐明：肿瘤抗原由抗原提呈细胞（antigen-presenting cell，APC）识别、加工成的多肽分子与主要组织相容性复合体分子结合后提呈至细胞表面，与 T 细胞表面的 T 细胞受体结

合形成抗原识别的第一信号,在共刺激分子形成的第二活化信号作用下,T 细胞被激活并增殖分化,发挥针对肿瘤的免疫反应。基于这些新的认识,非特异性免疫调节剂、肿瘤疫苗相关免疫治疗、过继免疫治疗和免疫检查点(check point)抑制剂等免疫治疗方法被逐步应用于部分肿瘤的临床治疗,成为近年来肿瘤治疗领域里程碑式的突破性进展。目前,免疫检查点中应用较为广泛的程序性死亡受体1(programmed cell death 1 receptor,PD-1)在包括黑色素瘤、非小细胞肺癌和霍奇金淋巴瘤等传统的高度侵袭性肿瘤治疗上取得令人振奋的效果,缓解率高、效果持续稳定并且不良反应更少,已获得美国食品药品监督管理局批准上市,为许多晚期肿瘤和高度侵袭性肿瘤病人提供新的干预方法。基于过继免疫治疗机制发挥作用的嵌合抗原受体 T 细胞(chimeric antigen receptor T cells,CAR-T)疗法也在 B 细胞急性淋巴细胞白血病、慢性淋巴细胞白血病、B 细胞非霍奇金淋巴瘤表现出令人欣喜的治疗效果。尽管其他免疫治疗方法相对前两者而言尚处于前期阶段,但这也意味着肿瘤免疫治疗的潜力仍未被完全掘尽。一方面,免疫治疗被主要用于一线治疗方案失败的替代选择,这可能使免疫治疗的效果被低估了,且不利于建立长期预后的队列;另一方面,肿瘤免疫学的研究仍在快速推进的过程中,许多新方法、新靶点的临床疗效未能被严谨设计的临床试验科学评价。随着对肿瘤免疫学生物学机制研究的深入,成熟的免疫治疗方法被更多地应用于恶性肿瘤的一线治疗,未来肿瘤免疫治疗的前景将非常广阔。

对免疫学家来说,这是一个美好的免疫学时代,大数据分析、单细胞层面多组学整合研究使免疫学家得以从前所未有的时间和空间维度理解免疫系统和免疫机制。在传统领域,以更高的特异性治疗方法应对免疫性疾病。在其他领域,免疫学家通过跨学科的研究阐明免疫系统与其他生理系统的联合作用,并将研究成果从基础研究领域转移到临床实践领域,持续推动免疫学的研究前沿,进一步拓宽免疫学与不同生命科学学科相互作用的广度。显而易见的是,免疫学的进展不仅仅归功于新技术,还要认识到免疫学是没有边界的,它能够扩展到许多传统免疫学研究范畴之外的领域,例如发育、代谢、神经系统疾病和衰老。重新审视免疫反应并重新剖析其组成部分的努力能够加深我们对细胞和组织应激的理解。但最重要的是,包含了新颖、原创、颠覆性的新思维能够挑战现有的传统观念,推动免疫学研究领域朝着新的方向前进。

(申继清)

第四节　分子生物学的兴起

人们在长期的观察和研究中注意到许多疾病受到遗传因素的决定性影响,并遵守孟德尔遗传因子的传递规律。20 世纪 40 年代,L Pauling 教授首次提出了"分子病"的概念,V. Ingram 教授发现血红蛋白 β 链第六位氨基酸所对应的碱基序列从 GAG(谷氨酸)突变为 GTG(缬氨酸)是导致镰状细胞贫血的原因。J. Lejeune 教授也发现唐氏综合征是由 21 号染色体三倍体异常所致的染色体疾病。然而,当时的对基因与疾病的认知限制了对这些遗传性疾病的诊断和治疗手段。1953 年,沃森和克里克提出 DNA 的双螺旋结构,从此诞生了一门新的学科——分子生物学,一门通过研究核酸、蛋白质等生物大分子物质的组分、结构和功能以揭示生物体和生命活动本质的学科。此后,分子生物学全面渗透到生命科学的各领域,相继发现了可以在体外合成 DNA 的 DNA 聚合酶、传递遗传信息的信使核糖核酸、配对碱基序列和氨基酸序列的"遗传密码"、可以精确切割和连接DNA 的限制性内切酶及 DNA 连接酶、可以以 RNA 为模板合成 DNA 的逆转录酶等,这些发现颠覆了以往的许多经典概念,提出遗传信息的"中心法则":DNA 制造 RNA,RNA 制造蛋白质,蛋白质反过来协助前两项流程,并协助 DNA 自我复制。这奠定了现代生命科学研究的"世界观"。1972—1973 年,保罗·博格首次在实验室中用限制性内切酶将质粒DNA 线性化,并将一段外源性基因拼接到质粒 DNA 中,人工合成人类历史上首个重组DNA 分子,人类第一次拥有了"编辑"遗传信息的能力,这一卓越的工作对后来的生命科学各学科发展起到了不可估量的促进作用。1977 年,剑桥大学三位教授建立了一项迅速测定 DNA 序列的新技术,分子生物学的发展驶入快车道,仅 3 年后,他们便因这项工作获得 1980 年的诺贝尔奖。1985 年,美国科学家提出"人类基因组计划",设想在未来的20 年间准确测定人类基因的 30 亿个碱基序列,并绘制人类基因图谱。2001 年,人类基因组工作草图的发表宣告了这一宏大的世纪工程的完成,这一里程碑式的成果使人类对疾病和基因的关系的理解进入一个新的时期。

进入 21 世纪后,分子生物学的研究成果进入广泛的应用领域。其中,医学是分子生物学研究中最为活跃、成果斐然、影响深远的核心领域。医学分子生物学研究人体生命大分子的结构和功能特点,从分子水平阐明人体生理状态下的生命现象的本质和运动规律;从分子水平解析疾病发生发展的生物学机制,进而为疾病的诊断、治疗、预防和愈后评估提供分子生物学技术和方法。肿瘤的分子诊断和分子靶向治疗是分子生物学技术应用于临床实践最重要、最生动的体现。肿瘤分子诊断是指从分子水平上完成对与肿瘤相关的核酸和蛋白质等生物大分子的检测,其核心理念为通过检测与肿瘤发生相关的大分子以及大分子体系的存在、结构或表达调控等改变,为肿瘤的预测、诊断、治疗、预后及转归提供分子水平上的诊断信息,其中涵盖了两个维度。一方面是健康人群的肿瘤标志物检测可以评估检测者患有某种癌症的风险,如检测 *BRCA*1 和 *BRCA*2 的基因变异,可以发现乳腺癌和卵巢癌的高风险人群,对高风险人群进行有效的个体化健康管理,可延缓甚至避免肿瘤的发生。近年来,随着分子生物学技术的不断进展,肿瘤生物标志物所囊括的种类也越来越多,除了癌基因、抑癌基因及其产物这一重要类别外,单核苷酸多态性(SNP)、基因组、转录组和蛋白质组等都被列入肿瘤生物标志物的范畴。更重要的方面是,在拥有可靠的分子诊断标志物和诊断技术后,一些临床上的良、恶性增生性疾病可以进行更精准的鉴别诊断。例如,对 Bcr 区基因重排的检测,可帮助对急、慢性粒细胞性白血病进行鉴别。N-Myc 和 C-Myc 的扩增和表达检测,对鉴别神经母细胞瘤和神经上皮瘤具有应用价值。与此同时,肿瘤预后常常与肿瘤基因突变、扩增及过度表达密切相关,研究发现从分子水平上判断肿瘤的生物学行为及预后具有较高的准确性。例如,*p*53基因突变与乳腺癌、肝癌、结肠癌等多种肿瘤预后有关;*nm*23 的状态与肿瘤转移相关。研究者们根据胃癌、肝癌、肺癌、结肠癌等相关基因的变化,提出了它们癌变和演进的分子模型,阐述了癌基因激活、抑癌基因失活与组织细胞增生、癌前状态、癌变和转移各阶段基因变化的特征,这些为临床上判断肿瘤预后开辟了新的途径。肿瘤的分子靶向治疗是指将对肿瘤的生长和发展有抑制作用的药物或分子生物制品靶向到肿瘤组织的治疗手段。分子靶向治疗药物通常是针对肿瘤特异性分子和基因开发的,它能够结合肿瘤细胞或组织特有的异常靶点,阻断某一特定通路,从而杀灭肿瘤细胞或阻止其生长,在发挥更强的抗肿瘤活性的同时,减少对正常细胞的毒副作用。与此同时,蓬勃发展的肿瘤分子诊断也为分子靶向药物发挥更好的抗肿瘤作用提供了重要的指引作用,例如在靶向药物、生物制品和激素等新型抗肿瘤药物治疗方面,乳腺癌采用 Her2 表达水平的分子病理或 FISH 分析,指导临床 Herceptin 的正确应用,已经成为个体化治疗的经典范例;Lynch 发现表皮生长因子受体(EGFR)特定部位的突变可以预测非小细胞肺癌病人对靶向药物易瑞沙治疗的反应。肿瘤与人类的抗争从未停歇,随着分子生物学技术的发展与临床应用,肿瘤病人生存率和生活质量得到显著改善。

此外,农林科学、动物科学也是分子生物学发展的主要受益领域。20 世纪 80 年代,美国孟山都公司的研发人员采用基因工程技术培育出了转基因抗虫棉,这是首个获得巨大成功的商业化转基因作物。此后,在该领域,科学家陆续培育出抗逆转基因、抗虫转基因、抗病转基因,利用转基因改良植物的品质等的转基因大豆、棉花、油菜、玉米。分子生物学技术的巨大进步,尤其是测序技术效益-费用的显著提高、基因组工具的日益完善以及现代基因组学辅助育种方法的标准化,极大地提高了我们利用现有资源加速开发稳定、高产、高质和气候适应性强的作物新品种的能力。同样的,转基因动物繁育也得到了蓬勃发展,科学家采用分子生物学技术生产动物药物、改良畜牧业产品品质、培育异种器官移植的供体等。当我们将目光投向海洋,发现各种分子生物学技术在海洋自然资源开发、材料科学、海洋渔业发展、海洋环境保护和生物入侵等方面具有极为广阔的应用前景。海洋生物学家和分子生物学家的共同努力为可持续探索海洋生物资源以促进人类健康和福祉提供了新的方式。

回顾分子生物学的兴起和发展历程,它被不同程度地描述为一门"超学科":一门真正跨学科的领域,一套已经渗透到所有生命科学领域的研究工具。尽管作为一门"年轻"的学科,分子生物学及其与信息学、医学、农业学、工程学、工业和资本的广泛融合和分化,正直观地将传统的不同科学学科范式解构。通俗地说,物理学、生物学和社会学三大板块看似没有直接的联系,这导致很多科学家认为生命是独立于物理、化学规律之外的一种特殊现象。然而,分子生物学在努力打通着三大板块之间的无形壁垒,试图从分子层面阐明生命现象的本质。例如,大脑中 5-羟色胺的减少,会使人对悲观情绪更敏感,表现为焦虑抑郁;5-羟色胺增加后使人的情绪更容易稳定,有更高的"幸福感"。另一个例子是,去甲肾上腺素的不足会导致意志薄弱、情绪低落、思维迟钝;而充足的去甲肾上腺素可以提高大脑专注度和判断力。

分子生物学的兴起为人类认识生命的本质提供了更高的"分辨率"。在这种分辨率下,人和其他动物、植物甚至微生物并没有本质的区别:核酸、蛋白质等生物大分子遵循相同的规律,相互作用,进而演绎各式各样的生命现象。

(申继清)

第五节　预防医学的兴起

一、预防医学的兴起与发展

预防医学是以人群为研究对象,应用自然科学、社会科学和人文科学的手段研究疾病危险因素及其作用规律,阐明环境因素与人群健康的相互关系,制定公共卫生政策与措施,以预防疾病、促进健康、延长生存期、提高生存质量为目标的一门医学学科。人类与疾病的斗争是一部漫长的历史。早在公元前3000年的远古时期,人们就关注到疾病自然病程的一连串因果关系,尽管不能科学地理解和叙述这些因果链,彼时的先民已经开始重视传染病的预防,如在城市建设中安装下水道改善卫生状况、禁止在城内火葬和土葬。春秋时期魏王问"医祖"扁鹊曰:"子昆弟三人其孰最善为医?"扁鹊曰:"长兄最善,中兄次之,扁鹊最为下。"魏文侯曰:"可得闻邪?"扁鹊曰:"长兄于病视神,未有形而除之,故名不出于家。中兄治病,其在毫毛,故名不出于闾。若扁鹊者,镵血脉,投毒药,副肌肤间,而名出闻于诸侯。"《千金要方》中,孙思邈认为"上医医未病之病,中医医欲病之病,下医医已病之病"。这些都体现我国古代对疾病的预防思想。随着人类社会发展,贸易往来、人口迁移日益频繁,为各类致病病原体的广泛传播创造了条件,导致世界范围内多次烈性传染病的爆发与大流行。公元前431年,古希腊最大的两个城邦——斯巴达和雅典爆发战争,这场大战持续长达27年之久,史称"伯罗奔尼撒战争"。战争爆发的第二年,即公元前430年,雅典暴发瘟疫,并且持续大约三年之久。古希腊历史学家、雅典十将军之一的修昔底德对此进行详细记载:"人们像羊群一样地死亡着。存活下来的人不是没指头、脚趾、眼睛,就是丧失记忆。"这场瘟疫是人类历史上记载较详尽的最早的一次瘟疫,直接导致近1/4的雅典公民死亡。这场瘟疫导致雅典在战争中失败,古希腊文明由盛转衰。

此后欧洲、美洲、非洲等地爆发十余次大规模的传染病,造成人口大量的死亡。几乎每次疫情大流行都会引发剧烈的社会变革,对人类历史发展造成极其深远的影响,直接相关的历史事件包括古罗马帝国的衰落、政教合一的神权倒塌及文艺复兴、造成美洲绝大部分原住民死亡、第一次世界大战终结等。清华大学国家治理研究院院长、法学院教授王振民提出:"从人类历史长河来看,有瘟疫是常态,没有瘟疫是例外。"瘟疫是人类面对的重大挑战之一,是构成人类历史的重要组成部分,它可以改写历史,改变历史进程。瘟疫冲击经济、政治,包括地缘政治和国际政治秩序,改变世界政经格局。人类在应对传染病的挑战中,建立并完善医院、疾病研究机构和公共卫生预防制度,使预防医学从个人预防进入到群体预防,尤其是文艺复兴后,人们开始采用科学的方法对传染病的致病机制和人体免疫反应进行研究,预防医学得到迅速发展。20世纪以来,全球范围的人均寿命的延长、传染病发病率下降甚至被完全消灭等现象表明,预防医学在人类健康促进与维持中发挥了重要作用。

二、工业化与全球化带来的新挑战

时间进入 20 世纪中叶,随着工业化和全球化的进展,人类对地球环境的破坏和污染日益加重,伴随人口大量向城市迁移,久坐久卧、体力劳动减少、摄入能量过剩与膳食不平衡、吸烟、酗酒等不良生活方式广泛流行,人类疾病谱发生变化,职业病、心脑血管疾病和恶性肿瘤等非传染性慢性疾病逐渐取代传染病成为威胁人类生命健康的主要病因。区别于传染病的单一致病因素,慢性病的发生和发展是环境因素、遗传因素及其相互作用共同参与的结果。因此,预防医学的工作重点逐渐从群体预防转变为社会预防,即在生命科学的基础上,关注人的社会属性和人群心理,重视各种社会、心理因素对人群健康的影响。在这一期间,预防医学的内涵被进一步拓宽,研究范畴涵盖流行病学、食品卫生、社会医学、环境健康和健康教育等领域。社会医学是伴随着工业化、城市化进程中剧烈的社会变革和生产关系转变衍生的一门预防医学新兴子学科,其主要关注社会因素对人群健康的影响,是一门阐述“医学与公共事业之间关联”的学科。社会医学研究工作者致力于寻找解决社会因素对人群健康(包括躯体和心理)不良影响的有效策略,将主流的医学观从基于经典的生物医学尤其是巴斯德所提出的细菌理论基础上的生物医学模式,转变为基于人同时具备复杂的生物属性和社会属性理论的生物-心理-社会医学模式。学者总结社会医学三大原则:①人群健康是社会的责任;②社会和经济因素深刻影响健康以及卫生服务,这些应是研究的对象;③改善健康的行动既是社会的,也是医学的。基于这些原则,社会医学学者针对医生、病人和卫生制度的研究,提出和制定一系列改善社会卫生状况、提高人群健康水平的社会卫生策略和措施,包括合理配置卫生资源、科学组织卫生服务和应对突发公共卫生事件、促进医疗卫生公平与效率等,取得了显著的社会卫生经济效益。

三、现代预防医学面临的挑战与对策

几个世纪以来,预防医学在人类健康事业中发挥了重要的作用,但我们今天仍然面临严峻的挑战。传染病仍然严重威胁人类健康,一方面,疟疾、结核病、获得性免疫缺陷综合征(acquired immuno deficiency syndrome,AIDS)等历史上凶名赫赫的传染病仍然没有被消灭,WHO 公布 2011 年低收入国家前三位死亡原因均为感染性疾病和传染性疾病;另一方面,新的传染病不断出现,21 世纪的头 20 年里,严重急性呼吸综合征(severe acute respiratory syndrome,SARS)、中东呼吸综合征(Middle East respiratory syndrome,MERS)及 2020 年新型冠状病毒肺炎(COVID-19)疫情大流行席卷全球,造成大量人群死亡和严重的经济衰退。为应对传染病,现代预防医学、临床医学、生物工程学、新闻传播学和国际政治经济学等学科要素在现代传染病防治中产生深度融合。2020 年 COVID-19 疫情防控是这一深度融合的生动体现。疫情暴发早期信息混杂,未经证实或无法证实的“小道消息”干扰了真实信息的传递,进而导致了广泛人群的集体焦虑、医疗资源挤兑和不匹配。继而,政府为主体导向的疫情防控中采用了科学的传染病防控措施、高效的医疗资源调配、及时的真实信息披露和虚假信息辟谣等,使疫情防控进入科学、理性管控阶段,社会生活逐渐恢复正常,疫情得到有效控制。现代预防医学重申了以科学为导向、以政府为主体的应对重大传染病危机管理理论,强调重大传染病危机具有强烈的社会外溢性、社会无差别性、社会情境性和社会整体性危害等特征,并以此作为解释原理来建构、优化应对重大传染病危机的策略。

在不良生活方式和负性社会心理因素叠加及人口老龄化的时代背景下,慢性病对人群健康的威胁日益加重,其中老年人、孕妇、少数民族为代表的不同危险因素暴露背景的特殊人群是慢性病预防和管理的巨大挑战。随着慢性病疾病机制研究的深入和健康理念的发展,慢性病的管理向着预测性(predictive)、预防性(preemptive)、个体化(personalized)和共参与(participatory)趋势发展。分子生物学和计算机科学技术革新了慢性病的预防和治疗理念,尽管基因背景只体现导致慢性病发生和发展的众多交叉的环境、社会和遗传因素中的一个方面,但通过当代生物信息学技术获得的生物医学数据的数量和多样性,使得对基因组、表观遗传和代谢因素与社会、环境因素的整合分析成为改善公共健康的潜在干预点。例如,美国一名女影星的母亲与姨妈罹患乳腺癌,为此她们进行了基因测序,结果显示她与她的母亲及姨妈一样携带有 $BRCA1$、$BRCA2$ 基因,具有较高的罹患卵巢癌和乳腺癌的风险。为规避这一风险,该女影星提前进行了双侧乳腺切除手术,将其患乳腺癌的风险从87%降到5%。通俗地说,基因遗传背景与病人的其他生物学或社会学信息的综合为临床医生的诊疗决策提供更多的依据和可选的策略。与此同时,现代预防医学强调人的主动性与自我管理,这种主动的人群健康理念并不局限于鼓励慢性病病人参与自身诊疗的决策,还在于鼓励慢性病病人获得来自生活中的社会支持,鼓励健康人群对自身健康状况的关注和改善不良生活方式,最终达到全民健康的目标。

(申继清)

第六节　心身医学的发展

心身医学现在亦称为心理生理医学,主要研究心理、生理疾病的病因、病理、诊断、治疗和预防等问题。它的概念有两种解释:一种是心身医学是研究各种精神情感因素的,即研究心理紧张、情绪过度波动和人格特征等因素的相互关系和疾病过程;另一种是心身医学研究心(精神)和身(躯体)之间的相互关系,即研究生理因素、心理因素和社会因素的相互作用,以及其对疾病的发生和发展的影响。显然,后者的解释更为全面。心身医学是一门医学分支学科。

一、心身医学的内容

20世纪30年代心身医学建立初期,心身医学的概念和定义仍未完全统一,学科隶属存在很大的分歧,有学者认为心身医学是精神医学的一个分支,又有学者认为心身医学是医学心理学的一个分支学科。20世纪末,心理学家和生理学家一起合作进行心理生物学的研究,开展了心理学变量与生物学变量之间的关系、心理社会因素与心身疾病产生的生物学中介机制的研究,从而建立社会因素-心理应激-心身疾病的模式,进一步验证了心身医学实际上是应用医学心理学的理论和方法来研究,医学心理学界开始一致认为心身医学实质上是医学心理学的研究领域,应列为医学心理学的一个分支学科。经过学者的不断探讨,证实心身医学是区别于精神医学和心理医学的,不附属于其中任何一个,它是一门独立的学科。

心身疾病,又称为心理生理障碍,不是精神疾病或神经官能症,而是一系列与心理和社会因素密切相关,但临床表现为以躯体疾病症状为主的疾病,这类疾病的病理变化往往局限于自主神经系统所支配的器官或系统的功能障碍,与社会紧张刺激、遗传因素及人格特征和情绪有关。例如高血压、胃十二指肠溃疡、支气管哮喘、甲状腺功能亢进、溃疡性结肠炎、湿疹、神经性皮炎、糖尿病及肿瘤等。心身疾病、神经官能症与某些精神疾病的发生均与心理因素有关,但心身疾病表现有明确的器质性躯体症状,而神经官能症和精神疾病则无器质性病变,仅表现为功能障碍。目前认为“心身疾病”是指心理社会因素起着重要致病作用的躯体器官病变或功能障碍,躯体症状是由病理生理损伤或潜在损伤所产生的不愉快的主观感觉。

对心身疾病的临床诊断有如下几点:有明显的躯体症状和体征;发病原因以心理社会因素为主,且随着病人情绪与人格特征的不同而有着明显的病征差别;对该病用单纯的生物学治疗,效果不佳。心身疾病的防治主要是消除或远离环境中的心理应激源、加强社会人际支持、潜意识防御、端正认知方式。心身治疗的手段包括药物治疗、心理治疗、物理治疗、工娱治疗和体育锻炼相结合的心身整合模式,全方位促进病人康复。心身医学是从心身相关因素出发,综合考量人类健康和疾病问题,尝试用“心身相关理论”提出一个“综合-整体性医学学科”。

二、现代心身医学的发展及新进展

希波克拉底曾认为“知道是谁生病比知道他生了什么病更重要”,最早阐述病人具有特定的生物学特征、心理特征和社会特征。20世纪以来,随着医疗水平的发展,生物医学模式的进步,许多传染性疾病已经被现代医学所克服。21世纪,生物医学在进步,疾病谱也在逐渐变化及扩大,许多慢性疾病(如心脑血管疾病、肿瘤、高血压、糖尿病等)的发病率和病死率在逐年增高,这些疾病被证实与心理因素密切相关。在这些疾病的发生和发展中,情绪、人格特征、生活事件等起着重要的作用。尤其是各种生活应激事件,如长期超负荷工作、人际关系冲突、意外事故的打击、亲人的离世、环境的改变等,使机体产生应激反应从而出现生理或心理疾患。心身医学通过心理学的手段来避免或消除不良的应激反应,提高机体适应生活和环境变化的能力。

德国 Reiner 等的流行病学调查显示,12%的德国社区居民存在慢性焦虑,持续时间至少 2.5 年,导致疾病焦虑的因素有经济条件低下和不良生活方式以及家族遗传病史,男性的慢性焦虑和女性的急性焦虑与新发心脑血管疾病有关。Steffen 等对 6.3 亿例诊断过轻、中、重度抑郁人群的躯体共患研究显示,抑郁共患躯体疾病的发生率为普通人群的 2 倍,疾病多见于高血压、糖尿病、睡眠障碍、偏头痛、癫痫。癌症病人也是心身疾病高发的人群,"谈癌色变"已经成为一种"社会共识"。Hartung 等一项多中心研究发现,前列腺癌病人的抑郁、焦虑发生率分别为23%和22%,其中年轻病人、转移病人及化疗病人发生率更高。所以在肿瘤的治疗过程中心理治疗也是必要的。此外,肠易激综合征、慢性疲劳综合征、纤维肌痛、颈椎相关疾病,多重化学物质过敏和躯体窘迫综合征、青光眼、葡萄膜炎、斑秃或雄激素性脱发也是常见的心身疾病。2019 年新型冠状病毒肺炎爆发,从而引发的一系列公共问题,成为心身疾病的研究热点。两年来,在新冠肺炎疫情的阴霾笼罩下,普通人群的健康安全得不到保障,生活和工作也受到严重的打击,心理和躯体都受到了很大的考验。首都医科大学王红星等对疫情期间医务人员的心理精神进行研究,其中病人躯体疾病、有新冠肺炎接触史、女性等因素导致医务工作者容易出现失眠、抑郁、焦虑、强迫、躯体化症状。

心身疾病的研究进展。心身疾病的发病机制同精神疾病类似,为遗传与环境相互作用的结果,遗传即为生物因素。Nocerino 等对 IBD 相关疲劳综述指出心身疾病发病机制与炎症系统、贫血、失眠、脑-肠轴失调、菌群失调等因素有关,其中脑肠轴失调、菌群失调是近年来心身疾病生物因素的研究热点,也是各种疾病研究的最新热点。环境因素对心身疾病的影响比生物学因素明显,研究更多。不良的环境易导致心身疾病,比如青少年饮食习惯异常导致脂肪泻和肥胖、不良的医疗环境导致中老年人食欲减退及营养不良、父母在儿童时期的关注不当导致未来慢性疼痛的风险升高、不良的生活应激导致心血管疾病发生等,在此不赘述。

心身治疗的手段包括药物治疗、心理治疗、物理治疗、工娱治疗和体育锻炼相结合的心身整合模式。其中药物治疗、心理治疗、物理治疗是医生比较容易干预的手段。对于共患躯体疾病的心身疾病病人,及时应用精神类药物如抗抑郁药、抗焦虑药物、镇静催眠药等,有助于病人症状得到更快的缓解。最新的药物进展是 Hemamy 等发现补充维生素 D 与镁可以改善注意缺陷多动障碍儿童的社会行为和心理状态。物理治疗方面,国内外研究发现经颅电刺激可以治疗慢性失眠、增强轻度认知功能障碍病人的认知训练效果。脊髓刺激治疗帕金森病的晚期步态异常。运动干预比如瑜伽、太极拳、气功等对心身疾病的防治效果显著。心理治疗法目前是尊崇认知行为疗法、催眠疗法和精神动力疗法,旨在改善整体症状。在现代生物-心理-社会医学模式中,所有躯体疾病特别是疾病治疗效果不佳时都应想到共患心身疾病的可能。

三、心身医学未来发展的趋势

21 世纪以来,医学的发展使疾病谱由传染性疾病谱发展为慢性疾病谱,癌症、心脑血管疾病、外伤已成为人类死亡和残疾的主要原因,而这些疾病的预防、起病、治疗和康复与心理和生理因素息息相关,依靠单纯的生物学治疗,效果不明显,经常无法触及根本问题,心病仍需心药医,心身医学发挥其独特优势的时代已经到来。但目前心身医学尚未成熟,还没有形成独立的学科,目前很多医院仍未成立心身医学专科,心身疾病由精神科医生诊治,未来一定会成立新的心身医学专科。

(申继清)

参考文献

[1]张大庆.科学技术与 20 世纪的医学[M].2 版,山西教育出版社,2008.

[2]蒋圣娟,张红雨.人类基因组计划及其发展简史[J].淄博学院学报(自然科学与工程版),2001,5(3):80-87.

[3]王济东,张文斌,薛亚彤.20 世纪全球卫生发展的回顾与展望[J].医学与哲学,2001,22(2):17-20.

[4]潘其英.20 世纪医学的重大成就[J].中国实用内科杂志,2001,21(8):455-458.

[5]舒红兵.发展我国的免疫学研究[J].生命科学,2016,28(2):135-139.

[6]王璞玥,杜生明.诺奖对我国免疫学发展的启示[J].科学时报,2011,11(11):3-5.

[7]方福德.医学分子生物学的发展历程和展望[J].医学与哲学,1999,6(1):18-21.

[8]张海莲,阎锡海.试论分子生物学在进化论发展中的作用[J].延安大学学报(自然科学版),1997,(2):77-80.

[9]陈皓文,孙修勤.发展分子生物学技术,开发未知海洋细菌[J].自然杂志,2002,3(3):129-134.

[10]张友尚.中国生物化学与分子生物学的发展[J].生命的化学,2009,29(5):619-624.

[11]张大庆.历史上重大传染病的始与终[J].中国医学人文,2020,6(2):68-72.

[12]王旭.重大传染病危机应对的行政组织法调控[J].法学,2020,12(3):76-93.

[13]张伟,史良科.预防医学发展的未来——基础医学、临床医学与预防医学的整合[J].医学与哲学(人文社会医学版),2009,30(12):10-12.

[14]吴民杰,陈学敏.预防医学的现状与未来[J].武汉医学杂志,1994,4(4):193-194.

[15]刘士媛.新中国康复医学的发展历程[J].中国实用医药,2019,14(19):100-110.

[16]陈耀华.康复医学的兴起和发展[J].锦州医学院学报,1997,18(2):30-32.

[17]岳增文.德国康复医学的发展近况及启示[J].解放军医院管理杂志,2013,20(11):1096-1098.

[18]张学雷.中医康复医学的优势与发展趋势分析[J].中医药管理杂志,2019,27(22):4-6.

[19]吴毅,岳寿伟,窦豆.中国康复医学科学研究的发展历程[J].中国康复医学杂志,2019,34(9):1009-1013.

[20]孟丽君,吴世彩.践行康复伦理促进康复事业发展[J].中国康复理论与实践,2021,27(2):237-241.

[21]刘增恒.心身医学的概念及演变[J].医生进修杂志,1991,10(2):22-26.

第十二章

临床医学技术的发展

第一节　临床医学发展的特点

现代医学要想得到更好的发展,就必须自觉遵守其发展规律。其发展规律来源于我们对其发展特点的总结。因此我们有必要探讨一下现代医学发展的特点。接下来本节将从医学模式的转变、研究对象的层次、学科分化与融合、传统医学与现代医学的关系这四个方面来详细探讨现代医学发展的特点。

一、医学模式的转变

医学模式是人类在医学研究和医学实践的过程中所总结出的认识和处理疾病及维持人类身心健康的基本思想和主要方法,是一种对健康观和疾病观高度概括的哲学思想,是一种特定的观念形态。它在医学发展的过程中发挥着极其重要的作用,例如决定医学发展方向、医学教育内容等。

随着医学的发展,医学模式也发生了相应的转变。它主要经历了神灵主义医学模式、自然哲学医学模式、机械论的医学模式、生物医学模式和生物-心理-社会医学模式这五个时期的演变。

神灵医学模式是人类在社会生产力水平极为低下的远古时期普遍接受的一种医学模式。其理念为超自然的神明掌控着世间的一切事物,疾病是神明给予人类的处罚或是妖魔鬼怪作怪,驱除疾病则需要依赖于巫术,而死亡则是指人的精神与肉体分离。它体现了人类早期的健康与疾病观。

自然哲学医学模式是一种在公元前3000年左右,由于社会生产力的发展,人们逐渐意识到人体的物质基础和疾病的客观属性之间的联系而诞生的经验主义的医学模式。其理念为通过自然主义的观点分析解释疾病的病因和发病原理并根据所累积的用药经验来使用具有药理作用的动植物、矿物进行治疗。该模式以中国古代的"天人合一"思想和古希腊的"体液学说"为主要代表,体现了以朴素的唯物论、整体观和心身一元论为基础的哲学观。

机械论的医学模式把人比作机器,认为疾病仅是这架"机器"某部分机械失灵,是以机械唯物主义观点批驳唯心主义的生命观和医学观,并把医学引向实验医学时代,对医学进步发挥过重要的作用。其局限性明显,它简单地把人比作机器,忽视了生命极其复杂的一面,也忽视了人的社会性和生物特性。

生物医学模式是以哈维的血液循环说、摩尔根尼关于疾病的器官定位的研究为基石,认为疾病是人体、环境与病因之间的动态平衡的结果,要想维持健康,就要保护和修复该平衡。该模式体现了心身二元论和机械唯物论哲学观。

生物-心理-社会医学模式是一种以系统论为框架,综合考虑病人的生物学因素、心理因素和社会因素的医学模式。它突破了"还原论"和"心身二元论"的局限。

以上的演变历程向我们展示了医学模式向医学认识更加科学全面、实践模式更加符合需求、内在要求更加统一辩证的方向转变的特点。

二、研究对象的变化

起初,由于思想和工具的限制,人类对医学的探索仅仅只停留在系统和器官的水平,无法深刻地揭露生命活动与疾病的本质。但随着19世纪细胞学说的建立和显微镜的发明,医学在微观领域的研究被揭开了帷幕。现今,电子显微镜、微电子技术、超声技术、X射线衍射技术、光导纤维技术、超速离子分离技术、同位素技术等先进技术和先进仪器设备相继问世并被应用于微观医学的研究。这推动了人类对医学在微观领域的探索从细胞的水平深入到蛋白质、肽链、氨基酸、DNA、原子、电子的水平,帮助人们观察生物在微观层次的生命活动规律,极大地改变了人们对疾病和生命活动的认知,使医学发展进入了一个崭新的阶段。例如,细胞膜上特异受体的研究深化了对疾病的认识,人类对染色体及基因的研究揭露了遗传病的发病机制及推动了相应治疗手段的诞生。然而,这样伟大的成就仍不能满足现代科研人员的需求。他们还想突破现存的观察界限,探索更深的微观领域,拓宽医学的认知边界。据此,可得出现代医学发展在研究对象的层次方面所展现的特点之一为微观深入。

由于科学技术的发展、人类思想的进步和疾病案例的增多,越来越多的事实证明了影响人类健康的因素不仅仅只有身心状况,疾病的发生还与外界环境、自然界和社会等因素息息相关。据此,在向微观领域不断深入研究的同时,人类也向宏观层次发展医学,并将其研究对象的层次从器官、系统、个体的水平扩大到群体、生态系统的水平,把人与其周边的环境视为一个整体,通过研究它们之间的相互作用来探究外界因素与疾病发生之间的联系。随着时代的发展,社会、自然界等外界因素对人类健康的影响越来越大。例如,切尔诺贝利核泄漏事件造成当地大量人员死亡,并大大增加了当地居民的患癌率。基于这种趋势,人们对宏观医学的研究投入了更多的关注,积极推动医学向宏观层次进一步发展。借此,可得出现代医学发展在研究对象的层次方面所展现的另一个特点为宏观发展。综上,现代医学发展在研究对象的层次方面所展现的特点为微观深入和宏观发展。

三、传统医学与现代医学的融合

现代医学和传统医学都具有着各自独特的优势与劣势。现代医学追求专科不断细化,过度关注于病变环节,重视躯体疾病和不适的治疗。但这也使其忽略了整体调节,忘记了心理因素在疾病发生、发展和演变过程中的强大作用,轻视了疾病的预防。而传统医学虽有着医疗范围小的局限性,但其具备独具一格的辨证施治的系统及整体性理论的优势。现代医学过度依赖仪器检查和形形色色的化验项目,强调循证依据的特色也导致了医生往往只关注检验数据是否正常,而没有从病人个体的角度考量每项检查的价值和意义,没有考虑检查数据的可变性和模糊性,忽略了经验的难能可贵。但与之对应,传统医学虽仍停留在经验水平上,缺乏严密、科学的解释,但其累积了大量很有效的药物和很实用的医疗方法。因此,传统医学和现代医学二者可以相互借鉴、弥补各自的劣势。

而且,在社会需求不断提高、生产力水平快速进步及医学正处在世界新技术革命的浪潮的背景下,传统医学和现代医学都受到了各式各样的冲击。这使它们迫切希望弥补各自的缺陷,赢得良好的发展。所以,它们彼此将目光投向对方,通过相互借鉴交流弥补劣势,促进彼此之间的融合。

四、医学学科的分化与多学科交叉

由于人类社会的进一步发展,新知识产生的速度越来越快,世界进入了"知识大爆炸"时代。在知识大爆炸的背景下,医学学科高度发展,其领域内新知识相继涌现。这导致了医学在学科划分上越来越趋于细化,整个学科在朝着"分化"的方向发展。当前,因为在系统、器官、手段、疾病、层次等某方面的深入研究和知识的积累,医学已分化出239个分支学科。例如,关于分子水平的研究,出现了分子形态学、分子生理学、分子药理学等。外科学的发展,分化出了腹部外科学、胸部外科学、神经外科学、泌尿外科学、成型外科学、手外科学、肛肠外科学、显微外科学、创伤急救外科学等。

但随着医学学科的日趋细化,医学工作人员对本学科以外的知识涉猎必然有所不足。然而,医学的研究对象是人,人又是一个统一的整体,维持其健康状态的因素绝不仅仅是某一器官或某一系统,而是人的身心状况及其外界环境的总和。这就决定了医学中的各个分支学科与其他科学学科必然会发生互相渗透、交叉综合,并形成更加完整的医学。这主要有以下两种表现形式。

一是与其他自然科学的交叉渗透。例如,由于数学、力学、化学、物理学、统计学和工程技术等自然学科对医学科学领域的相继渗透而诞生的生物物理学、血液流变学、神经化学、医学遗传工程等交叉学科,为研究生命现象、生理过程与疾病的机制与预防,提供了一系列不同角度。而且这些交叉学科也提供了一系列现代化研究手段和技术设备。如计算机的应用、激光的应用、高分子聚合材料的应用等,极大地促进了医学科学的发展。步入21世纪计算机时代,人们还可以借助数据的力量,更多地挖掘医学领域的潜藏宝藏。大数据分析、机器学习、人工智能等各种崭新的研究领域将给现代医学带来新的活力。

二是与社会科学、人文科学的交叉渗透。医学的研究对象是人类,而人类是一种社会性的生物,其生存与周围环境息息相关。因此人类必然要受到社会等因素的影响。并且,在医学发展为广大人类带来福祉的同时,它也确实给社会带来了一系列难题。如试管婴儿的出现,多生殖细胞在体外的结合,精子可以出让,子宫可以借用怀胎等。这些都涉及传统的伦理道德观念和法律、社会经济问题。以及,现今的绝大多数疾病如心脑血管病、肿瘤、肝脏疾病、肺病、精神病和职业病等绝不仅仅是由单纯生物学因素造成的,它们的产生与社会、环境、工作以及心理等诸多因素有着广泛而紧密的联系。以上这些问题仅靠医学和其他自然科学的努力无法得到有效和根本的解决。因此,想要解决这些复杂问题需要医学与社会科学、人文科学的融合。

以上内容为我们揭示了现代医学发展的特点。这有助于我们总结现代医学发展的规律,为现代医学的发展提供明确的方向,有力地推动现代医学的发展。

(吴　宁　柳建发)

第二节　医学影像技术的发展

一、B超技术

B超,即B型超声,是以超声波(振动频率为20 000 Hz以上的声波)为原理的一种非手术性诊断检查。B超利用超声波可定向穿透人体、并在遇到不同障碍后返回不同特征的回声的特点,根据超声回声实现成像。"B型超声"的含义是以灰阶即亮度(brightness)模式(代表回声的强度)形式进行图像显示和疾病诊断,因亮度以英文字母B开头,故称B超。B超采用多声束所有回声各自回声时间组成检查切面的二维图像,所以这种模式又称为"二维显示"又称二维超声或灰阶超声。B型超声图像清晰,是临床上应用最普遍的超声。除B型超声外,还有A型、M型、扇形和多普勒超声型(D型)。多普勒超声型是另一重要的超声类型,分为频谱多普勒超声和彩色多普勒血流成像,后者即是我们俗称的彩超。彩超在反映二维组织结构的基础上,还可体现血流动力学和异常改变,能为临床诊断提供宝贵的信息。

(一)B超技术的发明和发展

最早在18世纪,人类就发现蝙蝠可以通过发出超声进行定位。1880年,法国科学家发现压电现象,这一现象是以后超声探头的理论基础。1915年,超声被用于进行水下目标探测,即声呐,这是超声的第一个用途。超声用于治疗的发明专利由德国在1922年取得,但第一篇关于超声治疗疾病的临床报道直到1933年才被发表。超声诊断术随后开始了迅速的发展。A型超声诊断仪是最早被用于临床的,出现于20世纪40年代,紧随其后,B型、M型和D型超声仪也被投入使用。

随着时代和科学技术的发展,超声技术也在不断进步。超声技术的发展趋势有:①显示维数提升,功能多样化;从最初的一维A超,到后来的二维B超,再到可显示血流动力学或组织器官三维结构的D超,超声检查为人们提供的信息越来越丰富了。除此之外,四维超声(三维超声图像加上时间维度)、五维超声(在四维动态图像上同时显示血流动态)也已问世,人们可利用它们进行实时信号探测与病人状态监测。②多种改善方式并进,超声图像质量进一步提高。通过采用高精度探头、高灵敏度信号测量方法和先进的数字化处理方式,超声图像越来越细腻丰富,所能体现的细节信息更加丰富。

(二)B超技术的临床意义

B超影像反映了组织器官的结构,用于检查器官内部的病变、胎儿情况监测等。与其他医学影像手段(X射线、CT、核磁等)相比,B超技术最大的优势是无放射性损伤,安全性高,故B超在妇产科具有不可替代的地位。此外,B超设备较为轻便、检查便捷、检查费用较低,适合于床边检查、术中检查、长期多次复查等情景,也可用于一段时间内的实时成像和动态跟踪。

(三)B超技术的不足

因不同组织对声波的声阻抗和组织间声阻抗差大小不同,并非所有组织器官都能通过B超检查获得清晰的图像。比如,骨骼、肺、胃肠道内气体能全反射超声波,因此在超声图像上显示为极高亮度,无法通过超声获得有用信息。另外,B超在肥胖病人中的检查效果也会受到影响。尽管B超可以显示较为清晰的组织器官图像,与CT、核磁等其他医学影像学手段相比,其图像的清晰度仍较为一般,因此,在许多情况下,医生会要求病人进行其他影像学检查以确定诊断。另外,与其他一些影像学手段相比,超声图像诊断的准确性更依赖于操作医生的技术水平和经验。

二、X射线技术

X射线又被称为伦琴射线,它本质上是一种具有能量的电磁波或辐射。X射线由于具有波长短、能量大的特点,具有穿透作用、差别吸收、感光作用和荧光作用。当X射线照在物质上时,仅有一部分被物质所吸收,其余未被吸收的大部分经由原子间的间隙而透过,当X射线穿过人体时,由于人体组织间的密度和厚度有差异而受到不同程度的吸收,因此透过人体不同组织的X射线的量就不一样,如此它便能够透露出人体各部密度分布的信息,在荧光屏上或摄影胶片上引起的荧光作用或感光作用的强弱就有较大差别,从而显示出不同密度的阴影。通过对所得出的阴影结果的对比,结合临床表现、化验结果和病理诊断,即可判断人体某一部分是否正常。这就是X射线的临床应用。

(一)X射线的发现和发展

1895年11月8日傍晚,德国维尔茨堡大学校长兼物理研究所所长伦琴教授发现了一种尚未为人所知的新射线,取名为X射线。

在X射线被发现的仅仅几个月时间内,它便被应用在了医学上。1896年2月3日,达特茅斯大学医学院的G. Frost医生为一名溜冰时摔断腕骨的14岁少年麦卡锡进行了美国第一例X射线摄影,在20 min的辐射后,人们可以在影像上清晰地看到尺骨处的骨折。苏格兰的约翰·麦金泰尔医生于1896年2月在格拉斯哥皇家医院设立了世界上第一个放射科。

(二)X射线的改进

传统X射线成像系统密度分辨力低,只能区别密度差别大的脏器,透视图像质量差,因为亮度太低,分辨力也随之变低,还需暗室操作,而且所需的曝光时间过长。根据记载,当时拍摄一张骨盆的 X 射线像需要长达 40 ~ 60 min 的曝光时间,结果拍到片子之后受检者的皮肤却被 X 射线烧伤。

20 世纪五六十年代,影像增强器诞生,实现了 X 射线成像的实时影像,由暗室变为明室,所得到的成像也更加清晰。

20 世纪 80 年代,产生了计算机 X 射线摄影,简称 CR。它是将射线透过工作后的信息记录在成像板上,经过扫描装置读取,再由计算机生成数值化的技术。目前最好的 CR 成像系统的空间分辨力为 25 μm,优于其他数字成像方法,且还具有宽容度大,曝光条件易选择,照相速度比胶片快等优点。

在 20 世纪 90 年代后期产生了数字平板射线检测(DR)。该技术不同于 CR 或胶片的处理过程,采用 X 射线图像数字读出技术,直接从探测器板读出图像数据,不需要更换胶片和存储荧光板,只需要短短几秒的数据采集就可以观察到图像。两技术相比较,DR 可以运动成像和静止成像,CR 只是静止成像;DR 分辨率高于 CR;DR 检测速度快,设备成本高。

三、CT 技术

(一)CT 的分类

CT 全称为计算机断层扫描,它利用精确准直的 X 射线束,γ 射线,超声波等,与灵敏度极高的探测器一同围绕人体的某一部位作一个接一个的断层扫描,它具有扫描时间快,图像清晰等特点,可用于多种疾病的检查。

根据所采用的射线不同,CT 可分为:X 射线 CT(X-CT)、γ 射线 CT(γ-CT)等。根据扫描方式的不同可分为:平扫描、增强扫描和造影扫描三种。平扫是指不用增强或造影的普通扫描,一般 CT 检查都是先作平扫。增强扫描是指用高压注射器经静脉注入水溶性有机碘剂,如 60% ~76% 泛影葡胺后再行扫描的方法。血内碘浓度增高后,器官正常部位与病变部位内碘的浓度可产生差别,形成密度差,能使病变显影更为清楚。造影扫描是先做器官或结构的造影,然后再行扫描的方法。造影扫描是先行器官或结构的造影,然后再行扫描的方法。例如向脑池内注入碘曲仑 8 ~10 mL 或注入空气 4 ~6 mL 进行脑池造影再行扫描,称之为脑池造影 CT 扫描,可清楚显示脑池及其中的小肿瘤。

此外还有螺旋 CT,低剂量 CT,普通 CT 等种类。前二者与普通 CT 相比有着明显的优点。螺旋扫描的优点是利用机架的旋转,对病人所要检查部位进行持续扫描,可以对检查部位进行全方位的检查,可以分为单层螺旋 CT、双层螺旋 CT、多层螺旋 CT。低剂量 CT 的优点是 CT 检查的剂量低,辐射损伤小,目前已广泛用于早期肺癌的筛查。但是对腹部、头部而言,不适合采用低剂量 CT。低剂量 CT 比常规剂量 CT 可能要小 10 倍的辐射剂量。

(二)CT 技术兴起的历程

1. CT 技术的兴起

1972 年,戈弗雷·纽伯德-亨斯菲尔德在英国 EMI 实验室进行了相关的计算机和重建技术的研究并取得突出的成就,发明了 CT 扫描机。同年,位于伦敦的阿特金森莫利医院完成了第一个临床 CT 图像,通过检测病人的囊性额叶肿瘤,获得了有效证件。

1972 年 4 月亨斯菲尔德和安普斯鲁在英国放射学研究会上宣读了第一篇关于 CT 的论文,宣告了 CT 机的诞生,同年十月,在北美放射学会(RSNA)上,他们向全世界宣布了这个在放射学史上具有划时代意义的发明。

1974 年,美国 George Town 医学中心的工程师罗伯特·莱德利设计出了全身 CT 扫描机。至此,CT 开创了可以应用于全身扫描的时代。

70 年代后期,各大厂商抢占市场,CT 制造商达到 18 家之多,可见市场之繁荣。

2. CT 机的发展

第一代 CT 扫描方式为旋转加平移,扫描时先做同步平行移动,然后旋转 1°继续做平移,直到完成一个层面内 180°的数据采集才进行下一层扫描。缺陷是这种 CT 机扫描断面的时间非常长,一个断面进行完全扫描需要几分钟,射线利用率也较低。

第二代 CT 机则在第一代 CT 机的基础上加以改进,同样是旋转加平移,改进的是 X 射线束变为窄扇形。其优点是时间缩短,矩阵提高(探测器孔径变小)。缺点是探测器直线排列,射线束到探测器中间和两边不对称,需要射线校准避免伪影。

第三代 CT 机则采用是旋转加旋转方式,X 射线束是一个广角宽射线束,探测器为弧形无缝隙连接,并大大增加了数目,缩短了扫描时间。其优点是时间缩短到 2~9 s,不用做射线校准。缺点是容易出现环形伪影。

第四代 CT 探测器是静止的圆形,只有球管围绕人体做 360°旋转。优点是避免同心环伪影。缺点是一个角度内只有部分探测器工作,成本增加。

第五代 CT 是电子束 CT,球管和探测器都是静止的,电子束经聚焦线圈聚焦后,又经磁场偏转线圈偏转轰击靶环。其优点是时间分辨力高,有效减少运动伪影,可进行形态学研究。缺点是机架笨重,架构复杂,维修困难,价格昂贵。

现代的螺旋 CT 由第三代基础上利用滑环技术使球管和探测器可以做连续旋转,并增加了检查床的移动。球管加检查床的单项运动看起来是螺旋形的。

(三)CT 技术在医学中的应用

1. 在肿瘤中的应用现状

简单的一维和二维不能准确反映肿瘤的真实大小,并且手工测量不可避免地会带有测量者的主观性,这就导致了同一幅图像的不同结果,因此就有必要运用 CT 技术进行肿瘤图像的三维模型建立,通过影像学进行肿瘤的三维图像建立主要使用椭圆形公式法和累加法这两种测量方法,CT 技术配合计算机的高精度计算可以使得肿瘤切片具有准确、重复性高的特点。

应用于肿瘤诊治的 PET-CT 是 PET(正电子发射计算机断层显像,positron emission tomography)和螺旋 CT 技术的结合,是目前非常先进的影像技术。PET 技术利用肿瘤组织对正电子标记的葡萄糖等代谢物的强摄取代谢能力对病灶进行标记,与 CT 技术良好的成像能力相结合后,可以精确定位肿瘤病灶、反映肿瘤病灶的大小、细微结构,通过对病灶代谢状态的观察,帮助判断肿瘤病灶的良恶性,并可在全身范围内观察肿瘤是否有转移。

2. 在小肠成像中的应用现状

目前，多层螺旋CT设备的不断更新使得MSCT小肠成像技术得到快速发展，CT小肠成像技术主要分为CT小肠成像和CT灌肠成像，从综合方面考虑，前者成像优势明显大于后者。

3. 在肝胆外科的应用现状

门静脉的变异一直是肝脏手术的难点，而以CT和MRI二维图像为基础的立体三维重建则可以从任意角度精准地找出肝脏病灶的位置，将肝脏的内部结构以三维的方式呈现出来，对减少手术中肝静脉的损伤和淤血有着重要的作用。

4. 在血管成像方面的应用现状

目前，CT血管成像技术在很大程度上取代了数字减影血管造影的诊断功能，已经在临床上有着广泛的应用，尤其是降低辐射剂量，降低对比剂的"双低"CT技术。目前"双低"CT技术越来越受重视，它可以在对比剂用量降低50%的这一先决条件下获得与标准条件下相同的影像。作为一种无创的检查技术，"双低"CT技术相比普通CT技术，对患有肾病和肺栓塞的病人有着更少的损害。据有关调查显示，对于胸腹主动脉的检查而言，"双低"CT技术的辐射剂量更少。

（四）CT未来的发展方向

CT技术虽然具有诸多优点，但仍有需要完善的地方，3D技术与CT成像技术的进一步结合则可以得到更加清晰准确的图像，结合CT和核磁共振的优点，并使用MRI无线电波进行扫描的MRI仪器是CT技术发展史上的又一里程碑，其不仅可以得到高质量的图像，还可以减少医保压力。目前在国家重点研发计划"纳米技术"重点专项的支持下，X射线探测仪飞速发展，这使得CT技术拥有更加光明的前景。

四、核磁共振技术

核磁共振波谱学（nuclear magnetic resonance，NMR）是一门发展非常迅速的科学。最早于1946年由哈佛大学的伯塞尔（E. M. Purcell）和斯坦福大学的布洛赫（F. Bloch）等人用实验所证实。核磁共振技术可以提供分子的化学结构和分子动力学的信息，已成为分子结构解析以及物质理化性质表征的常规技术手段，在物理、化学、生物、医药、食品等领域得到广泛应用，在化学中更是常规分析不可少的手段。本节主要介绍核磁共振技术发展及其应用。

（一）核磁共振技术的发展

19世纪30年代，物理学家伊西多·拉比发现在磁场中的原子核会沿磁场方向呈正向或反向有序平行排列，而施加无线电波之后，原子核的自旋方向发生翻转。这是人类关于原子核与磁场以及外加射频场相互作用的最早认识。

1946年，两位美国科学家发现，将具有奇数个核子（包括质子和中子）的原子核置于磁场中，再施加以特定频率的射频场，就会发现原子核吸收射频场能量的现象，这就是人们最初对核磁共振现象的认识。

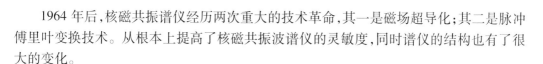

1964 年后,核磁共振谱仪经历两次重大的技术革命,其一是磁场超导化;其二是脉冲傅里叶变换技术。从根本上提高了核磁共振波谱仪的灵敏度,同时谱仪的结构也有了很大的变化。

1964 年美国 Varian 公司研制出世界上第一台超导磁场的核磁共振谱仪。2004 年布鲁克 Biospin 公司推出了全球第一款用于核磁共振领域的 900 MHz 主动屏蔽式超导核磁共振磁体产品 900US2TMmagnet,是当时最高场强的主动屏蔽式磁体产品。

2002 年北京大学安装成功的由世界最大的波谱磁体生产厂家布鲁克公司提供的中国首台 800 MHz 核磁共振仪填补了国内超高场谱仪的空白,也使北大成为世界上具有重要影响的超高场新用户。

(二)特殊的核磁共振类型

1. 固体高分辨核磁共振

普通核磁共振波谱仪所测样品多为液体,物质在固态时的许多性质在液态时是无法观察到的,例如极性分子的直接偶极相互作用在液态时被平均为零,但在固态时可通过这种相互作用研究分子的排列取向,化学位移及电四极矩的各向异性特性,核与电子自旋的各向异性耦合等也都只有在固态时才能进行研究。利用固体核磁共振技术研究高分子化合物可以表征材料的分子结构进而监视反应的进度。另外,在矿物分析、表面吸附和表面化学反应方面具有独到的优势。

2. 核磁共振联用技术

核磁共振具有 MS、IR 特有的优势,能很方便的提供不同分子结构上的细微差别,包括同分异构化合物和立体异构化合物。但是,核磁共振要求分析样品是纯物质,对于混合物进行分析得到的结构往往很困难,在很窄的化学位移里面要区分不同物质的信号在很多情况下是不可能的。因此在使用核磁共振检查前,需要对混合样品进行分离纯化前处理。因而可将色谱的高效分离能力与核磁共振的结构鉴定能力结合起来。

目前已经与核磁共振联用的分离手段有:高效液相色谱-核磁共振联用(HPLC-NMR)、超临界流体色谱-核磁共振联用(SFC-NMR)、超临界流体萃取-核磁共振联用(SFE-NMR)、毛细管电泳-核磁共振联用(CE-NMR)。其中高效液相色谱(HPLC)在复杂样品中的分离已得到广泛应用,通过调整色谱条件可用于分离不同的样品。将核磁共振仪与之联用在各种样品的分析检测中得到了很好的应用,在药物检测、天然产物检测等方面的应用均有文献报道。

(三)核磁共振技术的应用

1. 在药物化学研究中的应用

核磁共振技术在药物研发的过程中起着重要作用,可以进行药物设计。通过 NMR 技术进行配体的筛选,在确定药物的有效性等方面有着广泛的应用。核磁共振技术在活性药物化合物的筛选方面有着巨大的潜力,尤其在基于靶分子的筛选能够节省大量的时间和费用,及其发现活性化合物方面的有效性是其他方法所不可替代的。核磁共振技术在体内药物分析中也有较广泛的应用,具有简便性、无损伤性、连续性、高分辨性等优点。此外还有因定量核磁共振技术测定过程简单、分析快速,逐渐地应用于药物质量控制和新药研发中。

2. 在物理化学中的应用

核磁共振技术在物理化学中可以用于基本化学结构的确定,立体构型和构想的确定;化学反应机制研究、反应速度、化学平衡及平衡常数的测定;溶液中分子的相互作用及分子运动的研究(氢键相互作用、分子链的缠结、胶束的结构等);分子构象及运动性能研究;多相聚合物的相转变、相容性及相尺寸研究。

3. 在药学领域中的应用

定量核磁共振法(quantitative nuclear magnetic resonance,qNMR)是一种适合多类成分同时分析、无须被测物对照品的含量通用型测定方法。冯玉飞等学者研究建立了测定盐酸莫西沙星及其杂质7-氨基莫西沙星喹啉羧酸对照品含量的qNMR法;师小春等建立了测定依诺肝素钠中多硫酸软骨素和硫酸皮肤素含量的qNMR法。Pauli等综述了qNMR法的建立及其在天然产物分析中的应用前景,通过对近200篇相关文献进行总结后发现qNMR法的分析精密度和准确度足够使其成为一种日常的定量分析手段,qNMR法可作为推动天然产物研究发展强有力的分析手段。综上所述,近年来,qNMR法在化学药品、中药材及中药制剂的质量评价方面已有不少研究报道,qNMR技术集定性鉴别与定量测定于一体,在药学领域发挥着越来越重要的作用。

4. 在临床医学中的应用

随着宫颈癌病人的年轻化趋势,诊断和治疗已成为一个热门话题。在临床治疗中,不同分期的宫颈癌病人适用不同的治疗手段。因此,有必要对宫颈癌的临床分期进行准确的诊断,为治疗提供参考价值。在临床诊断中,检查方法很多,如超声、CT、MRI等,每种检查方法各有优缺点,但MRI以其无创、高清晰度、操作简单、无辐射、图像分辨力高、扫描范围广等优点越来越受到人们的青睐。MRI检查可以通过多种参数和方向更清晰地显示肿瘤与宫颈、阴道的关系,识别病灶的大小、范围、位置等信息。近年来,多方位、多序列成像、清晰显示信号差异的核磁共振技术得到广泛应用,医生可以根据信号的变化来判断病灶的边缘、浸润和转移的位置,在确定局部病变和评价肿瘤侵袭程度方面更加客观、真实。研究表明MRI对宫颈癌淋巴结转移的诊断具有较高的临床效果,可作为临床分期的重要参考。

(吴　宁　柳建发)

第三节　医学电生理学技术的发展

一、心电图技术的发展

高血压、冠心病、脑卒中等心脑血管疾病已成为威胁人类健康的头号病因,此类疾病引起的死亡人数居各类死亡人数的首位。心电图是使用心电采集仪器记录人体心脏电位变化并据此应用于临床心脏疾病监护、诊断的可见图形记录,是诊断常见心脏疾病的重要手段。

心脏机械性收缩之前心肌先发生电激动,心肌的电激动传布全身,在身体不同部位的表面发生电位差。心肌细胞膜是半透膜,静息状态时,膜外排列一定数量带正电荷的阳离子,膜内排列相同数量带负电荷的阴离子,膜外电位高于膜内,称为极化状态。静息状态下,由于心脏各部位心肌细胞都处于极化状态,没有电位差,电流记录仪描记的电位曲线平直,即为体表心电图的等电位线。心肌细胞在受到一定强度的刺激时,细胞膜通透性发生改变,大量阳离子短时间内涌入膜内,使膜内电位由负变正,这个过程称为除极。对整体心脏来说,心肌细胞从心内膜向心外膜顺序除极过程中的电位变化,由电流记录仪描记的电位曲线称为除极波,即体表心电图上心房的 P 波和心室的 QRS 波。

细胞除极完成后,细胞膜又排出大量阳离子,使膜内电位由正变负,恢复到原来的极化状态,此过程由心内膜向心外膜进行,称为复极。同样心肌细胞复极过程中的电位变化,由电流记录仪描记出称为复极波。由于复极过程相对缓慢,复极波较除极波低。心房的复极波低且埋于心室的除极波中,体表心电图不易辨认。心室的复极波在体表心电图上表现为 T 波。整个心肌细胞全部复极后,再次恢复极化状态,各部位心肌细胞间没有电位差,体表心电图记录到等电位线。

(一)心电图的发展历史

心电图于 1901 年由荷兰科学家爱因托温教授发明,1928 年北京协和医院引入中国。心电图机神话般地在全世界普遍应用,逐渐显示出这种诊断技术的价值。

早期的心电图机器叫弦线型心电图机,重达 270 kg,体积硕大,占据 2 个房间,需要 5 个人才能搬动它。而且为了抗干扰,得到心脏病病人的心电图需接线长达 1. 5 km 之远。1960 年出现的动态心电图机可以戴在人身体上,随时记录心脏的起搏变化。目前心电图机变得越来越小已经成为临床三大常规检验手段之一。

我国心血管病专家为我国心电图的起步做出了巨大贡献,我国心律失常射频消融治疗的总例数在国际遥遥领先,心磁图的应用与国际几乎同步。

(二)心电图机分类

心电图机按照机器的功能可分为图形描记普通式心电图机(模拟式心电图机)、图形描记与分析诊断功能心电图机(数字式智能化心电图机)。记录器是心电图机的描记元件。对模拟式心电图机来说,早期使用的记录器多为盘状弹簧为回零力矩的动圈式记录器,20 世纪 90 年代之后多用位置反馈记录器。对数字式心电图机来说,记录器为热敏式或点阵式打印机。按供电方式来分,可分为直流式、交流式和交、直两用式心电图机。按一次可记录的信号导数来分,心电图分为单导及多导式(如三导、六导、十二导)。单导心电图机的心电信号放大通道只有一路,各导联的心电波形要逐个描记,即它不能反映同一时刻各导心电的变化。多导心电图机的放大通道有多路,如六导心电图机就有六路放大器,可反映某一时刻六个导联的心电信号同时变化情况。

(三)心电图发展趋势

1. 新型的记录方式

记录方式由先进的高分辨率热点阵式输出系统替代热笔式。热点阵记录头是利用先进的元件技术,在陶瓷基体上高密度集成了大量发热元件及其控制电路所制成的一种高科技部件,其频率响应大为提高,记录的心电波形不再失真,可以记录文字信息及获得更多信息,从而提高了诊断准确率。

2. 运用数字化技术

运用先进的高精度数字信号处理技术,使心电信号处理的速度及能力明显提高,灵敏度高,抗干扰能力强,同时也彻底解决了心电信号放大失真与描记受诸多外界因素影响等问题。数字式心电图机的意义及优势在于:可以明显提高临床诊断的准确性。多通道心电图是指同时记录多个通道的不同心电图,记录时捕捉到某些异常心电图后通过分析同一时刻多个导联的不同波形,可以更加准确地做出判断,从而提高了准确率,提高工作效率加快描记时效性。

多通道心电图机同时记录多个通道的心电图,由于热阵式记录无须任何调节,记录精度高,操作时间缩短了 2/3 以上,而且自动功能一般比较完善,可以大幅度减少工作量,降低故障性,信息量丰富。

随着人们生活节奏的加快和生活方式的改变,心血管疾病的发病率不断上升,心电图也在今后相当长的时间内更为重要。心电图机正向着多通道、数字智能型、网络共享型等方向发展。

二、肌电图技术的发展

与心肌细胞相似,骨骼肌细胞在肌肉收缩时也会产生膜电位的变化,进而在整个组织层面上产生微弱的电流。这种生物电现象被机电仪器所记录,进行必要的滤波、放大等信号处理后,形成电位的波形图即为肌电图(Electromyography,EMG)。肌电图反映神经、肌肉的电兴奋和传导特性,因此可在临床上用于确定周围神经、神经元、神经肌肉接头及肌肉本身的功能状态,区别神经源性损害和肌源性损害,在神经损伤性疾病和各类型肌肉病的诊治中有重要作用。肌电仪器主要包括刺激系统、记录系统和信号处理系统三部分。根据肌电图描记电极的不同,肌电图可分为两类——表面电极肌电图和电极针法肌电图,使用时,表面电极肌电图可将电极张贴于受试者皮肤,对受试者刺激性较小,而电极针法肌电图需使用电极针插入受试者肌肉,对受试者刺激性较大。

（一）肌电图技术的发明与发展

1771 年,意大利医生和动物学家 Galvani 发现电刺激动物肌肉可引起肌肉收缩,由此,生物电的概念诞生。20 世纪,人们开始广泛探索肌电相关理论,并逐步将肌电检测用于临床实践。1929 年,神经学家 Adrian 发明了利用电极针、放大器和扬声器记录单个运动单元电位的方法。1938 年,Denny-Brown 利用电生理学手段发现了肌纤维自发性收缩电位。第二次世界大战结束前夕,Larrabee 开始检测战争中神经受损的伤员的肌肉电活动。1950 年,第一台肌电图机投入使用,随后,肌电图被更多地与临床疾病联系起来。20 世纪 60 年代以来,神经肌电图学逐渐发展成为一门内容综合、研究有组织的学科。

（二）肌电图技术的临床使用和意义

肌电图在临床中的运用主要为诊断及鉴别诊断、指导临床治疗和康复。通过对神经传导功能进行检测,肌电图可以鉴别是否存在神经损害及损害范围、鉴别周围性神经损害和中枢损害、明确神经损伤的病理等。可由肌电图技术诊断的典型疾病有:卡压性神经病(腕管综合征、旋前圆肌综合征、肘管综合征、腓总神经损伤等)、神经丛病变(臂丛损伤、腰骶神经丛损害等)、神经根病变(腰椎间盘突出神经根损害等)、神经麻痹、糖尿病周围神经病变等。此外,表面电极肌电图由于其无创的特性,可用于康复医学运动训练中肌肉功能评定等长期监测项目。

三、脑电图技术的发展

（一）脑电图技术的发明

脑电图是通过精密的电子仪器,从头皮上将脑部的自发性生物电位加以放大记录而获得的图形,是通过电极记录下来的脑细胞群的自发性、节律性电活动。包括常规脑电图、动态脑电图监测、视频脑电图监测。脑不但是支配人的思维和行为,而且也是控制情绪和自主神经功能的最高级中枢。能客观地记录时刻变化的脑功能状态的方法,在脑电图发现以前是没有的。在这以前,要知道中枢神经功能状态的方法只有观察末梢神经对刺激的反应。

1791 年,L. 伽尔伐尼发现当肌肉收缩时将有电流的发生以后,开始认识到脑在活动时亦可能同样有电变化。首先在动物脑记录电活动的是英国的 R. 加顿,他在家兔、猴的大脑记录到直流电位,并认为可能与脑功能有关。首次发现并精确地描述了人脑电活动的是 Jena 大学精神科教授汉斯·伯杰。他把两根白金针状电极通过头部外伤病人的颅骨缺损部插入大脑皮质,在人脑成功地记录出有规则的电活动。接着他证实,这种电活动不需要把电极插入脑内而通过安置在头皮上的电极也同样可以记录到。他首先把正常人在安静、闭眼时主要出现于枕、顶部的 10 Hz,振幅 50 μV 左右的有规则的波命名为 α 波。然后发现当被试者在睁眼视物时,α 波将消失并出现 18 ~ 20 Hz,20 ~ 30 μV 的波,他把这种快波称为 β 波。他又把这样的脑电活动总称为脑电图(electroencephalo-gram)。

汉斯·伯杰在 1929—1939 年,以同一标题连续发表了 14 篇论文,广泛观察和描记了正常人的脑电图以及癫痫、脑瘤和其他精神疾患病人的脑电图。

1936年，F. A.吉布斯，H.戴维斯和W. G.伦诺克斯等哈佛学派在癫痫小发作病人处发现了3 Hz棘慢波综合以后，癫痫脑电图的研究工作有了迅速的发展。另一方面，英国的W. G.沃尔特(1936)根据脑瘤时慢波的出现部位，提出脑瘤的脑电图定位方法，开展了脑电图临床诊断工作。

(二)脑电图技术的发展与改进

最初，脑电图只能记录1～2导程信息，1939年开始出现6导程的墨水笔记录装置，1948年制造出较轻便、有实用价值的8导程脑电图机。现生产的有16、32、64、128等多导程的、性能较好的脑电机，也有小型手提式脑电图机。

当人们认识到脑电图不但在研究方面，而且在诊断癫痫、脑瘤等神经科疾病方面，都能起一定作用后，脑电图检查室就广泛被建立在综合医院或神经、精神科医院。第二次世界大战时，脑电图主要被应用于飞行员的挑选工作、头部战伤的诊断、神经官能症和癫痫的鉴别诊断等，脑电图研究在这些方面取得了一定的发展。战后由于有了军事电子工业的基础，脑电机的制造技术有了急速的发展。目前世界各国如英、美、日、德、丹麦、意大利以及东欧国家都有脑电机制造厂，生产出各种有特点的脑电机。除了脑电机外，也生产脑电图频率自动分析装置。随着电子计算机技术的进步，自1958年起开始生产诱发电位累加器，用它在头皮上电极可以记录出观察人的诱发电位，这是在临床脑电图学历史上方法论的一个划时代的发展。

1945年第一届国际脑电图学会在伦敦召开。1949年第二届国际脑电图学会在巴黎召开时成立了国际脑电图学会联盟(International Federation of EEG Societies)。通过这样的组织开始有了国际间的脑电图和神经生理学的经验交流，并对脑电图描记技术的统一、脑电机规格的确定、脑电图医生和技术员的培训和脑电图术语的统一等方面，有了一定的贡献。

在国内，新中国成立后脑电图的临床和研究工作有了很大的发展，有关脑电图的报告和数目不断增加。特别是1958年后，国产脑电图机开始进入生产，全国各省市较大医院都建立了脑电图检查室，为广大病人服务。

20世纪90年代以后，"脑机接口"概念及相关成果涌现。"脑机接口"意为通过脑电信号直接实现人脑与计算机或其他电子设备通讯和控制的系统。与现有脑电图技术相比，"脑机接口"尚处在研究阶段，且更加侧重脑电相关功能研究，如大脑对肢体的控制和对来自感觉器官的信息的感知。未来，我们可能利用对脑电的认识，通过脑机接口在康复医学和人造肢体控制领域实现人体功能恢复。

随着世界各国对脑电图技术的重视及不断深入研究，我们相信脑电图及其他相关技术将会在未来得到更好的发展，将会在临床上及其他学术类研究方面带来革命性的突破及变革。

(吴　宁　柳建发)

第四节　内窥镜技术的发展

内窥镜经历了从硬性光学内窥镜到光导纤维内窥镜再到电子内窥镜的过程。随着半导体和计算机技术的飞速发展,1983年美国人首先发明了电子内窥镜并应用于临床,这被认为是内窥镜发展史上的里程碑。电子内窥镜不是通过光学镜头或光导纤维传导图像,而是通过装在内窥镜先端被称为微型摄像机的光电耦合元件CCD将光能转变为电能,再经过图像处理器"重建"高清晰度的、色彩逼真的图像。图像质量的优劣直接影响着内窥镜的使用效果,图像质量的进步也标志着内窥镜技术不断提高、不断完善的发展进程。电子内窥镜的出现,使图像质量提高到一个崭新的水平,并在临床上得到了越来越广泛的应用。

（一）内窥镜主要技术

图像质量是电子内窥镜的本质和最重要的性能指标,也是用电子技术对图像进行合成再处理的技术基础。图像质量可分为清晰度(分辨率,由像素数量决定)、色彩还原性(逼真程度)和观察的舒适性(图像稳定性、对比度和亮度等)几个方面。决定电子内窥镜图像质量的核心部件是光电耦合元件(CCD),它如同电子内窥镜的心脏,其基本构造是在对敏感的半导体硅片上采用高精度的光刻技术分割出数十万个栅格,每一个栅格代表一个成像元素,像素数越多,图像的分辨率越高,画面越清晰。

CCD只能感受光信号的强弱,电子内窥镜的彩色还原是通过在CCD的摄像光路中添加彩色滤光片,并对彩色视频信号进行处理后获得的。彩色滤光片的放置有顺次方式和同步方式两种,也决定了内窥镜的使用效果。

内窥镜视频(图像)处理器的可将电子内窥镜CCD提供的模拟信号转换为二进制代码的数字信号,并可用多种方式记录和保存图像。电子内窥镜系统还可以与电子计算机相连,将病人的姓名、性别、年龄、主要症状、诊断结果等临床资料与所记录的各种图像存入计算机,通过编辑,可以打印检查报告,也便于病人随访和病历统计研究以及远程会诊和教学等。

（二）电子内窥镜产品

当前在中国市场上已应用于临床的主要有胃镜、十二指肠镜、小肠镜、结肠镜、腹腔镜、支气管镜、斜视胃镜和双孔道胃镜等不同型号、不同规格的电子内窥镜。此外,一种无痛苦、可吞服的药丸式电子内窥镜已经问世并应用于临床,主要用于胃镜和结肠镜无法到达的,长度达数十米的小肠疾病的诊断。这种药丸实际上就是一种微型摄像机和图像信号发射机,固定于病人腰带上的接收器可接收、处理和保存药丸发来的彩色图像信号,将接收器连于医生的计算机,就可以观察病人小肠内的所有情况。

（三）内窥镜临床应用价值

电子内窥镜的广泛应用使早癌的诊断率达到了前所未有的高水平。特别是日本富士公司推出的内窥镜下小探头超声系统,可将不同频率、不同规格的小超声探头通过内窥镜的孔道送到体内,探查不同组织层面的肿瘤状况,大大提高了诊断的阳性率。

与此同时,各种各样的内窥镜下治疗也蓬勃兴起,如食管狭窄扩张术、消化道异物取出术、消化道息肉切除术、上消化道出血的内窥镜下治疗、消化道癌内窥镜下治疗、十二指肠乳头切开术、十二指肠内窥镜胆管引流术、慢性胰腺炎的内窥镜治疗、经口胆管镜下治疗胆结石(激光碎石)、腹腔镜下治疗术等。作为一种重要的微创外科手术,内窥镜(光学内窥镜、光导纤维内窥镜)手术近年来得到了迅速发展。

电子腹腔镜的问世,是电子内窥镜手术的开端。电子内窥镜手术除具有普通内窥镜手术创伤小、可减轻病人痛苦、术后恢复快、有利于降低医疗成本等特点外,还具有画面清晰、便于图像保存与传输、远程会诊及教学等特点。随着科学技术水平的不断提高,电子胸腔镜、电子宫腔镜、电子关节镜、电子喉镜、电子胆管镜、电子脑室镜等也将不断问世,为电子内窥镜手术开辟广阔的领域。

目前,美国等一些西方发达国家正在研制一种内窥镜手术机器人系统,用它来完成内窥镜的操作,甚至手术器具的操作。借助于机器人动作精确、工作可靠的优点,可使内窥镜手术更具安全性、准确性和便利性,大大减轻了医务人员的劳动强度。

内窥镜医学的发展,新的电子内窥镜产品的不断研究和开发,人体的奥秘不断被揭开,各种疑难病症也会得到准确的诊断和治疗。我们相信,在不久的将来,电子内窥镜技术水平的提高必将为医学发展带来突破性变革。

(吴　宁　柳建发)

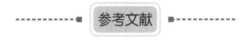

参考文献

[1]王丽苹,董军.心电图模式分类方法研究进展与分析[J].中国生物医学工程学报,2010,29(6):916-925.

[2]童惠平,李绒.心电图和超声心动图联合检查在非瓣膜性房颤病人左房室血栓诊断中的临床价值[J].陕西医学杂志,2021,50(7):811-813.

[3]孟祥芳.动态心电图诊断无症状心肌缺血的价值分析[J].中国继续医学教育,2021,13(18):121-124.

[4]陈向涯,杨建中.心电图在急性肺栓塞中的诊断进展[J].新疆医学,2021,51(6):715-718.

[5]吕婷婷,丁子建,袁亦方,等.深度学习在心电图自动诊断和预测心血管疾病中的应用[J].中国心血管杂志,2021,26(3):290-293.

[6]丁胜利.SOPC的心电图机信息处理模块分析[J].电子世界,2021,6(11):186-187.

[7]李东晓,熊瑶,张祥宇,周玥欣,邱磊.基于改进型GRU的心电图自动识别模型设计[J].计算机与网络,2021,47(11):34-36.

[8]解林顿.关于电子内窥镜的工作原理和维护保养探讨[J].科技风,2021,8(12):93-94.

[9]杨辉,胡凯,夏建松,等.便携式电子内窥镜的开发及临床应用[J].中国医疗器械杂志,2021,45(2):153-158.

[10]李文莲,朱慧.电子内窥镜常见故障分析及维护策略[J].中国医疗设备,2020,35(11):168-171.

[11]姬宇辉,乔建民,乔晓峰,等.脊柱内窥镜的发展简史、现状及展望[J].世界最新医学信息文摘,2019,19(47):51-53.

[12]王晓民,李远洋,王新沛,等.消化道内窥镜的发展及趋势[J].医疗卫生装备,2013,34(1):88-90.

[13]卢毅.医用内窥镜的结构及常见故障处理[J].中国医疗设备,2011,26(10):134-135.

[14]龚群甫,安小慧.工业CT技术在飞机修理中的应用[J].新技术新工艺,2020,6(2):71-74.

[15]邓娜.医学CT图像中肿瘤的分割及测量技术研究[J].合肥工业大学,2006,8(5):68-72.

[16]张林,陈亮,王培源.CT小肠成像及其临床应用现状和进展[J].国际医学放射学杂志,2017,40(2):180-184.

[17]郑剑.CT技术在法医学致伤方式鉴定中的应用[J].复旦大学,2010,9(3):78-86.

[18]岳晓雁.锥形束CT技术在口腔法医学个体性别及年龄推断中的应用[J].山西医科大学,2017,7(6):67-73.

[19]姜超,王海久,任利.CT三维重建在肝胆外科的应用现状[J].临床肝胆病杂志,2017,33(2):389-393.

[20]祁丽,张龙江,卢光明."双低"CT血管成像的应用现状[J].国际医学放射学杂志,2014,37(2):142-146.

[21]王文凤.CT技术研究堆浸散体孔隙结构现状及展望[J].有色金属(矿山部分),2019,71(6):106-109.

[22]文虎,樊世星,马砺,等.煤岩损伤研究的CT扫描技术发展现状及展望[J].煤炭科学技术,2019,47(1):44-51.

[23]杨伟,渠荣遴.固体核磁共振在高分子材料分析中的研究进展[J].高分子通报,2006,6(12):69-74.

[24]余小波,沈文斌,相秉仁.定量核磁共振技术及其在药学领域中的应用进展[J].药学进展,2010,34(1):17-23.

[25]周秋菊,向俊峰,唐亚林.核磁共振波谱在药物发现中的应用[J].波谱学杂志,2010,27(1):68-79.

[26]孟海燕,杨征.核磁共振波谱在药物依赖性研究中的应用[J].中国药物依赖性杂志,2005,14(3):173-177.

[27]李军,谢赛.MRI在宫颈癌病人临床分期和盆腔淋巴结转移诊断中的研究[J].中国继续医学教育,2018,10(17):54-55.

[28]郭可信.X射线衍射的发现[J].物理,2003(7)427-433.

[29]石春顺.X 射线在医学中的应用[J].光机电信息,1996,12(6):10-15.

[30]李美亚,张之翔.X 射线的发现及其对现代科学技术的影响:纪念伦琴发现 X 射线 100 周年[J].物理,1995,8(8):474-482.

[31]庄天戈.医用 X 射线技术发展综述(一):为纪念伦琴发现 X 射线一百周年而作[J].中国医疗器械杂志,1995,19(5):249-253.

[32]舒业强.从 X 射线技术的应用研究近代物理实验改革[D].长沙:湖南师范大学,2005.

[33]关静.CT 技术的发展及前景[J].西南军医,2007,(9):4-10.

[34]殷全喜.数字脑电图技术操作规程[J].癫痫与神经电生理学杂志,2021,30(1):55-58.

[35]何庆华,彭承琳,吴宝明.脑机接口技术研究方法[J].重庆大学学报(自然科学版),2002,25(12):106-109.

[36]白人驹,徐克.医学影像学[M].7 版.北京:人民卫生出版社,2013.

[37]李朝伟,李晓东,张良才.医学超声影像技术的发展创新[J].医疗装备,2004,17(10):6-7

[38]Kazamel M , Warren P P. History of electromyography and nerve conduction studies: A tribute to the founding fathers[J]. Journal of Clinical Neuroscience,2017,3(10):56-58.

第十三章
现代医学治疗技术的主要成果

第一节　抗生素的发现

一、青霉素的发现

青霉素是一种能够破坏细菌细胞壁,在繁殖期起杀菌作用的抗生素。作为一种用途十分广泛的药剂,青霉素对于现代人类而言可谓是耳熟能详。然而在 20 世纪 40 年代以前,人类始终未能找到一种能够有效应对细菌性感染,并且仅有微量不良反应的药物。处于这一时期的人们,极易因受到感染而病发身亡,并且在治疗的过程中,往往只能通过酒精清洗、烧灼及经验医学里那些可能有抗菌作用的东西进行抗菌治疗。磺胺类药物虽然在 1906 年左右就被制作出来,但是当时只是将其作为一种染料进行使用,而不是医用物品。

1928 年,英国细菌学家亚历山大·弗莱明因为一次幸运的过失,首先发现了世界上第一种抗生素——青霉素。1942 年,美国制药企业开始对青霉素进行大批量生产。1943 年,制药公司通过对青霉素生产方式的进一步开发,生产出对控制伤口感染非常有效的新型药物。正是因为这种使用了青霉素的新型药物,二战中大量士兵得以解救。1945 年,科学家弗莱明、弗洛里和钱恩因"发现青霉素及其临床效用"而共同获得了诺贝尔生理学或医学奖。

青霉素作为一种高效、低毒、临床应用广泛的重要抗生素,它在提升人类抵御细菌感染的同时,大幅度地引领了抗生素的发展。现如今,青霉素的各种功效不断被科研人员发掘出来。青霉素针剂和口服青霉素已能分别治疗肺炎、脑膜炎、心内膜炎、白喉、炭疽等病。青霉素是具有开创性的,而且是高效低毒的广谱抗生素,其发现使人类在面对整个一大类病原体时真正有了成熟的、可以一战的资本。

二、其他抗生素的发现

继青霉素之后,链霉素、氯霉素、土霉素、四环素等抗生素不断产生,增强了人类治疗传染性疾病的能力。各种抗生素的结构不同,可以分为以下几类:β-内酰胺类、大环内酯类、氨基糖苷类、四环素类、氯霉素类、林可霉素类和多肽类等。各种抗生素的作用机制也不同,包括抑制细菌细胞壁合成(β-内酰胺类、磷霉素、糖肽类、环丝氨酸等)、损伤细菌细胞膜渗透膜(多肽类、多烯类、比洛类)、抑制细菌蛋白质合成(氨基糖苷类、大环内酯类)、抑制细菌核酸合成(新生霉素、灰黄霉素、喹诺酮类)等。在新发现合成的各种抗生素中,一些抗生素除了可以抑制细菌生长,还有一定抗肿瘤效果,包括多肽类放线菌素D、博来霉素,蒽环类抗生素阿霉素、阿克拉霉素等。

传统上,人们从微生物产物(主要是放线菌产物)中筛选新型的抗生素,但随着多种抗生素的发现,通过传统方法进行新抗生素筛选逐渐到达技术天花板,通过这种方式发现新抗生素越来越难了。因此,人们转而希望通过新的技术,如基因组挖掘和重组生物合成进行新型抗生素的开发。通过现代 DNA 测序技术和基因组挖掘,研究者已发现了一些具有抑瘤活性的新化合物,而通过重组生物合成,研究者可对微生物的天然产物进行修饰或结构改造,或通过对不同基因的组合产生天然抗生素的衍生物。目前,已通过基因改造的方式合成了 100 多种红霉素衍生物,而我国学者王以光教授通过基因组合的方法,将碳霉素产生菌中的异戊酰基转移酶基因转至螺旋霉素链霉菌染色体中,构建出了可产生新型生技霉素的工程菌,该种抗生素在临床试验中取得了很好的治疗效果。

然而,因为抗生素的不断使用,部分细菌的抗药性也在不断增强。为了解决这个问题,科研人员正在致力于开发以植物为原料的、可以阻止病菌获得抵抗基因的药物。除了加大研发力度外,规范抗生素使用、减少抗生素滥用,是减缓强抗药性病原出现的重要手段。

(吴 宁 吴 亮)

第二节　基因工程技术的发展

基因工程是一种分子水平的遗传工程,指来自不同生物的基因 DNA 在体外人为地连接,建立起新的重组 DNA 并送入受体表达和繁殖,以达到遗传物质和性状的转移和重新组合的技术。基因工程的发展经历了一系列漫长的过程。

一、基因工程在医学上的应用

(一)重组药物的应用

在重组药物方面,应用较多的有重组人胰岛素、重组人生长素、重组人干扰素、重组促红细胞生成素、粒细胞集落刺激因子、巨噬细胞集落刺激因子、粒细胞-巨噬细胞集落刺激因子、重组人白细胞介素-2 和重组人组织纤溶酶原激活剂等重组蛋白。这些重组药物在降低血糖、治疗慢性肾病、治疗慢性阻塞性肺疾病、治疗严重烧伤、溶解血栓等方面发挥重要作用。基因工程还在基因诊断方面发挥重要作用。基因检测主要用于检测目的基因是否存在、基因的类型和缺陷以及基因表达等。近年来,基因技术已经应用于Duchenne 型肌营养不良症和 Becker 型营养不良症以及地中海贫血症等遗传性疾病的诊断、法医鉴定和植物检疫等。

（二）疫苗研发

在疫苗研发方面，基因工程也发挥着重要作用，使用基因工程的方法来研发疫苗具有传统疫苗研发不具有的优势。主要体现在以下方面：质粒 DNA 非常稳定，方便存储与运输，而且制作简单，易于批量生产。质粒 DNA 在体内存在时间较长，抗原基因可以在体内持续表达产生抗原蛋白。基因疫苗不仅可以产生体液免疫应答，还能导致细胞毒 T 淋巴细胞激活而诱导细胞免疫。一个质粒载体可克隆多个抗原基因组成多价苗，从而以一种疫苗预防多种疾病。当然，基因疫苗也存在安全性、保护效率和免疫耐受等问题。

（三）基因治疗

基因治疗，是指将外源基因导入目标细胞，用来治疗各种基因缺陷或异常所引起的疾病。基因治疗主要用于遗传病和癌症的治疗。其主要有 6 种基本策略：基因修复、基于替代、基因开放、基因抑制、基因封闭和免疫基因。

1967 年，尼伦伯格首次提出遗传工程用于人类基因治疗。1973 年，美国科学家和几名医生在德国进行了首次基因治疗实验。病人是一对体内缺乏一种稀有酶的姐妹，为了使病人本身的酶分泌恢复正常，研究人员将肖普化乳头瘤病毒注入病人体内。实验虽然没有效果，但也未产生副作用。1988 年，美国国家卫生研究院重组 DNA 咨询委员会首次批准将标记基因导入肿瘤浸润淋巴细胞的实施方案。1990 年，世界上第一例基因治疗临床试验在美国被批准实施，研究人员利用逆转录病毒载体将人腺苷酸脱氧酶（ADA）基因体外导入淋巴细胞后再将其输至体内，成功治愈了一名患有 ADA 缺陷症的重度联合免疫缺陷病（SCID）的 4 岁女孩。这是人类历史上首例成功的基因治疗临床试验，标志着基因治疗时代的到来。1991 年，中国复旦大学的研究人员进行了"成纤维残暴基因治疗血友病 B"项目，此外还开展了针对肿瘤和血液病的基因治疗。

目前，随着基因安全性的不断提高，越来越多的临床试验被批准进行。基因治疗在单基因遗传性疾病、肿瘤治疗、感染性疾病、糖尿病等方面发挥重要作用。基因治疗是一种具有广阔前景的医学治疗方式，对于很多基因型疾病的治疗具有重要意义。但是就目前来说，基因治疗还存在很多不确定性，需要更多的实验来检验和提升基因治疗技术的安全性和有效性。

二、基因工程未来发展的机遇与挑战

基因工程的快速发展也引起了很多伦理方面的问题。在基因发展的过程中，随着各种技术的出现，科学家可以利用 DNA 技术将人体有关细胞转移到动物身上培养，等到培养出人体所需的器官后再移植到人体。这对于急需器官移植的病人来说是一个革命性的尝试，可以解决异体移植排斥带来的不良反应。但是就伦理上来讲，如果将其他生物的器官移植到人体，比如心脏、大脑等，这样他的自然属性和思维属性就会发生一定的改变，"人是什么"的问题将会受到挑战。

基因工程的一项重要内容是分析基因。"人类基因组计划"就是一项规模宏大、跨国跨学科的科学探索工程，其目的在于测定组成人类染色体中所包含的 30 亿个碱基对组成的核苷酸序列，从而绘制人类基因组图谱，并且辨识其载有的基因及其序列，达到破译人类遗传信息的目的。这样一来,人类就有能力随着自己的心愿改变缺陷基因,选择优质基因。但这会严重损害社会公平,可能引起新的种族歧视、性别歧视。对于大部分没有能力改变基因性状的人来说,这会让他们在社会竞争中陷入不利的地位,从而影响民族和睦、国家安定。再者,基因的检测、鉴定和研究也会涉及隐私保护方面的问题,如果处理不当,将会产生不可预料的后果。

总而言之,基因工程的发展经历了漫长的过程,未来基因工程技术将是充满广阔前景的,需要无数科学家不断研究实践,终有一天会带给人类技术全新的革命。

(吴 宁 赵琴平)

第三节 断肢再植和显微外科技术

随着人类社会飞速的发展,人类受伤的事件日益增多,因为受伤而截肢的事件也数不胜数。在过去,人们只是将截肢的伤口缝合起来挽救伤者,休养过后再装上假肢。但是,假肢的功能远远比不上自身肢体的功能。这便促使人们去思考如何将断肢重新成为人身体的一部分。之后又应用了放大镜进行断肢再植手术,因为断肢中的血管细小、肉眼很难看见,所以使用了光学放大进行手术,这实际就是显微外科技术的雏形,可以说断肢再植的发展,推动了显微外科技术的应用,断肢再植和显微外科技术一路发展至今,都被广泛应用。

一、断肢再植

(一)断肢再植的发展

早在 1903 年,哈佛诺就对断肢进行过研究,但没有取得预想的结果。之后,又有人进行了相关的研究。其中拉普钦斯基和我国的屠开元等人进行了狗腿断肢再植的实验,并取得了成功,说明了断肢再植技术的可能,但始终没有成功运用在人体上的案例。这使得断肢再植技术一直没有被广泛接受。直到我国在人体断肢再植手术中首先取得满意疗效的案例,才开创了再植外科新局面。

在这一次断肢再植成功后,通过临床实践和研究,断肢再植技术又获得了新的发展。凭借显微外科技术,人们又成功进行了断指的再植,将断肢再植推到了新的高度。可以说,断肢再植和显微外科技术互相促进,两者密不可分。如今的断肢再植技术正不断取得新的发展。在断肢的受损程度方面,从开始的能够将断面整齐的断肢接好,到如今断面参差不齐,甚至多段残肢也能够再植,身体的各个部位也都有再植成功的病例,成功率达到80%以上。

(二)断肢再植手术的内容

断肢再植手术的过程:①手术室的准备和麻醉。准备手术要使用的器械,麻醉需要根据病人的年龄、断肢的部位和并发症等情况进行处理。②清创。顾名思义,便是清理伤口。对断肢进行清洗和消毒,如有异物,必须及时清理。然后对血管床进行冲洗。③进行再植手术。该步骤多在显微外科技术的条件下完成。a.骨支架的重建。根据骨的缩短情况来决定如何再植,过短需要利用肢体延长术矫正。利用钉子固定骨骼后选用碎骨片植入骨断离处周围,促进骨愈合。b.血液循环的重建。将断离的血管进行吻合。血管吻合有多种方式,分为缝合法和非缝合法。检查血损伤情况,过多的血管缺损需要做血管交叉缝合,自体小动脉移植或者自体静脉移植来修复。c.肌肉和肌腱的修复。d.神经的修复。应争取在手术一期时进行神经外膜的缝合或神经束膜的修复,损伤严重的神经应该做好标记,在二期时进行修复。e.皮肤的覆盖。在缝合皮肤时,切勿过紧而压迫静脉,影响血液回流。

手术之后的术后护理虽然不像断肢再植手术繁杂,但也同样重要,它关系到病人能否恢复,手术能否最终成功。断肢再植的术后护理重点是让病人在舒适的环境中静养,逐渐恢复。当病人出现感染、血管异常等现象要及时处理。

(三)断肢再植手术中存在的问题

断肢再植手术作为一种综合性的创伤外科手术,它不仅需要将断离的血管吻合来恢复肢体血液循环,还要清理创伤,做骨、神经、肌腱以及皮肤的修整手术。术后还要做各个方面的综合治疗,恢复功能。手术的过程极其烦琐,所以医生需要深思熟虑,确保手术正确开展,减轻病人痛苦,避免不必要的损失。

在断肢再植手术中有几个值得注意的问题,关系到手术是否成功。①关于再植体征的整体和局部问题。考虑病人整体的身体状况是决定是否再植的前提,如果病人一断肢就选择再植,这种只考虑病人局部身体状况的观点,很可能会导致断指再植手术结果的失败,增加病人的痛苦,甚至死亡。局部的断肢经常伴随着脑、胸、腹等其他部位的损伤,此时病人往往处于休克边缘,如果只从断离的肢体部位局部去考虑,盲目进行断肢再植,不进行全身检查,在病人的休克状态下进行手术,只会徒增病人痛苦。②断肢再植的时限。再植时限是指肢体断离至血液恢复所间隔的时间。在再植时限内,肢体再植可以存活。肢体断离后,血液循环被阻断,但其中的组织并没有立即死亡,断肢内的组织可以利用保存的氧气和营养物质代谢,一旦耗尽,肢体组织开始坏死,再植成功的概率大大下降。③再植条件的内外因。尽管如今利用显微外科技术进行手术,但由于人的视觉分辨率有限,机械精密度不够,在对小血管进行缝合时,总是不够精确。或者因为缝合材料的问题导致缝合出现问题。这些都是外因。至于内因,无非就是伤者断肢的损伤程度、再植时限、伤者全身情况等。

现阶段的断肢再植技术发展迅速,水平较高,但现阶段也存在一些问题。①神经、肌腱缝合粗糙。神经和肌腱的缝合是断肢再植的重要步骤,但过程烦琐并且辛苦,有时医生为了方便,缝合时随意,必定会对病人造成影响。②对于术后康复不重视。断肢再植术后恢复是一个漫长的过程,病人需要较长时间去恢复,恢复过程中又需要医生监督,显得非常麻烦,医生就会省去监督环节,加上病人本身可能也不重视,没有定期复查,导致一些条件好的断肢没有很好恢复。③再植术后功能重建手术时间。对于伤势严重的病人,往往要进行二次手术来改善功能,但二次手术要根据病人的实际情况选择如何进行,目前在这方面,做得还不是很严谨。

二、显微外科技术

显微外科技术,顾名思义,就是医生在放大镜或者显微镜放大几倍甚至几十倍的条件下进行外科手术。显微外科技术是医学领域一门新生的手术技术。它出现在 20 世纪60 年代,我国陈中伟等人首先将显微外科技术应用在断肢再植手术中。由于断肢再植手术的精密特点,显微外科技术一直应用于断肢再植。经过之后的发展,显微外科技术的精密性逐渐提高,人们又将显微外科技术运用到断指再植中,又是由陈中伟和张涤生成功将一名断指病人再植,并且恢复良好。这证明了断指再植的可能,也说明显微外科技术发展到了新高度。显微外科技术使很多精细困难的手术变得简易,比如皮瓣游离移植手术。显微外科首先开创于整形和骨外科领域,但经过多年发展,已经被多项外科所接受,并且可以将手术的失败率控制在 1% ~3% 。现如今,显微外科技术已经成了一项基本的临床技能,广泛应用于骨外科、神经外科、整形外科、血管外科等多个外科领域。显微外科技术更是发展成了一门学科,是外科医生必备的技能之一。

综上所述,断肢再植手术和显微外科技术都发展迅速,到如今已经造福了无数人,但两者都依旧存在一些问题,尤其是断肢再植,问题较明显。在未来,两者都要朝更精密,不断创新技术的方向发展,才可能使自己不断进步,继续造福人类。

(吴 宁 龙绍荣)

第四节 介入性心脏病学

介入性心脏病学指依靠医学影像设备的引导,利用穿刺和导管技术,对心脏结构功能进行评估,或对心脏的疾病与异常进行诊断与治疗,并以治疗为主的一门学科。相较于传统的心脏病学的药物治疗介入性心脏病学的应用可以扭转对改变组织结构无能为力的窘迫,同时也可以避免外科手术对人体的过大伤害。总的来说介入性心脏病学通过极小的代价准确地对心脏病变做出定位、定性以及功能状况的评价与确定。

一、介入性心脏病学的兴起

介入性心脏病学诊断方法的实施需要两项技术的应用——影像技术与设备和心导管技术与设备。

在影像学出现以前,一直没有一种高效可行的方法可以窥视生活状态下人类的身体内部结构,这也使得当时人们很难诊断出身体内各种器官的器质性改变从而做到尽早发现疾病并实施治疗干预。X 射线、CT、核磁等技术的发明为人们扫清了这些障碍,使得对心脏疾病的介入治疗成为可能。

如果说影像技术与设备的出现和发展为介入性心脏病学的出现打下了基础开辟了道路,那么心导管技术的问世便是介入性心脏病学兴起的关键。心导管技术的出现源于

19世纪40年代。法国著名生理学家贝尔纳在研究神经系统对血压的影响时,把一只长的玻璃管经犬的颈静脉插入到右心室,外接压力记录装置。这便是历史上第一例应用心脏导管术检测心脏有关生理数据的实验。此后,马雷与肖夫奥为研究心尖冲动发生的时期第一次使用双腔心导管术,极大地推动了心导管术的发展。很长一段时间内,心导管术都是在动物身上进行的,科学家们对于把导管插入人的心脏感到顾忌与胆怯。直到德国医生福斯曼不顾反对将导管插入自己的心脏,成功实现了首次将导管插入人类的心脏。20世纪40年代,美国的考南德与理查兹将心导管术应用于临床并进行了系统研究。他们二人的研究使心导管术作为一种临床技术逐渐被人们接受。

此后,以影像技术和心导管术为基础介入性心脏病学快速发展兴起。经皮腔内血管成形术(PTA)、经皮腔内冠状动脉成形术(PTCA)、冠状动脉血管支架等技术的相继出现成了广大心脏病病人的福音。

二、介入性心脏病学的发展背景

1. 介入性心脏病学的必要性

先天性心脏病是最常见的先天性畸形疾病,是发展中国家因先天性畸形导致婴儿死亡的首要原因。在后天性心脏病中,以冠心病为例,根据我国部分地区流行病学调查和初步监控显示,中青年动脉粥样硬化的发病率越来越高,且年龄越小其上升趋势越明显,可以说冠心病离年轻人越来越近。

心脏病已经严重威胁到现代人的身体健康,其不仅带给身体巨大负担,还给病人的心理带来了极大的阴影,因此对于心脏病的发生除了日常的预防外,更需要正规的医疗手段进行干预,心脏病的介入治疗则可以在较大程度上提高病人的预后。而心脏病的介入治疗离不开介入性心脏病学的发展。

2. 心脏介入技术的医学价值

(1)冠状动脉介入治疗法在冠状动脉粥样硬化性心脏病的治疗上带给人类具有良好的心理和生理影响。研究表明,经皮冠状动脉对冠心病进行的介入治疗是目前最有效的方法。病人经过冠心病的介入治疗后,其冠心病的症状明显改善,与此同时,他们焦虑的精神状态也得以改变,说明经皮冠状动脉介入治疗法在治疗老年冠状动脉粥样硬化方面具有良好效果。

(2)介入心脏病学在复杂心脏病学中的价值:介入心脏病学在各种复杂心脏病的治疗中有着重要的意义。比如,体肺侧支栓塞术在发绀属复杂先天性心脏病治疗中有着重要的应用,可降低体外循环和外科手术的难度。球囊房间隔造口术在先天性心脏病的治疗中有着独一无二的价值,对于挽救新生儿或婴儿的生命(如主动脉错位)具有重大价值,可为主动脉传输和其他手术矫形术争取尽可能最佳的时机和术前条件;该术风险较小,而且见效快。对于发绀属复杂先天性心脏病的且不能进行双心室矫治的病人,经导管封堵全腔静脉肺动脉连接术外管道开窗能明显减轻病人症状,且无术中及术后并发症,在术后随访中也并无发现异常,该术技术成功率高,近期疗效明显。此外,介入技术在复杂先天性心脏病如法洛三联症和法洛四联症治疗中的疗效明显。它可以通过为病人延长外手术的黄金时期,进一步降低外科手术难度,减少病人的死亡与复发。在复杂先天性心脏病术后并发症的治疗中,介入技术不仅可以避免二次开胸的风险,减少病人的痛苦,而且简单可行,降低手术的风险与难度。

三、介入心脏病治疗的影响及优势

研究发现,进行介入心脏病治疗的老年人的焦虑和抑郁情况更低,各项生活质量指标评更高,且结果具有统计学意义,提示老年心脏病介入治疗对其生活质量和身心健康均有积极作用,值得我们推广和借鉴。

研究显示,参照《心脏病儿童生活质量量表》,在接受介入治疗后,先天性心脏病患儿生活质量在短时间内有明显的改善,且随着时间的推移,持续向好发展。介入治疗能明显减轻患儿先天性心脏病的症状,给患儿机体减少了痛苦感,同时对患儿创伤小、对机体造成的应激反应少,患儿恢复迅速,对患儿及其家长的生活质量有明显的改善作用。

四、介入性心脏病学与中医的结合意义

介入治疗技术虽然已成为治疗冠心病的有效手段之一。但其有需要改进的地方,而与中医的结合则在很大程度上促进了其发展。

研究显示,通心络胶囊具有明显促进血液回流的功能,减少因血液回流供应不足而出现心肌梗死的状况,在急性期和恢复期对心肌进行有效再灌注,提高心脏收缩功能。缺血再灌注损伤室急性心肌梗死血管再通后常见的并发症,也是急性心肌梗死介入治疗术后根据病人进行死亡的独立存在危险环境因素。在实验中发现,复方丹参方预处理技术可以通过降低 AMI 大鼠进行缺血再灌注损伤导致心肌梗死区域面积,减少再灌注后恶性心律失常发生率。各种中药,如黄斑、"温心"汤,也可以通过促进内源活性物质的释放和产生缺血性适应前心脏保护促进。研究显示,中药芎芍胶囊治疗术后再狭窄的效果良好,其作用主要通过减少心脏不良事件的发生来体现。在经皮冠脉介入术(PCI)围术期,丹红注射液具有心肌保护作用,丹红注射液具有显著改善下后壁/前壁,心尖段/室间隔心尖段室壁和心肌血流灌注,减少术后心绞痛发生率,降低 PCI 病人术后微循环阻力指数的作用,同时北京中医医院的院内制剂参元益气活血胶囊具有围术期心肌保护作用。

介入性心脏病学离不开中医学,同时它也具有挖掘中医学的特色和潜力的作用,介入性心脏病学与中医学相结合给心脏病的治疗以及预后带来了全新的生命力。

（吴　宁　柳建发）

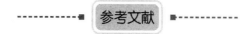

参考文献

[1]毛永发.从青霉素的发现及生产得到的启示[J].中小学实验与装备,2014,24(3):32-34.

[2]陈仁政.10个"发明之父"之五 青霉素的发现者弗莱明[J].百科知识,2018,3(10):24-26.

[3]薛依群.有感于青霉素的发现[J].中国国防报,2008,6(3):8-28.

[4]王斌全,赵晓云.青霉素的发现及应用[J].护理研究,2008,6(20):1879-1887.

[5]张帆.青霉素的发现简史[J].生物学教学,2008,3(7):70-71.

[6]哈杲.医学史上最伟大的进步:弗莱明与青霉素的发现[J].书摘,2003,8(7):20-25.

[7]金云,朱云.青霉素的发现者弗莱明[J].少儿科技,2003,8(2):23-24.

[8]殷瑜,戈梅,陈代杰.新方法新技术与新型抗生素发现[J].微生物学通报,2013,40(10):1874-1884.

[9]唐经凡.抗生素的作用机制及应用[J].中国现代药物应用,2008,2(7):99-100.

[10]翁雨来,商庆新,曹谊林.生命科学的新增长点:组织工程[J].牙体牙髓牙周病学杂志,2000,10(5):249-254.

[11]郭海涛,何光志.基因工程技术在医学中的应用[J].北方药学,2013,10(12):54-56.

[12]周林英,陈萍.地中海贫血症产前基因诊断的研究报告[J].广西医学,2006,5(1):80-82.

[13]李长有.DNA指纹技术的研究进展及应用[J].吉林师范大学学报(自然科学版),2004,6(2):12-14.

[14]顾鸣敏.人类遗传病基因治疗的研究进展[J].世界科学,2000,3(4):23-24.

[15]杨树果.全球转基因作物发展演变与趋势[J].中国农业大学学报,2020,25(9):13-26.

[16]阎华飞.基因工程中的伦理道德探析[J].武汉科技大学学报(社会科学版),2001,3(4):66-67.

[17]薛任泽.复合性不完全断肢再植术的围术期护理措施研究[J].中国医药指南,2016,14(25):211-215.

[18]何凌锋,章伟文.断指再植的发展与现状[J].医学综述,2014,20(9):1613-1615.

[19]张涤生.显微外科的历史回顾和展望[J].中华显微外科杂志,2006,8(1):1-8.

[20]陈中伟.从断肢及断指再植到显微外科的发展[J].中国科技史料,1984,9(2):47-50.

[21]李康华.断肢再植几个问题的思考[J].医学与哲学,1989,8(2):35-36.

[22]沈丽.断肢(指)再植术后的护理体会[J].人人健康,2017,6(24):168;223.

[23]富维骏.心脏病学简史:开拓者与里程碑事件[M].上海:第二军医大学出版社,2015.

[24]黄山.人类认识心脏的历史[J].上海集邮,2018,8(10):28-31.

[25]杨亚端,甄橙.古罗马的医学权威:盖伦[J].中国卫生人才,2014,6(7):92-93.

[26]牛广明,王锦山,马全保.影像医学发展简史:纪念伦琴发现 X 射线 100 周年[J].内蒙古医学杂志,1996,8(1):57-59.

[27]马全保.影像医学发展简史:纪念伦琴发现 X 射线 100 周年[J].内蒙古医学杂志,1996,4(1):57-59.

第十四章
现代医学观念与模式的转变

第一节　现代人体观和现代疾病观

随着近代、现代科学的发展，一大批关于人体生命的学科群得到蓬勃发展，如解剖学、细胞学、组织学、胚胎学、生理学和心理学等，这些学科的研究者对人类开展了多方面的研究，积累了大量关于人体生命的珍贵知识。以解剖学、生理学等人体科学为基础，以哲学自然观为指导，对人体生命活动本质和规律进行了探究，同时积累了大量有效的研究方法及技术手段，建立了相应的理论体系。人体生命科学无疑是以人体为研究对象的一门科学，这里的人体不是一些要素的简单集合，而是一个在与外部世界不断相互作用中存在的物质整体和精神存在。人体是个有机的整体，它表现为人体的每一个意识活动都是整体性的动作，牵一发而动全身。人体是人类至今发现得最为复杂的系统，也是一个庞大的学科体系，它不仅包括由现代生物科学和现代医学提供的从解剖学到分子生物学以及量子生物学等各学科的知识，也包括由传统医学和非主流医学提供的极为宝贵的知识；不仅有生物、物理、化学的知识，还有人文、社会科学的知识。人体生命科学的研究就是从上往下诸多层次，如何按照整体的意志与自然界发生关系，并产生诸多功能状态，继而探讨人如何才能保持良好的功能状态并能有效地调节这些功能状态。人体生命科学不仅应重视已有的关于人体生命的知识和研究方法，尊重每个学科在各自领域内的独立发展，同时也必须承认现有的学科对于揭示人体奥秘还是不够的。因此，在各个学科沿着自己的方向发展的同时，促进各学科间的沟通、协作和共同发展，汇聚包括物理、化学、天文、地理以及传统科学文化等各有关方面的力量，开拓新的研究领域或方向，以利于获得对人体更根本、更系统的了解是有积极意义的。

一、现代人体观的特点

按照系统科学的观点，第一，人体是一个有机的整体，而不是机械的、孤立的、静态的、被动的一种存在。强调从整体上治疗病人，注重整体与局部、内部与外部的协调，动态与静态的变化，讲求综合与分析的方法，促进外部医治与内部调整相结合。第二，系统科学不是将人体看作机器零件的简单叠加，而是一个有机的大系统以及许多小系统，系统与系统之间相互影响、制约和联系。生物体的某一病变可能会引起相应系统的连锁反应，反之亦然。因此，应当强调系统的平衡性、协调性和完整性。第三，人体是一个包含内在控制和外在控制的可控系统。内在控制是治愈疾病的根本手段,同时应注重在控制过程中的信息反馈,以此来选择治疗方案和调节机体状态。

（一）人体是结构与功能的系统整体

人体是由众多的细胞、组织、器官组成的。局部与整体、局部与局部之间存在着复杂的联系和相互作用,其间互为前提、互相制约,从而纵横交错地构成了局部与整体的统一体。人体的生命活动,正是这许多器官和系统按照一定的秩序,协调一致工作的结果。在人体这个统一整体中,任何一个局部变化都不是孤立的,都会或迟或早、或多或少影响到其他局部,最终导致整体变化。如神经-体液系统对人体各个系统、器官功能活动的调节,是通过神经-体液的调节作用来实现的。

人体是一个开放的系统,在人的生命活动中不断地与环境进行物质交换、能量交换和信息交换。环境影响着人体,人类改造着环境,由此形成了与外界环境的密切联系。由于外界环境是经常变化的,人体在进化中获得了适应外界环境变化的能力。在漫长的自然选择过程中,人体的生理活动也具有一定的周期性,称为生物节律。正是由于人体的组织器官能够对外界环境的变化发生适应性的变化,才使生命活动得以正常进行。由于生命活动总是在与外界环境的相互联系中进行的,因此形成了机体与环境的统一。外界环境中的各种因素,有的是人生存的基本条件,有的则会危害人体健康。当外界环境中致病因子的作用超过人体的适应和防御能力时,人往往会生病。人类很多疾病的发病原因,都与环境因素有关。即使是有些遗传性疾病,也是在某种外界环境条件作用下才显现出来。

（二）人体是生理与心理、自然与社会的统一体

不论现代医学的学科体系怎样划分,医学研究的都是有关"人"这一有机体的健康与疾病的问题。由于研究的对象是人,而人是作为一个有血肉、有生命等完整生命活动的个体,同时还是一个有意识、有思想、有情感等各种心理活动的存在,因此人的心理活动也同其生理活动一样,必然会反映在健康与疾病问题上。人体是生理与心理、物质与意识活动的统一体,人体的统一性表明,机体各层次以其特殊规律而相互区别,又彼此交错、互相联系。生命活动总是多层次、多方面活动的整合,从而使现代医学对生命活动的认识能够深入到各种因素及相互关系上去。

人的自然属性是指人具有生物有机体所固有的自然倾向和本能,这是人之所以能经过社会化而转变为社会人的生物学基础。除此之外,人具有社会属性,人类新生个体进入社会关系,适应社会需要,通过个体社会化而获得文化行为模式,才使自然的人成为社会的人。人是自然属性和社会属性的有机统一体,人的自然属性是人的社会属性的生物学基础,人的社会属性是人的自然属性发展的飞跃。这些研究虽然提供了关于人体的丰富知识,但人们对人体的认识仍然有限。其原因是至今所获得的这些知识仅仅局限于人体的每一个部分,而对于人与自然以及个体局部与整体之间的关系仍所知甚少。因此,人体生命科学首先必须用系统的方法寻找各个层次之间的联系,将已有的、分散的人体知识综合起来,从而帮助我们认识真实的自己和真实的自然。对尚未得到科学说明的现象背后所隐藏真理的追求,是人类对于改善和提高自身能力以及协调自身和环境关系

的需要,也是科学发展的动力。从这个角度看,虽然人们已经有了许多关于人体的知识,但面对生命发展中的新现象,为了能更深入、更统一地认识人体,需要的不仅是关于人体科学的渐进发展,而是在现有科学基础上的一个革命性的变化。单靠人体生命科学难以实现认识自我的目的。因为人不仅仅是一个独立、自然的人,还和社会、自然结合成一个密不可分的整体,抛开这个整体来研究人是远远不够的。人体观是在辩证唯物主义和系统科学思想的指导下,从现代科学的发展中总结和概括出来的,为人体科学的发展开辟了广阔的道路,也将医学推向一个新的发展阶段。

二、现代疾病观的特点

随着医学的发展,历史上出现过不同的疾病观。疾病观是关于疾病的本质及其发展规律的基本观点。它从理论上回答了什么是疾病,就病因、机制、病理、转归和防治等规律提出了见解。古代医学对疾病的认识集中于人的整体水平,对微观细节和内在机制缺乏了解;现代医学,是科学逻辑下的以物理、化学、生物为基础研究人体的生理病理,并对疾病予以干预、治疗的医学学科体系。现代医学疾病概念的形成与心理、躯体、社会文化,以及生理学和病理学等密切相关。它是经过各种不同学术观点的撞击,再加上先进科学技术的应用而形成的。近代以来由于受西方科学技术革命的影响,形成了生物医学模式,用生物的、化学的、物理的知识来解释疾病,注重形态结构上的定位性改变、可测量的理化指标的改变、病原微生物或理化因子的特异性损伤等,对疾病的微观细节和空间形态的认识大大深化了,但对疾病的整体特性、功能特性认识不足,带有很大的机械性。唯物辩证的疾病观从人作为生物、社会、思维三种属性的统一这一角度来理解人的健康与疾病。在对疾病规律的认识上,把人与环境统一起来,把人的结构与功能统一起来,把从宏观到微观的多层次统一起来,把各层次上整体与部分之间的双向交互作用统一起来,把病因的致病过程与机体的御病祛病过程统一起来,把生物的、心理的、社会的因素统一起来,因而对疾病的认识更加深入和全面。疾病就是个体内环境稳定的破坏以及机体同外环境的失调,它表现为一定层次、一定部位的结构损伤、代谢紊乱、功能障碍。现代疾病观的特点如下。

(一)疾病的整体观念

古代医学认识疾病也是从整体出发,但那时的整体观念是以逻辑推理、思辨为主,概念含糊不清,而现代的疾病观是从人-自然生态这一系统以及人体本身各个层次部位的相互关系(依赖、结合、制约)中更精确地揭示疾病的本质和发生、发展、转归的规律。人这个有机体,本身就是多层次的大系统,它并不是各组成部分的简单总和。因此,考察疾病不仅要从整体、组织、器官、细胞、分子等方面了解机体的防御、代偿、功能的情况,更重要的是着眼于分子、细胞、组织、器官、人群等各个层次的相互关系的特点。单单从分子生物学角度来探讨疾病会产生片面性、形而上学的看法,是一种误解。首先,生物的多样性正是在分子水平这一层次统一起来的。其次,有些疾病离开了分子水平的研究是难以认识的。只有了解了某种结构在分子水平上是如何调控,在细胞水平上是如何整合,功能层面对细胞的代谢、生成、分化又是如何进行调节的,才能从生理性的反应和病理性的反应中认识疾病的本质及其规律。分子生物学的研究有助于我们了解疾病的发病机制、病程以提高诊断、治疗的效果。

（二）疾病是一种复杂的自然现象

现代流行病学表明疾病是多因素的综合现象。如肿瘤的发生、病毒学说、化学致癌学说等。这些单一的致病学说只解释了部分现象，但不能全面地揭示肿瘤发生的本质，难以为人们所接受。实际上，致癌的化学因素、物理因素大多数没有直接诱发基因突变的能力。可是，没有这种物理的、化学的因素作用以及机体的免疫缺陷，机体内纵有致癌病毒存在，也难以使宿主细胞癌化。

疾病有一个产生、发展、转归和由量变到质变的过程。结构、代谢、功能是互相联系的，结构不过是"凝固"的功能，而功能无非是活动着的形态。但是，许多疾病往往存在一段时间后才出现自觉症状和客观体征，因此没有临床症状并不等于没有精细的病理改变。当特定的致病因素作用于机体，致病能力超过了机体代偿能力，破坏了各个组织、器官和细胞之间的内在平衡以及机体和外部环境的统一，造成了组织损伤、代谢紊乱、功能障碍而致病。

（韩　甦）

第二节　行为因素对健康的影响

一、行为与健康相关行为

行为是人类为了维持个体的生存和种族的延续，在适应不断变化的复杂环境时所做出的反应。生活方式是指在一定环境条件下所形成的生活意识和生活行为习惯的统称。随着社会的变革，科技的进步，人们的行为方式和生活方式也随之发生变化。过去因劳动条件差、卫生服务不足等引起的人类健康问题，随着社会经济的发展和人们物质生活条件的改善已变得不重要了。丰富的物质生活条件使人们的生活方式发生了变化，一些不健康生活方式也带给人群负面的影响。个体的生活方式和行为习惯对健康有着重要的作用。

健康相关行为指个体或群体与健康和疾病有关的行为，可分为促进健康行为和危害健康行为。健康相关行为指个体或团体与疾病有关的行为。一般分为两类：促进健康行为和危害健康行为。

促进健康行为指人体在心理、身体、社会各方面都处于良好状态的行为表现。可分五大类。①基本健康行为。日常生活中有益于健康的基本行为，如合理营养、充分的睡眠等。②预警行为。针对可能发生的危害健康事件的预防性行为并在事故发生后正确处置的行为。③保健行为。指有效、合理地利用现有卫生保健服务，维护自身健康的行为。④避开环境危害行为。指避免暴露于自然和社会环境中有害健康的各种危险因素。

⑤戒除不良嗜好。美国学者研究发现了 7 项与人们良好健康相关的简单的基本日常行为,它们是:每日正常而规律地三餐,避免零食;每天吃早餐;每周 2 ~ 3 次的适量运动;适当的睡眠(7 ~ 8 h);不吸烟;保持适当体重;不饮酒或少饮酒。如果人们能够坚持这些日常行为,可以提高人群的期望寿命幅度。

促进健康行为是一种慢性行为,行为的养成要有一定的毅力。行为的启动要有足够的个人控制感,行为的实施和维持要有足够的自我效能。在行为改变中要应用增强个人控制感和自我效能的方法和技术。

危害健康行为与不良生活方式均危害健康,而良好的习惯和行为则可以促进健康。滥用药物、酒后驾车等社会越轨行为给健康以及社会造成的危害有目共睹;而改变生活方式和行为,如积极参加体育活动,注意合理营养,不吸烟,少喝酒,保持乐观情绪等,这些积极的行为可明显降低心脑血管疾病以及恶性肿瘤的发病率和病死率。不良生活方式和有害健康的行为已成为当今危害人们健康、导致疾病及死亡的主因。目前人类行为与健康的关系得到了医学界的重视,医学进入了需要更好地运用改变行为因素来预防、治疗疾病的时代。

危害健康行为指偏离个人、他人乃至社会的健康期望,客观上不利于健康的一组行为。具有危害性、稳定性和习得性的特点。可分为四类。①不良生活方式与习惯。②致病性行为模式。是导致特异性疾病发生的行为模式。如 A 型和 C 型行为模式。A 型行为模式是一种与冠心病发生密切相关的行为模式。其行为表现有时间紧迫感、喜欢竞争等。核心行为表现是不耐烦和敌意。C 型行为模式是一种与肿瘤发生有关的行为模式。其核心行为表现是情绪好压抑,性格好自我克制。③不良疾病行为。疾病行为指个体从感知自身患病到疾病康复过程中所表现出来的不利于健康的系列行为。常见表现形式有疑病、瞒病、讳疾忌医、不遵从医嘱、迷信等。④违反社会法律、道德的危害健康行为如吸毒贩毒等。

危害健康行为对人群健康的影响主要有两个方面:一是对个人健康产生直接影响,从而影响人群的健康状况;二是个人的健康危险行为对人群产生的影响,如不良的饮食习惯往往是家庭成员的共同特征,吸烟也使在场的不吸烟者深受其害,酗酒常常影响社会治安或引起家庭不和,且某些行为习惯是长期形成的,在短期内很难改变。研究产生健康危险行为的规律,就能有目的地预防和矫正这些危险行为。健康意识的提高对行为干预很重要。只有将各种要素结合起来,才能有效提高健康意识。因此不断地认识、评价促进健康的行为及危害健康的行为,提倡并发扬促进健康的行为,避免危害健康的行为,已成为医学及全社会每个人维护健康的重要任务。

二、行为因素与健康

合理营养和平衡膳食是主要行为因素之一。关于合理营养及平衡膳食的实验医学研究很多。如果营养不良或摄食过多,都会损害人体健康,成为主要的致病因素之一,如导致贫血、肥胖症、糖尿病、心血管疾病等。人类实现合理营养及平衡膳食的关键在于个人的营养知识、食物的选择与热量控制等社会心理因素。平衡膳食是指全面达到合理营养供给量的膳食。这种平衡包括总热量和热量来源(蛋白质、脂肪、碳水化合物比例)的平衡,以及各种营养素与生理需要的平衡。食物种类很多,且有互相补充营养素的作用。因此,不偏食、饮食多样化是合理营养的明智行为。同时,应注重食物摄入量的平衡,摄入过量是肥胖及多种疾病的重要原因。此外,平衡膳食还要根据年龄、性别、生理状况、劳动强度等做出相应的调整。损害健康的饮食行为包括过度饮食,高脂饮食,低纤维素饮食,偏食,喜食烟熏烤、腌制食物,食入过酸、过热、过硬的食品等。每种不良的饮食习惯都与一种或多种疾病或健康问题存在密切联系。

目前体力劳动不足、缺乏体育锻炼的现象非常普遍,已成为当今人们普遍关注的问题。缺乏文娱活动与冠心病、肥胖、高血压有密切关系。单调的劳动不能形成匀称的体型,不能培养协调性,也不能培养出顽强拼搏的心理素质。适度的体育锻炼可以增强体质,不仅可以预防肥胖症,还可改善心脏的储备功能,提高机体新陈代谢的能力,使各器官充满活力,降低多种疾病的发病率,尤其对疾病谱中非常高发的心、脑血管系统尤为有益;同时提高高密度脂蛋白与低密度脂蛋白的比例,减少胆固醇的累积,有利于防止动脉硬化,提高血管弹性,因此运动具有非常重要的意义,体育锻炼具有促进健康的作用已被大量的研究证明。如何培养经常锻炼的好习惯、制定恰当的锻炼计划尤为重要。适当的锻炼计划是基础,还要注意持之以恒,量力而行,循序渐进。

烟草中含有多种化学物质,如尼古丁、焦油、一氧化碳和烟尘等,可引发肺癌、缺血性心脏病、慢性阻塞性肺疾病等多种疾病。吸烟可以在短期内使血压急剧升高,吸烟与心血管病、肺癌、脑血管疾病等密切有关。例如大量吸烟的高血压病人出现心血管疾病的危险性显著增高,戒烟后明显降低。吸烟量愈多,慢性支气管炎、肺心病、肺气肿的发病率和病死率愈高。吸烟对胎儿也有严重影响。而长期大量饮酒,不仅对身体有直接损害,可能导致胃溃疡、肝硬化、酒精依赖、心血管疾病和神经系统疾病等,还是车祸、犯罪、斗殴等的重要根源。酒精依赖是一种带有强迫性的饮酒行为,个体对酒有强烈的渴求心理,甚至饮酒行为已经失去控制。特别是酗酒同时大量吸烟,两者具有协同致病作用。现在已经明确酗酒与神经系统并发症(急性酒精中毒,神经系统病变),消化系统并发症(反流性食管炎,酒精相关肝病),心血管并发症(高血压,酒精相关心脏病),血液与免疫系统并发症(血栓,血小板减少)等密切相关。另外酗酒行为的形成与生物学因素、心理因素和社会因素均密切相关。酗酒是一个重要的行为危险因素,许多国家采取法律措施进行控制,如禁止酒后开车、禁止向未成年人销售酒类制品,同样地,不酗酒行为的养成也需要健康教育来进行引导。

除此之外,医疗行为对健康也有一定的影响,医护人员既要重视医疗活动,也要注重病人的心理需要等,有针对性地加强对病人行为的指导。改善服务态度,提高治疗质量,努力改善医患关系,调动病人积极性和主动性,重视病人的心理行为,有针对性地采取措施加以克服,提高医疗诊治的质量,进而促进人类健康的蓬勃发展。

(韩　甦)

第三节　生物医学模式向生物–心理–社会医学模式的转变

一、生物医学模式的产生

工业革命和科技的发展促进了社会的进步和医学科学的发展,临床医学和预防医学在基础医学发展的基础上也获得快速发展。生物医学模式最主要的特征是任何疾病均需要生物学证据,可在器官、组织或细胞分子水平上,探究检测的形态变化或者生理生化上的异常,确定生物或者理化的因素,从而解释病人的症状和体征。

生物医学模式的不足之处表现在其过分强调人的生物属性,忽视人的心理活动及主体意识和社会性,即心理和社会因素在疾病发生和发展过程中的作用被低估,无法全面地解释和解决人类健康所面临的所有问题。人体是一个整体,是与社会相适应的一个完整的实体。简单地将生命过程分解、还原成为物理的、化学的单体,没有考虑健康与疾病过程的复杂性,妨碍了对生命过程众多因素综合变化的全面理解,医学的进一步发展强烈呼唤着更加完善的医学模式理论。近年来,心理因素和社会因素在疾病发生、发展过程中所起到的作用越来越受到重视,生物医学模式的局限性日益突显,逐步探索更为完善的医学模式成为发展的必然。如非传染性慢性疾病的发生和发展除生物因素的作用以外,许多社会环境因素、个人行为因素、生活方式以及心理因素也会影响其病程。另外,以生物因素为主的传染性疾病,心理和社会诸多因素(人的社会性、人际交流和生活方式等因素)在流行与防治上也会影响疾病。许多疾病的生物因素也需要通过心理与社会因素发挥重要作用。

二、心理因素对健康的影响

心理因素对人类健康有重要影响,良好的心理状态是健康的构成要素,也是躯体健康的必要条件,而严重的精神创伤能使人患病甚至死亡。心理因素对人体健康的影响有正、反两个方面。积极的心理应激表现,可帮助人的心理和生理维持最佳状态,有助于新陈代谢的正常进行。良好的人格素质、品德修养、高尚的情操、崇高的理想、奋发向上的进取心、坚强的毅力、对事业坚定而乐观的信念等都对身心健康有益。反之,消极的心理应激表现,导致人的心理生理处于不良的紧张状态,造成人体新陈代谢产生障碍或发生紊乱。人格素质上的缺陷、不安全感和威胁感等多种恶性心理刺激,有害于身心健康。心理应激的程度不但与应激物的量有关,更与个体的心理素质有关。除此之外,不同的心理刺激对同一个体有不同的意义,而相同的心理刺激对不同的个体也具有不同的意义,可引起不同的反应。对于同样的不良心理刺激,因先天遗传和学习培训获得的生理和心理素质不同,反应也不同。如面对突发事变的刺激,懦弱的人经常因小小的挫折或损失引起精神状态的异常,而一个坚强的人不会因此出现精神状态平衡的失调。有时,心理刺激的性质和程度似乎并不特别严重,却引起机体强烈而持久的反应,这里个体差异具有很重要的意义。心理刺激要通过机体的心理和生理反应,即引起情绪反应和大脑功能的改变,再通过自主神经系统、内分泌系统、神经递质以及免疫系统等中介,使某些组织或器官发生功能或形态结构的改变,进而诱发心理或生理疾病的发生。从心理因素致病的过程来看,人们在遭受了不良心理刺激后,首先引起情绪的变化,再通过生理中介机制引起病变。现代医学研究表明,在情绪应激状态下,自主神经功能有明显的改变,并伴有中枢儿茶酚胺浓度的升高,例如严重忧郁时,会出现心悸、胃肠蠕动变慢及便秘等。在情绪应激状态时,内分泌系统功能亦发生明显改变,如肾上腺素、甲状腺素水平异常。这一系列变化,可构成心理因素致病的生理中介因素,例如焦虑、恐惧、愤怒、内疚和沮丧的情绪通过影响中枢神经系统,激发垂体、肾上腺皮质以及交感肾上腺髓质系统的活动,造成肾上腺皮质激素和拟交感能的儿茶酚胺释放增加,血压升高和局部心肌缺氧,从而可以引起冠心病或病情恶化。

三、社会因素对健康的影响

除了生物学因素、自然环境和生态因素影响人类健康,社会因素也与人类健康关系密切,社会因素影响健康的观念越来越获得公众的关注和承认。社会因素对健康的影响往往不仅仅是单一作用,而是长期累积、互相融合的。社会因素对健康的影响非常广,在疾病的发生、进展和治疗过程中都发挥着重要的作用,并且对于人类健康的影响逐渐占据主导地位。社会因素包括环境、人口和文明程度等,如经济、政治、教育、职业、文化、社会福利等,这些对健康均有重要影响,而且各个要素之间也存在着密切的联系。其中人口是社会发展的基本要素,与人类健康息息相关。健康、人口发展是不可分割的。人口的规模、年龄结构与区域分布等对健康及保健工作有重要影响。社会群体,由于经济政治地位、职业和生活条件的不同,也存在着不同的健康状况和疾病构成。社会经济的发展能够提高人们的生活水平和质量,改善健康状况。不同经济水平的国家之间,健康水平也存在着显著差异。社会经济的落后和生活水平的低下,例如环境条件差、营养不良,有害于健康;而经济发达、医疗技术高超、科学技术先进、物质生活富足,人们的生活卫生状况、保健水平也将随之提高。社会因素也可通过自然因素来影响人类健康,贫困化会导致工作和生活条件的恶化,在历史上曾经是引发肺结核、伤寒等传染病流行的直接诱因。经济对健康影响巨大,健康也会促进经济的发展。人类健康水平的提高,有助于保护社会劳动力,创造更多的社会财富,促进经济的发展。同时也会减轻卫生事业的负担,进而促进人群整体的健康水平。因此经济因素的发展与健康存在互为因果,相互促进的双向作用关系。但是社会经济的发展也带来一些新的问题,例如环境污染使人类生态环境遭到了严重的破坏,因此对健康问题也存在着潜在的危害。

文化对健康影响具有一定的广泛性。不同的社会文化背景和道德风尚,也会导致不同的发病率和疾病谱。社会精神文明的差异,不但影响疾病的发病率和结局,而且也会对其临床表现存在着影响。文学艺术、道德规范、风俗习惯和宗教信仰等多种文化现象均对健康有着深远的影响,会影响人的思想意识和观念,持续于生命的整个过程。例如从健康的角度看,教育水平的高低影响着人们健康生活的能力和方式及自我保健的能力。文化对健康的影响具有无形性,一定的文化根源,软约束性,稳定性以及民族性。

各个国家和地区都有其本身固有的习惯。长期发展过程中逐渐形成的、约定俗成的文化或者习惯,塑造了人群特殊的健康状况,也对健康产生了一定的影响。例如喝开水的习惯、西方人的分餐方式等。不同社会和群体具有不一样的文化和价值观,对健康也会产生不同的作用。不同民族人们有着不同的身体状况和生活习惯,对健康也会产生很大的影响,例如回民不吃猪肉,严禁饮酒。

社会因素通过自然因素进而影响人的健康,社会因素直接引起自然因素的改变,从而影响人的生物学过程,决定疾病的构成和发病率。社会因素如失恋、家庭问题、法律纠纷或道德困境、文化冲突、失学、失业、生活方式的急剧变化等,都可能通过情绪的中介作用引起或诱发疾病。在精神疾病的发生、发展中,社会因素有更加重要的作用。随着社会生活节奏加快,社会竞争的加剧,因社会经济结构调整而引发的心理疾患将会进一步增加。社会因素导致的疾病,还需要通过社会条件的改善来防治。人和社会关系失调所造成的疾病,要恢复健康,就得改善和重建社会与个人的动态平衡,达到人与社会的协调发展。人与社会环境的关系不只是被动的适应,人能够主动地改造社会环境,能动地消除社会致病因素,创造有利于身心健康的良好社会环境。

四、生物-心理-社会医学模式产生的背景

生物-心理-社会医学模式是从生物、心理和社会等多方面来观察、思考、分析并处理健康和疾病相关问题的医学观和方法论,从整体、系统的角度来认识健康和疾病的医学模式。在生物医学模式的基础上,生物-心理-社会医学模式的产生有着复杂的社会和历史背景。

(一)现代医学发展迅速急需医学模式的转变

随着科学技术的不断进步,现代医学获得了迅速发展。医学研究以基础医学的建立和发展为基础,向医学的其他各个领域渗透,进一步探究生命活动和疾病过程的潜在机制;同时从生物、心理、社会综合水平来解释和分析人类健康与疾病,由人体单纯的生物属性,扩展到心理学、社会学等学科的范畴,对医学问题的认识进一步深入并扩大,进而促进了医学模式的转变。

(二)医学学科的内部融合与外部交叉发展

医学学科内部的融合和外部的交叉,尤其是临床医学与公共卫生学科的融合,使预防和临床工作相互联系,打破惯性思维和保守倾向,促使他们之间多交流,对待问题从新视角观察,从整体角度考虑,从而更深层次地思考问题。不同知识结构的相互融合和交流,使人们从经验思维、实验分析思维转向综合思维,形成多元化、网络化、多层次的立体思维方式,必然会引起对生物、心理、社会因素综合作用的思考。现代自然科学和社会科学的理论和技术引入医学领域后,必将从健康与疾病的角度向社会和心理方面进行全方位的延伸和拓展。

(三)卫生保健及健康需求的提高急需医学模式的转变

随着生产力的发展和生活水平的提高,社会经济蓬勃发展,国民收入也随之提高,人民生活水平不断提高,因而对健康和疾病的认识也产生变化,人们的健康需求也日益多

样化。健康包括身体方面的,也包括心理方面的。不仅要有良好的生活、劳动环境与生活方式,还要有健康的心态;不再仅仅满足于疾病的治疗,而是要提高健康生活的品质;更要求有利于身心健康的人际关系和社会心理氛围。除此之外,人们对卫生保健服务需求的提高也揭示新的医学模式是下一步发展的必然趋势,如扩大卫生服务的范围,从生理服务扩大到心理服务,从院内服务扩大到院外服务,从技术服务扩大到社会服务,从治疗服务扩大到预防保健服务。因此医疗卫生工作必须面对多样化的健康需求,全面满足人们生理的、心理的和社会的健康需求。卫生保健及健康需求的提高,还会随着社会发展进一步扩展,成为医学模式转变的推动力量。

(四)疾病谱和死因谱的转变促进了心理和社会因素的关注

生物医学模式使传染病取得了防治技术上的重大突破,全球疾病和死因结构发生了明显变化。非传染性慢性疾病、恶性肿瘤、心脑血管病占据了疾病谱和死因谱的主要位置,成为影响人群健康的主要疾病。但随着疾病谱和死因谱的转变,心理和社会因素的作用逐渐展现在人们面前。由于心脑血管和恶性肿瘤等疾病的病因复杂多样,与人的生活行为方式、心理因素(心理紧张、吸烟、酗酒、环境污染)和社会性因素(经济生活条件)关系密切,病因由单纯考虑疾病的生物因素向综合生物、心理、社会因素等方面转换。除此之外,目前一些心理疾病如自杀、酒精中毒、吸毒及各种心理疾病患病率增高。这些现象均显示生物医学模式向生物-心理-社会医学模式转变迫在眉睫,这一转变完成后,可实现不同专业医生共同参与对疾病的考察,同时实现他们间认识上的互补,为多学科参与医学实践提供了可能,为心理学家和社会学家参与医学认识与实践提供了机会。

(五)医学的社会化属性

现代医学中分子生物学、免疫学、遗传学的发展,揭示了宏观活动整体性的基础。在人体内部、人体与环境之间广泛存在着信息传递及交流,心理应激现象与激素分泌之间的联系,以心理活动为中介引起的社会因素与人体活动之间的联系,都促进了综合运用生物、心理、社会因素这一思路的发展。医学是社会性的事业,承担着社会保健职能。但长期以来,卫生事业局限于个体疾病的治疗,限制了其他社会系统的参与,也限制了卫生服务的范围。随着城市化的发展,生产和生活消费行为的进步,社会化公共卫生和社会保健问题日益突出,人类与疾病的斗争日益突破个人活动的局限,成为整个社会关注的重大民生问题。许多健康问题局限在个人范围内已无法解决,必须采取社会化措施才能找到出路。整个社会系统都承担着保健职能,只有把卫生保健事业纳入社会大系统内,通过医学的社会化,才能较好地得到解决。目前,人们越来越意识到人类具有许多共同的健康利益,卫生工作全球化、一体化的趋势正是这种共同健康利益作用的必然结果。人人享有健康、健康是基本人权已成为全球共识;生态环境保护问题,一些全球性高发病、严重传染病的共同防治,更使医学社会化的趋势不断加强。这种趋势必然要求突破生物医学模式的局限,形成全人类参与的社会健康工程。总之,原有的生物医学模式已经不能满足医学发展和社会发展的需求,在它的基础上进行了扩大、完善而产生了生物-心理-社会医学模式才是大势所趋。

五、生物-心理-社会医学模式的基本内涵和意义

医学模式指在不同的历史时期下,医学对人类健康及疾病防治的总体概括形式,在一定程度上体现人们观察与处理医学问题的方法和思想。近年随着社会的发展,现代医学模式已从生物医学模式向生物-心理-社会医学模式发生转变。1977 年《科学》杂志上发表了恩格尔关于"需要新的医学模式:对生物医学的挑战"的论文,指出了生物医学模式的局限性,同时第一次提出了生物-心理-社会医学模式的概念。生物-心理-社会医学模式是指从生物、心理和社会等多个方面,以整体、系统的角度来观察、分析、思考及处理健康和疾病相关问题的医学模式。为了更好地适应现代人类卫生保健需要,在生物医学模式的基础上,生物-心理-社会医学模式逐渐形成,它的产生有着复杂的社会和历史背景。

生物-心理-社会医学模式是根据系统论的原则建立起来的,在这个系统框架中,可以把健康或疾病理解为从原子、分子、细胞、组织构成的个体,并由个体、家庭、社区和人类社会构成的自然系统。疾病的表现形式为互为因果、协同制约的立体化网络模型,取代了简单的线性因果模型。生物-心理-社会医学模式的主要特征,包括把人理解为生物、心理、社会 3 种属性的统一体,人的健康和疾病不仅是生物学过程,而且有心理和社会的因素,要从生物、心理、社会相统一的整体水平来理解和防治疾病。生物-心理-社会医学模式主张在已有生物医学的基础上,加强心理和社会因素的研究和调控。生物-心理-社会医学模式在更高层次上实现了对人的尊重,不仅重视人的生物生存状态,而且重视人的社会生存状态。从生物和社会方面理解人的生命,进而理解人的健康和疾病,探索疾病的机制及诊断治疗方法。

(一)生物-心理-社会医学模式的基市内涵

生物-心理-社会医学模式将人的生物、心理和社会属性融为一体,不仅包括生物性,还涉及心理性和社会性。目前人们对健康和疾病的了解不仅包括对疾病的生理(生物医学)的阐述,也包含病人(心理因素)、所处的自然和社会环境及协助治疗疾病的医疗保健体系(社会体系)。

1.肯定生物医学的价值

生物-心理-社会医学模式更加精确地肯定了生物因素的含义和生物医学的价值,它以肯定生物因素为前提,不否定生物因素的重要地位和作用,同时强调心理、社会因素的作用。

2.确立心理、社会因素的重要地位

生物-心理-社会医学模式是对生物医学模式的补充与发展,此医学模式不是以心理和社会因素取代生物因素,而是修正了单纯探讨生物因素这一不合理框架,恢复并重视心理、社会因素在医学研究领域中应有的地位和作用。心理活动的生理基础是大脑,躯体活动与心理活动相伴行,彼此相互作用。

3.重视心理、社会因素的作用

与生物模式相比较,生物-心理-社会医学模式在生物因素的基础上引进心理因素和

社会因素。正如恩格尔提出的"为了理解疾病的决定因素,以及达到合理的治疗和卫生保健模式,医学模式必须考虑到病人、病人生活在其中的环境以及由社会设计来对付疾病破坏作用的补充系统,即医生的作用和卫生保健制度"。生物-心理-社会医学模式既从生物学角度,也从心理学(病人心理)和社会学(病人生活在其中的环境)角度来认识健康和疾病,把人看作是一个具有生物属性和社会文化属性的整体,同时把人和其所处的自然、社会环境也看作一个整体来考虑,并以此来完善医疗保健体系。

社会因素包括社会环境,还包括个体在社会化过程中内化为个体本质的因素,个体的社会实践、文化素养、社会角色、生活行为、社会职业以及个体独特的关系,进而综合地表明人是社会关系的总和。社会因素对健康的影响,最终也是通过个体生理及心理变化发挥作用。是否把人置于社会关系中去考虑,是否把健康问题看作一个社会性的问题,是新旧模式的分水岭。生物-心理-社会医学模式全方位探究影响人类健康与疾病的因果关系,它是在重视生物因素的前提下,把人的健康与疾病问题置于社会系统中去理解。呈现在医学家面前的不仅只是像生物医学模式中作为健康与疾病载体的人体,而是现实的有物质和精神的活生生的人。人的健康与疾病离不开社会和心理因素的影响,而健康的恢复也离不开社会和心理因素的支持。生物因素和社会因素是紧密联系在一起的,生物因素是在一定社会条件下对社会性的人或人群发生作用,疾病诊治及健康保护都是在人际交往中进行的,都会波及一定范围的人群。

(二)生物-心理-社会医学模式的意义

生物-心理-社会医学模式的建立,主要解决了旧的生物医学模式没办法回答的问题,在医学科学研究、医院职能、医疗保健事业及医学教育等方面都有很大的实践意义。新的生物-心理-社会医学模式在强调与重视心理因素和社会环境作用的同时,并没有忽视生物医学研究,同时对它提出了新的要求,例如心理因素或社会环境因素在许多非传染性慢性疾病的发生、发展过程中发挥哪些作用,其具体作用机制包含哪些方面,以上都需要通过准确的生物实验来证明,才能明确心理因素和社会环境因素的影响并采取必要的措施进行预防。在临床医学实践方面,生物-心理-社会医学模式要求临床医生不仅应注重病人的患病体验,细致了解病人的心理、家庭、社会背景、工作环境等,还应注重医患双方的良好合作,改变传统生物医学模式指导下"见病不见人""治病不治人"的弊端,将医疗服务模式从"以疾病为中心"向"以病人为中心"转变,运用该医学模式特征结合心理因素和社会因素,对病人所患疾病进行综合分析和诊断,从而制订出整体的、综合性的防治措施。

虽然医学教育开展了一系列的改革和调整,并获得了一定的效果,但仍然存在一些问题。为适应医学模式的转变,医学教育需进一步更新教育理念,优化医学专业课程体系,适当增设心理学、社会医学、行为医学、伦理学、医学哲学及医学史等社会科学和人文科学课程,培养现代医学模式需要的具备优良综合素质的医学人才。

总之,从远古时代至今,随着社会的不断进步,科学技术推动了医学的发展,导致医学模式进行了数次历史更替。医学模式的历史更替是不断进步、逐渐完善的过程,使得医学模式由唯心论走向唯物论,从经验认识上升到科学的理性认识。作为不可缺少的思想理论基础,医学模式对医学科学与卫生事业各个领域的理论和实践工作都起着重要的指导作用。因而历史上医学模式的每一次更替,不仅仅是理论上的飞跃,同时也伴随着医疗卫生实践工作的巨大进步。医学模式的演变是社会和医学发展的自然规律和必然进程,未来必将会有更完善、更系统的医学模式出现,以更好地适应科学发展的需求,为促进人类健康做贡献。

（韩 甦）

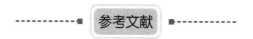

参考文献

[1]李鲁.社会医学[M].北京:人民卫生出版社,2012.

[2]张其亮.医学美容学[M].上海:上海科学技术出版社,1996.

[3]景汇泉,宋汉君.医学导论[M].北京:北京大学医学出版社,2013.

[4]王亚峰,田庆丰,李志刚,等.人文社会医学导论[M].郑州:郑州大学出版社,2006.

[5]杨雪松.医患沟通技巧[M].北京:中国科学技术出版社,2019.

[6]黄素菲,李恩,王敏.沟通的艺术[M].北京:北京联合出版公司,2018.

[7]王忠,师乐,陆林.现代医学模式:困境、挑战和机会[J].中国医学伦理学,2019,32(7):837-839.

[8]李立,刘晓菊.医学模式再思考[J].中国继续医学教育,2019,11(1):54-64.

[9]涂明华.加强医学生人文素质教育的几点思考[J].医学教育,2005,6(5):29-35.

[10]刘明捷,张前德.加强医学研究生人文素质教育的思考[J].南京医科大学学报(社会科学版),2007,7(3):245-254.

[11]孙媛,陈艳霞,陈晓燕,等.人文精神在医学研究生教育中的重要作用[J].医学与哲学,2013,34(19):84-89.

第十五章
仿制药的现代成就与民族医药的发展

第一节 仿制药的由来

仿制药又叫通用名药,或非专利药。在我国是指国家市场监督管理总局批准上市的已有国家标准的药品。国家规定仿制药应在 5 个方面与被仿制药达到一致,即活性成分、给药途径、剂型、规格、治疗作用。

仿制药是相对于原研药而言的,这个概念最早出现在美国。原研药是指医药企业在世界范围内首次研制的新药。医院里通常说的"进口药",绝大多数都属于原研药。原研药研发周期长,成功率低。当一个公司发明一种新药(原研药)之后,可以申请专利保护。药物的专利保护期通常是 20 年,这段时间里药厂可以独占该药物市场。当药物专利到期之后,其他公司一旦得到药监局批准,就可以制造并销售此药的仿制品(仿制药)。也就是说仿制药是在品牌药专利到期之后,合法仿制出来的廉价版本。美国一贯不遗余力推动专利政策,维护和巩固本国科技强国的优势。其不断完善药品专利制度体系,以适应国家、社会、时代的发展需要。可以说,美国病人是仿制药最初的受益者,而印度却成为其最大受益者。

在美国,考虑到首家仿制药品的企业在仿制初期需要投入一定的研发资金,又从中划分出首仿药这一独立体,即第一个仿制申请者将拥有 180 d 的市场专卖权,在此期间美国食品药品监督管理局(FDA)不再批准相同的药品上市,而且该药能够以新药 80% 的价格销售,从而保护该企业的利益,避免"一药多名"的产生。20 世纪 60 年代,FDA 已看到仿制药与专利药并存的必然性:一方面,他们希望专利药商保持研发热情,鼓励他们提供更多的新药解除病人病痛,并给予专利药一定时间的垄断权;另一方面,面对为数众多的一般消费者,FDA 除必须贯彻为病人负责的精神外,还需负起促进制药业兴旺的责任。因此,FDA 鼓励仿制药业的发展。只要药品的化学结构与处方药一样,就无须花高额费用进行动物实验和临床试验,省去了进行大量试验的麻烦,许多制药公司蜂拥而至。此后,仿制药工业开始快速发展起来。

按照法规规定,仿制药与原研药必须具有完全相同的活性成分、相同的含量、相同的药效。这意味着,仿制药是经过审批的、法律许可的,不等同于食品或家用品当中很多"低质低效"的仿制品,更不是假冒伪劣。仿制药就是等专利药上市,站稳脚后直接抄,既不用巨额的研发,也不用大力做市场推广,而且一般都是等有便宜的原料药出来以后才开始生产上市的,所以仿制药基本上都比原研药便宜许多。仿制药的广泛应用被誉为"21世纪公共卫生领域最伟大的进步"。

1983年FDA通过了《药品价格竞争和专利期修正案》(Hatch-Waxman法案):这一法案的出台,常被视为现代仿制药工业的里程碑。Hatch-Waxman法案规定,仿制药商可以在药品专利到期前向FDA提出仿制药申请(ANDA申请)生产和销售仿制药,一旦通过ANDA审批,药品专利即失效,此时专利药商已不能对仿制药的有关权利造成影响。法案的本意是一方面希望通过引入仿制药,可以激励自主研发的制药商积极发明创新;另一方面允许仿制药商省去大量的临床试验,以鼓励他们加入竞争。但今天看来,法案还不够完美。即使在专利药商提出的诉讼中包括药品包装瓶子的颜色和药片上的刻痕等内容,只要法官点头,仿制药商就得再耐心地等30个月了。

对于仿制药,不需要重复进行创新药批准之前进行的多年临床前动物实验研究和人体临床试验研究,而是通过证明和原创药的生物等效性即可获得批准。美国FDA有关文件指出,能够获得FDA批准的仿制药必须满足以下条件:和被仿制产品含有相同的活性成分,其中非活性成分可以不同;和被仿制产品的适应证、剂型、规格、给药途径一致;生物等效;质量符合相同的要求;生产的GMP标准和被仿制产品同样严格。

FDA的条例一面鼓励仿制药商参与市场竞争,一面也严格把关。仿制药要获得在美国市场销售权,获批的标准只有一条:对相同的条件和病症,仿制药的治疗效果应与专利药相同。为保证仿制药质量,FDA要对申请的仿制药进行严格测试。有了这个前提,药品要取得商标权,无论是从专利药转成仿制药,还是从仿制药转成专利药,抑或是从一种仿制药转成另一种仿制药,都无须再进行额外的测试。获得批准的仿制药与相应的专利药都会记录在FDA的出版物《通过等效性评估获得批准的药物》。无论是对广大消费者还是对专利药生产者,还有仿制药生产者,仿制药的存在都有其必要性与合理性,而规范科学的管理和监控对其健康发展起到了良好的作用。

仿制药与原研药的区别:①仿制药的有效性和安全性难以得到完全的保证:在仿制药许可中,其生物利用度是指仿制药经测试具有原研药的利用度的±20%。②仿制药与原研药的疗效有差异:很多仿制药成分中含不同添加剂及内在成分物质,此有别于原研药厂的药物,故认为不具有生物等效性。仿制药只是复制了原研药的主要成分的分子结构,而原研药中其他成分的添加与仿制药不同,由此两者有疗效差异。③仿制药替换原研发药的许可性很有限:对于危急病人、危急时所需的药物、危急疾病,仿制药均不可做强迫性的替换。在急救病人时,尽量使用原研药。

美国家庭医生学会的白皮书虽然不具法规性,但研究报告用事实表明原研药的疗效和安全性是仿制药不可替代的,尤其是在治疗危急病人和危急疾病时更是如此。

仿制药的历史演变:1962年以前,FDA只负责审批药品的安全性。然而,1962年通过的《联邦食品、药品和化妆品法案》的修正案中,加入了"有效性"的要求。从此之后,新药在上市前,必须要向FDA提供证明其安全性及有效性的数据。当时,对于在1962年之前已审批通过的新药,其仿制品的上市申请可以同样完全基于已出版的科学医药文献,我们通常称之为以"文献"为基础的上市申请。它只需提供该药品安全的文献依据。然而,如果要仿制1962年之后审批通过的新药,仿制药厂家却被要求进行同原研药生产商一样的安全性和有效性试验,以获得 FDA 的批准。这样一来,极大地限制了研制仿制药的商业动力。

Hatch-Waxman 法案改变了一切,它创造了仿制药的现代审批体系。在这个新的审批体系之下,仿制药研发厂家不需要再重复原研药厂已进行的有几百到几千例的病人参与的临床安全性和有效性试验。由于原研药的安全性和有效性已经在临床试验中和之后多年的病人使用中得到很好的证实,所以要求每个仿制药完全重复人体的试验既不科学,也是不符合伦理的要求。取而代之,仿制药研发厂家需要证明仿制药与参照药品的生物等效性。Hatch-Waxman 法案假设生物等效性是药品安全性和有效性的一个良好的替代指标。由于生物等效性研究一般是在健康志愿者身上进行的,Hatch-Waxman 法案还进一步假设在健康人群中取得的生物等效性研究数据对病人是等同的。虽然,在成百上千的仿制药被批准并且在病人身上有效使用后的今天,这些假设都得以验证,但是在 1984 年,当生物等效性理论还没有完善时,那些假设是极其伟大的进步。

Hatch-Waxman 法案不仅建立了现代仿制药的审批制度和流程,当专利法用于药品时,该法案对于专利法也做出了重大的更改。这些更改包括:①延长原研药厂家的专利期限,以弥补由于 FDA 审批所带来的专利时限的消耗。②通过专利侵权豁免规定。仿制药研发厂家如果是为了上市申请,在原研药的专利年限内,只要符合 FDA 的法规,就可以进行仿制药的研发,而不会被认为侵权。③设立机制来挑战原研药专利的合法性,为对原研药专利的合法性、可执行性、或侵权性进行挑战的行为设立奖励政策。④并且给予 FDA 一定的权利,为药厂提供(在专利期之外的)一定的市场独占期。

虽然 1984 年 Hatch-Waxman 法案为专利侵权行为在一定程度上提供了一个避风港,然而,它也要求了仿制药研发厂家在提交上市申请时声明原研药的专利状态。1984 年的 Hatch-Waxman 法案提出了 4 种可能的状态声明:①专利尚未申请;②专利已经过期;③专利将会过期;④专利无效或不存在侵权。这些分别被称为第①、②、③和④状态声明。以第①或第②状态声明为基础的仿制药申请,满足了所有法规和科学要求之后就会被批准。以第③状态声明为基础的仿制药申请,则要等到专利过期后,才能得到批准。以第④状态声明为基础的仿制药申请,其申请者必须首先通知专利的所有者。而专利的所有者可以在收到该通知的 45 d 内提出专利侵权的诉讼。如果专利所有者在时限内提起诉讼,那么 FDA 在下列任何一个事件发生前,不能批准仿制药:法庭判决原研药专利无效或侵权不存在;法庭认定侵权存在,但是专利已经过期;在专利持有人收到第④种声明通知后的 30 个月(该期限法庭有权修改)一旦原研药厂家表明要以第④状态声明为基础起诉仿制药厂家,FDA 则在 30 个月内不能批准该药,除非法庭在此之前判决原研药专利无效或侵权不存在。如果在 30 个月内,法庭判定原研药专利无效或侵权不存在,FDA 可立即批准仿制药申请。如果在 30 个月内,法庭判定原研药专利有效而且侵权存在,FDA 就必须等到该药专利过期后才能批准仿制药申请。

(王卫群)

第二节　仿制药的发展

一、仿制药的发展现状

中国医药产业真正的发展开端是改革开放之后,从 20 世纪 70 年代到今天,全世界的医药产业产值年均增长率都在 7% ~10%,但是中国医药产业的年均增长率远高于世界平均水平。从人民的医药可负担性来看,中国总人口已超过 14 亿,是全世界人口最多的国家,对药品的需求也极大,但是近些年国内医药市场的重要药品的价格并不低。有些治疗癌症、白血病等疑难疾病的药品价格超出了人们的可负担能力,一些病人在患病后倾家荡产。国内人民对廉价药品进入中国市场已经迫不及待,但是廉价药的印度药品在国内医药市场却鲜少可见,反而高昂的原研药品牌占据着主流市场。从药品国际市场占有率来看,中国出口的药品种类中,原料药和药物中间体占绝大部分,其他高技术含量的药品占很小比例,但是这些低技术含量的药品利润率极低,这就会使企业资金不足,在更新技术和研发创新方面能力也严重匮乏。

美国是世界上制药业最发达的国家,也是世界上医药产品创制能力最强和专利保护叫得最响的国家。但是,在美国人用的处方药中,40% ~50% 是非专利药,而且仿制药每年以 15% 的速度在增加。正因为生产了这么多的非专利药,美国药品价格的增长有所放缓,2002 年美国畅销的 200 种非专利药,合计销售 285.3 亿美元。非专利药 1 年可为美国 4 000 万医保人士节约 140 亿美元,这就难怪美国成为全球最大的非专利药市场。

一些学者具体分析了我国仿制药市场的现状,认为目前仿制药市场存在企业素质较差、仿制药品种单一、产业集中度低、仿制水平落后等问题。早期的仿制药研究不足造成了目前国内部分固体制剂仿制药临床疗效与原研药品的临床差异,影响了我国固体制剂进入国际市场的进程。有学者分别从制度层面和技术层面详细分析了我国仿制药研发及监管现状,表明我国仿制药存在低水平重复、质量标准较低、研发技术力量薄弱等现象,应进一步加强仿制药质量管理。我国的仿制药数量庞大,但质量参差不齐,药品质量标准相对滞后,与快速发展的医药产业不相适应。

中国仿制药市场这一蛋糕对外资药企来讲又酸又甜。一方面,中国是全球最大的仿制药市场;另一方面,外资药企又面临基本药物招标难题。然而,这仍然阻挡不住外资药企进军中国市场的步伐。2011 年全球仿制药市场规模已超过 1 300 亿美元。在过去的 10 年中,全球仿制药市场发展的增速是专利药的 2 倍以上。今后几年,将是药品专利到期的高峰,2011—2015 年预计将有 770 亿美元销售的专利药到期。这一庞大的市场,让不少以新药为主的外资药企开始重新调整战略规划。

在新医改政策下,我国加大对基层医疗机构的扶持,这将大大拉动对质优价廉的仿制药市场需求,据 IMSHealth 咨询公司预测,我国仿制药的年增长速度将超过 25%。为了促进各仿制药企业对生产工艺更深入地研究,提高仿制药的品质,确保公众的用药安全,早在提出《国家药品安全"十二五"规划》之前,就有部分学者对提高药品质量进行了初步研究。近年来,随着仿制药一致性评价体系逐渐成形,越来越多的学者开始关注仿制药质量与疗效的一致性评价,并对此进行了广泛的研究。

中国的仿制药发展仍然有一些困境,药品质量和疗效均无法达到原研药的水平;一种药物,多家企业争相仿制,形成恶性竞争;目前药物的质量检测、参比技术力量不够。中国已逐步进行仿制药一致性评价工作,但如何针对临床使用价值导向、"三改"品种,无法采用参比剂的品质进行评价是值得研究的重要课题。针对首访药物,我国已经建立起在定价、注册、审批方面的制度和规定。但和美国相比,我国有关首访药的制度有待健全。为了推动中国制药发展的进程,我们可以大力发展中药、优先支持生物类似物的研发、加大和海外研发公司之间的合作。中国在药品的研发、生产、流通环节,还需要走很多路,我们需要借鉴其他国家的成功经验。国家食品药品监督管理总局近年来颁布各项政策,提高了药品审批速度,加强了对企业生产过程的监督工作。我们相信,随着政府政策与时俱进的调整及本土制药企业的快速崛起,中国的仿制药之路一定会越走越好。

二、印度仿制药对我国的启示

如今仿制药受到高度重视,不论是在发达国家还是发展中国家。尽管印度与中国一样都为发展中国家,但是在全球药品市场中,印度仿制药的地位正逐步提高。据印度海关统计显示,印度每年出口的药品绝大部分为非专利药,印度仿制药业的发展水平已经超越其经济发展水平,在发展中国家中名列前茅。如果按照规模排位,印度在全球制药业是当仁不让的老大。相比之下,中国除了少数中药产品出口有一定规模外,化学药制剂出口仅为几千万美元。

中国仿制药在现在的水平上仍有待提高。新药创制更是中国制药业的一个弱项。创制一个新药,需要巨大的财力、人力和物力,还要冒很大的风险。从 1950 年到 2003 年,我国上市的新药绝大多数为仿制产品,占 97% 以上。然而,我国的仿制药还处在低水平仿制和低利润阶段,这是我国仿制药与美国、印度等国家仿制药生产的差距。我国共有 6 000 多家药厂,但是这些厂家大多数集中在低水平的价格层面竞争,在这种情况下,仿制药的利润平均只有 5% ~ 10%,这与国际上仿制药平均 40% ~ 60% 的利润率不可相提并论。

印度有多家制药企业通过了美国 FDA 认证。美国市场上约 40% 的仿制药都来自印度。在印度,即便是最舍得下成本的药厂,生产成本也要比美国低 65%,比欧洲低 50%。多年的"模仿",再加上海外代工的经验,印度的药厂技术基础和实力都相当雄厚。他们的生产管理规范直接遵循美国 FDA 的认证,目前境内拥有 FDA 认证的药厂共有 119 家,拥有英国药品管理局认证的药厂也有 80 多家。如今,全球 20% 的仿制药来自印度,印度为全球共 200 多个国家提供出口药品。相比各种认证,这个数据对于病人来说,就是最好的品质认证。

总结印度仿制药的成功经验:印度庞大的人口不仅提供了药业发展需要的庞大劳动力,还提供了有庞大潜力的市场。印度政府从政策上对仿制药提供大力支持,因为国内民众医疗问题是极其重要的民生问题。推动印度仿制药发展的制度因素包括专利制度、价格管制制度和外国投资制度。

我国已经是仿制药大国了。近 17 万个药品批文中,95% 都是仿制药。但即便是这个领域,我们暂时也无法摆脱大而不强的尴尬局面。在 FDA 认证方面,首款获美国批准的中国产仿制药是 2007 年获批的,比印度晚了整整 10 年。2017 年,中国药企共有 38 款仿制药获得了 FDA 的批准,而印度,是我们的近 10 倍,获批数为 300 款。中印两国的制药工业在制造能力上都已进入世界大国行列,但两国的药品研发能力均较弱。①从生产规模而言:中国整体优于印度,主要原因是我国的药品消费能力较印度人强,中国基础设施较印度优良。②从国际化水平上看:印度制药业的国际化程度高于我国。印度有 3 家跨国制药企业,而我国药企还没有能称得上是跨国公司的。我国虽然在非洲等发展中国家建立了少数合资的药企,但是很少在资本市场收购或兼并发达国家的制药企业。③从仿制药的审批政策与流程上看:在印度生物仿制药的批准一般不需要 Ⅰ 期和 Ⅱ 期临床试验,但至少要有 100 例病人参与的 Ⅲ 期临床,并且对生物仿制药的批准时间没有明确的限制,这样能大大降低生物仿制药的开发成本。

(一)国产仿制药的不足

1. 疗效与原研药有一定的差距

一方面是仿制药药效评测体系。过去,评测仿制药的药效,对标的也是仿制药。仿制药的质量与疗效是否与原研药一致不仅仅是中国问题,还是一个世界问题。目前已经有很多国家对仿制药的质量进行评价,并出台了相应的政策法规来确保仿制药的质量与疗效。20 世纪 70 年代,美国进行了生物等效性评价。1975 年,英国重新审查评价了 1968 年药品法出台之前上市的 3 万多种药品。日本于 1998 年启动了“药品品质再评价工程”。迄今为止,美国和日本开展此项工程都经历了很长的时间,付出了巨大努力,而且相关制度也比较完善。目前,我国的仿制药一致性评价工作已经进入攻坚阶段,但仍然面临生物等效性研究资源匮乏,参比制剂获取困难,除口服固体制剂之外的其他剂型的评价政策有待明确等问题。

2. 信息不对称,制药反应慢

我国对国际市场资本的运作和相关法律法规不了解,同时缺乏既懂技术、懂管理,又有良好外语基础的复合型人才,这阻碍了中国制药企业的发展。印度相对发达的教育事业已为印度储备了庞大的科技人才,其中有 3 500 万英语熟练的人口,印度制药企业到海外兼并或收购当地企业,在英语商务谈判和技术交流上有先天优势。

相比之下,国内大型药厂长期停留在仿制药品的阶段。到了 2000 年后因加入WTO,国际药厂进入中国,他们以药的专利与疗效取胜,中国药厂节节败退。2013 年,四家跨国药企(罗氏、诺华、强生以及默克)均花费了超过其年收益的 10% 用于研发。而中国的主要制药企业在这方面的投入平均不到 2%。

3. 上市到使用,宛如取经

临床机构不足阻碍着新药研发和药品的一致性评价,其引发的涨价传导给企业造成巨大的压力。如原来做一致性评价的成本是 50 万 ~ 60 万元,现在为 300 万 ~ 500 万。同时,我国研发和审批体制机制不适应。评价、定价和市场准入等方面没有形成科学体系,很多新药因为排队等候国家市场监督管理总局的审批,使得部分优秀品种失去开发上市的机会,这会导致企业资金的浪费和影响企业研发的积极性。

中国的药品管理法是对国产药物的一把双刃剑。中国制药产业虽然起步晚,但一边启动降低药价的医疗改革,一边进行产业升级快速追赶。政府在此情势下刺激药企进行研发创新,结果导致药厂以改变剂型,甚至单纯改变包装的方式,大量进行新药申报,造成每年必须审批超过万件的申报批件,造成中国特有的产品重复、"新药不新"的现象。

(二)印度制药工业的发展给我们的启示

1. 重视外资引进,推进海外并购

印度的医药产业是印度吸引外资最多的五大产业之一,自从政府对印度的外资制度完全放开以后,印度经济一直处于高速发展状态。在对外投资方面,印度的相关制度一直较为宽松,印度的医药巨头目前已在100多个国家和地区都建立了合资或全资公司。目前印度人口已经达到了13亿多,极富潜力的医药市场吸引外国企业纷纷来印投资。

2. 重视科研创新,大力研发新药

我国制药企业缺乏研发资金,药物研发生态链尚处于起步阶段,很多环节脱节,在研发、产业化等环节方面仍需完善。政府应加强引导,既要提供资金帮助,也要在政策上给予支持,如增加临床试验基地的数量、增加新药审评绿色通道、保护市场独占权、顺利对接医保且不降价等。如果一个企业没有对研发战略有一个清晰的认识和长远的规划,那么这个企业是不会冒着巨大的风险投入高成本的人力和物力的。无论是在印度还是在其他国家的药企当中,研发一直是一个高风险的战略活动。同时,制度也在其中起到巨大推动作用,为了鼓励印度医药研发投入,印度政府制定了减免企业在研发方面支出关税的优惠政策。

3. 重视国际合作,提升竞争实力

药企应调整产业结构,充分利用中医药的优势,积极参与国际合作。2016年10月,广州博济医药生物技术股份有限公司(简称"博济医药")与美国Biorasi公司建立了战略合作伙伴关系。博济医药将与美国Biorasi公司在中国共同开发及商业化全球首创新药,并帮助中国药企在欧美进行认证注册和申报,为中国制药企业走向国际提供了很好的平台。

4. 重视人才培养,参与国际竞争

医药行业涉及研发、管理、物流、专利、法律等多个领域,需要培养复合型人才,而我国从事基础研究、综合素质的管理型、专利型、国际市场开拓型等方面的人才还比较欠缺。医药企业要有"面向全球,海纳百川"的开放胸襟,开发利用好国内、国际两个人才市场,采取有效的措施,推进医药企业本土人才国际化进程。我国药企面临的一个紧迫任务是要培养一批参与国际市场竞争的人才,特别是需要更多开创型人才,使处在变革时期的我国药企学会扬弃、推陈出新。

5. 重视做大做精,跻身制药强国

培育具有核心竞争力的企业是我们的目标,而核心竞争力来自有自主知识产权的产品和技术。在短期内,我们无法在新药研发上赶上西方发达国家,但在非专利药物、中药

这些领域,我们占据上风。印度制药业的崛起为我们敲响了警钟,我国的处境可谓是前有堵截后有追兵,在夹缝中求生存。我国短期内的现实选择是把产品做精、做大。所谓"做精"就是要不断优化生产工艺,把质量尽可能提高,把成本降得最低;所谓"做大"就是能达到最优经济规模,获得规模经济效益。

对于我国来说,无论是企业还是政府,都应该加强与印度药企和相关机构的学术交流和技术交流,这对于我国医药产业的发展有很大的推动作用。

（王卫群）

第三节　民族医药的发展

民族医药是我国各少数民族传统医药的统称,是祖国传统医药宝库中非常重要的组成部分。它包括我国 55 个少数民族的传统医药,其中,藏医药学是中华民族医药学宝库中最重要的一种,到目前为止已经有几千年的发展历史。藏医药在广大群众中深受欢迎,具有疗效好、价格实惠等特点。为了响应党中央的大力号召,为了广大病人的健康,民族医药坚持以人为本、服务惠民的基本原则。藏医药以满足人民群众健康需求为出发点和落脚点,坚持藏医药发展为了人民、藏医药成果惠及人民,保证人民享有安全、有效、方便、实惠的藏医药服务。在同疾病做斗争的过程中,在我国少数民族长期的医疗实践中,形成的民族医药,是各少数民族不断总结积累起来的共同财富。它与各个民族的生活方式紧密相关,与各民族的思维方式、历史文化密不可分,为各民族的繁衍发展做出了重要贡献,为人民健康发挥着非常重要的作用,是我国典型的非物质文化遗产,是当代社会不可缺少的卫生资源。

我们对民族医药要高度重视,切实加强宣传,提高人们对它的认识和了解。新中国成立以来,随着民族工作的开展,民族医药也得到了一定的发展,尤其是改革开放后,我国对民族医药的研究越来越重视,民族医药事业得到快速发展,可以说是欣欣向荣,方兴未艾。

在科技迅速进步的今天,民族医药在历史的长河中能够保存、闪耀着灿烂的火花,说明它具有非常顽强的生命力。民族医药在这漫长的历史长河中,人们也是经历了一个相当艰难的探索过程,才对民族医药有了比较清楚的了解。如有些少数民族没有文字,所以我国民族医药基本上没有得到系统的整理和发展。自从国家颁布了《全国少数民族卫生工作方案》,提出了团结与提高民族医药的方针以后,各民族各地区才先后建立了一些民族医药机构。1984—1995 年,卫生部、国家中医药管理局与国家民委联合在呼和浩特和昆明召开了两次全国民族医药工作会议,推出了一系列强化民族医药宣传和发展的措施,提高了全民对民族医药的认知,民族医药也由此进入一个新的发展时期。

民族医药作为天然药物资源的重要组成部分,同时有着广泛的群众基础和厚重的历史文化沉淀。其用药方法、用药经验等都具有其鲜明的特色,它是天然药物的丰富资源,同时也是重大疑难疾病寻求疗效更佳、用药更合理的自然疗法的基地。选择好适合民族医药自身发展规律的路径,才有利于充分发挥民族医药在基本医疗中的作用,才有利于解决人民群众"看病难、看病贵"的问题,才有利于更好地建立具有中国特色的医疗保障体系。同时,需要利用现代先进科学技术,以质量求生存,以创新促发展,树立自己的品牌,更好保障民族医药的可持续发展。

任何一门学科的存在都必须具有自身的特色,有特色才有生命力。然而,要保住特色,必须同时具有相对的优势。民族医药之所以历经千百年不衰,而且至今仍在人类的医疗卫生活动中发挥着不可替代的作用,就是因为其自身的理论具有特色和优势。

我们国家大力扶持中医药和民族医药,给中医药民族医药事业提供了广阔的发展空间。民族医药和传统文化的发展,也跟整个世界的大背景有关:早在1976年,世界卫生组织就把传统医学列入工作计划。回顾民族医药这几十年发展的历程,值得我们骄傲的事例比比皆是。而在今天,保护和发展传统医学的观念更是越来越深入人心,所以要对民族传统文化、对民族医学的前景充满信心。然而,我们也应该看到,由于种种历史上的原因,民族医药无论在机构建设、技术装备、医疗服务范围,还是学术发展进程等方面都与其他医药学有较大的差距。加上有少数西医专家、中医专家对民族医药认识不够,在项目审批等方面没给予足够重视,也给民族医药发展带来了一些困难。各地少数民族地区经济发展不平衡,有些民族的医药自我发展和市场竞争能力薄弱,不少还处于较原始的自采自用,或走乡串寨,摆摊行医售药状态。因此,民族医药的发展现状不容过于乐观,毕竟任何民族医学的进步,都需要本民族的有志之士为之付出不懈的努力和艰苦的劳动。

整个民族医药的继承和发展,除了要切实加强医疗、教学、科研以外,还需要两个最基本的支撑条件,一是要为民族医药的发展提供必要的物质条件;二是要为民族医药的发展提供必要的法制保证。马克思说过,一个民族要想站在科学的高峰,就一刻也不能离开理论思维。当代民族医药的发展,当代中医药的发展,不是忙忙碌碌、加班加点的问题,而是把握方向,转变思想,开创模式,坚持特色的问题。

(王卫群)

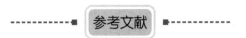

参考文献

[1]李思成.我国医药行业现状与发展趋势[J].中国药房,2003,14(3):18-28.

[2]王蕾.浅谈我国仿制药发展困境与出路[J].科学技术创新,2018,13(26):35-36.

[3]许鸣镝,牛剑钊,马玲云,等.仿制药质量和疗效一致性评价的研究策略探讨[J].中国新药杂志,2018,27(2):48.

[4]张洁铭,罗时珍,刘毅俊,等.美国首仿药制度介绍及对我国的启示[J].中国药房,2018,29(22):49.

[5]麦丽谊,陈昕,安金蒙,等.中印仿制药出海之路对比及对我国医药国际化的启示[J].中国医药工业杂志,2018,49(5):690-697.

[6]武小赟,邓婷,宋丹.市场导向下的药企间仿制药一致性评价横向合作的现状分析及

对策[J].中国实验方剂学杂志,2017,23(19):202-206.

[7]余珊珊,张正付,李正奇.仿制药一致性评价现状调查及对策[J].中国临床药理学与治疗学,2015,20(1):118-120.

[8]潘全英.民间医药研发现状及其知识产权保护相关问题探析[J].贵州师范大学学报,2007,10(15):62-70.

[9]左言富.中医药在国外[J].南京中医药大学学报,2003,19(3):184-192.

[10]庞声航.21世纪民族医药发展展望[J].2018,8(18):247-251.

[11]白玛央珍.强化管理发挥藏医药特色优势[J].中医药管理杂志,2017,25(11):152-155.

[12]徐永和,高国俊,孟晓丽.传统民族医药学现代教学理念的思考[J].中国民族医药杂志,2017,2(1):74-84.

[13]诸国本.从发掘整理到发展建设[J].中国民族医药杂志,2009,2(2):1-8.

[14]林江.西部大开发中的民族医药产业发展[J].中国药业,2004,13(3):5-14.

[15]滕红丽.促进民族医药跨越式发展的研究思路[J].上海中医药杂志,2008,36(8):4-5.

[16]艾健,庞应富.民族医药可持续发展的几点思考[J].云南中医学院学报,2009,32(4):30-36.

第十六章
医学人文关怀

第一节　老龄化社会的人文关怀

人口老龄化是我国目前面临的重要的社会问题,由于我国人口基数大,且计划生育政策实施后,人口增长呈现了"倒三角"式,加之人口的平均寿命延长,因此我国人口的老龄化趋势愈发明显。医学人文关怀是以人为本的温馨服务和人文精神的关怀活动,是对人的生存状况的关切,对人的自主尊重和价值的维护,是对符合人性的生活条件的肯定,应该贯穿老年生命历程的始终。

一、我国人口老龄化现状

老年是人生命历程的一个必然过程。无论富贵与贫穷,每个人都无法摆脱这个必然的阶段。目前来看,全球老龄化趋势不可逆转,预计 2050 年,全球老年人口将达到 20亿,占人口总量的 22%。20 世纪 90 年代以来,中国的老龄化进程加快。65 岁及以上老年人口从 1990 年的 6 299 万人增加到 2000 年的 8 811 万人,占总人口的比例从 5.57%上升为 6.96%,目前中国已经进入老龄化社会。同时,老年人口高龄化趋势日益明显:80岁及以上高龄老人正以每年 5% 的速度增加,到 2040 年将增加到 7 400 多万人。

迅速发展的人口老龄化趋势,与人口生育率和出生率下降、死亡率下降以及预期寿命提高密切相关。目前中国的生育率已经降到更替水平以下,人口预期寿命和死亡率也接近发达国家水平。我国人口的老龄化是具有中国特色的急剧老龄化。如何应对老龄化不仅关系到社会的稳定,也关系到家庭的幸福。实现成功老龄化、积极老龄化是老年人的追求目标,也是年轻人必须思考的问题。我国政府高度重视和解决人口老龄化问题,积极发展老龄事业,初步形成了政府主导、社会参与、全民关怀的发展老龄事业的工作格局。国家成立了全国老龄工作委员会,确定了老龄工作的目标、任务和基本政策,颁布了《中华人民共和国老年人权益保障法》,制定了《中国老龄事业发展"十五"计划纲要》,把老龄事业明确纳入了经济社会发展的总体规划和可持续发展战略。

二、我国对老年人的人文关怀

人文关怀是一种普遍的人类自我关怀,表现为对人格、人的价值、人的命运和尊严的关切,对人的生存状态和社会地位、人的进步需求和生活条件保障的关注,以及对理想人

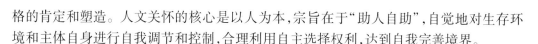

格的肯定和塑造。人文关怀的核心是以人为本,宗旨在于"助人自助",自觉地对生存环境和主体自身进行自我调节和控制,合理利用自主选择权利,达到自我完善境界。

老有所养、老有所医、老有所学、老有所乐、老有所为、老有所教是我国对老年人提出的"六个老有"目标,也与世界卫生组织关于积极老龄化的目标颇为吻合。我国政府也在积极开展"银发经济",促进老年人拉动内需,由未富先老向边富边老转化。目前政府每年都在提高离退休老年人的收入,保障老年人生活,解除老年人的后顾之忧,也加大了对失独家庭的补贴。对鳏寡孤独老人,政府还提供最低生活保障,满足他们晚年的基本生活需求。社会上也出现了各种公益基金和保险,对老年人的经济生活又多了一重保障。虽然短期内二胎政策会加重青年人的压力,但从长远角度考虑,全面放开二胎可以延缓我国老龄化进程,加强家庭的赡养功能,两个子女同时负担养老问题,会比一个子女负担养老问题要轻松得多,另外以子女负担老人养老问题为主的状况会使得国家与社会获得一定的缓冲时间以此来完善退休养老制度以及社会保险制度,使得我国养老制度更加科学化、规范化,缓解家庭照料的不足。延迟退休年龄是积极老龄化的一个措施,现在中国人均寿命大幅增加,原有的退休年龄会造成相当多的人出现"未老被老"的现象,延迟退休让更多的老年人发挥余热,减轻社会养老负担的同时,也可使老年人的退休过渡期延迟,减少心理落差。随着我国老龄化的迅猛到来,虽然目前的这些手段并不能一蹴而就,但是每一个政策都反映了政府对待老龄化问题的决心。身为医务工作者,尤其是老年科的医护人员和社区全科医务人员,更应从身边的每件小事做起,认真照料老年病人,并将医学人文关怀应用于积极老龄化中的每一个步骤、每一个环节以至每一个细节,这不仅是对医务人员的要求,也是对整个社会卫生保健服务的期望。

三、医学人文关怀在积极老龄化中的作用

医学是一门自然科学,同时也是社会科学,医学的复杂性要求我们不但要关注疾病,更应关注人,关注人的生理和心理,从整体上把握疾病和人。虽然目前大量的科技手段渗入医学,但人并非机器,不能冷漠地对待。医学人文关怀与医疗技术密不可分,医学技术与医学人文的结合才是医学未来的发展走向,医学人文关怀更是医学技术的灵魂。医学人文关怀是医务工作者必备的基本素养。"医乃仁术"是指医生不仅要运用知识技能治病救人,而且要给予病人广泛而精细的人文关怀。

以人为本的温馨服务和充满人文精神的关怀活动,是对人的生存状况的关切,对人的尊严和价值的维护,对符合人性的生活条件的肯定,也是对理想人格的塑造以及对人类的解放与自由的追求。医学人文关怀应该贯穿老年生命历程始终,尤其是失能障碍期以后的阶段。医学人文关怀不仅仅是针对老年人躯体疾病的关爱,更是解决老年人不同阶段的心理诉求的主要途径之一。老龄期可以分为退休过渡期、老年活跃期、失能障碍期、重病卧床期、生命临终期几个阶段。

(一)退休过渡期

退休过渡期是始于老年人离开工作岗位的时期,可能出现空虚、失落、自卑、无价值感等各种心理不适应现象,持续时间可长达 1~2 年。在医疗上处理离退休综合征除

了用药物缓解病人焦虑、抑郁的心境外,更应评估其抑郁和焦虑状态,从心理上对病人进行疏导,帮助老年人认清形势,创造条件,转换角色,尝试让老年人扮演其他角色,帮助老年人建立阳光的心态,树立自信,做到不喜不惧,继续发挥余热。

(二)老年活跃期

老年活跃期的老年人基本健康,生活自理,参与社会,是老年历程中最宝贵的年华。此阶段是老年人发展的黄金阶段,社会除了应给予老年人更多的就业机会以及支持外,也应该给予老年人更多的医疗保健以及医学人文关怀。这一阶段的老年人应注意疾病的一级预防和二级预防,定期体检,降低疾病的发生风险。医学人文关怀的主要内容是认真倾听,态度和蔼,多巡视,多交谈、多沟通,了解病人的需求并解决。

(三)失能障碍期和重病卧床期

失能、孤独和痛苦是老年期面临的三大挑战。当老年人进入失能障碍期后,对社会、家庭、医疗的依赖性急剧增加,老年人丧失自理能力,需要被照料,心理再次出现悲观情绪。考虑到目前老龄化高峰和独生子女高峰逐渐临近,目前老年人自杀高峰期也逐渐临近。如何有尊严地老龄化是社会、家庭以及个人面临的巨大挑战。社会上应多增加养老机构,培养护理人才,大力发展老年医学,增加养老设施。医疗上对待处于这个时期的老年人应把医学人文关怀融入整体护理过程中,用关怀技巧进行情感激励,解决病人的痛苦,满足病人的需求,为病人树立良好的形象。同时也应尊重理解维护失能老人的权利,以人为本,人性化服务,增加人的希望和快乐,帮助他们积极面对疾病和困难,促进疾病康复。人文关怀的实施能全面提升医疗服务质量,优化医患关系,减少医疗矛盾。

(四)生命临终期

当生命进入临终期,很多人都会充满对生命的渴望,产生强烈的不安,也称为"死亡焦虑"。也有部分老人由于多年疾病折磨希望得到解脱,有尊严地死亡。这一阶段指对生存时间有限(6个月或更少)的病人进行灵性关怀,并辅以适当的医院或家庭的医疗及护理,以减轻其疾病的症状、延缓疾病发展的医疗护理。由于我国尚不允许安乐死,这就要求医护人员正确地引导,进行临终关怀,安抚临终老人以及家人的情绪,圆满的临终关怀包括身关怀、心关怀和灵性关怀。

老龄化已成为世界众多国家普遍面临的社会问题,老年人由于生理功能退化、自理能力下降、心理问题增多、多病共存等特点,对人文关怀有着更多且强烈的需求。研究显示,为老年人提供人文关怀照护,可促进其独立性,降低其孤独感,维护老年人尊严,促进其健康老龄化。

(苗智颖)

第二节　临终关怀

　　临终关怀(hospice care)也称"安宁缓和医疗""善终服务""安宁疗护""姑息疗法"。它不是一种治愈疗法,而是一种专注于在病人在将要逝世前的几个星期甚至几个月的时间内,减轻其疾病的症状、延缓疾病发展的医疗护理。通常是针对癌症末期病人。由于医学治疗对末期病人逐渐失去效果,反而会令病人的生命延长,从而使他们饱受更多的痛苦,因此便提倡以安宁缓和医疗的方式对病人进行护理,令病人能够以更安详和有尊严的姿态离开人世。安宁缓和医疗于 1967 年由英国医生西西里·桑德斯开始推广,治疗方法包括以口服和注射药物来减轻痛苦,并在社会、心理和灵性上提供治疗护理。这种治疗方法理论上不会延长病患的濒死期,其目的是提升病人在临终前的生活品质。

一、临终关怀的发展历史及意义

　　临终关怀运动始于英国的圣克里斯多费医院。20 世纪 50 年代,英国护士桑德斯,她在长期工作的晚期肿瘤医院中,目睹垂危病人的痛苦,决心改变这一状况。1967 年她创办了世界著名的临终关怀机构(St. Christopher's Hospice),使垂危病人在人生的最后一段旅途得到需要的满足和舒适的照顾,"点燃了临终关怀运动的灯塔"。之后世界上许多国家和地区开展了临终关怀服务实践和理论研究,70 年代后期,临终关怀传入美国,80 年代后期被引入中国。

　　"临终关怀"一词的正式应用,始于 1988 年天津医学院临终关怀研究中心的建立。此前,许多学者对 hospice 和 hospice care 的翻译往往不能很好地表达其内涵和外延。Hospice 曾被译为"济病院"或"死亡医院"。hospice care 则被译为"安息护理"或"终末护理"等。香港称之为"善终服务",台湾称之为"安宁照顾"。1988 年 7 月 15 日,美籍华人黄天中博士与天津医学院院长吴咸中教授、副院长崔以泰合作,共同创建了中国第一个临终关怀研究机构——天津医学院临终关怀研究中心,它的建立标志着中国已跻身于世界临终关怀研究与实践的行列。时至今日,中国临终关怀事业的发展已取得了令人瞩目的进展。自 1988 年天津医学院临终关怀研究中心成立以来,中国临终关怀事业的发展大体经历了 3 个阶段,即理论引进研究起步阶段,宣传普及和专业培训阶段以及学术研究和临床实践全面发展阶段。

　　临终关怀是一项符合人类利益的崇高事业,对人类社会的进步具有重要的意义。

　　1. 临终关怀是社会文明发展到一定阶段的必然产物

　　临终关怀是社会文明发展到一定阶段的必然产物,符合人类追求高生命质量的客观要求。它打破了以医生为主导的治疗模式,将病人的意愿放到第一位。随着人类社会文明的进步,人们对生命的生存质量和死亡质量提出了更高的要求,像迎接新生命、翻开人生历程的第一页一样,送走、合上人生历程的最后一页,画上一个完美的句号,以便让病人在死亡时获得安宁、平静、舒适,让家属在病人死亡后没有留下任何遗憾和阴影。每一个人都希望生得顺利,死得安详。临终关怀正是为让病人有尊严、舒适地到达人生彼岸而开展的一项社会公共事业,它是社会文明的标志。

2. 临终关怀将直接带来"四赢"局面

一个人一生健康投入的80%用于生命的最后1个月,意即临终救护占据我国医疗支出的最大份额。我国如果推广临终关怀,必能节省巨额医疗开支、减少医疗浪费。此外,临终关怀具有公益性,能够吸纳社会慈善资金,构成社会医疗经费的有效补充。这是国家层面的赢。临终关怀的开展有助于将有限的医疗资源充分发挥效用,缓解医疗资源和社会需求之间的落差。医护人员有望减少大量的无望救治案例,有利于树立和维护医生的职业信心,减少医患矛盾。这是医院层面的赢。拥有死亡权才是拥有完整的生命权,临终关怀使得临终病人可以自主安排最后的时日,避免破坏性的延命救治。这是病人层面的赢。临终关怀机构与团队的最后介入,不仅弥补了现代家庭护理人员短缺且不专业的问题,而且提供足够的人力保障。临终关怀通常无须费用高昂的仪器设备,有效地缓和病人家庭的经济压力,避免"死人将活人拖垮"的局面。丧亲者经由全程的专业帮助,可有效降低悲伤反应,尽快恢复正常的工作与生活,大大减少对社会的隐性损失。这是家属层面的赢。

3. 临终关怀体现了医护职业道德的崇高

医护职业道德的核心内容就是尊重病人的价值,包括生命价值和人格尊严。临终关怀通过对病人实施整体护理,用科学的心理关怀方法、高超精湛的临床护理手段,以及姑息、支持疗法最大限度地帮助病人减轻躯体和精神上的痛苦,提高生命质量,平静地走完生命的最后阶段。医护人员作为具体实施者,充分体现了以提高生命价值和生命质量为服务宗旨的高尚医护职业道德。

二、临终关怀的目标及注意事项

临终关怀的目标是提高病人的生命质量,通过消除或减轻病痛与其他生理症状,排解心理问题和精神烦恐,让病人平静地面对死亡。同时,临终关怀还能够帮助病人家人承担一些劳累与压力。临终关怀不同于安乐死,既不促进也不延迟病人死亡。其主要任务包括对症治疗、家庭护理、缓解症状、控制疼痛、减轻或消除病人的心理负担和消极情绪。所以临终关怀常由医生、护士、社会工作者、家属、志愿者以及营养学和心理学工作者等多方面人员共同参与。

在临终阶段,癌症病人除了生理上的痛苦之外,更重要的是对死亡的恐惧。美国的一位临终关怀专家就认为"人在临死前精神上的痛苦大于肉体上的痛苦",因此,一定要在控制和减轻病人机体上的痛苦的同时,做好临终病人的心理关怀。做好临终关怀要注意以下几点。

1. 以照料为中心

对临终病人来讲,治愈希望已变得十分渺茫,他们最需要的是身体舒适、控制疼痛、生活护理和心理支持,因此,目标由以治疗为主转为对症处理和护理照顾为主。

2. 维护病人的尊严

病人尽管处于临终阶段,但个人尊严不应该因生命活力降低而递减,个人权利也不可因身体衰竭而被剥夺。只要病人未进入昏迷阶段,仍具有思想和感情,医护人员应维护和支持其个人权利:如保留个人隐私和自己的生活方式,参与医疗护理方案的制定,选择死亡方式等。

3. 提高临终生活质量

有些人片面地认为临终就是等待死亡,生活已没有价值,病人也变得消沉,对周围的一切失去兴趣。甚至,有的医护人员也这样认为,并表现出面孔冷漠、态度、语言生硬,操作粗鲁,不知该如何面对病人。临终关怀则认为:临终也是生活,是一种特殊类型的生活,所以正确认识和尊重病人最后生活的价值,提高其生活质量是对临终病人最有效的服务。

4. 共同面对死亡

有生便有死,死亡和出生一样是客观世界的自然规律,是不可违背的,是每个人都要经历的事实,正是死亡才使生显得有意义。而临终病人只是比我们早些面对死亡的人。死赋予生以意义,死是一个人的最终决断,所以,我们要珍惜生命、珍惜时间,要迎接挑战、勇敢面对。

三、我国临终关怀事业的现状

1988 天津医学院临终关怀研究中心的成立标志着中国开始了临终关怀的研究与实践。在其带动下,临终关怀机构在上海、北京、广州等地相继成立。在积极开展学术研究的同时,这些机构的成立者着手筹建临终关怀病房。1990 年 10 月,第一家临终关怀病房开始收治病人。到 2019 年,中国安宁疗护试点市(区)增加到 71 个,标志着中国对临终关怀服务的探索进入新的阶段。目前全国各地建立的临终关怀机构已超过 120 家,主要分布于大城市,正向部分中等城市延伸。

中国的临终关怀事业还处于刚刚起步阶段,亟须大力发展。相关调查研究说明,目前医院的临终关怀服务远远不能满足病人和家属的需求。现代化给中国社会带来巨大变革,诸如人口不断膨胀并向城镇化集中、家庭模式日趋核心化、人口高度老龄化等,这导致家庭传统的照护功能由强变弱,承受亲属死亡的能力衰退,这对社会和家庭的负面影响初见端倪,而未来形势更显严峻。据我国肿瘤登记中心发布的数据,我国每年新发肿瘤约 312 万例,因癌症死亡达 270 万例。当前需要"临终救护"的人口基数日益庞大,社会化的临终关怀服务日益凸显出巨大的必要性和迫切性。

临终关怀作为一门新兴学科,自 20 世纪 80 年代进入中国以来,已取得了一定的发展。但是,现今中国已有的临终关怀机构远远解决不了广大民众的需要。它作为一项新兴而长远的事业,还需要完善,特别是死亡教育及临终关怀教育在医学教育中的开展以及在全民的普及势在必行。作为医务人员,有责任和义务大力倡导和推广临终关怀。这不仅是社会发展的需要,也是人类文明的一个重要标志。

(苗智颖)

第三节　生命的最终归宿

当生命几乎油尽灯枯时,究竟是选择插满了导管,靠大剂量的药物、先进设备来维持微乎其微的生命奇迹,还是坦然选择镇痛、对症治疗,直至最后时点的到来? 这似乎是一个充满了矛盾的抉择。当面临生死,假如尚未穷尽所有可能,还未使出浑身解数,便放任生命逝去,似乎是对生命的大不敬。在生命与死亡这些自然规律面前,医疗手段也更应承认自身的局限性,而不是在延续生命体征上无谓逞强。对于医学生来说,敬畏生命也需学会接受死亡。

一、人的生与死

生命和死亡的伦理观,是指人们对人的生命及其死亡的根本观点和态度。显然,人们不同的生命观和死亡观,决定着人们不同的医学价值观。生命观和死亡观对于研究人类生命过程以及防治疾病的医学,具有极其重要的伦理意义。那么,人们应该持有什么样的生命观和死亡观? 即应该如何对待人的生命,应该如何对待人的死亡?

(一)生命观

所谓生命观,又叫生命论,是指应该如何善待人的生命的医学伦理学理论。人们应该坚持什么样的生命论呢? 传统的生命观是生命神圣论。这种理论认为,人的生命是神圣不可侵犯、极其宝贵的,具有至高无上的道德价值,因而人们应该珍重、善待和救治每一个生命。生命神圣思想源远流长,例如,《黄帝内经·素问》指出:"天覆地载,万物悉备,莫贵于人。"即认为天地之间万物,没有比人的生命更为宝贵的了。《备急千金要方》认为:"人命至重,有贵千金,一方济之,德逾于此。"意思是:人的生命最为宝贵,比千金还重要,用一方良药救人,功德无量。生命神圣论促使人们珍重生命,有利于人类的生存与发展;这种理论也促使医药技术、医疗职业与医学科学的产生,并促进其发展。

但这种传统的生命观具有时代局限性,缺乏历史辩证性,并且会带来诸多医学伦理难题。例如,在人类历史上的敌对双方并不会把对方的生命视为神圣,如果认为生命神圣就不应该保留死刑,如果认为生命神圣就永远不能停止对病人的抢救,但这似乎是不现实的。为此,人们提出了生命质量论和生命价值论。生命质量论认为,可以根据人的自然素质的高低优劣,对人的生命采取不同对待。所谓生命质量,就是人的生命自然素质(包括体力和智力)的状况,它通常用"健康程度、治愈希望、预期寿命、智力状况"等来体现。例如,根据生命质量论,对于生命质量极其低下的严重缺陷新生儿,有可能根据其父母的意愿停止救治。生命价值论认为,可以根据生命对自身和他人、社会的效用如何,而采取不同对待。所谓生命价值,就是人的生命具有的对自身、他人和社会的效用。人的生命具有的对其自身的效用是生命的内在价值,人的生命具有的对他人和社会的效用是生命的外在价值。

生命神圣论是一种古老的、传统的和经典的,而且永葆道德价值的善待人的生命的思想。生命质量论和生命价值论则是人们面对医学伦理两难问题而提出和形成的。生命质量论，尤其是生命价值论会引发诸多伦理争议，例如，医学应该为提高人们的生命质量而努力，怎么能够依据病人的生命质量高低和生命价值大小而采取不同的医疗对待呢？但不管怎么说，对于某一个病人来说，如果他本人认为自己的生命质量已经很低，生命对自己来说已经失去了意义和价值，希望接受某种特殊的医疗对待，例如放弃继续抢救，避免尊严的丧失和难以忍受的痛苦，似乎有可能得到伦理的辩护。

（二）死亡观

所谓死亡观，又叫生死观，是指如何认识人的死亡和应该如何对待人的死亡。死亡是人的生命活动的终了，是意识和自我意识的消失。人可因生理衰老而自然死亡，或因机械的、化学的或其他因素引起意外死亡，但大多数是因各种疾病而致的病理性死亡。不同文化和宗教持有不同的死亡态度。例如儒家的"未知生，焉知死"，即你尚未知道生是怎么回事，怎么能知道死是怎么回事的入世乐生，"舍生取义、杀身成仁"，即为了仁义，可以舍弃生命和身体的美德至上、超越死亡。道家的"方生方死，方死方生"，即生就是死，死就是生，生是死的开始，死是生的开始的生死齐一。"飘雨不终朝，骤雨不终日，天地尚不能久，而况于人乎？"即狂风不会刮一个早晨，暴雨也不会下一整天，天地都不能长久永远不变，更何况是人呢？佛家的因果报应与生死轮回，物我两空、追求涅槃，即无为、自在、不生不灭等。基督教的生命神创、漠视现世、死后新生等。

面对死亡的不可逆性以及医学的有限性，人们应当珍惜生命，正视死亡，持有科学的死亡观。具体来说包括如下四个方面：①树立自然归宿信念，正确认识死亡；②充实人的生命价值，积极对待人生；③消除鬼神作祟意念，理性面对死亡；④减轻消除疾病痛苦，安详度过死亡。

为此，医务人员应该正确看待死亡教育。所谓死亡教育，又叫生死教育，是指在对死亡形成正确认知基础上的对敬畏生命、珍爱生命的教育。死亡教育对于医务人员来说，具有双重意义：一方面，医务人员应该适时对病人及其家属进行死亡教育，帮助其正确认识死亡，面对死亡；另一方面，医务人员本人也应通过死亡教育正确认识死亡，面对死亡。

二、医学对生命的守护

人们对于死亡的恐惧，亲人逝去留下的痛苦，一般很难从容。于是，竭尽全力，穷尽手段为弥留的亲人延续生命，也便成了对抗死亡、减轻心灵痛苦甚至负罪感的唯一方式。不过，这样穷尽一切医学手段，使出浑身解数，即便能够让肉体的生命体征得到一定时间上的延续，但这究竟是对生命本身的敬畏，还是因为心理上对于死亡的抵触和恐惧，而让生命在其弥留之际不得安宁，甚至不得不承受额外的痛苦呢？

事实上，在死亡这个命题上，首先应该明确的常识是，死亡其实是生命不可或缺的一部分，甚至是任何生命的归宿。生老病死更是无法违逆的自然规律，无论医学如何进步，人总要面临死亡。相比一味地恐惧死亡，人们其实更应去了解、学习如何与死亡相处。毕竟，死亡本身也是生命中的一个必经历程，真正意义上对于生命的敬畏，当然不能也不可能把这一关键环节剔除出去。

当然,一定会有人问,莫非在死亡面前,医疗就该束手无策,作壁上观吗?事实上,假如认为医疗仅仅是延续肉体甚或心跳、呼吸这类生命体征意义上的生命,这的确是对医疗救死扶伤的误读。医疗的根本目的绝非延续体征意义上的生命,而是维持真正有尊严有质量的生命。从这个意义上说,假如根本无法维持生命应有的尊严,甚至违背生命主体的意志,使用过度的医疗手段去和死神争夺生命,其实是对自然规律的违逆。而从生命的尊严本身来看,也应包括死亡的尊严。弥留之际,不能安静地离去,却被插满了导管和呼吸机,还要承受心脏起搏器冲击,即便能暂时延长一下生命体征,恐怕也很难说是尊重了逝者的生命尊严。

生命诚可贵,让生命更好地延续,当然是对生命的应有敬畏。但是,从医学伦理的角度来看,同样需要尊重生命规律,敬畏包括死亡在内的一切生命进程。如何认识并接受死亡,更应成为贯穿人们一生的生命教育。相比被插满导管的身体,面对死亡不再慌张失措,才更体现了对生命的尊重。在生命与死亡这些自然规律面前,医疗手段也更应承认自身的局限性,而不是在延续生命体征上无谓逞强。

作为未来的医务工作者,医学生会比其他人历经更多生离死别,也应更理性地看待生老病死,真正理解死亡的意义,才会懂得珍惜生命的价值。竭尽所能,用心治愈,细心呵护,尽心关怀。除疾病之痛苦,解病人于水火,运用所学所能将病人从生死线的边缘一次次拉回,永不放弃最后的机会。当我们开始深刻地思考面对实验的小白鼠,怎样的处理方式能最大程度减轻它的痛苦,当我们心怀感恩对待每一节解剖课程,当我们自发组成团队走进每一个捐献者家庭,当我们签署下志愿捐献角膜的志愿书,当我们在面对病房里每天上演的人世间开始思索人生的意义和这份职业的重量时,我们开始看到这个群体在捍卫生命之前对于生命的关怀和呵护。这超越技能存在的对于生命的终极关怀是医学生为医者的初心,更是将病人视为一个活生生的个体而非冰冷数据和肉体的坚守。

生命的意义在于我们要努力赋予它的意义。人到了一定年龄,就要对人生负起责任来,需要去寻找能够让你燃起热情的东西,找到自己参与世界并在其中感到价值的方式,这是生命教育最大的意义。死亡这一课,我们每个人都要好好补课,而作为明日医生的医学生,生死,永远是最好的老师。

(苗智颖)

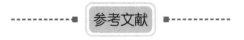

参考文献

[1]张大庆.科学技术与20世纪的医学[M].2版.太原:山西教育出版社,2008.

[2]蒋圣娟,张红雨.人类基因组计划及其发展简史[J].淄博学院学报(自然科学与工程版),2001,3(3):80-87.

[3]王济东,张文斌,薛亚彤.20世纪全球卫生发展的回顾与展望[J].医学与哲学,2001,22(2):17-20.

[4]潘其英.20世纪医学的重大成就[J].中国实用内科杂志,2001,21(8):455-458.

[5]舒红兵.发展我国的免疫学研究[J].生命科学,2016,28(2):135-139.

[6]王璞玥,杜生明.诺奖对我国免疫学发展的启示[J].科学时报,2011,11(11):3-5.

[7]方福德.医学分子生物学的发展历程和展望[J].医学与哲学,1999,6(1):18-21.

[8]张海莲,阎锡海.试论分子生物学在进化论发展中的作用[J].延安大学学报(自然科学版),1997,7(2):77-80.

[9]陈皓文,孙修勤.发展分子生物学技术,开发未知海洋细菌[J].自然杂志,2002(3):129-134.

[10]张友尚.中国生物化学与分子生物学的发展[J].生命的化学,2009,29(5):619-624.

[11]张大庆.历史上重大传染病的始与终[J].中国医学人文,2020,6(2):68-72.

[12]王旭.重大传染病危机应对的行政组织法调控[J].法学,2020,4(3):76-93.

[13]张伟,史良科.预防医学发展的未来:基础医学、临床医学与预防医学的整合[J].医学与哲学(人文社会医学版),2009,30(12):10-12.

[14]吴民杰.陈学敏.预防医学的现状与未来[J].武汉医学杂志,1994,6(4):193-194.

[15]刘士媛.新中国康复医学的发展历程[J].中国实用医药,2019,14(19):100-110.

[16]陈耀华.康复医学的兴起和发展[J].锦州医学院学报,1997,18(2):30-32.

[17]岳增文.德国康复医学的发展近况及启示[J].解放军医院管理杂志,2013,20(11):1096-1098.

[18]张学雷.中医康复医学的优势与发展趋势分析[J].中医药管理杂志,2019,27(22):4-6.

[19]吴毅,岳寿伟,窦豆.中国康复医学科学研究的发展历程[J].中国康复医学杂志,2019,34(9):1009-1013.

[20]孟丽君,吴世彩.践行康复伦理促进康复事业发展[J].中国康复理论与实践,2021,27(2):237-241.

[21]刘增恒.心身医学的概念及演变[J].医生进修杂志,1991,10(2):22-26.

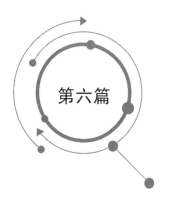

第六篇

医学与人类文化的耦联

第十七章

医学发展与医疗职业特点

第一节 医生的职责

　　救死扶伤,治病救人,这是每个医生亘古不变的职责。从古时"悬壶济世、医乃仁术",到现代的人道主义,都把医生的职责与拯救生命和救治疾病相互关联,古今中外关于医生职责的阐述有很多。100 年前,在美国纽约,医学博士特鲁多的墓志铭镌刻着"to cure sometimes,to relieve often,to comfort always",意即"有时去治愈,常常去帮助,总是去安慰",这句名言指出了医生的职责。随着社会的发展、时代的进步,医生的职责也在不断地发生着变化。医生对病人和社会负有双重职责,对病人个体应尽义务和对社会的责任是统一的。一方面,医生为病人治病,帮助病人恢复健康,本身也是医生为社会尽责任的一个方面。另一方面,医生对社会肩负有宣传教育、发展医学科学的责任。

一、医生对病人的职责

(一)救死扶伤,防病治病,保护人民健康

　　2022 年 3 月 1 日开始施行的《中华人民共和国医师法》规定,医生应当坚持人民至上、生命至上,发扬人道主义精神,弘扬敬佑生命、救死扶伤,履行防病治病、保护人民健康的神圣职责。倾其所有医学科学知识和诊疗手段,尽最大努力为病人服务。一切以病人的利益和健康为前提,任何政治的、社会的等非医疗的理由都不应限制或中断对病人的治疗,也不能因政治观点不同或个人恩怨拒绝或中断为病人治疗。不但要控制和解除病人疾病所致的肉体性痛苦,而且要以同情心去关怀理解病人的精神性痛苦,做好心理疏导工作。只有全面了解病人致病的生理、心理、社会诸方面因素,才能对症施治。

　　中世纪时期,人们更看重对灵魂的救赎,而非解除肉体的苦痛,甚至认为肉体是灵魂肮脏的部分,肉体的痛苦是上帝对人们的一种考验,人们能做到的只是忍耐。与此对应的便是牧师与医生职责的划分,牧师拯救人们的灵魂,医生治疗人们的肉体,随着文艺复兴的到来,教会的统治地位摇摇欲坠,人们更加追求自身的诉求。意大利文艺复兴时期,马奇里奥·斐奇诺是位重要的神学家、哲学家,他在《关于医学、占星术、宇宙生命的申辩》中写道:"最杰出的使命,毫无疑问是关照人类,使人们健康的身体中有一颗健康的心灵,这是非常必要且被所有人都渴望的事情。只有当我们将医学和神职工作结合起来,我们才能完成这项工作。"也是因此,医生与牧师这两个职业相互融合,共同担任起照

顾身体和灵魂的重要职责。在德国肿瘤科的临终关怀病房,医生也会扮演不同的角色,他们就像病人的朋友,时常与病人闲谈。他们坐在一起喝咖啡、聊天,医生会坐在病人床头,听着病人对往事的倾诉,对于病人的请求,他们尽可能地满足。病人在得知自己病情后会寻求医生的帮助,更好地安排生活。在生命最后的时刻,不仅仅是冷冰冰的药片和维持生命的机器的轰鸣,在医生的帮助下,病人也可以有尊严,允满幸福地走向另一个世界。

(二)解释说明和保密

医生有义务向病人解释说明病情、诊疗方法和预后等情况,一方面可以争取病人对治疗的配合,另一方面是尊重病人的权利,病人有权利了解自身疾病情况。医生有说明的义务,尤其是在诊疗措施可能带来不利影响或有一定风险时,更要主动向病人解释清楚。同时,医生也具有为病人保密的责任和义务。世界医学会 1948 年通过的《日内瓦宣言》中规定:"我要保守一切告诉我的秘密,即使病人死后也这样。"保守秘密分为两个部分,其一是病人不愿让他人知晓或触及的部分、不愿别人知道的决定及不愿别人干扰的生活习惯。其二是对病人的保密,包括对病人的不良诊断、预后、进展,以及医生在给病人治疗过程中的一些情绪。

二、医生对社会的职责

(一)预防保健

医疗卫生事业不仅在于治疗疾病,更重要的在于预防疾病。预防疾病有赖于科学文化知识的普及,尤其是医学科学知识的普及,积极开展社区的卫生保健工作。普通人没有系统、全面的医学知识,医生有责任成为医学基础知识的义务教育者,使人们了解和掌握基本的医学常识,懂得自我保健,以减少疾病的发生。此外,人们对精神病、艾滋病等病人往往有恐惧和歧视心理,医生通过科普知识宣传,可以纠正人们的偏见,为这些病人创造一个良好的社会生活环境,医务人员在开展健康教育与健康促进工作中应发挥重要的作用。

对于疾病预防,除建立适合整个人群的公共卫生政策外,医生有责任在社区内指导预防、医疗、保健、康复、计划生育、健康教育、健康促进等活动。健康教育与健康促进是公共卫生服务的重要组成部分,是促进基本公共卫生服务逐步均等化的重要内容,在提高全民健康素养、预防疾病、保护和促进健康方面发挥着不可替代的作用。随着城市化、工业化、人口老龄化进程加快,气候变化、生态环境问题逐步凸显以及疾病谱变化,影响健康的因素越来越多,非传染性慢性疾病已经成为我国居民的最主要死因。我国是有 14 亿人口的发展中大国,如果把重点放在重大疾病的治疗上,很难应对传染病和非传染性慢性疾病的双重挑战。因此,医药卫生事业的发展必须实现以治疗疾病为中心向以维护健康为中心的转变,只有坚持预防为主,让群众少得病、不得病,才适合我国国情。健康教育与健康促进已经成为提高城乡居民健康水平的重要手段,其中医护发挥着不可替代的作用,如在战胜"严重急性呼吸综合征"、甲型 H_1N_1 流感、"新型冠状肺炎"等重大传染病疫情中发挥了积极作用。

（二）发展医学科学

医学知识与技术突飞猛进的同时,医生也必须把参与科学研究纳入自己的职责。医学科学的研究和发展,关系到整个人类的生存和发展,是一项非常艰苦的事业。随着疾病谱变化、非传染性慢性疾病呈现上升趋势,医生有责任参与重大医学课题的研究,创新药物的研发,努力学习,勇于创新,维护人类健康。在这里最大的受益者还是病人,病人可以参加最新的治疗方法,就如同帝国理工学院的临床研究医生桑娅·亚伯拉罕所说"做研究和看病人、做诊断同等重要"。

随着人们生活水平的不断提高,人们对健康问题的关注度也逐渐增高,基于需求,媒体在各种渠道中对健康知识进行追捧和报道,但是也产生了很多问题。比如,有些临床经验丰富的大夫在文字表达方面有些欠缺,或者文字表达能力强的大夫却缺乏临床经验,更有甚者从未学过医的人也号称"健康大师"。所以,如何做好健康科普也是医生的职责。就具体的案例来说,全球每年死于吸烟的人数大约为 540 万,并且这数字呈现逐年增长的趋势。按照这种趋势,到 2030 年全球因吸烟导致的年死亡人数会达到 1 000 万～1 500 万。

2004 年爱尔兰开启全面禁烟,也成为世界上第一个全面禁烟的国家,欧洲各国纷纷效仿,随后美国、加拿大、印度等也都加入了禁烟队列,实施禁烟政策。研究表明,戒烟者在没有专业人员的帮助下复吸率高达 90%～95%,而在专业人员的帮助下可以大大提高戒烟的成功率。对没有吸烟的人进行吸烟有害的健康科普,对已经吸烟需要帮助的人给予专业帮助,普及健康知识是民众的渴望,也是医生的职责。

我国全科医生和社区医生面临着最广大的病人,国外的全科医生被赋予了医疗保健和医疗保险两个系统的"守门人"职责。他们在提供综合服务,从重视预防保健入手,在合理利用卫生资源等方面的作用已得到了广泛认同。随着生活质量的提高,医疗水平的进步,我国的疾病谱也在悄悄发生着改变,以老龄化为主的心脑血管疾病、肿瘤、糖尿病等为代表的非传染性慢性疾病成为威胁我国人民健康的重要问题。人们想要健康的生活方式、锻炼方法,但是对科学运动、健康生活还存在困惑,而作为社区医生就有义务帮助人们正确锻炼、健康生活。除此之外,改善医患关系、上门诊治也是社区医生的职责。病人身心遭受着病痛的折磨,在就诊过程中,医生就更应该热情地对待病人,要与病人共情,避免病人在就诊过程中遭受身体或心理的痛苦。在就诊过程中良好的医患沟通就是最重要的一门学问。医患沟通不同于普通的沟通,在相互了解的同时,如何进行有效沟通主要是对医生过硬的专业知识以及良好的道德修养的双重考验,医生必须站在病人的角度思考,仔细查体、细心观察、耐心聆听,拉近与病人之间的距离,最终达成为病人诊治疾病的目的。例如,一个简单的胆囊切除术,医生不是以手术的成功为最终目的,为了避免有关并发症的发生,术前要严格掌握胆囊切除的适应证,充分的术前检查了解有无并存症,术中精细的手术操作,术后详细向病人及家属交代可能发生的有关问题,这些都是医患沟通的部分。很多老年人活动不便,需要医生上门诊治,对于有特殊需求的病人,社区医生上门服务也成为社区医生职业特色及其职责。

什么是医生的职责? 不同时代、不同国家、不同专业的医生都有着不一样的职责,但在此背后都承载着医学的基本精神。对于医学的基本精神,有很多不同的解释和概括,但是有一点大家都会认同,就是在医学的基本精神中,有一种这种职业特有的博大的人道主义的爱人、尊重人、救治人的精神。凡涉及医疗,不论事情大小,都必须以对生命负责、对病人负责的态度来对待。用耐心聆听,用细心治疗,用爱心奉献。

如何更好地履行医生的职责?我认为需要加强医生的"学养"和"修养"。前辈的经验告诉我们"医生是最无法速成的职业之一"。一位医生的成长需要点滴的经验积累,需要不断更新自己的知识库,要意识到医学技术的局限性,有终身学习的决心,永远都会有疑难杂症,都会有未知的新课题,要自觉学习,不断探索,勇于攻坚克难,不断提高学业修养。

20世纪科技飞速发展,"科技万能、技术至上"的观念让医学开始不以病人为重,医学仿佛对待的不是病人而是疾病,各种冷冰冰的器械横在医生与病人之间,不断疏远着医生与病人的关系,病人也不再是富有情感的人而是等待被修理的机器。这种医疗模式是错误的,偏激的。医学不仅仅是自然科学,医生面对的是富有感情的病人,医学是自然科学、社会科学、人文科学的统一。医生也应该意识到医学技术的局限性。现在人们就诊不单单是看好病,而是希望找到自己各方面都满意的医生,病人希望医生有过硬的技术、丰富的临床经验,但也希望医生能够关心他、同情他、帮助他。

鉴于"人道"是医德的核心,所以关键要守住"仁爱"这条从医底线。医学中的"仁爱"指的是一种道德取向和职业情怀,它包括诸如无私奉献、利他主义、人文关怀,以及某些情况下的牺牲与奉献。医生虽然不能治好所有的疾病,但是应该做到"虽不能至,心向往之",向上向善的愿望应当永驻心头。正如吴孟超院士所说"医本仁术,医学是一门以心灵温暖心灵的科学。医生之于病人应该像子女视于父母,其首要不在于手术做得如何漂亮,如何名扬四方,而在于如何向病人传递亲人般的温情。"

所以医生的职责是什么?"仁""义"二字便可尽述。

(姜素华)

第二节　医学科学精神与人文精神

科学精神和人文精神是两个内容丰富、界限模糊又相互对应的概念,他们既相互统一,又相互限制。科学精神与人文精神在理论上不是对立的,在实践中更是相容的。事实证明,科技水平越高,人文关切就越重要。因此,高科技与高人文相融合,实现医学科学精神与人文精神的有机融合是现代医学发展的要求。

一、医学科学精神与人文精神的基本概念

医学科学精神是指在医学活动中,人们的思维理念、行为方式和价值观念。它是以求真、求实和推崇理性为特点,强调医学知识和技术在医疗过程中的作用,强调尊重临床客观事实、尊重医学规律、依循实证方法、遵循规范的程序,强调临床发现的客观性、准确性和效用性,强调排除主观因素的干扰作用。在探索人类的健康与疾病的工作中,医学

工作者总是带着科学问题,不断地解决科学问题,并为人类健康创造新的知识与技术。医学工作不断推陈出新,拓展人类认识疾病的深度、广度和真度。它借助于实践的、实验的、逻辑的种种手段去证伪或证实医学知识的真实性、合理性、科学性,使人类对健康与疾病的认识走出了蒙昧的状态,促使生物医学得以蓬勃发展,现已深入到分子水平。

所谓人文,是指人类文化的简称,是人站在自身或者其他的角度,用自己或别人提出的方法对世界中已知或未知存在的客观事物或现象进行理性的思考而总结出来的符合世界发展规律的又能被大众接受的属于个人主观的知识点。具体到人类社会当中,文化则是人类智慧与精神的载体,是人类所特有的且为人而存在的人类有史以来不可分割的有机组成部分。它在人类的世代繁衍承传中一直占据着优先的地位,是人类文化中的先进的、科学的、优秀的、健康的部分。可以说,一部浩瀚而无有穷尽的人文史,就是一部人类不断地"认识你自己"的心灵历程的形象化的历史。正如英国著名美学家科林伍德指出:"没有艺术的历史,只有人的历史。"

人文精神是一种普遍的人类自我关怀,表现为对人的尊严、价值、命运的维护,追求和关切,对人类遗留下来的各种精神文化现象的高度珍视,对一种全面发展的理想人格的肯定和塑造。从某种意义上说,人之所以是万物之灵,就在于他有人文,有自己独特的精神文化,而人文学科是集中表现人文精神的知识教育体系,它关注的是人类价值和精神表现。

二、医学科学精神与人文精神的关系

竺可桢先生 1935 年在《利害与是非》一文中认为,科学精神就是只问是非,不计利害。由此可见,科学精神是以求真、创新为内在实质,包含求真精神、求实精神、创新精神、协作精神、自由与宽容精神等。人文精神是指人在生存过程中以追求真、善、美为核心,以实现人的全面发展为终极目标,以对人的整体、全面、长远和根本利益为终极关怀的价值追求。

医学以治病救人,增进人类健康为宗旨。现代医学是科学的重要组成部分,随着现代医学的发展,要求现代医学教育必须注重科学精神和人文关怀精神的培养。现代医学教育中的科学精神,是要求培养学生求真、创新、怀疑与批判、协作精神,使医学生尊重临床客观事实、尊重医学研究规律和实证研究,排除各种主观因素的干扰作用,全身心地投入到医学临床与研究中,促进医学的发展。人文关怀精神,则要求培养医学生以追求真、善、美为人生旨趣,以实现普遍的人类的自我关怀为终极目标,关爱病人的生命与身心健康,表现为对病人的尊严、价值、命运的维护、追求和关切。

两者概念的差异也导致了他们在价值追求目标的不同。人文精神的价值追求目标是"求善",是对人类生存状态及未来的普遍的关注,以实现对人类的自我关怀为终极目标,要求关爱病人的生命与身心健康,关心和维护病人的尊严、价值、命运,为人类的全面健康可持续发展创造良好的生态环境。医学人文精神的实质是价值理性,表现为只问善恶,不计利害,追求人类整体、全面、长远和根本利益,其重心是对人类生命走向的终极关怀。这种人文关怀精神通过对人类的生存价值和意义的关怀与维护,对生态环境的爱护,来建构和维护一个有利于生命健康存在与可持续发展的精神世界,又通过人性化的医疗、护理、保健等具体活动来实现维护生命的存在和生存者的健康,提升人们的生存意义与生存价值。医学科学精神的价值追求目标是"求真",通过促进医学科学的发展和医疗技术的进步来解决病人的病痛,达到救死扶伤的目的。为实现救死扶伤的目标,要求医学工作者必须积极探索医学客观规律,积极寻求防病治病的科学技术与手段。医学科学精神的实质是工具理性,是"求真、崇善、尚美、达圣"。这就要求在医学研究和临床实践中求真、求实、探索、创新,推崇理性,强调客观性、精确性和效用性,达到对未知生命世界的正确认识,这也决定了医学科学工作者关注医学事实,重在"求真"。

现代医学中科学精神与人文关怀精神方面虽然存在一些差异性,但两者之间存在着统一的基点,即存在着共性和互补性,呈现出走向统一的趋势。

医学科学精神与人文关怀精神的共性在于两者都以寻求救死扶伤、治病救人之道,将促进人类的全面、健康、可持续发展作为终极目标。医学人文精神是整个医学学科的灵魂所在,是医学学科的核心,为医学发展和研究提供精神动力,保证其正确的发展方向和目标。医学科学精神是人文关怀精神的具体化、外化,为医学发展提供物质手段和技术支持。医学科学精神和人文关怀精神,犹如医学精神的鸟之双翼、车之双轮,缺一不可。离开了医学科学精神,人文关怀精神就失去了依附之体;离开了医学人文关怀精神,科学精神则成了无根之木。

医学科学精神和人文精神不仅具有共性,还具有互补性。第一,医学科学精神的实质是求真,强调客观性、精确性和效用性,推崇理性,要求通过不断的理论创新、技术创新来实现目标。医学人文关怀精神的实质是至善,强调对生命的价值和意义的关怀与呵护,对生态的保护,对精神世界、理想世界的追求,两者有着非常强的借鉴性和补充性。在医学科研和临床活动中,两者都是医学科学工作者和医务人员所必需的。第二,医学科学和人文科学的研究方法可以互相运用、互相补充。医学科学向人文领域的渗透,表现在大量的科学研究方法被应用于研究人文研究领域,在人文研究领域,也开始注重用精确性、实证性的科学手段为人文现象的合理性提供证明。

三、医学科学精神与人文关怀精神的统一

现代医学模式的走向,要求把医学科学精神与人文关怀精神的统一培养贯穿于现代医学教育中的整个过程和各个环节中。培养出医术精湛、医德高尚的全面发展的医学人才。医学院校,育人为本,德育优先。现代医学教育,不仅要让学生在科学上求取真善美,还要通过强化思想政治理论教育和德育教育,让学生在社会发展和人文关怀上求取真善美,树立尊重生命、悲天悯人的人文关怀理念,以人为本,以病人为重,实现医学科学精神与人文关怀的统一。医学人文关怀精神是无形的,把它浸润在医学专业课程的学习中,会使医学专业课更丰富,更富有生机,更加人性化,更有利于医学生人文关怀精神的培养。必须正确处理好医学专业课、公共教育课与人文关怀课程的关系,适当增加人文关怀教育课程的比例和数量,建立各类课程相互渗透、相互支持、相互协调的教育模式。进一步完善新的课程结构体系,使学生在扎实学习医学专业课程的基础上,树立人文关怀的理念,使人文学科真正成为新课程结构体系中的重要组成部分,发挥它应有的重要作用。医学科学素质和人文关怀素质,在很大的程度上靠养成,是在所处的环境中潜移

默化而成。校园文化有着"春风化雨,乐育英才"的巨大功效,通过营造科技活动氛围,包括举办科普知识展览、观看科技发展史纪录片、与科学家直接对话、参观科学实验过程等,让学生在这种氛围中去思考、感悟、理解,净化灵魂,升华人格,完善自己。通过聘请一些医学专家、相关学科的名家、社会科学的专家为医学生开办现代科学、人文知识的讲座等方式,来培养学生的科学素质和人文素质。优良的校园文化建设,能及时帮助学生认识社会,有益于他们在学好医学专业课的同时拓展学术视野与学术基础,促进医学生全面而自由的发展。

（姜素华）

第三节　医务人员的职业特点

医院是由医生、护士、技术人员和管理人员等组成的,其中主体是医务人员,包括医生、护士、医学技术人员三大类。医生、护士作为医务人员的代表,是与病人接触最为密切,也是工作最为烦琐的,那么医务人员具有什么职业特点?

一、医务人员需要具备较强技术性、较高的专业水平

医学是一门自然科学,也是自然科学、人文科学、社会科学的结合。医学生的培养周期很长,目前本科学历已经难以满足工作需要,医学硕士研究生报考人次近年来快速增长。虽然院校扩招,但每年录取人数仅占报考人数的30%。本硕连读医学生的培养时间比普通专业学生的培养时间都长,大多数三甲医院对于医生的往往要求博士学位。治病不仅需要坚实的专业知识做支撑,更需要丰富的临床经验,而临床经验的获得没有捷径,只能是日积月累,这也是"医生越老越吃香"的原因之一。随着医学科学研究的深入,专业分工也愈发精细,每个医生在各自的专业中各有所长,研发出的新型药物、设备、治疗方法如雨后春笋般涌现。这就要求医务人员不断学习、更新自己的知识库。如今是互联网时代,病人可以通过网上的各种渠道了解疾病的诊疗知识,俗话说"久病成良医",有的病人会自我"诊断、开药",甚至对医生的判断和治疗方案提出疑问,这也更加要求医生具有坚实的专业知识、良好的耐心、经验丰富的沟通技巧。

二、医务人员往往工作强度高、心理压力大

医学技术的进步,生活水平的不断提高使人均寿命增加,非传染性慢性疾病逐渐占据我国疾病谱主要地位,空气污染、吸烟等因素使得肺部疾病病人人数逐渐增多,机动车的普及、驾驶员法律意识淡薄,使得交通事故频发。人们对健康的重视程度较以往提高很多,以前是"小病拖,大病熬",现在很多病人有不适就会及时就医,甚至还有部分病人小病大养。再加上我国医疗资源分配不均匀,老百姓不论疾病大小都想去三甲医院,挂专家号,种种因素使得大医院人满为患,医务人员常常超负荷工作。在如此高强度的工

作状态下,医生过劳死也不鲜见。在教学医院,医务工作者不仅承担着医疗任务,还要从事科研、教学任务,同时还有学科建设、医疗质量、继续教育、职称评审等需要倾注大量心血。医生经常面临急难危重病人,长期面对病人的顾虑、精神紧张、焦虑和烦躁等情绪变化,医生的精神压力和感情刺激也较重。很多医务人员将精力放在了工作上,回到家时已经筋疲力尽无暇顾及家庭,对子女教育方面更是心有余而力不足,他们希望对家庭做出补偿。我国目前医务人员待遇不高,劳动的价值难以体现,这让不少医务人员思想包袱过重,一线工作人员转岗、离职率不断攀升,其中,护理专业表现尤为突出。护士作为医务人员代表之一,在医生与病人沟通中扮演着重要角色,随着三甲医院对优质护理要求的不断提高,护士工作量逐渐增长,对护士的服务质量、服务态度的要求也随之提高,要求高、任务多、节奏快,护士的工作强度、心理压力也不断增加。

三、医务人员拥有医疗决策权和特殊干涉权

专业知识和长期的临床经验使得医务人员对于各种疾病的治疗方法和手段早已了然于心,相对于病人及家属的迷茫,医生对各种疾病的掌控能力使得在执行医疗决策时,常处于强势地位。同时,医生具有信息垄断性。当医生对病人做完检查之后,他对病人的健康状况、治疗手段有了一个全面的认识,如果他愿意共享,当然可以,如果不愿意,那么其他人很难了解。在特定的情况下,医生还需要限制病人的权利以此实现自己的意志,最终达到医生对病人的义务和对病人的根本权益负责的目的。

四、医务人员必须面对复杂的医患关系

医务人员与病人的关系并不是简单的"一个出钱,一个出力",结果并非清晰明了,过程并非简单易懂。医患关系表面上是病人向医院付费,医生给予服务,宛如一场交易。但这种"交易"却和普通交易极为不同。病人将自己的身体甚至生命委托于医生,医生在接受委托,采取医疗手段之后,基于专业知识的不对称,病人可能会对治疗结果不接纳、不满意,觉得没有达到自己预期的设想而心存不满。由于病人对医生期待过高,他们对医生往往难有一个适当的评价。

五、医务人员职业风险系数较高

风险主要来自两个方面,一个是基于医患信息的不对等、医患关系紧张引起的"医闹"。近年来,伤医案、杀医案不断发生,社会影响十分恶劣,医务工作者"医闹"风险居高不下原因主要有四个:第一,由于医学本身特点所决定的,医疗确诊率只有70%左右,各种急重症抢救成功率在70%~80%,还有相当一部分疾病原因不明、诊断困难,甚至有较高的误诊率或治疗无望。第二,病人缺乏医学知识,与医生信息不对等,有的病人上网查询却被人误导。病人对医生期望值较高,却忽略了任何医院或医生都不可能包治百病,疾病的治疗过程中始终存在着成功与失败两种可能。第三,有些医生缺乏沟通技巧,或者是忽视了医患沟通的重要性,使得医患沟通不畅,引起误会。第四,媒体的引导,媒体本身作为一种重要的社会力量,在舆论领域对医疗行业思想形态影响十分明

显，为了吸引眼球，媒体对医院和医务人员本身关注过多，对医疗事件及医务人员相关行为背后更深层次的医疗体制和社会因素报道较少，对医疗行业正面消息报道也相对不足，对医患矛盾起到一定推波助澜作用。

六、医务人员面临更多的职业暴露风险

职业暴露主要以血源性暴露和针刺伤为主。血源性病原体职业暴露是医务人员工作中最常见的一种职业危害，医生和护士(尤其是护士)是血源性病原体职业暴露发生的高危职业群体。我国是乙型肝炎(HBV)高发地区之一，乙肝表面抗原携带者为9.75%，试验证明，HBsAg阳性的血浆稀释1 000万倍，给易感者注射后仍可引起HBV感染。我国艾滋病(AIDS)病人人数逐年增加，与AIDS的传播关系最密切的是静脉抽血。研究资料表明，医务人员被HIV污染的针头刺伤后，发生HIV感染的概率为0.33%。如产科的医务人员，她们与病人的接触较直接与频繁，除接触病人的皮肤黏膜、分泌物、血液外，分娩过程中的羊水，还有新生儿窒息抢救、吸痰及脐部护理、穿刺等各项操作，再加上近年来妊娠合并性传播疾病、艾滋病及乙型肝炎、丙型肝炎等血液传播疾病者增多，极大地增加了产科医务人员的职业暴露风险。

医疗器械包含有剪刀、手术刀、注射针头等尖锐物品。而针刺伤一直是威胁着医务人员生命健康和执业安全的重要因素，常为暴露者带来极大的精神心理压力，也为医疗卫生机构和暴露者带来了沉重的经济负担。在美国，基于监测数据分析的研究报道的针刺伤年发生率多在21～103次/千人，而基于回顾性调查数据的研究报道的发生率则在610～674次/千人。

七、医务人员普遍存在职业倦怠

高强度、高压力、高风险、快节奏的工作模式使得医务人员职业倦怠普遍存在。职业倦怠(又译为"职业枯竭"或"工作倦怠")是指由情感衰竭、去人性化和个人成就感降低构成的一种生理上、心理上多维度的综合性症状，表现为丧失工作热情，情绪暴躁、易怒，感觉前途希望渺茫，处事冷漠；工作消极应对，自我评价低，否定工作价值与意义等。

针对医务人员职业特点，《中华人民共和国医师法》中专设"保障措施"一章完善医生权益保护，如加强安全保护、完善薪酬制度、紧急救治不担责、带薪休假、医疗风险分担种种措施，新《中华人民共和国医师法》是国家对医务人员职业的重视，更是对医务人员工作的肯定，随着《中华人民共和国医师法》的出台、实施，医务人员职业特点中不利的一面逐渐被控制，随着社会对医务人员工作的重视理解，未来医务人员的工作环境会越来越好。

(姜素华)

第四节 我国的医学发展与社会保障系统

医学以整体的人为对象,既具有自然属性,又具有社会属性,同时还富有观念和情感。因此,医学的发展与进步除了与自身的科学、技术等因素有关外,还与当时的政治制度、经济发展等社会环境的因素密切相关。

一、我国医学发展的政治保障系统

1.坚持党的领导,始终把人民健康放在优先发展的战略地位

70多年来,我国卫生健康工作始终坚持发挥党总揽全局、协调各方的领导核心作用,把方向、谋大局、定政策、促改革,始终坚持政府主导,不断落实领导责任、保障责任、管理责任和监督责任,为卫生健康改革发展提供了根本保证。

2.坚持与时俱进,始终以正确的卫生健康工作方针为指导

70多年来,针对不同时期人民健康需求和卫生健康发展突出问题,我们党提出了三次重大的卫生健康工作方针。新中国成立后,首次提出了"面向工农兵,预防为主,团结中西医,卫生工作和群众运动相结合"的卫生工作方针,成功应对了传染病的挑战,迅速改善了人民健康水平。1996年召开的全国卫生工作大会根据新的形势与任务,提出了"以农村为重点,预防为主,中西医并重,依靠科技与教育,动员全社会参与,为人民健康服务,为社会主义现代化建设服务"的卫生工作方针,有力地推动了这一时期卫生事业的发展。2016年全国卫生与健康大会进一步确立了"以基层为重点,以改革创新为动力,预防为主,中西医并重,将健康融入所有政策,人民共建共享"的新时期工作方针,为新时期卫生健康工作提供了总遵循。

3.坚持预防为主,卫生工作与群众路线相结合

70多年来,我们始终坚定不移贯彻预防为主方针,防治结合、联防联控、群防群控,从源头预防和控制疾病,以较低成本取得较高健康绩效。我们始终坚持人民群众的主体地位,将社会主义制度的政治优势、组织优势、文化优势转化为一系列增进人民群众健康福祉的具体行动,推动将健康融入所有政策,走出了一条中国特色爱国卫生运动发展之路。2019年6月,国务院印发了《关于实施健康中国行动的意见》,国家成立了健康中国行动推进委员会并发布了《健康中国行动(2019—2030年)》,明确了未来十余年国家层面疾病预防和健康促进的行动纲领,把健康中国战略要求融入人民群众日常生产生活的方方面面,掀起一场针对慢性病和重点传染病的新时代群众性卫生健康革命热潮。

二、我国医学发展的制度保障系统

1.筑牢保障人民健康第一道防线

70多年来,我们成功控制或消除了一批威胁人民健康的重大疾病。1979年消灭了

天花,2000年实现了"无脊灰"目标,2006年后连续13年实现白喉无报告病例,麻疹、流行性乙型脑炎和流行性脑脊髓膜炎发病率降幅达99%,风疹发病较最高年份下降96%,百日咳下降95%,5岁以下儿童乙型肝炎病毒(HBV)感染率降至1%以下,摘掉了乙肝大国的帽子。国家免疫规划防治传染病的范围从7种扩大到15种,以乡(镇、街道)为单位适龄儿童国家免疫规划疫苗接种率达到90%以上,多数疫苗可预防传染病,发病率降至历史最低水平;艾滋病整体疫情控制在低流行水平,结核病控制指标提前实现联合国千年发展目标要求,血吸虫病疫情降至历史最低水平,疟疾防控实现了从1956年1万个人中有100人感染到2017年全年无本地疟疾感染病例报告的重大突破;碘缺乏病已经基本消除,大骨节病、克山病和氟中毒等病区不断缩小,受危害人口逐步下降,发病病人显著减少;建成了全球最大的法定传染病疫情和突发公共卫生事件网络直报系统,公共卫生事件应急能力不断增强;大力推进实施癌症、脑卒中、心血管疾病等重大慢性病早期筛查和早诊早治项目,全面实施35岁以上人群首诊测血压,2018年底全国高血压和糖尿病病人健康管理人数分别超过1亿人和3 200万人。

2. 构建起世界上最大的基本医疗保障网

70多年来,一张世界规模最大、惠及超过13亿人的基本医疗保障网已全面建立,群众告别了"小病拖、大病扛"的状况。党的十八大以来,城乡居民基本医保人均财政补助标准由2012年的240元提高到2019年的520元,医保药品目录新增药品339个(增幅约15%)。将17种临床必需的抗癌药纳入医保目录乙类范围,平均降价达到56.7%;大病保险制度实现全覆盖,2018年大病病人合规医疗费用报销比例在基本医保基础上平均提高12个百分点,重特大疾病医疗救助、疾病应急救助全面建立;2017年贫困人口医疗费用个人自付比例平均为16%,部分省份下降到10%以内,为如期完成脱贫攻坚任务提供了有力保障。

3. 不断健全医疗卫生服务体系

我国优质高效的医疗卫生服务体系正在建立。建国初期,我国每千人口医疗卫生机构床位数仅有0.27张(1952)、每千人口执业(助理)医生数仅有0.67人(1950),到2018年已经分别增长到6.03张和2.59人。近90%的居民15 min内能够到达最近的医疗点,居民看病就医方便度大幅提高,服务利用持续增加。2018年,全国医疗卫生机构门诊量达83.1亿人次,住院量达到25 453万人次。同时,服务流程不断优化、服务质量不断提升。国际权威期刊《柳叶刀》显示,自1990年到2015年的25年间,在全球195个国家和地区中,我国是医疗服务质量和可及性排名进步幅度最大的3个国家之一,2017年这一排名从2016年的第61位进一步提高到第48位。

三、我国医学发展的物质技术支持系统

1. 社会生产劳动是医学发展的源泉和基础

社会生产是社会经济的基础,也是人类赖以存在和发展的物质基础,是决定一切社会活动的最基本的实践活动,同时也是医学产生和发展的重要条件。医学起源于社会生产活动过程,人们正是在社会生产活动中逐步总结医疗经验,积累医疗知识,形成了系统

的医学知识。而后由于社会生产的不断发展，社会分工的出现，一部分人才得以从农业生产中分化出来，专门从事医学知识的搜集整理，进行医疗研究与临床实践。第一，社会经济的发展为科学技术提出研究课题，对科学技术的发展起导向作用。这些课题的研究成果，有一部分可以移植于医学领域，经过改造成为医学科学技术的组成部分。例如19世纪下半叶，由于法国畜牧业、酿酒业的迫切需要，促使巴斯德进行了大量的微生物研究，为医学微生物学做出了开创性的贡献，其防腐原理经过改造成了外科学的无菌技术。第二，直接为医学科学技术提出研究课题，使医学开创了新的学科。例如生产发展中对环境的污染直接促使环境医学的诞生。再如生产的发展创造出许多人工自然系统、人工自然环境。随着飞行器的发展，出现了航空医学；随着宇航器的发展，出现了航天医学；随着潜水器的发展，出现了潜水医学。第三，生产的发展为医学科学技术的研究提供了日益精密的仪器设备，如电子显微镜、X射线、CT、核磁共振仪等。第四，社会化大生产促使经济活动领域不断扩大，为医学研究提出了新的课题，促进了环境医学、劳动保护、营养卫生、妇幼卫生等新学科的诞生。20世纪以来，随着工业、农业、交通运输业的现代化，环境的污染日益恶化，生态平衡遭到破坏，出现了危害健康的公害病、城市病等。伴随着经济的发展，人们生活方式、工作方式的改变，致使疾病谱和死亡谱发生了重大变化，从而使人们对医疗卫生保健的需求在质和量上都发生了深刻的变化，推动医学研究向更广阔的领域进军。

2. 科学发现为医学提供理论依据

生命科学是医学科学的基础之一，生命科学的发展又离不开其他自然科学的发展。现代分子生物学的成就又一次证明，没有物理学的成就，不采用物理学、生物化学的技术和方法，就不会揭开遗传物质的秘密。没有分子生物学技术的突破也就没有现代遗传学，当然也就不会有它日益广泛的应用。医学的发展有赖于人们对人体结构功能及其机制的正确认识，这些认识常常建立在自然科学研究成果的基础之上。20世纪，现代科学技术的发展及应用使医学走向现代化，特别是生物学的重大进展，促进了医学水平的大幅度提高，其中贡献最大的要数分子生物学。分子生物学的兴起很快就影响并渗透到医学的各学科领域，于是出现了分子遗传学、分子细胞学、分子药理学和分子免疫学等新兴学科。

3. 实验技术装备的发展促进了医疗技术革命

近代实验医学的兴起和发展，就是依靠机器大工业为医学科学提供的显微镜、温度计、水银血压计、脉搏计等科学仪器。现代医学能够向人体的微观层次拓展，主要由现代社会生产的半自动化、自动化技术水平的提高和经济的发展，为现代医学研究提供了高度精密的实验技术装备。如果没有电子显微镜及其一系列辅助技术，就没有现代的形态学研究，就无法了解超微结构；没有X射线衍射技术，就无法探测DNA双螺旋结构的奥秘。实验技术装备是物质形态的科学劳动资料，也是医学活动的特殊劳动工具。实验技术装备水平决定着医学科技发展的水平，是衡量一个单位、一个地区、一个国家医学科技水平的重要指示器。现代科学技术应用于医学领域往往会引起医学革命，如20世纪70年代以后出现的B型超声波、X射线、CT、核磁共振等现代科学技术，使临床诊断及治疗技术得到提高。激光、光导纤维及其他新能源、新材料的出现,则为医学提供了更多更新的设备,使人们能更清晰地观察正常和异常情况下人体生理的动态变化,从而使许多疾病的早期发现、早期诊断成为可能。现代计算机技术和生物工程技术为现代医学技术水平的提高提供了有力支持。20 世纪 80 年代末 90 年代初逐步发展起来的纳米技术,通过纳米生物材料促进临床诊断和治疗技术的深刻变革,纳米生物器件也将开创医疗器械的新时代。

四、我国医学发展的财力保障系统

由于当代大科学、高新技术的兴起,医学研究已成为一项耗资巨大的社会事业,没有强大的财力支持,医学科学和医学技术的发展是不可想象的。医学科学研究与开发产出的多少,直接取决于社会对医学的资金、设备、人才、情报等各种投入。投入越多,产出也就越多,医学发展就越快。而这各种投入,归根结底是社会财力的投入。医学科学研究的规模越来越大、时间越来越长、耗资越来越多,对实验技术装备的要求越来越高,投资也越来越大。例如"人类基因组计划"最初就计划耗资 30 亿美元,如此巨额的投资,单靠一个或几个单位、几个部门的投资是难以支撑的,需要调动社会各方面的力量乃至几个国家的财力支持才能办得到。当今医学科学技术的发展速度、规模和水平,越来越依赖于社会财力的支持。

医学的财力支持系统主要指医疗卫生筹资制度,也称为医疗卫生保健制度,是一个国家筹集和分配、管理、使用卫生保健福利基金,为个人和集体提供防病治病等卫生保健服务的一项制度。医疗卫生筹资包括政府卫生筹资、社会卫生筹资和个人卫生筹资。政府卫生筹资通过以下 7 个方面的指标体现出来:卫生事业费、中医事业费、计划生育事业费、高等医学教育经费、医学科研经费、卫生行政管理费、政府其他部门卫生支出。社会卫生筹资主要是指来自于政府预算外的社会各界投入到卫生事业的资金,体现了社会各界对卫生事业的投入和重视程度。个人卫生筹资,是指居民个人用于医疗卫生和医疗保险的各项费用。

五、我国医学发展的人才保障系统

医学科学技术的发展,在很大程度上依赖于教育。医学科学和医学技术及医疗卫生事业的发展离不开医学卫生技术人才。医学的人才支持系统主要是指医学教育体系。医学教育体系的形成和发展推动着医学的进步。医学教育体系的逐渐完善,使得医学人才的培养更加系统化、规范化、专业化,改变了医学知识的单纯积累和传承的局面,使医学经验得以综合、分化并逐步理论化。医学教育机构的出现和发展满足了社会需要,造就了大批医学人才,为医学的发展贮备了大量的后备力量。

在现代社会,医学教育是医学卫生技术人才的生产基地,也是医学卫生技术人才再提高的重要孵化基地,可以为医学科学技术提供高素质的劳动者。高等医学院校中的一部分人,既是教师又是医学科学研究人员,医学教育的发展也可以直接促进医学科学技术的发展。我国医疗卫生事业现代化建设的质量和发展后劲,取决于医务人员的数量和素质,而医务人员的成长则取决于医学教育的数量和质量。没有足够数量和高水平的医务人员,现代化的医疗卫生事业就难以建立,医学科学技术的现代化也就难以实现。为适应我国医疗卫生事业和医学科技现代化的需要,适应世界新技术革命的发展,要求医学教育培养的人才必须具有更大的适应性,才能在各级医疗卫生工作岗位上进行开拓性的工作。经过 70 多年的艰苦努力,我国的医学教育有了很大的发展,建立起了完整的医学教育体系,培养了大批医疗卫生专业技术人才。但由于我国原有医疗卫生基础薄弱、人口增长迅速,现有的医疗卫生技术人才无论在数量上还是在质量上,都还难以满足人民群众日益增长的医疗卫生服务需求,也难以满足医学科技加速发展的要求,同发达国家相比还有很大的差距。必须以提高医学教育质量和培养高素质人才为核心,大力推进医学教育的改革和发展,培养适应 21 世纪需要的高素质人才。

（姜素华）

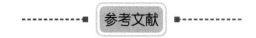

参考文献

[1]杨秀敏,刘青昀,王卫欣.牢记党员义务,履行医生职责[J].区域治理,2017,3(3)52.

[2]袁英红.医者仁心不会过时[J].中国医学人文,2021,7(3):70.

[3]褚宏蕊.科学精神与人文精神[J].中国科技信息,2008,3(12):202-207.

[4]胡振宇.论医学教育中医学科学精神与人文精神培养之统一[J].医学与哲学(人文社会医学版),2008,29(7):22-24.

[5]赵玮,于淼,赵玥.现代医学科学精神和人文精神统一的思考[J].医学社会学与社会医学,2007,20(6):1-3.

[6]汪幼琴.实现医学教育中科学精神与人文精神的结合[J].医学与哲学,2001,22(8):57-59.

[7]李冬阳.当前医疗环境下医生职业特点分析[J].佳木斯职业学院学报,2018,6(1):400.

[8]王小莲,冯罡.当前我国医生职业的特点对医学生教育的启示[J].教育教学论坛,2015,4(32):194-195.

[9]李静,盛方方.医患关系视角下医务人员职业倦怠现状及对策[J].人才资源开发,2016,6(6):24.

[10]王亚峰,田庆丰,罗艳艳.医学人文学导论[M].郑州:郑州大学出版社,2008.

[11]傅卫,张植晟,王秀峰,等.新中国 70 年卫生改革发展的道路与展望[J].中国卫生政策研究,2019,12(9):1-4.

[12]权循珍,夏北海,胡志.农村初级卫生保健回顾与展望[J].中国农村卫生事业管理,2001,21(1):57-64.

第十八章

医学发展与保健

纵观历史,人类与疾病的斗争从未停歇过。除去直面病魔的临床医学外,贯穿于生活方方面面的医疗保健也是人们抵御未知疾病的重要手段。在个体层面,古已有之的药膳、食疗学及近现代的营养学都是人们进行疾病预防与身心保健的智慧结晶;在国家层面,自新中国成立以来,各类城镇及农村医疗保健制度的制定与实施是我国人民健康水平的重要保障;在社会层面,全科医生、家庭医生等保健模式与临床诊疗模式的有机结合,极大地提高了我国人民的保健及卫生水平。本章将从药膳食疗与现代营养学保健、中国医疗保健历史沿革社区医疗保健与全科医学等层面阐述我国医疗保健的发展和现状。

第一节　药膳、食疗与现代营养学保健

从远古时期,先民即有"药食同源"的朴素认知,形成了药膳和食疗学发展的起源。中医药膳是指具有保健、防病、治病等作用的特殊膳食。中医药膳学作为中医药学的一门分支学科,主要研究中医药膳起源、发展、理论、应用及开发。药膳学作为中医学的重要组成部分,与中医药共同起源,发展历程与中医学发展不可分割,可概括为起源、理论形成、发展和现代学科四个阶段。

食物疗法,又称食疗,通常认为是利用普通食材或少量具有药理作用的食物直接或间接用于疾病的预防或辅助治疗。在我国,食疗与中医药膳的概念具有重叠。狭义的食疗与药膳中菜肴的概念类似,而现代医学广义的食疗理论则不仅包含了中医药膳的概念,还包含着众多基于现代生物医学研究的营养学基础理论。

一、药膳学发展史

远古时期,先民开始有"药食同源"的认知,形成药膳发展的起源。先秦时期的《黄帝内经》、两汉时期的《神农本草经》等著作不仅是中医理论的奠基之作,也标志着药膳相关理论的基本形成。近年来,在中国传统药膳的基础上,结合现代烹饪技术和食品科学理念,以及食品卫生学的大量临床经验,中医药膳学逐渐成为独具特色的学科。

(一)远古时期的药食同源

药膳,起源于远古时期"药食同源"的认知。早在原始社会,人类在与自然和疾病的生存斗争中,积累了宝贵的生存经验,从实践中认识到动、植物既可作为食物,又具有某

些治病效用。"茹毛饮血"和"神农尝百草"传说等被认为是最早的"药食同源"实践。燧人氏发明钻木取火,人类从生食的阶段正式迈入熟食阶段;新石器时代出现了陶瓷工艺,为药膳烹饪制作奠定了重要基础。

(二)初具雏形(先秦两汉)

在早期,先秦时期饮食文化承袭远古时期"药食同源"的思想。《周礼》强调"以五味、五谷、五药养其病",是最早对药食合用、养生治病的记载。

《黄帝内经》作为我国最早出现的医书,奠定了中医药学的理论根基,深刻影响了此后近 2 000 年的中医药治疗保健理论,也标志着中医药膳理论体系的初步形成。它创立了食物五味及其与人体五脏相关性理论,提出了药食配制的原则与禁忌,为药膳学的发展奠定了理论基础。《黄帝内经》列方 13 帖,内服方 10 帖,属药膳方 6 帖。《黄帝内经》时期,不仅初步形成了中医理论体系,也同时初步形成了药膳学的理论,并且已经开始运用药膳养生治病实践。

我国现存最早的药物学著作《神农本草经》记载了很多既是药物,又是食物的物种,如薏苡仁、大枣、芝麻、葡萄等,为后世药膳选料奠定了重要的药性理论基础。据《汉书·艺文志》记载,此时还有《神农食经》等著作问世,且当时已盛行"食治"。故而,秦汉时期,《黄帝内经》《神农本草经》等著作的问世,在奠基了中医基础理论的同时,也确立了药膳学的基本理论,"食治"药食合用的习俗已经形成。

(三)发展成熟(晋朝至清朝)

晋朝至清朝时期,药膳学得到大力发展。在唐朝时期,药膳学即初步成熟,随后的朝代社会的经济发展和官方力量的支持促进了理论成熟。中医药膳理论和应用倾向从之前的药食相合以治病,转向防病防疫、保健养生长寿的角度。

唐朝时期,药膳学已形成了专科。孙思邈所著的《千金要方》中首设"食治"专篇,收载食物约 150 种,整理了当时"食治"的许多经验方药与食品,如书中应用动物肝脏治疗雀盲症等一直沿用至今,书里主张"若能用食平疴,释情遣疾者,可谓良工;长年饵老之奇法,极养生之术也",强调了治病以"食治"为首和"食养"延年的重要性。

宋代,首次出现由官方设立的药局,配制协定处方,施舍救济贫民与灾民。明朝李时珍的药学巨作《本草纲目》,所记载谷、菜、果、鳞、介、禽、兽等食物,多达 500 余种。书中首次记载了自宋元之后传入中国的谷菜食品,丰富了药膳的原料和药膳方。

清代时药膳的普及和应用达到鼎盛,许多重视日常饮食和养生的著作问世,如王孟英的《随息居饮食谱》、袁枚的《随园食单》等,药膳学的内涵得到拓展,理论更加成熟。

(四)现代中医药膳学

新中国成立后,国家对中医和药膳学的发展提供了政策支持,中医药膳学的研究和应用推广有了全新的发展。理论研究方面,中医药膳学逐步与现代相关学科(如现代营养学、药物学、食品学、生命科学等)相结合,利用现代生命科学技术手段,深入研究药膳中药物与食物的成分、效能机制等,在中西医结合的药膳研究方面取得了丰硕的成果。在应用方面,随着国家经济水平的快速提升,国民对保健养生防病的需求迅速增强。中医药膳,被广泛用来养生健体,防病治病。许多针对高血压、冠心病、糖尿病、风湿性疾病

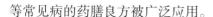

等常见病的药膳良方被广泛应用。

总之,药膳学作为中医学的分支,与中医同起源,共发展。从"药食同源"到防疫防病、养生健体、延年益寿,药膳学理论和应用得到了长足进步,并成为独立学科——现代中医药膳学,未来也将在我国卫生事业中发挥重要作用。

二、食疗与现代营养学

(一)食疗的医学本质

自然界丰富多样的食材经过不同的烹饪手段而产生复杂的化学反应,成为人体易吸收的营养物质。食疗的发展及应用依赖于对食材营养成分的深入分析和应用经验的积累。有效的食疗方案设计可以在疾病的预防、亚健康状态的调整及慢性病的控制方面起到四两拨千斤之效,又因其操作难度低、副作用小、病人接受程度高等特点,食疗正在受到临床医学、预防医学及公共卫生的重视。

(二)现代营养学食疗

1. 西方现代营养学与食疗的发展

西方现代营养学的发展奠基于 18 世纪中叶,由拉瓦锡提出的氧化学说成了化学、生物学发展的基石理论,其后逐渐发现并分离的糖、脂肪、蛋白质三大营养素成了现代营养学研究的核心。自 1912 年以来,维生素的相继发现为世界范围内以经验医学为基础的食疗"土方"提供了有效的生物医学理论支撑。维生素仅是生命活动所必需的有机小分子,但相关研究对普通百姓的饮食选择却产生了重要而深远的指导意义。

2. 我国现代营养学与食疗的发展

我国营养学研究的建立始于 20 世纪初期,1927 年《中国生理学杂志》创刊,收录大量营养学相关研究文献,1939 年中华医学会参照国际联盟建议提出我国历史上第一个营养素供给量建议,受到时代环境及经济条件的限制而未引起广泛关注。中华人民共和国成立后,国家采取了对主要粮食统购统销和价格补贴的措施,各级医学院校也开设了营养卫生课程。1958 年开展了我国历史上第一个全国性营养调查,与其后的 3 次全国性营养调查共同为《中国居民膳食指南》的编写提供了重要依据。我国营养学的发展与千百年来积攒的中医药膳学宝贵经验相辅相成,对指导国民饮食健康起到了重要作用。

3. 现代营养学食疗理论

现代食疗理论中,膳食营养学和临床营养学分支的发展依赖于化学及生物医学对生物大分子和营养元素的研究。自 19 世纪氨基酸的发现以来,对六大营养物质的深入研究推动了营养学的发展。临床营养学的部分相关理论及临床医学的慢性病控制方案也是食疗理论的重要组成部分,主要关注点包括营养缺乏病、多种代谢综合征的饮食控制以及其他系统疾病的营养代谢改变、营养治疗措施等。现代食疗理论可以分为以保健养生为导向的基本饮食策略、以特殊人群呵护为导向的特殊饮食设计以及疾病控制为导向的饮食注意事项。

总之,利用现代营养学理论对中医的经典药膳或食物的四性五味加以解释,并使用中医饮食宜忌、饮食有节、辨证施治的思想付诸营养学理论的实践;西方的营养学理论与我国传统药膳理论的众多思想正在逐渐相互融合、相辅相成,形成了具有中国特色的营养学食疗体系,食疗也正在成为现代临床医学实践不可或缺的重要组成部分。

（吴 宁）

第二节 中国医疗保健历史沿革

人民健康是民族昌盛和国家富强的一个重要的标志。新中国成立 70 多年以来,党和政府高度重视医疗卫生事业,人均预期寿命从 35 岁提高到 77 岁,婴儿死亡率由 200‰下降到 6.1‰,孕产妇死亡率由 1 500/10 万下降到 18.3/10 万。对于我国这样的人口大国,为保障人民的健康,我国政府在不同时期制定了不同的医疗保健制度。

一、城镇保健制度

按城镇保健发展的价值导向、医疗服务的供给与监管等特点,可分为 3 个阶段。

(一)计划经济时期的低水平均等保健阶段(1949—1978)

这一阶段我国实行计划经济体制,坚持平等主义原则,政府致力于建立一个能够为所有居民提供基本卫生服务的卫生服务体系。这一阶段的卫生保健重点在于解决初期缺医少药、保健事业不成体系的混乱局面,政府通过多项方针,逐步完善了城镇的医疗保健制度,为全体城市居民和大部分农村居民提供了一定的医疗保障。至 20 世纪 70 年代末,我国 85% 以上的人口已经受到基本医疗保健的覆盖。这在国内经济落后、医疗卫生资源匮乏的新中国成立初期是十分可贵的。

此期城市卫生保健体系包括两种重要制度:公费医疗制度与劳动保险制度。公费医疗制度始于 1952 年,由国家财政预算拨款,受政府卫生部门管理。国家机关、事业单位的工作人员及退休人员等享受公费医疗,公费医疗支付一切治疗产生的费用,个体仅需要承担挂号费等少量费用。截止 1993 年底,全国共计约 2 900 万人享受公费医疗。劳保医疗制度自 1951 年开始实施,由企业福利基金提供资金,企业自行管理。企业职工及直系亲属、离退休人员均享受劳保医疗,劳保医疗涵盖费用与公费医疗基本一致,但家属只能免除一半的医疗费用。截至 1995 年,享受劳保医疗的职工约 1.14 亿人,占职工总数的76.5%。

当然,这一阶段的问题也显而易见。首先,国家、企业承担过多的医疗费用,个体层面的支出极少,传统计划经济体制的种种弊端在卫生保健体系上也同样显著,即政府负担重、效率低;其次,这一阶段的卫生保健轻质量、重数量,旨在覆盖广,但医疗服务水平较低,难以满足人民的健康需求。

(二)改革开放时期的社会化、市场化保健阶段(1979—2005)

改革开放直接引起整个社会的变革,原有的公费医疗、劳保医疗显然不能再适应社会主义市场经济的需要。经济改革破坏了公费医疗、劳保医疗的资金来源,因而自20世纪80年代中期开始,政府卫生支出比例开始出现大幅下降,社会保障支付比例也出现下降。至此,医疗改革已迫在眉睫。这次改革共经历了3个阶段。

第一阶段为1986—1993年,此阶段政府尚未厘清改革的具体方针,主要通过引入成本补偿方式鼓励节约成本,将医疗保障的资金来源分为国家、用人单位、个人3个部分,三者共担责任。这一阶段采取的改革措施并未真正改变公费医疗、劳保医疗的核心,未能解决其核心矛盾。因此,虽然此阶段采取了一些简单的改革措施,但公费医疗、劳保医疗的支出仍保持快速增长,财政危机日趋严重。

第二阶段为1994—1998年。国务院制定《关于职工医疗保险制度改革的意见》,并于1994年在江西省九江、江苏省镇江进行改革试点。这次改革延续了成本共担的理念,同时扩大风险共担的范围,进一步分散了风险。这次改革取消了不同单位、不同工种的差异,消除了公费医疗、劳保医疗的差异,扩大了保险的范围,真正创造了统一的社会保险体制,标志着医疗保障走向社会化。

第三阶段为1999—2005年,这一阶段保留了两江试点的主要内容,并进一步进行调整、细化。例如,新制度下,资金来源由雇主和雇员承担,退休员工不再需要缴费,雇主、雇员承担的比例也相对之前有所调整。

总体看来,政府在推行改革时,有两个主要任务:降低政府、企业的医疗财政负担,控制增长的医疗成本。经过3个阶段的改革后,第一个任务圆满实现,风险共担、成本共担的理念让政府、社会承担的份额大幅下降,个体从只需承担极小部分费用转为需要承担相当一部分费用。但是,第二个任务并未实现,从1989年到2003年,医疗保健成本上涨了12倍,而同期居民收入却只增长了约6倍。"看病难、看病贵"严重影响了居民的保健需求。2003年的SARS事件更是直指彼时薄弱的公共卫生体系。从福利型的公费、劳保医疗转向保险型的社会医疗之路,还需要进一步的改变。

（三）新医改时期的强化公益性阶段（2005年至今）

目前一般将1989—2005年进行的医疗改革称为"老医改",老医改过分注重医疗保健的市场化,强调利益至上,而医疗行业本身的公益性质被逐步淡化,严重妨碍了人民的健康。2005年,《对中国医疗卫生体制改革的评价和建议》（国务院发展研究中心报告）评价老医改"在总体上讲是不成功的"。在此之后,官方、学界对老医改的种种问题及产生问题的原因进行了诸多讨论,并将老医改的核心问题定为单纯依靠市场调节医疗,丧失了医疗的公益性。2006年9月,医改协调小组成立,标志着新一轮医改的启动,称为"新医改"。

2007年,中共在十七大报告中提出了中国特色卫生医疗体制的制度框架,它包括公共卫生服务体系、医疗服务体系、医疗保障体系和药品供应保障体系四大部分,并明确"人人享有基本医疗卫生服务""坚持公共医疗卫生的公益性质""强化政府责任和投入"等要求。可见,新医改从开始就直指老医改的种种问题。正式的医改方案则于2009年出台,包括建立上述的四大体系,完善八项机制,即管理、运行、投入、价格、监管、科技与人才体制机制、信息、法治建设,这一方案也被称作"四梁八柱"。目前,在"四梁八柱"的新医改方案指导下,政府正加快建立全民均等的基本医疗保健制度,强化医疗服务的公益性,渐进实现人人享有基本医疗卫生服务的大目标。

新医改下,中国城镇保健体系日趋完善,老医改产生的问题得到了较好的解决,但随着社会的发展,新的问题必然会出现。慢性病管理、开放生育,甚至突发的疫情,这些都会给我们的卫生保健体系带来新的挑战,但回顾历史,中国的医疗卫生如何从混乱、落后逐步拨乱反正、日趋完善,也必然能给我们带来无尽的启示。

二、农村医疗保障体系

从近代的"一片空白"到如今的"一村一室"(每个村至少有一所标准化村卫生室),我国农村医疗得到了稳定而积极的发展。截至 2020 年底,全国共有县级医院16 804所、县级妇幼保健机构1 887 所、县级疾病预防控制中心 2 025 所、县级卫生监督所1 770所,四类县级卫生机构共有卫生人员 336.4 万人。这样的成果并非一蹴而就,回顾历史,我国农村卫生事业的发展大致可分为 3 个阶段。

(一)新中国成立初期(1949—1978)

这一阶段,我国设立了自上而下的农村医疗卫生机构,由县到区、乡再到行政村、自然村。20 世纪 50 年代初期,政府首先设置县、区医疗卫生机构,医务人员上山下乡,开展巡回医疗。20 世纪 50 年代中期,随着农业合作化的发展,农业社社员和农村卫生人员共同集资建立了农业社保健站,提出"农村卫生工作网"的概念。1965 年初步形成了以集体经济为依托的农村初级医疗卫生保健网,确定了所有制形式、筹资方式、经营方式和医疗费减免方式。公社卫生院兼有提供基本医疗服务和初级卫生保健技术指导及乡村卫生行政管理的功能,成为三级预防保健网的枢纽,有效控制了当时肆虐的多种传染病。

20 世纪 60 年代后期,我国短期速成培训了一大批"赤脚医生",向农民提供初级卫生保健服务。到1978 年,全国有"赤脚医生"477 万人,卫生员 167 万人,合作医疗覆盖率达90%以上。新中国成立初期,中国人民的健康指标属于世界上最低水平的国别组,而到20 世纪 70 年代末,中国已成为当时世界上拥有最全面医疗保障体系的国家之一,约85%的人口享有基本医疗保健,世界卫生组织对中国农村卫生事业所取得的不凡成就给予极高评价。

(二)改革开放后削弱的农村医疗保障(1979—2002)

1979 年改革开放后,农村经济体制改革使村级(大队)卫生组织失去了"集体经济"依托,村(大队)卫生室改变了所有制形式、经营方式和服务方向。合作医疗纷纷解体,城乡卫生资源的配置差距再次拉大。由于农村合作医疗解体,而政府对农村卫生事业投入不多,农村居民的医疗费用主要由个人负担。这种情况下,农村各级卫生机构不得不"自力更生"。在缺乏其他资金支持情况下,这些村级诊所只能依靠农民的医疗费维持生存。中国农村贫困地区卫生保健筹资与组织课题组于 1998 年的调查显示,村级机构的筹资渠道中,政府资金占 3.54%,集体经济资金占 14.44%,而业务收入占82.02%。接近70%的乡镇医院出现亏损或接近亏损,乡镇医院的业务收入以卖药为主,药品收入占收入的比重平均为 65.7%。

（三）新型农村合作医疗制度（2002—2016）

面对农村卫生事业的严峻考验，党中央、国务院已深刻认识到农村医疗卫生保健事业发展的重要性，把解决农民"看病难"问题作为解决"三农"问题的重要一环来抓。

2003 年 1 月，国务院办公厅转发了卫生部、财政部、农业部《关于建立新型农村合作医疗制度的意见》，对进一步加强和发展农村卫生事业提出具体措施。新型农村合作医疗制度（简称新农合）是由政府组织、引导、支持，农民自愿参加，个人、集体和政府多方筹资，以大病统筹为主的农民医疗互助共济制度。新农合区别于旧合作医疗制度，有以下特点：①新农合由政府组织，自上而下逐步推开，而旧合作医疗则主要依靠基层组织；②新农合主要依靠政府筹资；③新农合以大病统筹为主，以"防大病"为主要目标；④新农合提高了统筹的层次，要求实行县级统筹，而旧合作医疗则实行乡镇或村级统筹，抗风险能力差；⑤新农合遵循农民自愿参加的原则。到 2010 年，我国实现了在全国建立基本覆盖农村居民的新农合目标，减轻农民因疾病带来的经济负担，提高了农民的健康水平。

新农合制度以外，国家政府还大力推动卫生人才队伍的建设。2009 年 3 月，中共中央国务院发布《关于深化医药卫生体制改革的意见》，推出一系列针对农村卫生人才的激励政策，使得全科医生和护士的数量不断增加，其学历、职称和技术服务水平也得到大幅提高。

2016 年 1 月，国家出台《国务院关于整合城乡居民基本医疗保险制度的意见》，把新型农村合作医疗和城镇居民基本医疗保险整合为城乡居民基本医疗保险。如今农村卫生事业的巨大成就主要得益于我党对农村医疗卫生保健事业发展的重要认识，从不断改革中吸取教训、积累经验，将发展农村医疗卫生事业作为重中之重，逐步解决农民"看病难""因病致贫""因病返贫"等诸多问题。

（吴　宁）

第三节　社区医疗保健与全科医学

全科医学是面向社区与家庭，整合临床医学、康复医学、预防医学以及人文社会学科相关内容的一门综合性医学学科。全科医学被世界卫生组织称为"最经济""最适宜"的医疗卫生保健服务模式，是以人为中心，以维护和促进健康为目标，向个人、家庭与全社会提供连续、综合的基本卫生服务的新型医学学科。

如果用一个词来理解全科医学和提供这项服务的全科医生所扮演的角色和发挥的功能，那么"守门人"是最合适和准确的。作为分级诊疗中最基层的一环，全科医学直接面对社区和乡镇的各种医疗需求：落实以预防为主的卫生工作方针，定期对签约居民进行健康筛查，积极进行机会性预防；分诊病人，解决常见健康问题，并引导需向上就诊的病人到合适的专科就诊；对居民进行卫生教育，对常见疾病、预防措施进行科普和宣传。可以说，全科医学就是架设在民众与疾病之间的第一道防线。需要注意的一点是，全科医疗是一种基层医疗实践活动，但并不代表它是一种低水平医疗。相反，它能更加高效地解决基础和常见疾病,缓解大医院"看病难"的问题,促进分级诊疗制度的建立,同时帮助解决老龄化社会带来的老年人口保健医护照顾问题。

一、全科医学发展历史和现状

全科医学诞生于20世纪60年代,最初主要在西方国家建立和流行,直到80年代后期全科医学的概念才引进中国大陆。1989年北京召开了第一届国际全科医学学术会议,同年在首都医科大学成立了首家全科医生培训中心。1933年,第二届学术会议召开,并成立了中华医学会全科医学分会,至此全科医学作为一个临床学科才正式在中国建立。1997年《中共中央、国务院关于卫生改革与发展的决定》中做出"加快发展全科医学,培养全科医生"的重要决策。2000年卫生部颁发了《关于发展全科医学教育的意见》等文件,使全科医学教育工作开始进入规范化发展阶段,同时提出了我国全科医学教育的目标:建立起具有中国特色的、适应卫生事业改革与发展需要的全科医学教育体系,培养一大批能满足人民群众基本卫生保健需求的全科医学人才。2011年国务院发布《关于建立全科医生制度的指导意见》,提出要初步建立充满生机和活力的全科医生制度,基本形成统一规范的全科医生培养模式和"首诊在基层"的服务模式。这一系列配套文件,进一步改善了全科医学发展的环境,使我国全科医学的发展逐渐成熟并进入一个新时期:制度化、规范化。

我国全科医生的群体在近些年不断壮大,从2012年到2019年,全科医生数量增长了25.53万人,增长了3.3倍,注册为全科医学的人也增长了17.34万人,年增速为28.10%;且2017—2019年增长的速度要远高于2012—2016年这5年的增速,说明全科医学发展的速度也越来越快。执业全科医生占执业医生的比例也越来越大。全科医生主要分布在社区卫生服务机构和乡镇卫生院,分别占全部的28.44%和44.28%,而医院的全科医生数量和占比是最少的。从地域分布上来看,东部省份每万人口全科医生数量较多,而贵州、云南等中西部省份每万人口全科医生较少,少于2人。

虽然全科医学在我国高速发展,但仍然面临很多不足。我国合格全科医生总数不到临床医生总数的15%,而美国和英国全科医生占医生总数的34%和50%以上,这可能也是导致我国看病拥堵、看病难的一个原因。我国全科医疗资源分布不均匀,如前所述,上海、江苏和浙江每万人口拥有超过3名全科医生,而江西、陕西每万人口仅拥有1.44、1.37名全科医生。全科医学教育还缺乏系统性,缺乏完善的课程体系,大部分全科医生培训基地,师资中有超过一半以上都没有接受过全科医学训练,常常是由预防医学或者保健科的带教医生来承担全科的教学任务。社会对全科医学的认识不到位,接受度不高,大部分居民深受专科化发展的影响,普遍认为越综合、大型的医院越好,对社区医疗服务水平和全科医生缺乏信任。这些问题都是一个新学科在发展中会面临的,需要政府投入更多的支持来提高全科医生的待遇和地位,吸引更多的人才从事全科医学,从而保障全科医生的数量和减少地区发展的不均衡;需要更多的规范文件和标准来使学科更加完善、成体系;还需要加大对全科医学和社区医疗的宣传力度,让全科医学真正走进居民生活中。

二、国外全科医学教育与全科医生制度

在大量医疗卫生服务实践中,如何平衡医疗卫生投入与维护人民健康产出是世界各国共同面临的难题。大量研究与实践表明,以家庭医学和健康管理为主要内容的社区卫生服务可在将目标管理人群粗略划分的基础之上,充分发挥全科医生的优势,实现社区资源和技术的合理调配,提升区域卫生资源使用的效率,是实现个体化卫生保健的可行之策。以下以英德澳美四国为例概述国外全科医学教育及其对应全科医生制度。

英国自 1948 年《国家卫生服务法》实施以来,建立了国家卫生服务制度(national health service,NHS),其标志性特点是根据病人实际需求提供免费医疗。社区卫生服务作为 NHS 的基础,由和政府签订合同的全科医生承担着与居民生活相关的各种初级卫生保健工作。NHS 规定,每一位居民都应由一位特定全科医生管理其医疗保健相关事项,并提供如预防、初级医疗保健、慢性病管理、体检、转诊到 NHS 医院就医等各项医疗卫生服务。全科医生作为医疗系统的基石,基本可解决病人 90% 以上的健康问题,而医院则负责全科医生无法或没有条件处理的疑难杂症,从而缓解医疗系统整体的压力。每位全科医生管理居民数目平均在 1 800 ~ 2 000,上限为 3 000 人,其收入与注册人数、工龄和工作量直接相关。其工作形式即可单独提供医疗卫生服务,也可多人合作提供。

德国全科医生的作用也主要集中在为基层提供初级医疗保健服务。根据德国医生总会截至 2010 年底的统计,德国的全科医生总数为 43 103 人,在医生总数中占比为 12.92%。其中约 87.15% 的全科医生在私人诊所工作,而只有约 5.39% 的全科医生在医院工作。根据德国的医学教育体系要求,正式成为医生前须完整接受 6 ~ 7 年大学医学教育,毕业后参加医生执照考试,通过者需进一步接受为期 5 ~ 6 年的专科住院临床培训并通过相应考试。德国全科医学也属于独立的医学专科。与英国类似,德国的全科医生主要负责各项初级医疗保健服务,包括健康管理、常见病诊断与基本治疗、慢性病管理、理疗、心理疾病预防诊断与干预、急救与临终关怀等。获得专科医生资格的全科医生既可以选择在医院作为住院医生,也可独自承包诊所。在面对无法处理的病人时,全科医生需及时将病人转诊至对应专科诊所或医院接受救治,对不及时转诊为病人造成的损伤,全科医生要承担相应法律责任。但与英国不同,德国病人在看病时不必遵循先全科诊所后专科诊所的顺序,这间接导致了全科医生与其他专科医生之间的竞争。

澳大利亚的全科医生与英国更为类似。澳大利亚每十万人口有 105 名医生,而其中约 70% 是全科医生。澳大利亚的全科医生也主要作为私人医生存在,通常由几人组成一个诊所为社区卫生提供初级医疗卫生保健。全科医生的主要职责包括基本医疗、咨询和转诊。与英国情况类似,在澳大利亚就诊的病人也需要全科医生签名的转诊信才能接受二三级医院的医疗服务,急诊除外。在澳大利亚,全科医生的收入由国家医疗保险方案提供,来源于财政税收。澳大利亚政府为鼓励全科医生在农村服务采取了若干激励政策,包括安置补助、培训补助、偏远地区补助等。医学生毕业后必须参加为期 3 或 4 年的全科医学培训,通过国家统一考试才能取得相应医生执业资格。而已取得执业资格的全科医生也需要按照年为周期接受继续医学教育,每 3 年考核和评估一次。

美国的全科医生提供的医疗服务范围较以上三者要窄,主要包括初级医疗卫生保

健、预防和监测等,对其他公共卫生服务涉及甚少。而与德国相类似的是,美国全科医生也直接与其他专科医生相互竞争,但同样遇到疑难杂症也需通过转诊方式与其他专科医生相互合作。美国医疗体系以建立在自愿基础上的私立医疗保险项目为主导,全科医生在为基层提供医疗服务的角色较弱。

三、全科医学未来的发展

(一)建立健全全科医学人才培养体系

分析各国全科医生教育体系不难发现,高质量全科医生人才是提供可靠、专业化初级卫生保健医疗服务的重要支柱。但长期以来全科医学在我国受重视程度低,政府应考虑将全科医学教育作为专科医学教育的一部分来考量,除了大学医学教育,还应涵盖类似继续教育、周期性职业考核等资质评估方式。并鼓励高学历人才回流社区、基层提供相应医疗服务。

(二)完善社区医疗卫生募资统筹框架

对全科医疗应提供足够的资金保证,除政府拨款和自费,推进以医疗保险为代表的筹资方式作为资金补充手段,协调社会医疗保险与商业医疗保险的使用比例,同时兼顾公平与效率。在医疗服务市场内引入一定的竞争机制,坚持政府主导与市场调节相结合。完善全科医疗支付手段,使得病人能以最优方式获得所需的医疗卫生服务。

(三)探索构建科学有效医疗管理政策

政府作为政策制定者,应全面规划、构建科学有效的管理政策。尽管我国的医疗卫生服务以公益性为主,但在保障病人多快好省获得医疗服务的同时,也应兼顾服务提供者的相关利益,从而调动医生作为提供专业性服务的积极性。全面协调、配置各阶层医疗资源配置,并引导、提升大众医疗健康管理相关素质。在指定政策时,广泛收集并吸收专业学术团体的意见、并进行科学论证,以期实现政策效果的最优化,同时减小政策实施阻力。

(吴 宁)

---------- 参考文献 ----------

[1]谢梦洲,朱天民.中医药膳学[M].2版.北京:中国中医药出版社,2013.

[2]调蓓,易薇.中医药膳学教学方法改革的探索与实践[J].南宁:中国中医药现代远程技术,2014,6(2):12-16.

[3]华碧春.论中医药膳的安全与合理应用[J].光明中医,2009,6(2):26-28.

[4]陈静.中医药膳学[M].北京:中国中医药出版社,2006.

[5]谭兴贵.中医药膳学[M].北京:中国中医药出版社,2004.

[6]沈庆法.中医食疗学[M].上海:上海科学技术文献出版社,2000.

［7］孙长灏.营养学发展的历史回顾及展望［J］.中华预防医学杂志,2003,37(5):323-324.

［8］杨楠,封亮,贾晓斌.组分结构理论指导下创新中药制剂的拓展与外延［J］.中国中药杂志,2016,41(1):144-149.

［9］夏敬.我国城乡基本医疗卫生服务均等化研究［D］.哈尔滨:东北财经大学,2019.

［10］侯进,蔡利强.基于问题导向的农村医疗卫生服务可及性改革措施和成效［J］.中国初级卫生保健,2019,33(10):1-3.

［11］邵国梁.乡村医疗发展现状主要问题分析及建议［J］.青春岁月,2017,6(15):486-486.

［12］张德元.中国农村医疗卫生事业发展历程回顾与分析［J］.湖南科技学院学报,2005,6(9):96-101.

［13］李卫平,石光,赵琨.我国农村卫生保健的历史、现状与问题［J］.管理世界,2003,5(4):33-43.

［14］葛运运,徐静,周亚夫,等.我国全科医学发展历史与现状分析［J］.中国全科医学,2013,16(25):2201-2203.

［15］吕宁宁,武宁.我国全科医生队伍发展现状与建议［J］.中国医疗管理科学,2021,11(6):29-32.

［16］武宁,程明羕,闫丽娜等.中国全科医生培养发展报告(2018)［J］.中国全科医学,2018,21(10):1135-1142.

［17］张颖,李永辉.国外全科医生的特点及启迪［J］.中华医院管理杂志,2005,21(3):3.

［18］黄存瑞,叶文彬,李国鸿.英国社区卫生服务制度及启示［J］.国外医学:卫生经济分册,2004,21(4):5.

［19］戴莎白,黄晓光.德国全科医生的教育和就业情况及现存问题［J］.中国全科医学,2013,16(30):3.

［20］张俊权,裴丽昆.澳大利亚全科医生培养模式对中国的启示［J］.中国全科医学,2005,8(17):3.

［21］余红星,冯友梅,付旻,等.医疗机构分工协作的国际经验及启示:基于英国,德国,新加坡和美国的分析［J］.中国卫生政策研究,2014,7(6):6.

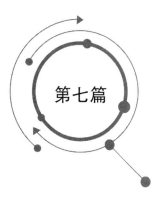

第七篇

医学与社会的展演

第十九章
医学精神和医学思想

第一节　社会医学

社会医学又称社会卫生学、公共卫生学,是从社会学的角度出发,研究医学和卫生问题的一门学科。社会医学主要研究社会因素对个体或者群体健康以及疾病的作用和规律,为保护和增进人们的身心健康和社会活动能力,提高生活质量而制定各种社会措施和政策。社会因素是指人类社会生活环境中的各项构成要素,包括人类的一切活动,如医疗卫生状况、生活条件、社会保障、宗教信仰、科学技术等。人类的健康既受自然因素的影响,同时也受社会因素的影响。世界卫生组织提出影响人类健康的社会因素是人们工作和生活环境中那些引发疾病的"根源因素",社会因素对健康的影响具有非特异性、持久性、积累性、交互效应等特点。

社会医学的兴起是医学现代化进程不断发展和科学技术不断进步的必然结果。随着社会经济的发展,人们物质文化生活水平不断提高,行为生活方式的改变以及医学科学的发展,人类的疾病谱从以传染性疾病(如天花、鼠疫、肺结核等)为主逐渐向以非传染性慢性疾病(如心脏病、脑血管疾病、恶性肿瘤等)为主转变,疾病谱的改变客观上要求医学服务的模式要从传统的生物医学模式逐渐向生物-心理-社会医学模式转变。因此,医疗卫生服务也从单纯的以治疗为主的医疗技术服务扩大到治疗加预防保健的社会服务。因此,社会医学的出现是社会发展的必然趋势和客观要求,其发展大致经历了萌芽时期、创立时期和发展时期3个阶段。

从文艺复兴开始,欧洲社会发展进入了一个崭新的时期。随着资本主义的出现和发展,劳动卫生和职业损害的问题日益增多,人们逐渐认识到社会环境与医学的密切关系。1534年,瑞士医生巴拉塞尔苏斯(1493—1541)在《水银病》一文中描述了其观察到铜银矿山工人的职业病。1700年,意大利医生贝纳迪诺·拉马兹尼(1669—1714)撰写了《工人的疾病》一书。他是医学史上第一个记录工作环境与工人疾病间关系的医生,他强调对病人职业及工作环境的询问,并对身体造成危害的环境进行了分类,提出了各种卫生问题,被后人称为"职业医学之父"。随着欧洲资本主义发展进入确立期,大工业生产逐渐繁荣,生产的社会化促进了医学的社会化进程。资本主义早期发展带来的社会卫生状况的恶化,使人们进一步注意到人类健康、疾病流行和社会条件的密切联系。德国卫生学家约翰·彼得·弗兰克(1754—1821)提出了用医学监督计划使政府采取措施来保护个人和公众健康的主张,这一观点被认为是健康、疾病和社会因素有关的一个里程碑。他也被视作早期社会医学和公共卫生史上的重要人物。

伴随着资本主义的发展,人口城市化进程的加速,工业中心和工业城市的形成,一系列社会医学问题逐渐显现出来,如传染病的流行、恶劣的环境卫生、食品污染、职业病等。这些社会医学问题单靠医疗机构或医生的努力并不能彻底解决,必须调动和整合全社会的资源才能得到有效的控制和解决。传染病长期以来威胁着人类的健康和生命,而社会医学的兴起也是在传染病学和流行病学的基础上逐渐形成和发展起来的。1832 年巴黎霍乱大流行,导致近两万人死亡。除了受自然因素的影响,城市管理者及居民均对传染病防控意识不足,恶劣的生活环境和卫生条件,拥挤的居住环境等因素极大地促进了霍乱的流行。在当时的医学条件下,虽然对霍乱无力抵抗,但人们开始总结一些防治城市流行病的经验。人们意识到要从技术控制转向社会控制,改革卫生体制,颁布社会健康条例,制订控制传染病流行和劳动保护的卫生法律等;并在后来的城市改造中付诸实践,如兴建供排水系统、改善街道和住宅、注意劳动卫生等。1848 年,英国霍乱的大流行促使议会通过了《公共卫生法案》,并设立了卫生总署和地方卫生局以及卫生医官职位,对英国公共卫生的发展起了重要作用。随后,约翰·西蒙(1816—1904)被任命为伦敦的第一位"卫生医官",他在《论伦敦的卫生状况》调查报告中建议成立卫生检查机构,改善下水道,将防治疾病列为国家的任务,要求医生对人群的健康负责。

1848 年,法国医生儒勒·盖林(1801—1886)首次提出了社会医学的概念。他认为医学和社会公共事务之间有着紧密的联系,不能把其分割开来;提倡将医学监督、公共卫生、法医学等构成一个整体的学科,统称为社会医学。儒勒·盖林将社会医学分为了四个部分:①社会生理学,研究人群的身体和精神状态及其与社会制度、法律、风俗习惯的关系。②社会病理学,研究健康和疾病发生、发展与社会问题的联系。③社会卫生学,研究增进健康、预防疾病的措施。④社会治疗学,研究对付社会发生异常情况时的治疗措施和手段。

19 世纪后半叶至 20 世纪中期,社会医学得到了蓬勃发展。1865 年,比利时医生迈勒提出了一套完整的社会医学体系;在其所著的《比利时医学地志》中分析了重要疾病所涉及的社会因素,成为当时社会医学的重要文献。1920 年,德国卫生学教授格罗蒂扬(1869—1931)在柏林大学开设了社会卫生学课程,并主张将社会医学列入医学课程;在其《社会病理学》一书中指出社会状态能直接引起疾病,影响病情的发展;同时,要采取社会措施来治疗和预防疾病。世界著名的南斯拉夫公共卫生学家斯坦帕尔(1888—1958)对社会医学的研究具有颇深的造诣,在其就任世界卫生组织第一任主席后,为推动以社会医学服务为主的卫生工作做出了重要贡献。1943 年,英国在牛津大学设立了第一个社会医学研究院,该校第一位社会医学教授约翰·赖尔认为应该把公共卫生、工业卫生、社会卫生服务、公共医疗事业都归纳为社会医学的范畴。

(刘相叶)

第二节 古代医学的自然哲学模式

古代医学模式是指在古代的医学和自然哲学基础上形成的医学观和卫生体制,经历了神灵医学模式和自然哲学医学模式两种不同的阶段。

原始社会阶段,人类早期的医学行为是和巫术活动紧密联系在一起的,这一时期应运而生的神灵医学模式是古代医学模式的初级阶段,认为世间的一切是由超自然的神灵主宰,疾病是神灵的惩罚或者是妖魔鬼怪附身,对待疾病则依赖巫术驱妖辟邪,治疗方式以"跳大神""驱魔赶鬼"等巫术活动常见。神灵医学模式中的医学活动是人类早期社会活动的重要组成形式,也是最为大众所理解和接受的医学模式。

随着社会生产力的发展,科学技术水平的提高,人类对自然现象的认识也愈加深刻,并且开始努力尝试用自然主义的观点解释疾病发生的原因和机制,在这一过程中人们积累了大量有药理作用的植物、动物、矿物等治疗疾病的经验,这种经验主义的医学模式就是自然哲学医学模式。它是古代医学模式的高级阶段,主要是借助自然哲学的思想和思维方式,把医药上升为理论,立足于从物质性、整体性上说明生命现象和疾病;同时还强调外界环境对疾病的影响,有比较明确的预防思想。自然哲学医学模式以朴素的唯物论、整体论为基础。古希腊医学家希波克拉底的"四体液病理学说"以及中国传统医学中的阴阳五行学说都是自然哲学医学模式的典型代表。

古希腊哲学与医学都同根于原始的神学和宗教活动,两者的发展紧密联系在一起,相互影响。古希腊首位哲学家泰勒斯(约公元前624—公元前546)首次提出了"万物生于水,又复归于水,即水是万物的始基"的著名哲学命题,对古代医学的发展具有重要的影响。阿拉克西曼德(约公元前610—公元前545)的热与冷、干与湿的观点对后来希波克拉底医学观念的形成产生了直接的影响。在前苏格拉底时期,古希腊哲学思想影响了医学理论的形成和发展;当医疗技术迅速发展起来尤其是希波克拉底医学产生之后,反过来影响哲学。

希波克拉底,古希腊著名医生,欧洲医学奠基人,被西方尊为"医学之父",是古希腊自然哲学医学模式理论的典型代表,他致力于将医学发展成为专业学科,对古希腊医学乃至世界医学的发展做出了诸多贡献。希波克拉底认为疾病并非神赐,而是由某些内在或者外在的原因引起,让医学脱离了神学模式的束缚。他在汇集了大量前人自然哲学和医学成果的基础上,提出了著名的"四体液病理学说"。该理论认为机体的生命活动取决于血液(心)、黏液(脑)、黄胆汁(肝脏)和黑胆汁(脾脏)四种体液。在此基础上,希波克拉底又提出了气质与体质理论,认为不同比例的体液形成了不同气质的人,即属活泼型的多血质、属镇静型的黏液质、属兴奋型的胆汁质、属抑制型的忧郁质。体液平衡,人则身体健康;体液之间失衡,人就会得病,而体液失衡又会受到外界因素的影响。希波克拉底十分了解人类的疾苦,提倡医学道德修养,他留于后世的《希波克拉底誓言》,成为警诫人类的职业道德圣典。

中国传统医学奉行的是"天人合一"的自然哲学医学模式即人和自然(天)和谐相

处,不同于古希腊自然哲学医学模式中人与自然对立的观点。在长期的实践过程中,中国医学家将中国古代哲学理论中的阴阳五行学说广泛地运用到了医学领域;用来解释人类起源与生老病死,并指导疾病的诊断和治疗。这种理论是古代朴素的唯物辩证法思想与医学实践相结合的产物。阴阳五行学说包括阴阳学说和五行学说两部分。阴阳学说认为自然界万物的变化,都具有阴阳两面性;阴阳变化是事物生长、变化和消亡的根源。《黄帝内经·素问》中曾指出:"阴阳者,天地之道也,万物之纲纪,变化之父母,生杀之本始,神明之府也。"在中国传统医学中,阴阳学说是用来描述人体的生理现象和病理变化的理论基础。五行学说则是用金、木、水、火、土五种物质的属性,来概括说明各种自然现象的种类和起源。在中医理论中,五行学说主要用来分析人体脏腑、组织、器官之间的关系,以五脏为中心,运用"相生、相克、相乘、相侮"的原则来说明人体生理现象和病理变化。在实践运用中,论阴阳时必然联系到五行;用五行时也离不开阴阳。阴阳学说和五行学说,密切联系不可分割;两者结合起来,可以深入地阐明人体较为复杂的生理和病理变化。

古代医学,不论是古希腊医学还是中国医学,都受到了自然哲学思想的影响。古代医学的自然哲学模式是自然哲学在医学领域的具体表现形式,虽然还存在一些神灵医学模式的影响,但是与之相比已经有了较大的进步,对当时的医疗实践和医学研究都发挥了积极的作用。不过由于当时社会生产力和科学技术都不发达,人类的认识和实践能力都受到了限制。因此,自然哲学医学模式只能提供比较笼统和模糊的观点,其理论阐述也不够详细和准确。

(刘相叶)

第三节　医学中的辨证论治

辨证论治是中医认识疾病和治疗疾病的基本原则,是中医学对疾病一种特殊的研究和处理方法。辨证论治的过程,就是认识疾病和解决疾病的过程。

辨证论治概念经历了久远的历史进程,2 000多年前秦汉时代的《黄帝内经》中,已充分体现了古代辨证论治的精神和思想。张仲景在《伤寒论》中确立了辨证论治的医疗原则。辨证论治,包括辨证和论治两个过程。辨证,是在认识疾病过程中确立证候的思维和实践过程,即将四诊(望、闻、问、切)所收集的有关疾病的所有资料,包括症状和体征,运用中医学理论进行分析、综合,辨清疾病的原因、性质、部位及发展趋向,然后概括、判断为某种性质的证候的过程。论治,又称施治,是在通过辨证思维得出证候诊断的基础上,确立相应的治疗原则和方法,选择适当的治疗手段和措施来处理疾病的思维和实践过程。论治过程一般分为因证立法、随法选方、据方施治三个步骤。辨证是确定治疗方法的前提和依据,论治是治疗疾病的手段和方法。

一、辨证论治中"病""证""症"的概念和关系

"证"与"症"应该严格区分,"症"是症状,而"证"是证候,是辨证所得到的结果。"证"与"病"的概念亦是不同的。清代医家徐灵胎说:"病之总者为之病,而一病总有数证。"

（一）症

"症"是症状和体征的总称,是指疾病的个别、孤立的现象,是病人主观感觉到的异常感觉或某些病态改变,如头痛、发热、咳嗽、恶心、呕吐等,而能被觉察到的客观表现则称为体征,如脉象、舌象等。"症"是疾病的客观表现,是认识疾病和进行辨证的主要依据。

（二）证

"证"即证候,由症状组成,是机体在疾病发展过程中某一阶段的病理概括,一般由一组相对固定、有内在联系、能揭示疾病某一阶段或某一类型病变本质的症状和体征构成。"证"不仅反映了疾病的病因病机、病性、病位、疾病的发展趋势及疾病发展过程中某一阶段的病理变化本质,而且反映了机体自身的调节能力和机体与外界环境的联系;它比症状更全面、更深刻、更正确地揭示了疾病的本质,可为治疗提供正确的方向。

（三）病

"病"即疾病,是致病"邪气"作用于人体,人体"正气"与之抗争而引起的机体阴阳失调、脏腑组织损伤、生理功能失常或心理活动障碍的异常生命活动过程。"症"与"证"虽然与"病"有密切关系,但疾病既不单是一个突出的症状,也不单是一个证候。每一种"病"都有它的发病原因和病理变化,其不同阶段的病理变化,可产生不同的证候,妨碍了机体正常的生命活动,因而会出现一系列的症状和体征,进而影响机体的活动能力。

（四）"证"与"症"的辨证关系

辨证之"证"与症状之"症"既有其共同之处,又有其不同之处,"症"是认识"证"的开始,"证"是归纳"症"的核心。即辨证从审症开始,别症以明证机所在。"症"是症状表现;"证"是症状表现与脉象形态深层矛盾的聚合点。"症"是病人最为痛苦之处,是病人极易表现的具体症状,是病者要求医者必须解决的主要矛盾方面,医者通过简明而细致的问诊,即可得知病人最痛苦的症状表现;而"证"则具有隐蔽性、潜在性,不典型性,病人不易说明而医者又难于觉察,并易于忽视,对此必须进行科学的分析与逻辑加工,才能认清病变主要矛盾方面。如"发热"是症状,不能把"发热"就认为是热证。"热证"是证机,是对所有症状表现与脉象形态的集中概括与归纳。辨"发热"症状表现,其证机有寒证与热证之分,更有虚证、实证之别,以及气、血等的不同。

（五）"病"与"证"的辨证关系

"病"是指具有一定发展规律的演变过程,具体表现出若干特定的症状和各节段的相应证候;"证"则是指对疾病所处一定阶段的病因、病性、病位等的概括。"病者本也,体也;证者标也,象也。有病始有证"。"病"（或病名）代表疾病整个发展过程的特点与规律,是疾病的基本矛盾。"证"（或证名）主要代表疾病发展过程中某一阶段的主要矛盾。

病为纲,证为目;病为整体,证为局部;证从属于病。有病才有证,证只有在病的基础上才有自己的特殊性可言。即使是相同的证,如果其疾病基础不同,它的产生、发展和转归也是不一样的,因此辨证与辨病必须有机地结合。

辨证包括四诊检查所得,又包括内外致病因素及病位,全面而又具体地判断疾病在一定阶段的特殊性质和主要矛盾。辨病是从整体角度来认识疾病,辨析疾病,揭示疾病发病机制、病因病理、临床特征、演变规律、治疗原则以及预后转归等。辨证之前首先要辨病,辨病是辨证的伊始,是点明辨别疾病的思路与方法,是认识疾病是此而非彼的重要一环,只有辨病之后辨证,才能为进一步论治确立具体治疗方法。辨证的核心是抓住疾病在其病变过程中主要矛盾方面,具有引导认识矛盾与实施解决矛盾的双重重要作用。只有有效地辨证,才能有效地辨病,辨病离不开辨证,辨证离不开辨病。病具有其固有矛盾的特殊性,证具有典型性与演变特点。疾病决定证候的出现,证反映疾病的演变特征。只有将辨病与辨证有机地结合,才能为论治奠定可靠的治疗方案与措施。

(六)"病""症""证"辨证关系

辨病是认识某一疾病总体体现,在其病变过程中必定有诸多证型;辨证是认识某一疾病在其不同阶段所具有的固有矛盾特殊性,证必须反映诸多症状、体征及脉象的集合点而归纳为某一证型;辨病不能离开症状,辨症状是为了辨证。辨病对认识辨证具有规范性,指导性;辨证对归纳症状、体征及脉象具有删繁就简,抓住主要矛盾的特殊性与实用性。病有症状表现,症状表现在辨证中能够审证求机。辨病、辨证与辨症的有机结合,是引导审证求机,能够抓住疾病在其演变过程中所表现的疑点、难点,是启迪与开导解决疾病病变症结的切入点,这是辨证论治的优势与特色,也是其中心思想与灵魂,更是其被历代名医所重视而经久不衰的根本原因所在。

二、辨证论治的方法与应用

辨证论治,既是中医的理论法则,又是理、法、方、药在临床上的具体应用方法,它是中医临床治疗学的特色,也是中医临床诊疗思维的一般模式。辨证的方法很多,都是在长期临床实践中形成的,如病因辨证、气血津液辨证、脏腑辨证、经络辨证、六经辨证、卫气营血辨证与三焦辨证等。其中病因辨证着重从病因角度去辨别证候,可以看成是外感病辨证的基础。六经辨证是外感病中"伤寒"病的辨证法。卫气营血辨证是外感病中"温病"的辨证法。经络辨证、气血津液辨证及脏腑辨证适应于杂病各科辨证。但脏腑辨证是杂病辨证的重点辨证法,经络辨证与气血津液辨证可以看作是脏腑辨证互为补充的辨证方法。

辨证论治作为指导临床诊治疾病的基本法则,由于它能辨证地认识"病"与"证"的关系,既可看到一种病可以包括几种不同的"证",又看到几种不同的病在其发展过程中可以出现同一种"证"。因此,在临床治疗时,还可以在辨证论治的原则指导下,采取"同病异治"和"异病同治"的方法来处理。如同是感冒,但由于发病季节不同,则有冬季感冒和暑季感冒的不同,同时其致病原因也不完全一样,冬季感冒常感于风寒,暑季感冒则常夹有暑湿之邪,因而治法不同,即所谓"同病异治"。又如久痢脱肛、子宫下垂等,病虽不

同,但均属中气下陷之证,故可采用相同的治法,即所谓"异病同治"。由此可见,相同的
"证",可采用基本相同的治法;不同的"证",治法就不同,所谓"证同治亦同,证异治亦
异"。这种针对疾病发展过程中,原则性和灵活性高度协调,不同质的矛盾用不同的方法
去解决的法则,就是辨证论治的精髓,也是 WHO 所推崇的 21 世纪最佳医疗模式——个
体化治疗的先驱。

(龙绍蓉)

第四节　疾病预防与控制的法律制度

疾病预防是指防止某种或者某些疾病在人群中发生;而疾病控制则是指将已经发生
的某种或某些疾病限定在最小范围或者最低水平内。加大疾病预防与控制的资源投入
比例,在使更多的人获得健康保护的同时,还可以减轻临床医疗压力和资源消耗,为国家
和社会的健康有序发展提供有力保障。

在我国,各级疾病预防控制机构在疾病防控体系中占据主导地位,为我国的公共卫
生管理提供技术支撑。建国前后,我国人民的生命健康受到多种传染病的威胁,如霍乱、
鼠疫、天花等;寄生虫病,如疟疾、血吸虫病、丝虫病等;地方病,如克山病、地方性甲状腺
肿等。1950 年开始,国家就传染病管理、计划免疫等问题制定实施了一系列法律、法规、
章程;1953 年,开始在全国范围内建立卫生防疫站。1954 年 10 月卫生部颁布了《卫生防
疫站暂行办法和各级卫生防疫站组织编制规定》,明确指出卫生防疫站的工作是公共卫
生监督和传染病管理。为了预防、控制和消除传染病的发生与流行,保障人民健康和公
共卫生。1989 年 2 月,第七届全国人民代表大会常务委员会第六次会议通过了《中华人
民共和国传染病防治法》;并于 2004 年 8 月第十届全国人民代表大会常务委员会第十一
次会议对《中华人民共和国传染病防治法》进行了修订。本法共九章八十条,将传染病分
为甲、乙、丙三类。本法明确国务院卫生行政部门主管全国传染病防治及其监督管理工
作;各级疾病预防控制机构承担传染病监测、预测、流行病学调查、疫情报告以及其他预
防、控制工作。同时明确指出对某些乙类传染病,如传染性非典型肺炎、炭疽中的肺炭疽
和人感染高致病性禽流感,采取甲类传染病的预防、控制措施。根据《中华人民共和国传
染病防治法》的规定,卫生部于 1991 年 12 月颁布了《中华人民共和国传染病防治法实施
办法》;明确了传染病防治工作中的方针原则和各项措施,也明确了各级政府部门和相关
组织机构在传染病防治工作中的责任。为了防止传染病由国外传入或者由国内传出,
1986 年 12 月第六届全国人民代表大会常务委员会第十八次会议通过了《中华人民共和
国国境卫生检疫法》,规定国境卫生检疫机关,依法实施传染病检疫、监测和卫生监督;此
后,该法分别于 2007 年、2009 年和 2018 年进行了 3 次修正。根据《中华人民共和国国境
卫生检疫法》的规定,卫生部于 1989 年 3 月颁布了《中华人民共和国国境卫生检疫法实
施细则》,并分别于 2010 年、2016 年和 2019 年进行了三次修订,明确了国境卫生检疫机
关在传染病检疫、检测和监督中的工作原则和具体措施。

此外,针对某些特殊传染性疾病的预防和控制,国家卫生行政部门还专门制定了相关的规章制度和管理办法。鼠疫是鼠疫耶尔森菌以鼠蚤为媒介广泛流行于野生啮齿类动物间包括鼠类、旱獭等的一种自然疫源性疾病,为国际检疫传染病和我国法定的甲类传染病。为加强鼠疫自然疫源地的卫生管理,防止旱獭间鼠疫传播到人间,保障人体健康,根据《中华人民共和国传染病防治法》和《中华人民共和国传染病防治法实施办法》等的有关规定,1993 年 3 月卫生部制定了《鼠疫地区猎捕和处理旱獭卫生管理办法》,对在鼠疫流行地区从事旱獭猎捕业务的单位和个人做出了明确的规定。

艾滋病由艾滋病病毒感染引起,是一种危害性极大的传染病;有研究表明,艾滋病起源于非洲,后由移民带入美国。1985 年,我国发现第一位因艾滋病去世的输入性病例。为了预防控制性病、艾滋病的传播,1988 年 1 月,由卫生部、公安部、国家教育委员会、国家旅游局、中国民用航空局、国家外国专家局联合发布了《艾滋病监测管理的若干规定》,对艾滋病的监测和管理工作提出明确了的规定。

结核病是由结核分枝杆菌感染引起的慢性传染病,可侵犯人体全身各种器官,主要以肺脏多见。为预防和控制结核病的传染与流行,保障人民身体健康,卫生部于 1991 年 9 月根据《中华人民共和国传染病防治法》的有关规定,制定了《结核病防治管理办法》;强调各级政府必须加强对结核病的防治工作,加强对传染源的发现、治疗和化疗管理,并且提出国家实行有计划的卡介苗接种制度。

传染性非典型肺炎又称严重急性呼吸综合征(severe acute respiratory syndromes, SARS)是一种因感染 SARS 相关冠状病毒而导致的以发热、干咳、胸闷为主要症状,严重者出现快速呼吸系统衰竭的一种新的呼吸道传染病。2002 年开始,该病在包括我国在内的几十个国家和地区出现爆发和流行。为有效预防和控制 SARS 的发生,卫生部于 2003 年 5 月颁布了《传染性非典型肺炎防治管理办法》,对传染性非典型肺炎的预防与控制、医疗救治和监督管理提出了详细的要求。同时,国务院也颁布了《突发公共卫生事件应急条例》,对如何处置突发性公共卫生事件提出了明确的要求。

2020 年开始,全球各地爆发了新型冠状病毒肺炎疫情,为指导各地做好新型冠状病毒肺炎防控工作,国务院迅速组织编写并不断修改了《新型冠状病毒肺炎防控方案》,为新型冠状病毒肺炎的及时发现、快速处置、精准管控和有效救治提供了可行性的防控意见和建议。

另外,对于一些常见的比较严重的地方病和职业病,国家也制定了相应的规范性文件。为消除碘缺乏危害,保护人民身体健康,国务院于 1994 年 8 月颁布了《食盐加碘消除碘缺乏危害管理条例》。为预防、控制和消灭血吸虫病,2006 年 3 月国务院第 129 次常务会议通过了《血吸虫病防治条例》。此外,卫生部还发布了《关于地方病防治工作的几点意见》《全国麻风病防治管理条例》《防治布氏杆菌病暂行办法》等文件。为了预防、控制和消除职业病危害,防治职业病,保护劳动者健康及其相关权益,促进经济社会发展;2001 年 10 月第九届全国人民代表大会常务委员会第二十四次会议通过了《中华人民共和国职业病防治法》,并分别于 2011 年、2016 年、2017 年和 2018 年进行了四次修正。

(刘相叶)

第五节　健康社会文化观

文化是人类在不断认识和改造自然过程中,所创造的并获得人们共同认可和使用的语言与文字的总和,是人类存在的方式。由于文化是人类长期创造形成的产物,是人类社会与历史的积淀物,所以它既是一种社会现象又是一种历史现象。文化作为一种社会精神力量,能够影响人们的实践活动和认知思维。在人们长期的生活和学习过程中,各种文化因素会不断影响着人们世界观、人生观和价值观的形成;进而会对人的素质和发展产生深远持久的影响。优秀的文化能够丰富人的精神世界,增强人的精神力量。

社会文化则是由广大基层群众在日常生活和生产中创造的,具有民族或群体特征,并对社会群体具有广泛影响力的各种文化现象和文化活动的总称。社会文化作为一种观念形态,如艺术、宗教、哲学等,在一定程度上能够反映社会的政治和经济水平;同时,也会对社会的政治和经济产生巨大的影响。社会文化在社会发展的过程中通过不断摒弃自我而逐渐成长。社会文化在相当大的程度上塑造着人的性格特征。人一出生,便受社会文化的熏陶与影响;社会文化使社会成员的性格向着相似性的方向发展,而这种相似性对于维持社会稳定具有重要的意义。社会文化对人格的影响力又因文化而异,具体表现为不同文化的民族有其固有的民族性格,不同的地域有着不同的文化传统,不同的文化发展时期有着不同的文化认同。

社会文化在一定程度上会影响人类活动的各个方面,从而也会涉及人的健康,成为影响人类健康的重要因素。而人类的健康不仅仅指生理健康,还包括心理健康、智力健康、道德健康、环境健康等诸多方面。对影响人类健康的社会文化因素进行系统分析,可以通过全社会的共同努力(包括国家、团体、个人),创造一个有利于群众身心健康的社会文化氛围,更好地协调人与社会的发展。

价值观、信念与信仰、习俗是社会文化观的核心内容,与人类的健康密切相关。由于价值观是一个既深沉又抽象的概念,成为社会文化观中最深层的因素;而习俗可以通过外在行为最容易被观察和描述,成为社会文化观中最表层的因素;信念与信仰则居于中间层。

价值观是人认定事物、辨别是非的思维取向,是人在一定的思维感官之上对事物做出的认知、理解和判断;具有稳定性、持久性、历史性和选择性、主观性的特点。不同的人有不同的价值观,不同的社会、不同的团体、不同的民族都有各自的价值观。价值观决定了人或群体对待事物的态度和行为,对人或群体的社会活动起着重要的指导作用。我国把"富强、民主、文明、和谐、自由、平等、公正、法治、爱国、敬业、诚信、友善"作为了社会主义核心价值观,体现了我国社会主义核心价值体系的根本性质和基本特征;对于提升民族和个人的价值观具有重要意义。

价值观与健康之间保持着密切的关系。不同的价值观会使人形成不同的人生态度和生活方式,导致人们对健康问题的认知和决策有较大的差异。价值观还可以影响人们对待疾病和治疗的态度,进而影响疾病的转归;同样也可以影响人们对于疾病治疗手段的选择。价值观的形成是一个漫长的过程,受诸多因素的影响;而积极健康的心理对于形成正确价值观的形成具有良好的促进作用。

信念是个人判断和选择事物真伪的思想意识;信仰则是指对某人或某种主张、主义、宗教极度地相信和尊重。信念是人类的最高意识形态,而信仰则是以人的最高信念为核心的一种整体性精神活动。信仰的形成是一个漫长的过程,是人们在不断接受外界信息的基础上,根据自己的认知、感情、信念等最终融合形成的。人们对健康、疾病的定义本身就是一种信念,不同的人对健康和疾病的理解与观点是有较大差异的,其根源在于人们对事物的判断和选择的不同。而人的信仰有多种,其中与健康关系最为密切的是宗教信仰。宗教信仰是指信奉某种特定宗教的人群对其所信仰的对象,产生的坚定不移的信念。宗教信仰对人们精神健康的影响最为重要;健康、文明的宗教观念对人们的健康可以产生有益的影响,而腐朽、低级的宗教观念会对健康产生损害。

习俗又称风俗,是某一民族或者地域的人们在生产生活过程中所形成的共同的喜好、风尚和禁忌。习俗在一定程度上反映了某一民族或者地域人们的生活方式、历史传统和心理情感,是一种民族地域文化。习俗的形成受到自然因素、传统文化、经济状态、民族与地方关系等诸多因素的影响;而与习俗相关的,可以影响健康的主要因素是饮食。饮食与健康的密切关系是为人们所公认的。

无论是价值观、信念与信仰,还是风俗习惯,一定的社会文化观都会对健康产生不可低估的影响。文化作为一个民族进步的灵魂,不仅体现了人类的创造性;而且也是衡量社会发展的重要指标。一个民族和社会要想健康发展必须建立健康、科学、文明的社会文化观,另外也要倡导"和而不同"的文化多样性,从多方面适应民族和社会的可持续发展,满足不同群众对不同文化层次的需求,同时也推动社会文化的繁荣。改革开放以来,我国对社会主义意识形态建设不断进行新的探索,正在逐渐探索形成社会主义核心价值体系即社会主义核心价值观,这为我们确立健康的社会文化观奠定了坚实的基础。

一种健康社会文化观的建立,要在继承优秀文化的基础上,不断进行自我调整,强调以人为本,注重人的全面发展。面对当今社会的快速发展和全球化进程的加剧,我们对于社会文化观的定位要不断进行调整,以适应不断变化的社会和人群的需求。

(刘相叶)

第六节　精神文明建设的内涵及拓展

精神文明是人类在认识和改造世界的过程中所创造的精神财富的总和,是人类智慧和道德进步的状态,包括思想、道德、教育、科学、文化等诸多方面的内容。精神文明需要物质文明提供物质条件和实践经验,反过来又为物质文明的发展提供精神动力和智力支持。社会主义精神文明,是建立在社会主义生产资料公有制基础之上,以马克思主义科学理论为指导,在社会主义制度下形成的人类历史上新型的精神文明。社会主义精神文明是人类精神文明发展的重要阶段,是迄今人类历史上最科学、最高尚、最进步的精神文明,也是社会主义现代化建设的重要组成部分。

1986 年 9 月中国共产党第十二届六中全会通过的《中共中央关于社会主义精神文明建设指导方针的决议》,指出:"社会主义精神文明建设的根本任务,是适应社会主义现代化建设的需要,培养有理想、有道德、有文化、有纪律的社会主义公民,提高整个中华民族的思想道德素质和科学文化素质。"所以,社会主义精神文明建设包含了两个方面的基本内容,即思想道德建设和科学文化建设。思想道德建设是提高全民族精神动力的源泉,而科学文化建设则是提高全民族文化素质的智力保证;两者紧密结合,密不可分。

思想道德建设是中国特色社会主义文化建设的重要内容和中心环节,也是社会主义精神文明建设的灵魂,决定着社会主义精神文明建设的性质和方向。在社会主义制度下,要建立既能适应市场经济发展需要,又能与社会主义法规相协调,同时又秉承中华民族传统美德的思想道德体系。社会主义思想道德建设的基本内容(内涵)是以为人民服务为核心,以集体主义为原则,以爱祖国、爱人民、爱劳动、爱科学、爱社会主义为基本要求;以社会公德、职业道德、家庭美德、个人品德为着力点;深入进行党的基本理论、基本路线、基本纲领、基本经验的教育;引导人们树立中国特色社会主义共同理想,树立正确的世界观、人生观和价值观。思想道德建设的内容可以归结为理想建设、道德建设和纪律建设;其中,理想建设是核心,道德建设是主体,纪律建设是保证。

社会主义思想道德建设中的以为人民服务为核心是其本质规定,也是社会主义道德价值的集中体现;集体主义是调节国家利益、集体利益和个人利益关系的基本原则;而爱祖国、爱人民、爱劳动、爱科学、爱社会主义则是每个公民都应当承担的责任和义务;社会公德、职业道德、家庭美德和个人品德是约束和激励人们行为准则的规范。2019 年 10 月,中共中央、国务院印发的《新时代公民道德建设实施纲要》指出:"中国特色社会主义进入新时代,加强公民道德建设、提高全社会道德水平,是全面建成小康社会、全面建设社会主义现代化强国的战略任务,是适应社会主要矛盾变化、满足人民对美好生活向往的迫切需要,是促进社会全面进步、人的全面发展的必然要求。"

教育科学文化建设是社会主义精神文明建设不可缺少的基本方面,也是物质文明建设和精神文明建设的重要条件。教育科学文化建设解决的是提高整个民族的科学文化素质和现代化建设的智力支持问题,对于提高人民群众的思想道德水平具有重要意义。教育科学文化建设的内容可以分为两部分,即教育科学建设和文化建设,两者之间既相互独立又紧密联系。发展教育科学事业是推动文化建设的基础;发展文化事业,满足人们日益增长的精神文化需求,可以提高全民的科学文化素质。

教育科学事业是推动社会生产力发展和社会进步的动力来源。为实现国民经济持续、快速、健康的发展,1995 年 5 月,中共中央、国务院颁布了《关于加速科学技术进步的决定》,首次正式提出实施科教兴国战略,指出:"全面落实科学技术是第一生产力的思想,坚持教育为本,把科技和教育摆在经济社会发展的重要位置,增强国家的科技实力及向现实生产力转化的能力,提高全民族的科技文化素质,把经济建设转移到依靠科技进步和提高劳动者素质的轨道上来,加速实现国家繁荣强盛。"科教兴国战略的实施推动了我国教育事业和科学技术的跨越式发展,激发了全民族的创新精神,增强了国家的自主创新能力,走出了一条中国特色的创新之路。经过几十年的发展,我国的教育科学事业取得了举世瞩目的巨大成就;已经构建起了基本完善的中国特色社会主义现代化教育体系,并且基本实现了从人口大国到人力资源大国的历史性转变;中国的科技实力也日益壮大,成为具有重要国际影响力的科技创新大国,并向着科技强国的宏伟目标前进。进入新时代,为加快推进我国教育科学事业的发展,要持续深入实施科教兴国战略,提高核心竞争力,推动我国社会主义现代化建设的进程。

社会主义文化事业包含社会科学、文学艺术、新闻出版、体育卫生等方面的内容,总体目标是不断满足人民群众的精神文化需求,提高中华民族的思想道德素质和科学文化素质,造就一代又一代的有理想、有道德、有文化、有纪律的社会主义"四有"新人。繁荣和发展文化事业,要始终坚持和贯彻"百花齐放、百家争鸣"的方针,坚持为人民服务,为社会主义服务的方向,营造良好的社会文化环境。在我国社会主义现代化建设的进程中,国家一直高度重视社会主义精神文明建设。精神文明建设在社会主义建设过程中发挥着重要作用,同样是社会主义社会现代化建设的重要目标。

（刘相叶）

第七节　临床思维的基本特点

临床思维是指医务工作者运用医学科学、自然科学、人文社会科学和行为科学的知识与理论,结合病人个人信息和临床信息,进行分析、判断和鉴别诊断,建立针对特定个体的诊断、治疗和康复方案的思维过程和思维活动。临床思维是通过长时间的临床实践不断积累而建立起来的。

临床思维的培养首先要具有坚实的医学基础理论知识,能够将所学的医学理论基础知识纵向和横向地密切联系在一起,构建起一个牢固的理论知识体系。其次,要坚持实践的原则,临床医学具有极强的实践性,只有通过不断的临床实践,才能不断丰富和增加临床经验,使临床思维建立在对疾病的理性认识之上。此外,医生还要全面系统地掌握疾病相关的真实资料;透过现象,深入认识疾病的本质。随着社会的发展和时代的进步,医学知识和医学技术也在不断更新,要想提高自身的临床思维能力,医生也应该吐故纳新,不断提高自己的知识水平和技术水平。

恩格斯在《自然辩证法》中曾提到"只要自然科学在思维着,它的发展形势就是假说"。临床诊断的过程一般要经历临床资料的搜集、初步诊断、临床验证、确诊四个阶段,这一过程也具有明显的"假说性"。即临床医生对病人的疾病进行鉴别诊断,考虑各种可能的疾病,提出一个或几个假说性诊断。通过进一步的问诊、检查、观察,得出支持或否定假说性诊断的结论,经过不断假定推论,最后确诊。因此,假说性也是临床诊断思维的基本特点。临床医学与其他自然科学明显的不同之处在于,它的认识对象是活生生的、具有主观能动性和社会性的人。认识对象的特殊性,决定了临床思维与其他研究领域的方法相比有其自身的特点。

（一）主体与客体的相互作用

从临床诊断过程中参与者的角色来看,医生和病人似乎是简单的主体与客体的关系。表面上,医生是临床诊断活动中的主体,在临床思维中起主导作用,可以对病人进行诊断。但是与其他客体不同,人具有主观能动性,在临床思维的过程中能够主动地参与主体的实践和思维活动。在临床诊断的过程中,病人虽然是临床思维的客体,但是所叙述的各种症状及其性质、程度、范围、发生和发展过程,都为医生的诊断提供素材、引导方向,对医生诊断的形成有一定的作用,这是病人主体性的表现。疾病的治疗过程,不仅是医生实施治疗,更重要的是病人对治疗的配合,医生提出的治疗方案,只有病人的合作才能付诸实施,在此,病人的主体性表现得尤为突出。所以,在临床诊断和治疗过程中必须同时注意病人的客体性和主体性。

（二）群体性与个体性的结合

医生对于病人疾病的概念,一方面来自于对临床医学知识的学习和总结;另一方面来自于临床实践和前辈医生从众多病人身上归纳和总结出来的具有群体性和共有性的经验。虽然疾病具有共有的特征和规律,但是往往同一种疾病在不同病人身上所表现出来的现象又有所差异。医生在临床医治过程中所面对的病人是一个个独立的个体,疾病的临床表现千差万别;因此,在医治具体病人时,不能完全照抄书本理论和既往经验,犯教条主义的错误;在共性的基础上,必须结合病人的实际情况,针对每个病人制定合适的诊断策略。

（三）时间的紧迫性

疾病的临床表现复杂多样,在不同病人身上又是千差万别。只有全面地搜集较为完备的临床资料和进行充分的论证、观察和思考,才能对疾病做出准确的判断。但是临床思维的过程对于时间又非常苛求,特别是在面对危重病人时,要求医生不能有片刻的犹豫和延误,必须在短时间内做出决断并进行救治。为挽救病人生命或者减轻病人痛苦,临床判断往往要在临床资料并不充分的基础上快速做出,这是导致临床思维具有盖然性的原因之一。

（四）盖然性

盖然性是指有可能但又不是必然的性质,造成临床思维盖然性的因素较多。有些因素来自于病人,例如病人的个体特异性,病人的病史、症状、体征及辅助检查等临床资料的不完备性;有些因素来自于医生,比如医生的知识经验不足、观察和检查的不够准确、思维方法不当等。盖然性是临床思维过程中不可避免的现象,医生只有充分认识到临床思维的盖然性,才能在临床工作中时刻保持科学严谨的态度,避免武断、偏执等弊病的发生。

（五）动态性

动态性是指事物永远处于运动和发展过程的一种特性。病人作为临床思维活动的认识对象,时刻处于运动和发展的状态;而病人的疾病本身也会随着时间的推移不断发生变化;这就导致了临床思维活动具有明显的动态性。医生要充分认识到这种动态性,在做出诊断和治疗方案之后,要根据病程的不断发展和病人的反应,随时注意调整治疗方案,加速病人的痊愈和康复。

(六)逻辑和非逻辑思维的统一性

临床思维是以逻辑思维为主,同时也包含一些重要的非逻辑思维因素,如形象思维和直觉思维,两者之间密切联系,互为补充,相互依赖,彼此影响。逻辑思维是临床思维具备科学性的保证。非逻辑思维大多是来自医生的个体经验,在医生作为临床思维主体对疾病的判断过程中发挥作用。

(七)周期短、重复多

临床思维一个周期所需要的时间与其他科学认识活动相比,明显具备周期短、重复多和正误揭晓快的特点。面对一位病人,医生要在较短的时间内做出判断,迅速制定相应的治疗方案,这样才能保证病人的生命或者健康;而随着对病人治疗过程的推进,疾病诊断的正误便可很快得到验证。随着现代医学的发展,医生的专业分工越来越精细,医生每天要诊治众多罹患同一类或者同一种疾病的病人;对同一种疾病也就积累了更加丰富的临床思维经验,自身的临床思维能力自然也有了较好的提高。

(刘相叶)

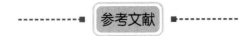

参考文献

[1]谢仁生.古代希腊哲学与医学关系探究[J].医学与哲学,2014,35(4):15-27.

[2]奚洁人.科学发展观百科辞典[M].上海:上海辞书出版社,2007.

[3]王亚峰,田庆丰,罗艳艳,等.医学人文学导论[M].郑州:郑州大学出版社,2008.

[4]段志光.医学人文学导论[M].石家庄:河北人民出版社,2008.

[5]李鲁,吴群红,郭清,等.社会医学[M].5版.北京:人民卫生出版社,2017.

[6]何伦,王小玲.医学人文学概论[M].南京:东南大学出版社,2002.

[7]孙福川,王明旭.医学伦理学[M].4版.北京:人民卫生出版社,2013.

[8]饶伟.卫生法学[M].西安:第四军医大学出版社,2010.

第二十章

医学与社会的互助

第一节　生殖健康与母婴保健

生殖健康是指生殖系统及其功能与生殖过程中所涉及的一切与机体、精神和社会等方面有关的健康状态。以保障生殖健康为目的的《中华人民共和国母婴保健法实施办法》，实施保健和临床相结合，面向群体、面向基层，体现了我国政府对妇女的尊重，对妇女健康权益的关心，也为妇女保健工作指出了新的方向。

20世纪，一些妇女运动组织把女性生育控制与妇女解放运动联系起来，强调个人的权利和夫妇的利益，提出生殖健康的问题。1994年9月，在埃及开罗召开的国际人口与发展大会（ICPD）明确了"生殖健康"完整的定义及其"六大内容"。我国于1995年在北京召开的第四次世界妇女大会，认同生殖健康的定义并给予补充完善。所谓生殖健康，是指"生殖系统及其功能和过程涉及的一切事宜上，身体、精神和社会等方面的健康状态，而不仅仅指没有疾病或功能失调"。根据定义，生殖健康服务的内容包含了维护妇女的健康权利，以保证妇女在整个生命阶段的身体、心理和社会适应的完美状态。具体内容为：人们能够有满意而且安全的性行为；有生育能力，妇女可以自主决定生育时间和生育数目；夫妇有权知道和获得他们所选定的安全、有效、负担得起和可接受的避孕节育方法；有权获得生殖保健服务；妇女能够安全地妊娠并生育健康的婴儿；夫妇都能够性健康，并避免性传播疾病，促进家庭的美满幸福；生殖健康，男性有义不容辞的责任和义务。

医学上母婴保健的工作内容包括孕前保健、妊娠期保健、分娩期保健、产褥期保健、哺乳期保健、计划生育指导、母乳喂养、新生儿保健、婴幼儿保健、早期教育、计划免疫、母婴常见病防治、母婴常用护理保健技术等，是我国卫生事业的重要组成部分。而《中华人民共和国母婴保健法》（以下简称《母婴保健法》）不仅仅包括了单纯的医学范畴，其内容基本上涵盖了我国生殖健康领域的方方面面。它是为母亲和婴儿提供医疗保健服务，在调整保障母亲和婴儿健康、提高出生人口素质的活动中产生的各种社会关系的法律规范的总和。因此，母婴保健法还体现了以人为本的社会意义。

一、我国的人口与计划生育政策

为实现人口与经济、社会、资源、环境的协调发展，保障公民计划生育的合法权益，促进家庭幸福、民族繁荣与社会进步，我们国家制定了人口与计划生育政策，旨在控制人口数量,提高人口素质,促进国家的全面均衡发展,这是国家经济高质量发展的关键支撑,也是实现全体人民共同富裕的必要条件。

实行有计划的人口生育政策是我国的一项基本国策。《母婴保健法》指出,医疗保健机构应该为公民提供包括婚前卫生指导、婚前卫生咨询和婚前医学检查的婚前保健服务、包括母婴保健指导、孕产期保健、胎儿保健、新生儿保健的孕产期保健服务和产后和婴幼儿保健服务。有效的婚前、孕产期、婴幼儿保健服务能够有效地提高人口质量,促进婚姻、家庭的幸福。我国的人口与计划生育政策是一个基于社会经济和人口形势不断进行调整的连续性政策,在不同的历史时期具有其历史特点,刻着当时社会经济和人口条件的印记,反映了当时人们对客观实践的认识。

20 世纪 60 年代,中国经济基础薄弱,人民群众生活困难,而普查生育率高,人口快速增长,此时我国采取的是数量约束性策略。在此政策指导下,1962 年中国国务院颁布了《关于认真提倡计划生育的指示》,提出"在城市和人口稠密的农村提倡节制生育,适当控制人口自然增长率,使生育问题由毫无计划的状态逐渐走向有计划的状态",至此,计划生育在全国逐步开始实施。1978 年我国宪法第一次写入计划生育的内容,规定"国家提倡和推行计划生育"。1980 年,中共中央发出号召"提倡一对夫妇只生育一个孩子"。1982 年宪法进一步增加了有关计划生育的条款和内容,规定"国家推行计划生育,使人口的增长同经济和社会发展计划相适应"。

在经历了长达 30 年的普遍一孩生育政策后,人口过快增长受到明显遏制,我国人口增长步入低增长阶段。我国人口与计划生育政策转向以实现适度生育水平为目标的包容性策略。2013 年十八届三中全会通过的《中共中央关于全面深化改革若干重大问题的决定》宣布"坚持计划生育的基本国策,启动实施一方是独生子女的夫妇可生育两个孩子的政策,逐步调整完善生育政策,促进人口长期均衡发展",标志着"单独二孩政策"正式实施。2015 年,十八届五中全会明确"促进人口均衡发展,坚持计划生育的基本国策,完善人口发展战略,全面实施一对夫妇可生育两个孩子政策"。2021 年,中国中共中央政治局召开会议,审议《关于优化生育政策促进人口长期均衡发展的决定》,指出"进一步优化生育政策,实施一对夫妻可以生育三个子女及配套支持政策"。

二、母婴保健法

保障母亲和儿童的健康权利是全世界共同关心的社会问题,"母亲安全、儿童优先",已经成了全世界的共识。目前,国际上已将妇女和儿童的健康作为衡量国家经济与社会发展状况的一项重要指标。做好母婴保健工作,降低母婴发病率、死亡率,提高母婴健康水平是提高民族素质、促进家庭和谐和社会稳定、推动社会发展的重要举措。新中国成立以来,国家在母婴保健方面做了大量的科研、服务和宣传教育工作,并倡导性地推行了一些保健措施,推动人口质量不断提高。

20 世纪 90 年代初期,世界儿童首脑会议一致通过了《儿童生存、保护和发展世界宣言》及《90 年代行动计划》。我国政府首脑在上述文件上签字并做出庄严承诺。1992 年国务院下发《90 年代中国儿童发展规划纲要》,指出:"儿童的生存、保护和发展是提高人口素质的基础,是人类未来发展的先决条件。"1994 年,全国人民代表大会常务委员会通过并颁布了根据宪法制定的《中华人民共和国母婴保健法》,明确规定,国家发展母婴保健事业,提供必要条件和物质帮助,使母亲和婴儿获得医疗保健服务。同时,国家对边远贫困地区的母婴保健事业给予扶持。《母婴保健法》作为我国第一部保护妇女、儿童健康的法律,共七章三十九条,内容涉及婚前保健、孕产期保健、技术鉴定、行政管理、法律责任等多个方面,对于维护妇女儿童的合法权益、保障母婴健康具有重要意义。《母婴保健法》与《中华人民共和国民法典》、《中华人民共和国妇女权益保障法》组成维护和保障妇女儿童合法权益的三大法律支柱,互为补充,共同维护妇女儿童的基本权利,体现了党和国家对我国妇女儿童健康的关怀和重视,对于保证计划生育基本国策的落实和提高人口素质,发展经济、振兴中华民族,有着重大的意义。

三、人工辅助生殖技术

人工辅助生殖技术是20世纪70年代兴起的一种治疗不孕不育症的新方法,改变了人类的传统生育观念,给家庭带来新生希望的同时,也引起了人类对于生殖健康和母婴保健的新思考。

（一）人工辅助生殖技术概况

人工辅助生殖技术指运用现代医学科学技术和方法,代替人类自然生殖过程中某一步骤或全部步骤,在人工操纵下对配子、合子、胚胎进行人工操作,以达到受孕目的的技术,分为人工授精、体外授精和无性生殖三种。

1. 人工授精

人工授精是用人工的方法将雄性的精子注入雌性体内,以达到受孕目的。这一技术代替了自然生殖过程中的性交环节,主要用来解决男性的不孕症。按照精液来源不同,分为使用丈夫精子的同源人工授精和使用供着精子的异源人工授精两类。

2. 体外受精

体外受精是指使用人工方法让精子和卵子在培养皿中受精发育成胚胎,然后移植到母体的子宫内使其继续发育至分娩。由于受孕过程的最早阶段发生在体外试管内,因此被称为试管婴儿技术,生育出来的婴儿称为"试管婴儿"。这一技术主要用来解决女性因输卵管异常而引起的不孕问题,现也用于男性的不育治疗。自1978年世界上第一个试管婴儿路易斯·布朗在英国诞生以来,体外受精技术现在已成为一种越来越广泛应用的生殖技术。

代孕技术其实是试管婴儿技术的延伸,是指将体外受精的胚胎植入第三者（即代孕母亲）的子宫,使其继续发育,所获子女为不育的夫妻抚养。由于代孕生育一般以金钱交易为基础,容易使因代孕行为而出生的婴儿被视为商品,进而引发法律问题和社会伦理问题。

3. 无性生殖

无性生殖技术又称为克隆技术,是指运用现代医学技术,取出高等动物的成体细胞,把携带遗传信息的细胞核植入去核的卵中,让结合体继续发育至一定程度的胚胎后再移植入母体子宫内妊娠的技术。即借用无性生殖,可以不通过两性结合而进行高等动物生殖的技术。

(二)人类辅助生殖技术法律制度

我国生殖技术的研究和应用比发达国家起步晚,但是发展迅速。为了保证人工生殖技术在我国安全、有效和健康地开展,规范人类辅助生殖技术的应用和管理,1989 年,国家卫生部发出关于严禁用医疗技术鉴定胎儿性别和滥用人工技术的通知。1991 年,最高人民法院在司法解释中指出:在夫妻关系存续期间,双方一致同意进行人工授精,所生子女应视为夫妻双方的婚生子女。2001 年 2 月,卫生部颁发了《人类辅助生殖技术管理办法》和《人类精子库管理办法》。2001 年 5 月,又根据这两个办法的精神印发了《人类辅助生殖技术规范》《人类精子库基本标准》《人类精子库技术规范》《实施人类辅助生殖技术的伦理原则》四个附件,并于 2003 年进行了重新修订。这些章程对促进和规范我国人类辅助生殖技术的发展和应用,特别是保护妇女儿童的健康权益等起到了积极的推动作用。

卫生部的这些规定对于国内医学界、社会界、法学界和普通民众的争论的一些问题,给出了比较明确的答案。

《人类辅助生殖技术管理办法》中第 8 条、第 15 条明确规定,人类辅助生殖技术的应用应当在经过批准的医疗机构中进行,申请开展夫精人工授精技术的医疗机构由省级卫生行政部门审批。申请开展供精人工授精和体外受精——胚胎移植技术及其衍生技术的医疗机构,由省级卫生行政部门提出初审意见,报卫生部审批,禁止以任何形式买卖精子、卵子、受精卵、胚胎;禁止实施任何形式的代孕技术。对人类辅助生殖技术的实施,规定应当遵循知情同意原则,并签署知情同意书。涉及伦理问题,应当提交医学伦理委员会讨论。医疗机构应当与卫生部批准的人类精子库签订供精协议;严禁私自采精,应当索取精子检验合格证明,医疗机构应当建立健全技术档案管理制度。

《人类精子库管理办法》中第 15 条、第 16 条以及《人类辅助生殖技术管理办法》第 3 条中明确规定,人类精子库,必须设置在医疗机构内;精子的采集和提供应当遵守当事人自愿和符合社会伦理原则和有关精神,应以医疗为目的,符合国家计划生育政策。任何单位和个人不得以赢利为目的,进行精子采集与提供活动,设置人类精子库应当经卫生部批准。对精子的采集与提供,规定供精者应为年龄在 22 ~ 45 周岁的健康男性,且只能在一个人类精子库中供精;规定人类精子库应当和供精者签署知情同意书。严禁向医疗机构提供新精子;严禁向未经批准开展人类辅助技术的医疗机构提供精子,每一个供精者的精子最多只能提供给 5 名妇女受孕,人类精子库应当建立供精者档案等。

《人类辅助生殖技术管理办法》第 22 条规定,开展人类辅助生殖技术的医疗机构违反了此办法,由省、自治区、直辖市、人民政府卫生行政部门给予 3 万元以下罚款,并给予有关责任人行政处分,构成犯罪的依法追究刑事责任。

(张俊荣)

第二节　医学社会化及大卫生观

人类的健康,不仅受到生物学因素、自然生态环境因素的影响,而且受到国家制度、政治、法律、经济、教育、科学技术、文化、人口、卫生政策、生活和工作条件、营养状况、国民经济收入等社会因素的影响。医学的社会化趋势,使卫生保健成了一种高度社会化的活动,要求树立与之相适应的大卫生观念。

一、医学的社会化

医学社会化与社会学中的"社会化"概念不同。医学社会化是指医学作为一种社会事业,有特定的社会功能,国家、社会和群众要承担更多的卫生保健责任,要把卫生事业当作全社会的公共事业,而不仅限于卫生部门。为了维护和增进全社会人类健康,医学必须最大限度地向社会的各个领域、各个层次渗透,把医学纳入整个社会系统,与人类的健康利益和整个社会的发展协调一致。医学只有通过社会化的过程,其成果才能得到最广泛的应用,并向社会提供最良好的服务,从而有效的控制疾病,增进和维护社会健康。民强促国富,国富保民强,医学的社会化与社会发展息息相关,是现代医学发展的必然趋势。

(一)医学服务的社会化

如何提供最完善的服务,以满足社会人群的医疗保健需要,从而充分发挥医学的功能,是医学社会化的重要课题。工业化革命使生产社会化程度不断提高,随着医学科学技术的进步,医疗服务的形式也在不断改变。从个体医疗、各类"病坊",到近现代医院的建立,医疗服务的质量和效率不断提高,现代医院的医疗服务形式逐渐成为世界各国经济、文化生活不可缺少的社会机构,成为整个社会机体中的重要组成部分,医学的社会功能得到极大的发挥。

随着社会经济的进一步发展,人类疾病构成发生改变,人们对于医疗卫生的服务需求也出现了更加多元化、多层次的新要求。单一的医疗服务已经不能适应大量慢性病、老年病及病人康复等的需要。医学面临着向社会提供全方位、多种类、多形式、多层次的服务,需要更加注重病人的多种需求,注重社会人群疾病的预防和治疗。

随着人们生活水平的提高和生活方式的改变,人们对健康和疾病的认识逐渐深化,对医疗服务内容和质量提出了更高的要求。改变单一的技术服务手段,提供多种服务项目是现代医学服务社会化的新需求。为方便病人和提高卫生经济效益,医疗服务必须从生物技术扩大到心理、社会预防服务等多个方面,如咨询业务、保健指导、营养卫生,乃至对病人家属的心理支持、对康复病人、老年病人的生活服务等。对于某些医疗资源有限的地区,医疗服务还需从院内扩大到院外,拓宽服务形式,如提供家庭病床、巡回医疗、院外流动服务等形式,以满足各类病人的不同需求。

(二)卫生组织的社会化

医疗卫生组织作为社会组织体系的组成部分,是由行政、业务、后勤等各部门构成的组织系统。它在维护人类健康、促进社会发展中起着重要作用，是社会卫生保健工作最主要、最直接的责任承担者。我国的卫生系统组织程度高，由各级政府承担卫生保健责任，统一管理，统筹安排，使医疗卫生事业与各项事业协调发展。

健康是一项社会目标，自然、社会和心理因素都会对健康产生影响，因此，仅仅依靠卫生组织系统显然无法实现全民拥有健康的目标，只有把医疗卫生系统纳入整个社会系统，使医学发展目标和社会发展目标协调一致，使医疗事业成为全社会的事业，通过医疗卫生系统与其他相关系统通力合作和共同努力，才能极大地提高社会人群的健康水平。与此同时，医疗卫生组织系统本身也需要按照社会化的要求，加强横向协作，实行科学管理，提高服务效率。

（三）医药卫生知识传播的社会化

维护健康、预防疾病是一项社会化的系统工程，需要全社会的共同努力。要有效而全面提高健康水平，必须广泛宣传维护健康、预防疾病的知识，只有全社会的所有成员都了解医学，掌握一定的健康卫生知识，才能有效地提高整个社会的水平，才能真正实现维护健康、预防疾病的目的。为实现这一目的，需要充分运用各种大众传播媒介，动用各种社会力量，调动一切宣传手段向广大人民群众传播医药卫生知识。医学知识的传播是医疗卫生事业的重要组成部分。

二、大卫生和大卫生观

（一）大卫生观的含义

"大卫生"是相对于"小卫生"而言的，大卫生是标志医疗卫生事业高度社会化的概念。所谓"小卫生观"，即传统卫生观，是指历史上的以医生个体独立行医、独立研究为特征的个人卫生服务的概念，其主体是医务人员与医学研究人员，服务对象是病人，活动的目的是治疗疾病，恢复健康。因此，小卫生观主要着眼于患病个体的需要和服务，是一种消极地、被动地与疾病做斗争的方式。而"大卫生观"强调了医疗卫生工作的社会性，指促进全民健康和预防疾病，必须依靠社会，依靠大众，依靠各部门的协作和配合，广泛动员社会各界和人民群众参与卫生行为和卫生行动，最终目标是"人人享有卫生保健"。因此，大卫生观的核心是以健康、健康人和保健、康复为中心，以全民整体的健康为目标，与社会协调发展的一种新的现代卫生事业观点，是一种积极地、主动地提高健康水平的服务方式。

从"小卫生观"到"大卫生观"的转变，是一个历史发展的过程，是医疗卫生事业社会化程度逐步提高的过程，也是当代卫生事业发展的方向。大卫生观把卫生事业和卫生责任社会化、全民化，把全民健康水平纳入社会发展的有机组成部分，将彻底改变人类和疾病斗争的被动状态。面对大卫生的逐步深入，我们要认识和把握医疗卫生事业的发展，建立起与"大卫生"相适应的观念，才能全面、正确、深刻地认识大卫生观的实质，才能真正把握大卫生观。

（二）大卫生观的基本内容

"人人享有卫生保健"是社会大卫生的战略目标，也是保证社会进步，普及卫生保健服务的战略目标。卫生保健服务的普及程度，是社会进步的重要标志，是社会的物质文明、精神文明的建设成就的一种综合体现,大卫生就是要大力发展初级卫生保健服务网络,使其覆盖全社会,落实到每一个社会成员,达到人人贡献、人人参与、人人享受。

1. 卫生系统从封闭变为开放

建立大卫生观,就要建立大卫生的系统观念,承认卫生系统是社会系统中的一个子系统,正确认识和把握卫生系统与社会大系统之间的关系,不断扩大医学的社会功能。按照大卫生观的要求,在医疗卫生服务上应从治疗扩大到预防,从生理扩大到心理,从院内扩大到院外,从技术服务扩大到社会服务,要提高人民的自我保护意识,增强个人的自我保健能力,使医学进入社会化的高级阶段,凝聚社会各系统的力量,促进医学科学技术与大卫生的协调发展、大卫生与整个社会的协调发展。

2. 卫生与社会经济协调发展

卫生工作是社会与经济发展的重要组成部分,社会经济系统的发展水平决定了医疗卫生的发展方向和运行模式。经济发展为卫生事业提供了物质和技术基础、经济支撑,是推动卫生发展的外部力量。卫生发展通过改善人力资源的健康水平,为经济增长提供强有力的卫生支持和健康保障。大卫生观要求医学的发展必须适应"人人享有卫生保健"战略目标的需要,因此,我们必须发展适应这一目标需要的适宜技术,贯彻预防为主的方针,从根本上减少疾病的发生,强化全民的卫生观念,提高全民的卫生防范意识,增强医疗卫生保健的社会效益。只有坚持把卫生工作纳入社会和经济发展的总体目标,使之与社会和经济的发展同步发展,才能实现卫生和社会经济的全面、协调、可持续发展。

3. 健康为人人,人人为健康

健康是人类的基本权利,人人都有权享受基本的卫生保障,人人都有义务为参与促进卫生保健做出贡献。随着卫生工作的日益社会化,大卫生不仅要解决人们疾病的治疗问题,还要渗透到社会的各个领域,如疾病防治、卫生保健、环境保护、食谱结构、食品卫生、心理平衡等,这是社会物质文明、精神文明建设成就的综合体现,也是保证社会进步、普及卫生保健服务的大卫生的战略目标。而这些,单靠卫生部门的努力是难以奏效的,必须依靠全社会的协调行动,人民群众积极参与,全面实现大卫生管理,逐渐形成"人人为健康,健康为人人"的社会风尚。只有人人为健康,才能做到健康为人人,这是辩证统一的关系。

4. 国家、政府各部门把健康和幸福作为共同的社会目标

坚持把卫生工作当作国家和社会的职责,纳入政府的目标管理,组织各有关部门、各群众团体、各厂矿企业和全社会努力为之奋斗。健康不单纯是卫生部门的责任,也是国家和政府的责任。在健康和社会经济发展的双向性作用中,我们要突出健康的主导作用,使各级领导充分认识卫生防病对促进国家和社会发展的重要作用,从而加强领导,同时使各部门明确,只有在政府的统一领导下,经过各有关部门的共同努力,卫生防病工作才能奏效。我们应如实地从我国国情出发,考虑经济发展的实际状况和它对卫生事业的支持能力,以有限的卫生资源,通过合理的调配使用,创造出最佳社会效益。

（张俊荣）

第三节　医学社会建制的形成

医学由个体劳动走向群体分工协作,从师徒相承到集体教育是学科进步的显著标志。跨文化的历史研究证实,未形成过学术团体、未有过群体合作研究、集体教育的民族医学体系只能是医学发展的原始阶段。从社会学的角度来看,医学的社会建制构建的形成,应该以医院、医学院校、专业学术团体的形成为主要标志。

一、医院的形成与发展

(一)西方医院的形成和发展

医院是将病人和医生集中起来进行医疗活动的场所,它是广大人民群众在生活和实践中,长期与疾病做斗争中逐步发展和完善起来的。人类的许多健康问题在超出了病人家里或医生的诊所里所能得到解决的范围后,就需要具有一定水平的医学救治或个人保健,而医院就是将病人和医生集中起来进行救治的场所。

对于个人来讲,生病或受伤的人在医院能够得到集中的医学治疗,并享受最大限度的技术服务;对于社会而言,将病人集中住院治疗既可以避免因家中照顾病人造成的家庭负担,又可作为一种手段引导病人进入医学监督的机构。因此,医院作为人类与疾病做斗争的医疗组织形式,是劳动人民的智慧结晶。随着人们对医疗条件和环境要求的提高,同时也为了减轻病人对其他家庭成员的影响和传染,医院作为专门容留病人的单独机构逐渐形成并日益成熟和完善,医院作为人类与疾病做斗争进行集约化医疗活动的组织机构,它集中体现了比较优越的医疗技术和物质技术条件,更加反映了不同时代的医学科学发展水平,同时也反映着不同时代的社会发展水平。

医院出现的萌芽时期,只是一种极其简陋的收容病人的场所,还不是医学科学意义上的医院。从欧洲医疗发展的历史来看,8—12世纪期间,西方国家最早收治病人的地方是修道院,由修道院的僧侣们承担医疗工作。随着医疗技术的发展,修道院医疗逐渐衰落,个体行医逐渐流行并持续很长时间。到18世纪初,欧洲工业发展,从家庭个体作坊到工业革命兴起的联合企业蓬勃发展,城市和集镇形成,人口逐渐集中,居民对医疗的需求逐渐上升,因个体行医已经不能满足需求,医生们自发联合并进行一定的分工,此时便形成了医院的初级形式。医院的形成要求其内部的医生要有相应的医疗技术水平,还必须定居下来并有一定的分工,不仅如此,社会成员的居住地也要相对集中并且人口密度较大。到了19世纪中期,欧洲国家社会保障和医疗保险的发展,促使医生数量快速增长,医院也从最初的慈善机构演变为具有生活救济和提供医疗服务的救济院。随着医疗服务功能的扩大和加强,以治疗疾病为目的的医院从救济院中分离出来,作为独立运行机构在社会上被广大居民承认和使用,便形成了今天的医院形式。

(二)我国医院的形成与发展

中国自春秋战国时期起,医学理论体系逐渐形成,但是大量的、主要的医疗活动还是分散的、流动的、个体的形式。我国的医院组织出现于秦汉时期，记载的宫廷医疗组织是我国记载最早的医院形式。随后，我国的早期医院开始形成。如汉朝时期，我国建立了最早的收容传染病的隔离院；东汉时期建立的类似军医院的机构——"庵芦"；隋唐时期我国在各地都普遍设立医院和药物，当时的太医署就是国家建立的最高医疗机构；元朝时期成立的专门收治患病军人的"安乐堂"，等等。1840 年鸦片战争前后，外国传教士们在中国兴办多个诊所和医院。此时，随着解剖学、生理学、病理学的快速发展，临床诊疗技术发生重大变化，临床检验和外科手术的扩大等充实了医院技术的工作内容，同时也对医学技术分工提出了新的要求，医院管理开始重视护理质量，制定医院业务活动规则，提高对医护人员的要求，改善病人的生活质量等，逐步形成了一套完整的组织系统，标志着我国医院的正式形成。

医院是人类和疾病做斗争的重要阵地之一，主要职责和使命是征服疾病、保障健康，这也是医院的共同点和普遍性。时至今日，人类社会已出现了千千万万的医院，逐步形成了医疗卫生机构网络体系。

二、医事管理机构的形成与发展

据记载，公元前 10 世纪之前，在古中国、古巴比伦和古埃及就已经有了医生这个职业，伴随医学的不断发展和医院的形成，世界各地逐渐有了医药卫生管理者这样一个特殊的职业角色，即现在发展形成的医生管理机构，来管理和约束医生的行医行为。

从有文字记载的历史来看，用卫生法规约束医生的医疗行为，最早开始于古巴比伦王国，即著名的《汉谟拉比法典》。法典中明确规定了医生是一项专门职业，是最早规定医生刑事和民事责任的文献。当然，《汉谟拉比法典》中关于医疗卫生的规定，仅是医疗卫生制度化管理的端倪，而且当时医术主要是为统治阶层服务的，制定的法律过于残酷，在一定程度上阻碍了医学的发展。3 世纪初，罗马帝国为了对盛行的庸医和骗子进行遏制，首创了医生证书制度，规定了开业医生必须得到政府机关的批准，并且取得"政府许可的医生"的称号。而医生必须参加政府举行的医生资格考试并在考试及格后才能取得这个称号。在罗马帝国末期，罗马皇帝塞维鲁皇帝对行医人员颁发医生资格证书。中世纪后期，意大利西西里王罗杰尔二世颁布并实施了欧洲第一个医疗许可证法令，对于未取得许可证书的医生禁止行医。到了 13 世纪 30 年代，腓特烈二世制定了卫生法和医生营业执照制度，设立以国家统一考试合格为标准的九年医学课程，制定了医生法典、收费标准和药剂师规章等。这些做法为近现代医疗卫生事业的制度化管理奠定了基础。

中国早在西周时期初期，就已经建立了一套医政组织和医疗考核体系。医生是"众医之长，掌医之政令，聚毒药以供医事"，其下属设"府、史、土、徒"等职。这里，医生是管理国家医药行政的最高官员，其下设有食医、疾医、疡医、兽医等负责治疗疾病的医官。"府"负责管理医药、器械和汇集食物，"史"管理医案和文书等。在行政管理上，医生还负责制定并实施对医生的考核制度。据《周礼》记载"凡民之有疾病者，分而治之，死终则各书其所以而入医生"，要求对医生做治疗记录，上报死亡原因，并作为考核医疗成绩的依据。到隋代时，中国的医疗管理结构更加完备，开始设太医署，作为全国最高医药教育行政机关，并设有医博士、助教等职务。到宋代，除设专管医药行政的医官局外，还设专管医学教育的太医局,甚至还设置校正医书局专门整理出版医药书籍,设置官药局以整理药物。至宋代时,宋朝政府颁布"安济法",建立了我国最早的医院立法,而后,随医学的发展,我国的医事管理制度逐渐发展和完善。

及至现代,医事管理制度更加完善,组织机构更趋健全,各个国家都有其系统的医药卫生管理机构。目前,医疗卫生队伍不断壮大,从事医疗卫生事业的人员也迅猛增加,医事制度日益完善。

三、医学教育机构的形成

医学与人类实践活动一起诞生,随着人类与疾病做斗争的过程中,人类集体经验的不断累积,医学知识便开始产生、不断扩大,并向后代延续,医学教育便应运而生。医学教育体系,就是在随着生产社会实践的不断深入和生产规模的不断扩大,逐渐形成并不断完善发展的。医学教育体制一旦形成,就会变成一种巨大的力量推动医学朝着某个特定的目标发展。

无论是国内还是在国外,医学教育最早都是源于家传师授。即使是今天,医学教育过程中仍然或多或少地保留了带徒培训的某些特征。家传师教的医学形式说明当时的社会生产力低下,科技水平不发达,人们对生命现象的认识还处于相当模糊的阶段。医学教育的学习内容也只能停留在以往的经验累积上,不可能分化成为独立的学科。古埃及是医学教育最早、最发达的国家。在学校建立之前,古埃及的教育也是在家庭中进行。在公元前500年左右,埃及建立了宫廷学校,宫廷学校的教育内容已涉及医学知识。公元前4世纪,古希腊科斯岛上建立了希波克拉底医学学校,从此诞生了西方医学。立志从医的希腊年轻人都要进行宣誓,即后来的希波克拉底誓言。这段誓言最初只是希波克拉底个人的行医准则,后来便成了他所创办的医学学校的校训,这是医学学校最早的校训。500年左右,罗马帝国逐渐走向衰落,欧洲进入中世纪的教会时代,神学几乎渗透到一切科学领域。医学由僧侣掌握,他们把医学与圣迹联系起来,即所谓"修道院医学"或"寺庙医学"。经院哲学成为医学生的主要课程,使医学科学很大程度上受到歪曲。公元9世纪中叶,希腊医学重回欧洲,这就是由意大利市民创办的萨勒诺学校。学校将希腊医典和阿拉伯医典作为学习大纲,制定医学教育制度,很快发展成为中世纪欧洲的第一个医学中心。12世纪中期,意大利的波隆纳大学建立,此后到13世纪迅速发展起来。一些比较著名的大学医科均设有物理、哲学、修辞、占星术、解剖学、生理学、病理学、诊断学、内科学、外科学、妇产科学、眼科学等课程。

我国的医学教育以师徒相传、师教和家教结合的形式已有几千年历史。我国古代专门的医学教育机构最早萌芽于晋代。据《唐六典》记载:"晋代以上医子弟代习者,令助教部教之。"隋朝时设立的太医署可认为是早期的医学专科学校。太医署下设医、针、按摩3科,由医博士负责教授。唐朝的医学教育基本上承袭了隋朝的制度,并在其基础上加以扩大。分科方面有医生科、针师科、按摩科等。医学生首先要学习《素问》《脉经》《针灸甲乙经》《神农本草》等基础课程,同时也重视联系实际,要进行临床实习。在教学制度上规定按月、季、年进行考试,只有合格者才被采用,9年无成就的就要退回本邑。唐朝除在中央设立太医署外,629年还在各州建立地方医学校,至723年,即使偏远的州、府也已基本设立了医学校。这些医学教育机构的出现,使医学生得到较全面的训练,在学生能力培养上大大超过了家传师授的习医制度。

(张俊荣)

第四节 医学社会建制的演变

医学社会建制在医学研究组织和以行医为职业的医疗队伍有了相当规模的发展后逐渐演化,在不同的社会历史时期,有不同的内容和表现形式。

一、医院的演变和发展

近代医院的普遍建立,是城市迅速发展的产物。医院作为一个向人民群众提供医疗服务的机构,它的发展和它所服务的社会的需求、信念、价值观和态度具有重要关系,因此,医院在它发展的各个历史阶段的性质、任务和特点,都与当时的社会制度、生产力水平、科学文化发展水平,尤其是同当时医学的发展水平密切相关。医院的形成和发展,不仅与整个社会发展的历史阶段相适应,也是医学发展的里程碑。

医院的历史演化过程大致可分为四个阶段:作为宗教活动的中心、作为平民医院、作为临终者之家、作为医学技术和医疗服务中心。

(一)医院作为宗教活动的中心

古代经验医学时期,医院主要起源于社会抚恤组织的成立。公元前480年,古希腊医生接收病人和治疗场所的地方很多是在庙宇当中。欧洲法国和巴黎建立的医院兼做旅店性质,是患病的教徒、旅客的医务所或避难所。及至中世纪时期,医院的组织和工作具有宗教性质,医院的护理重于医疗,主要目的是洗净病人的灵魂,传达宗教教义。随后,罗马天主教教堂鼓励教士建医院,并且把医院建在教堂附近以形成天主教宗教势力的统一形象。12世纪后,收容病人的机构进一步分化,正式的医院开始兴起。

按照现代医院的标准,中世纪的医院并不算是真正意义上的医院。这些医院多数是临时收容和隔离病人的机构,只是照顾较低社会阶层病人的社区中心,基本功能主要是从事宗教活动,向穷人提供的慈善和福利服务。此时期的医院医疗保健多数是由教士和修女监督完成,医院的组织和工作带有浓重的宗教性质。现在医院的全心全意帮助他人的服务观念、医院接受病人的人道主义原则和医院的地域性医疗保健的特点基本就是在那时确定的。

(二)医院作为平民医院

12—13世纪,随着人口增多和城市的发展、流行的传染病促使传统的修道院医院、国王、贵族、商人和手工业行会及市政府大规模建立医院。尽管修道士和修女们继续在医院工作,但由于没有了教堂的集中权威,许多医院处于分离的管理状态之下。中世纪末,随着封建经济的衰落,医院的经济能力不足以继续运作下去,传染病使大量医务人员感染死亡,很多医院被迫关闭或合并到大医院中。较大的医院也减少了慈善工作,转而集中在牟取利益和宗教事务中,大多数医院都向病人收费,而把穷人拒之门外。1536—1544年,乞丐、残疾病人和其他穷困者得不到任何形式的帮助,流落街头,无处栖身。在这种情况下,政府决定用捐赠款和税款支付医院开销,开放医院用于解决社会问题。此时的医院,由于向不论患病与否的穷人提供食品和住宿,所以很快就有了膳宿之家的特征。这时,医院更像个社会的"仓库",病人、老人、孤儿和有精神障碍的人都被送到医院里来,一些医院,像芝加哥库克里县医院、费城综合医院、纽约的贝尔维尤和金斯县医院、旧金山综合医院等都是专为穷人建立的。

(三)医院作为临终者之家

17世纪,医学知识的逐步发展,使医生的诊疗技术提高,由医生负责诊疗病人的观点逐渐增强,医生的社会地位也逐渐提高。医院作为医生诊治病人的主要场所,随着医生影响力的增加,医院的非医学的医院任务就慢慢消失了。17世纪末到18世纪,在生物学分类思想的影响下,英国和荷兰率先进行了以疾病分类学和临床病理学为中心的临床医学改革,使新一代医生在知识结构和思维方式上更贴近近代科学,使医疗经验和科学知识相互融合,同时,物理、化学的实验方法的引入也促使实验医学的诞生,临床医学和基础医学的快速发展和有机结合,使人们对疾病的诊断和治疗逐步走向科学化。

尽管在18—19世纪,医学治疗被看作是医院的基本功能,但当时的治疗技术水平极低,几乎不能治愈什么疾病,很少有病人能够通过治疗存活下来,所以医院在人们的印象中只是穷人等死的地方。如那时医院的典型特征是肮脏、通风不良和拥挤,医生的治疗方法也非常简单。主治医生和外科医生们的临床工作没有最起码的卫生标准和卫生观念。因而许多人认为医院仅仅是较低社会阶层的"临终者之家"。

(四)医院作为医疗技术和医疗服务中心

从19世纪末开始,随着医学科学和医学技术的迅速发展,医生的专业诊断和治疗技能得到快速提高,近现代医院逐渐演变成为社会各阶层的病人解决疾病问题和获得医疗保健的主要机构。医院的发展使医生与病人之间的个人关系变成医疗团体与广大病人的关系,成为一种社会性的事业。

现在社会经济的快速发展和现代科学技术的发展,为临床医学提供了大量新的诊断和治疗技术设备,基础医学的发展为临床医学带来了更多的新知识、新理论,临床实验研究进一步深入发展,医院的管理也进一步正规化、科学化,由此促进了医院的现代化,也加剧了医院的分化发展。各种专科医院相继出现,医学分科越来越多,医院内分工也越来越细,各部门之间的分工协作关系越来越密切。医院已经成为人类健康不可或缺的服务中心。

二、医学研究机构的形成和发展

作为医学社会建制重要组成部分的医学研究机构,形成于西方文艺复兴时期(15—17世纪)。由于资本主义的兴起,新兴的资产阶级在政治经济和文化实践中摆脱了中世纪宗教的束缚,在医学教育中提出了科学决定一切的原则,注重实践和社会实验,出现了医院大发展的新局面。部分学者开始得到有产者的资助,进行医学研究或发展医学活动,如皇家学会为学者们提供了交流研究成果的机会和场所,但此时的医学研究大多是医生或大学教授自己的个人活动。随着细菌学的诞生和发展,特别是巴斯德和科赫的杰出贡献,引起了政府当局的重视和支持,法国政府为巴斯德建立了研究院,德国政府为科赫建立了传染病和细菌学研究所,标志着医学研究机构的正式诞生。随着英国"伦敦型"医院的建立,医院集教学、临床实践和科研为一体,推动了医学研究的发展。

20世纪以来,医学研究机构迅速发展。第二次世界大战前后,独立于医学院校之外的国立或私立的医学研究机构纷纷出现,如医学科学院、预防医学科学院、医学研究所、专科性的研究中心等。其中大部分是以基础医学研究为主,少数以专项研究或临床应用研究为主,如美国马里兰州国家癌症研究中心就是一个以攻克癌症为宗旨的医学研究机构。多数国家均设有科学和国家规模的专科研究机构,集中研究基础医学和应用医学的重大课题。随着社会的发展,医学的一些特殊领域受到重视,与此相关的一些特殊医学研究机构相继建立,如军事医学、航海医学、航天医学、体育医学等研究中心,其研究成果从不同的角度推动了医学科学的发展。20世纪70年代以来,发达国家开始兴建规模巨大的综合性研究中心。如日本1979年建成的循环器病研究中心,下辖生物化学部、心脏生理部、脉管生理部、试验治疗开发部、病因部、循环动态功能部、生体工学部、医学部、放射线医学部、人工器脏部、康复研究部、药理部等12个研究部门,以及通用的试验中心、动物中心和装备管理中心等辅助设施。

我国的医学研究机构在1911年以前就已经有所发展,如1892年香港设立天花疫苗研究所;1909年,成都设立法兰西细菌学研究所。随着近代教育和科学在中国得到发展,"中华民国"建立后,在各国建立的高等学校中不少医学院校开始开展研究工作。1927年国民党政府南京政府建立后,设立了"中央研究院""北平研究院"等学术机构,很多学校也先后设立了医学方面的专门研究机构。如1928年在杭州西湖设立的热带病研究所,是我国早期重要的热带病学专门研究机构。新中国成立以后,我国的医学研究机构的发展更加迅速。到1989年,医学研究机构增加到333所。到2000年,医学研究机构增加到405所。

三、医学院校的发展与医学教育

(一)国内外医学院校的发展和医学教育体系的演变

如前所述,由意大利市民创办的萨勒诺学校是欧洲最早的医学院校。到13世纪以后,欧洲出现了大批学校设立医学课程。大学课程的设立对整个社会和医学都产生了重大而深远的影响。如1543年,帕多瓦大学设立了临床教学课程;1594年,帕多瓦大学建立了永久性的解剖学演讲厅,这都对医学的发展起到了显著促进作用。17世纪,意大利的波伦亚大学把阿拉伯医学与希腊医学进行融合,其1316年出版的解剖学著作《解剖学》一度成为解剖学的专业参考书籍。法国南部的蒙披利大学的医学专著《外科学》总结的4个外科手术标准:博学、熟练、敏捷、道德修养,不仅在当时,而且成为后世不少外科医生的行业准则。

17世纪时,荷兰取代意大利成为医学发展的中心。其中最著名的是莱顿大学。莱顿大学发展了帕多瓦大学的临床教学课程,在欧洲建立了最早的临床教学体系,将医学课程分为三个阶段的学习:基础科学学习、正常解剖生理学学习、病理学与治疗学学习,这对近现代医学的发展产生了巨大影响。

文艺复兴时期,由于资本主义的兴起,医院快速发展,带徒式培训医生已经不能满足日益增长的保健需要,因而出现了医院开办医科学校的新局面,并在医学教育中提出科学决定一切原则。著名的"伦敦型"医学教育制度就此诞生。"伦敦型"是以医院为基础,在大学教学医院中设立医学院,并逐渐建立正规的课程计划,这对以大学为基础的医学教育产生了积极影响。

19世纪,海德堡大学的医学院称为西方医学中心,其将医学教育分为临床医学和口腔医学两个专业,将临床医学分为基础医学学习阶段、临床医学学习阶段和实习阶段。受德国医学教育的影响,1893年约翰·霍普斯金大学建立了大学教育型医学院,将临床教学与实验室研究相结合,确立了医学院和下设附属医院的发展模式。霍普斯金医院从根本上对医学实践、医学教育和医学研究进行了改革,开创了医学史上的一个新时代。这种医学的医、教、研医院模式一直沿用至今。我国的现代医学教育就是按照这一模式进行的。近百年来,这一医学教育制度风靡世界,对医学科学的发展起到了巨大的推动作用。新的教学思想贯彻于教学、医学实践、医学研究直至医学人才培养的全过程。

（二）我国医学院校的形成与发展

19世纪60年代,清政府为了"自强求富"开展"洋务运动",主张学习西方科学技术,提倡"新教育",开始建立新式学校,并逐渐引进西方的自然科学技术知识,这是我国最早的西医启蒙教育阶段。1881年李鸿章在天津创办医学馆,后改名为北洋医学堂,这是中国第一所官办的近代西医学校。"中华民国"成立后,全国各省相继设立开办一批公立或私立医学院校、教会医学院校。如1912年北京成立北京医学专门学校,即北京医科大学前身。1909年创办私立广东公医医科专门学校,乃中山医学院前身,对我国医学的发展起着巨大的推动作用。

新中国成立后,政府接管了所有医药院校,并对原有院校的布局进行了调整,对旧的医学教育制度进行了彻底改革。1949—1952年国民经济恢复时期,政府进行了全国性的院系调整,迅速充实师资,扩大规模。1962年,全国高等医药院校已发展到50所,中医学院18所,医学专科学校15所,中级卫生学校229所。各级学校结构渐趋完善,学制渐趋统一,教学质量日益提高。1986年,高等医药院校发展达到118所;中等医药学校发展达到544所。到2000年,高等医药院校为100所;中等医药学校489所。

（张俊荣）

第五节　医学与精神文化的互动

医学的发展,一方面深受精神文化等诸多因素的影响,另一方面,它的发展也在不断丰富着精神文化的内容。

一、医学与哲学的互动

医学发展史表明,哲学同医学的关系是共性与个性、普遍与特殊、一般与个别的关系。在人们的认识发展中,医理与哲理相通,医学为哲学的发展提供科学材料和基础,医学实践和医学的发展需要哲学进行指导。

(一)医学的发展受到哲学的指导

哲学为医学的发展提供科学思维所必须具有的世界观和方法论。单纯的医疗经验的累积不能称为医学,只有把经验材料加工整理,进行概括,揭示出人体生命的本质和防治疾病的客观规律,才能算得上医学。正如恩格斯所指出的:"一个民族要想站在科学的高峰,就一刻也不能没有理论思维。"

医学在唯物主义哲学的帮助下,获得了三次解放。第一次是在古代朴素唯物主义和自发的辩证法的帮助下,医学挣脱了巫术的奴役,医与巫相分离,使古代经验医学获得独立发展。古希腊医学,最初就掌握在自然哲学家手里,如毕达哥拉斯、柏拉图、亚里士多德、德谟克利特等。被称为"欧洲之父"的古希腊医学家——希波克拉底就主张"医学家必须同为哲学家",他根据世界本原四元素说的哲学思想,提出了四体液说用以解释生理和病理现象。古罗马医学家盖伦也说:"我是把以往最熟练最聪明的医生和最好的哲学家的意见作为我的准绳的,治疗的艺术原是由于理性与经验相结合而制造的。"中国传统医学更是把中国哲学中的阴阳学说、五行学说、元气学说、天人合一、整体恒动观等朴素的唯物主义和朴素的辩证法思想作为自己的理论基础,用来说明人类的生理、病理、药理和治疗等现象。第二次医学解放是近代文艺复兴时期的思想解放和机械唯物主义的兴起,医学从宗教神学和经验哲学的禁锢中获得解放。机械唯物主义倡导尊重人,重视实验和归纳的学术传统,才使医学从宗教神学的束缚中解放出来。机械唯物主义作为一种思想方法,把复杂的生命现象看作是简单的机械运动,其孤立、静止和片面看问题的观点,对医学的发展产生了不良的影响。医学的第三次解放可以说是随着马克思主义哲学的广泛传播,辩证思维、普遍联系和永恒发展的思想日益被广大医学工作者所接受,使现代医学走出了过去只重视局部,不重视整体,头痛医头、脚痛医脚的局面。辩证唯物主义的创立,为现代医学的迅猛发展提供了科学的世界观和方法论,指示了医学的前进方向。

哲学对医学的指导作用,不仅体现在医学的发展中,也体现在医务人员的哲学修养对医疗工作的重大作用上。没有正确的理论思维,即使有比较先进的仪器设备和丰富的经验,也不一定能得到有价值的科学结论。一个医生合格的知识结构应当由基础文化、专业知识、临床能力和哲学修养四个方面构成。只有医务人员建立了良好的、正确的哲学思想,才可以更好地认识人体和疾病的发展规律,从而找到更好的战胜疾病的途径;只有建立了正确的哲学思想,才能从理论上概括医学成果,创立新的理论,促进医学的发展;只有医务人员具备辨别和抵御唯心主义和形而上学的干扰和影响的能力,才能恰当地评价和理解医学发展中的新成果,认识当前医学发展的特点、预测医学发展的趋势,取得更大的医学成果。

(二)医学的发展为哲学提供科学材料和基础

哲学是自然知识、社会知识和思维知识的高度概括和总结。每一个时代的哲学观点都体现着一定社会阶级的需要,同时也体现着当时包括医学在内的自然科学的发展水平。因此,哲学是对当时自然科学包括医学的经验材料所进行的理论概括。医学内容的改变与发展、科研方法的改进与更新,无一不对哲学的发展产生了深刻的影响。例如祖国医学理论《黄帝内经》,既体现了此前医学发展的成就,又从医学的角度丰富了古代朴素唯物主义哲学的内容,并为古代朴素唯物主义哲学提供强有力的科学论据。如1543年维萨里的《人体的构造》一书,既纠正了盖伦在解剖学上的许多错误,同时也对宗教神学的上帝创世说是一次有力的动摇。近代医学生理学、解剖学、病理学的巨大成就给经院哲学以致命打击,为唯物主义哲学的发展提供丰富的医学科学基础。18世纪法国的拉美特利正是利用当时生理学的成就,提出人是机器的观点,使他成为典型的机械唯物主义者。现代医学的发展,使生物学、工程技术、哲学社会科学成为现代医学发展的三大支柱,医学模式从单纯的生物医学模式转换为生物心理社会医学模式,为马克思主义哲学的发展提供了新鲜的、丰富的、与日俱增的经验材料。

二、医学与道德的互动

道德是调整人与人之间、个人与社会之间相互关系的行为准则的总和。道德由一定的社会经济基础所决定,为一定的社会经济基础服务,并随着社会经济基础的变化而变化。道德具有历史性、阶级性等特点。社会道德包括人类历史长期积累下来的社会公德、不同时代各阶级的道德及不同行业的职业道德。

(一)道德对医学发展的作用

道德是调整人与人、个人与社会行为规范的综合,具有历史性、阶级性等特点。因此,不同时期、不同阶级的道德对医学发展的作用是不同的。一般来说,历史上先进阶级的道德对医学的发展起促进作用,没落阶级的陈腐道德对医学的发展起阻碍作用。如中世纪的欧洲,封建统治阶级的宗教迷信道德观念,把解剖人体看成是罪过,科学著作被列为禁书,科学遭受摧残,科学家受到迫害,这些都严重阻碍了医学科学的发展。中国传统医德中"医乃仁术"的医学价值观,强调尊重人的生命、尊重病人人格、尊重病人平等的医疗权利等道德思想,都对医学的发展产生了积极的深远影响。进步的道德、高尚的道德是医学科学技术发展的重要精神条件,是医学科技工作者取得成就的必要条件。社会上所形成的尊重知识、追求真理的良好道德风尚,是推动医学发展的重要精神力量。在这种精神力量的鼓舞下,人们才能更好地认识世界和改造世界,认识疾病和治疗疾病。

医学道德对医学发展的作用,还表现在医务工作者的职业道德和科学道德。医学工作者的道德修养,是一种强大的精神力量,对医药卫生事业的发展起着重要的推动作用。如巴斯德不顾个人安危,多次深入疫区,研究传染病的病原体,终于揭开了传染病的奥秘。拉齐尔用自己的身体做实验,以身殉职,研究黄热病,证实黄热病是由蚊子传染。居里夫人为科学献身的品格,像镭一样放射着光辉。正如爱因斯坦在评价居里夫人的功绩时说过的那样:"第一流人物对于时代和历史的进程的意义,在其道德品质方面,也许比单纯的才智成就方面要大。"说明科学家的优良品德,对促进医学发展具有重大作用。医药卫生人员的职业道德,救死扶伤、全心全意为人民服务的精神,正确处理医患关系、国

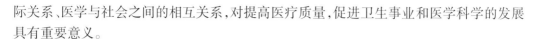

际关系、医学与社会之间的相互关系,对提高医疗质量,促进卫生事业和医学科学的发展具有重要意义。

(二)医学发展对人类道德的影响

正如医学伦理道德能促进医学的发展,同样,医学的发展也直接或间接地影响道德水平的提高。医学的发展不断地改变着人们的道德观念,修正和完善道德规范、道德评价。如"不孝有三,无后为大"的传统观念已被优生优育的新道德所代替。过去人们认为"身体发肤受之父母,不敢毁伤",现在人体解剖、器官移植、遗体捐献、人工授精、试管婴儿、遗传工程、安乐死等新的道德观念正在逐渐被人类所接受。随着社会经济的不断发展,人民生活水平的不断提高,医学的发展推动着社会道德的进步,医德体系的不断完善和发展也成为社会道德中的重要组成部分。

三、医学与艺术的互动

艺术的本质是美,人类正是为了追求美才创造了艺术。而按照世界卫生组织的新观点,健康不只是没有虚弱和疾病,而是包括身体、心理和社会诸多方面的完满状况。对健康的维护是医学的根本目的,也是对美的追求。因此,医学和艺术都是促进人类社会达到这一健康目标的途径和手段。西医之父希波克拉底说:"医学的艺术乃是一切艺术之中最为卓越的艺术。"医学本身不仅是一门由医务工作者塑造的健康美的人体艺术,而且与其他艺术形式一道共同促进人的身心健康。

(一)走向艺术的医学

随着人类社会的进步,人们的健康观已从"活命"转化为"长寿",由"无病"转化为"健美"。人们对生命质量和医疗质量的需求逐渐提高,也逐渐体现了强烈的审美需求。如拔掉一颗牙齿、切除一个脓肿、缝补一个创面,人们都要求选择最好的途径和方法保证美感损失得最小。现在的病人也不再只是单纯地接受医疗疾病的客体,还是一个寻求修复和再造自身美的主体。整形外科、各种专门的医疗美容技术就应运而生。传统的医疗技术、方法和药物逐渐被无创伤的诊疗技术所取代,激素、放射疗法等损伤人体美的手术方法也被逐步摒弃,医学活动主体的审美观、艺术修养,甚至医疗活动场所的美化都在不断增强。

(二)走进医学的艺术

艺术作为一种能够引发接受者生理和心理共鸣的作品,它能够像不同功效的药物一样,作为一种有效的治疗手段,走进医学领域。在中世纪的欧洲,伴随音乐的疯狂舞蹈曾经是治疗"舞蹈病"的一种有效方法,至今在非洲的某些部落还在沿用。1737 年,意大利歌唱家华利里用自己的歌声为西班牙国王菲力普五世成功地治愈严重的忧郁症等。俗话说,"一个小丑胜过一打医生""笑一笑,十年少",用艺术使紧张、焦虑、忧郁的人们得到解脱和松弛,无疑是对许多慢性病病因加以克服的有效途径。美、英、日、德等发达国家,建立了一些专播笑话的电台,"笑的俱乐部""笑的出口公司"等机构进行开发有益健康的综合艺术的尝试。作为"挖引情源"的艺术,将会被纳入到新的医学模式之中。

艺术还可以通过形象形式来表达和传达一定的医学知识。如达·芬奇和萨维留斯的人体解剖图,绘得栩栩如生,尸体是动态的,骨骼似乎也是运动的。通过艺术形象的手段来表达的医学知识,具有强化医学教育的效果。中国古典名著《红楼梦》中涉及的疾病和医药卫生知识有291处,提及的疾病有114种。艺术作为一种特殊的认识成果,可以与医学完美结合,甚至促进医学的发展。

（张俊荣）

第六节　医学与科技的互动

从社会文化学的观点来看,医学本身就是一种文化现象,是人类文明的一个重要体现,是科技文化的重要组成部分。医学作为一种知识、学科、文化,它的发展与科学技术的发展密切相关,二者相互影响相互制约。科学技术为医学的发展提供理论基础,而医学的发展水平则是科技发展水平的重要体现。

一、科学技术对医学发展的作用

(一)科学技术为医学的发展提供坚实的基础

科学技术与医学彼此渗透,相互影响。纵观人类历史和医学发展史,科学技术发展之前的医学发展是极其缓慢的。随着"天文学革命"序幕的拉开,物理学、数学、化学等近代科学的发展,极大地推动了人类医学的发展。中国最古老的经典著作《黄帝内经》,就是吸收了当时的天文、数学、气象学、声学、生物学等其他科学的成就作为论据的。随着自然科学和技术的发展,以科学实验和科学发现为基础的现代医学迅速发展。如17世纪时显微镜的使用,使得人类的视野扩展到了微观世界,促进了医学生理学、病理学的逐步形成和发展;19世纪末,X射线的发现开创了人类医学物理诊断的新方法;20世纪发现的人工同位素被发现用于恶性肿瘤的诊断和治疗等,各学科不同应用技术的发展促进了医学向高精尖方向快速发展。

近年来,以DNA双螺旋模型的建立为标志的分子生物学的形成,使医学深入到分子层次来研究人体的生命与疾病,把医学推进到分子医学的现代医学时代。随着基因工程、分子生物学技术及相关学科的电子、光电等物理、化学研究成果等的不断发展和更新,使人们对疾病的认识和防治进入到更加微观的层次,使人类医学在流行病学、病因学、发病机制、诊断和防治等多方面取得巨大进步。如分子生物学技术对创伤和损伤机制的研究,使我国大面积烧伤的治疗在世界领先;透射、扫描电镜、免疫电镜技术的发展,使肿瘤病理诊断进入细胞、亚细胞水平;组织化学、免疫组化、流式细胞技术的应用,近代光纤或电子内镜、超声波、CT、MRI、PET等临床应用,使疾病或恶性肿瘤能够早期诊断、有效治疗和准确预测;分子生物学技术分离和鉴定基因编码,使药物受体研究成为寻找新药的重要工具、使药物研究和开发有了新的突破等。

(二)高新技术的发展促进医学诊断手段的现代化

21世纪,生命科学与生物技术的迅猛发展,医学高新技术在医学领域中的地位更加突出。高新技术与医学的密切结合,使人们对生命活动和疾病过程的认识向微观和宏观两个方向深入,得以从更深的层次上和更大的范围内揭示生命的本质,并从中引出或直接转化为有效的治疗和预防措施,从而加速了医学的进步和发展。如在医学诊断学方面,随着1895年X射线被发现,人们便开始了借助仪器探查体内器官的诊断方法。70年代X射线计算机断层成像(CT)技术、80年代MRI技术、90年代多层螺旋CT技术、快速图像重建及CT血管造影等使医学诊断技术进入新阶段,20世纪出现的超声、放射性核素成像技术。影像技术在显示内部解剖结构、协助病变诊断等方面,达到了极高的程度。

现代理工学科的发展日新月异,多学科交叉融合也更加促进了医学诊断技术的提升。如机械化与生物学检测相结合研发衍生出了多种微机械微集成技术、生物传感器技术、生物芯片技术,使现代医学的检验技术向自动化、小型化、便捷化快速发展。生化自动化分析仪,只要 $3 \sim 10 \mu L$ 血,就可测试32个项目,每小时可测试2 800个项目;自动微生物检测仪,可鉴别细菌、真菌,并针对鉴定出的微生物进行抗生素药效试验,提高临床用药针对性;袖珍型血糖分析仪、血气分析仪体积小,方便携带和操作,病人自己就可完成相应指标的检测。

(三)高新技术的发展促进医学治疗手段的不断演进

在应用组织工程、生物工程、材料学等高速发展的今天,人们对于多种疾病的治疗水平也在快速提高。时至今日,人们已经可以完成除大脑外几乎所有人体器官的成功移植,人工心肺、心脏瓣膜置换、人工血管、人工角膜等也已被广泛应用于疾病的治疗中。将机械制造、计算机图像、网络、机器人和人工智能等先进技术和新型诊断设备与医学、生物学相结合实现的微创外科技术,变更了以往"手术必须开刀"的理念,以尽可能小的创伤,达到治愈疾病的目的。建立在现代影像设备与图像技术基础上,微创外科手术中的手术者凭借内窥镜、X射线或超声影像进行实时监测、借助介入技术和导航系统,不做手术切口,在没有直接暴露病变区的情况下,却能清楚地"看"到病变及周围结构以及手术路径,从而安全、准确和彻底地实施手术。

基因组快速测序技术的出现,不仅使医疗诊断技术得到快速发展,也促进了医疗的个性化治疗。通过用基因转移技术将正常的外源基因导入靶细胞,纠正或补偿基因缺陷来达到治疗疾病目的的基因治疗技术,被誉为基因生物技术的里程碑,使人们看到了治疗临床疑难病例的希望。1990—2001年,全世界已有532个基因治疗的临床试验在全国开展。2009年,基因治疗在多个致命性疾病的治疗中获得成功。针对人体肿瘤基因开发的靶向药物,通过识别肿瘤细胞的特有基因,特异性地阻断肿瘤细胞的生长增殖,从而避免化疗药物毒副作用大的缺点,为肿瘤的个性化治疗开辟了一个全新的领域。

(四)新理论、新技术向医学的渗透,拓宽了医学的研究领域

其他自然科学的新成果、新理论、新方法向医学的移植和渗透,不仅从总体上推动了医学的进步,而且在通过选用推广新技术的过程中带动了一些新的学科的形成,并且产生了越来越多的交叉学科和边缘学科。如先进的计算机、通信技术应用于医学,与现代医疗手段相结合产生的远程放射学、远程医学、远程病理学、远程心理学等;物理学先进技术应用于医学治疗,如γ刀、X刀、脑立体定向治疗系统等产生了放射治疗外科;多参

数集合的生理生化监测技术、心肺复苏技术等促进了危重病医学学科的发展等。而学科间的相互交叉渗透,出现了神经生物学、环境毒理学、医学心理学、医学逻辑学、医学社会学、医学伦理学、医学管理学等新学科。各种类型的现代技术在医学领域的应用和交叉融合将会更准确、更深入地揭示人体生理构造与疾病发生、发展的机制,并改变疾病的诊治模式,使其越来越个体化、精准化、智能化和微创化。

(五)新技术的发展促进了现代医学的分化,促进了医学整体化趋势的发展

现代化研究方法和手段,促进了人类医学对疾病的研究由分子医学向量子化医学水平前进,医学各学科向尖端精细化发展,各学科不断进行分化和改组。如分子生物学的进步促进医学遗传学的发展,促使遗传学产生了人类遗传学、毒理遗传学、药物遗传学、免疫遗传学等,这种医学的分化趋势,是医学水平不断提高的重要标志,也必将日益促进临床医学与基础医学的不断统一,预防医学与临床医学、基础医学的统一,也必将加强医学整体化的发展趋势。

二、医学发展对科学技术的影响

(一)医学发展水平是科学技术水平的重要体现

医学作为科学技术体系的一个重要部分,它的发展离不开科学技术的支持,同时它的发展水平也是科技水平高低的重要体现。在古代科学技术发展之前,医学基本上是凭借经验积累起来的诊疗技能和方法来治疗疾病,没有可以借助的诊疗技术和治疗方法,科技发展水平低;现在对疾病的诊断和治疗已不单单凭借经验,而是更多地采用高科技的辅助诊断手段,人们甚至可以按照主观的想象设计某种工具以达到诊疗的目的。如诊断中使用的听诊器、血压计、X 射线机等;形态观察中使用的各种显微镜;细胞组织培养中使用的各种培养基;细菌、病毒分离技术中使用的电泳仪;治疗中采用的单克隆抗体技术,人工器官置换技术及免疫治疗技术等,无一不是高科技发展水平的重要体现。

(二)医学进步对科学技术的促进

医学的发展对科学技术的促进作用,主要表现为医学诊疗需求对科学技术提出更高的要求,促使人们进行科学技术的改革和进步。例如,传统的 X 射线诊断方法尽管在形态诊断方面起了重要作用,但它常因影像重叠、射线衰减等问题造成图像模糊,给医学诊断带来困难。医学诊断迫切需要一种新的无创伤地观察人体内部的剖面结构的技术和装备进行疾病诊断,因此,人们对传统 X 射线技术进行不断改革和创新,开发了新型影像学诊断的 X-CT 技术。群体性疾病在我国多次暴发,如甲型 H_1N_1 流感、H_7N_9 型禽流感、新型冠状病毒等,不仅给社会带来巨大的恐慌,还严重阻碍了社会的发展。虽然病毒很小,难以检测,但是人们开发了如同放大镜一般的 PCR 技术,使微小的病原生物可测可检,促进疾病的快速控制。近年来,PCR 技术已经广泛应用于产前诊断、癌基因检测与诊断、亲子鉴定等多个医学领域中。又如,医疗实践中对人工脏器的需要,促成了生物材料工程学和生物力学的发展,以及生物材料的开发和人工器官的研制(如人工耳蜗、人工喉、人工假肢)。

（三）人们对医学需求的不断提高使科学技术面临新的挑战

毋庸置疑,医学借助于当代先进的科学技术加速发展,但同时也应该看到医学的发展还远远不能满足人们的健康需求。一方面当代的疾病谱较之以前发生了重大的变化,出现了越来越多的疑难病症,目前的医学水平还不能有效地诊治这些疾病,如癌症;另一方面,人们的健康观和自我保护意识也越来越强,人们对医学的需求也在不断提高。医学飞速发展的需求与相对缓慢的高新技术的运用产生了矛盾,使得科学技术面临必须快速发展的严峻考验和挑战。

（张俊荣）

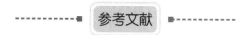

参考文献

[1]华嘉增,朱丽萍.现代妇女保健学[M].上海:复旦大学出版社,2011.

[2]汤其群,孙向群.医学人文导论[M].上海:复旦大学出版社,2020.

[3]张艺,刘燕萍,张晓兰.医学人文导学[M].兰州:兰州大学出版社,2017.

[4]彭瑞聪,邓平修,冯显威,等.医学科技与社会[M].北京:北京医科大学、中国协和医科大学联合出版社,1998.

[5]郭照江,杨放,甘华刚.现代医学伦理学[M].北京:中国人民解放军国防大学出版社,2007.

[6]王亚峰,田庆丰,李志刚,等.人文社会医学导论[M].郑州:郑州大学出版社,2004.

[7]陈小卡.近代西方医学传入中国史略[M].广州:中山大学出版社,2017.

[8]肖青林.医学与艺术[M].西宁:青海人民出版社,2002.

[9]李建伟,周灵灵.中国人口政策与人口结构及其未来发展趋势[J].经济学动态,2018,(12):17-36.

[10]石人炳.包容性生育政策:开启中国生育政策的新篇章[J].华中科技大学学报(社会科学版),2021,35(3):89-101.

[11]李晓农,甄橙.人工辅助生殖技术简史回顾[J].生物学通报,2017,52(7):59-65.

[12]滕自强.人工辅助生殖与法律调控[J].彭城职业大学学报,2003,6(6):41-47.

[13]赵玉川.卫生医疗与社会经济发展的关系浅析[J].卫生经济研究,2004,7(5):5-14.

[14]谢楠柱.国内外数字医学技术的新进展[J].现代临床医学生物工程学杂志,2002,4(5):316-327.

[15]贺晶,池慧,杨国忠.高新技术对医疗卫生事业发展的作用与影响[J].中国医疗器械杂志,2010,34(3):211-217.

[16]姚云清.新技术革命对现代医学发展的影响[J].西北医学教育,2004,9(1):1-12.

[17]郎景和.医学与哲学、文学和美学[J].中华妇产科杂志,2021,56(4):233-239.

[18]张建青.宗教文化对医学发展的影响[J].中国医学人文,2017,3(1):7-16.

第二十一章
社会医学的起源与发展

社会医学是从社会的角度研究医学和健康问题的一门交叉学科,它研究社会因素与个体和群体健康、疾病之间的相互作用及其规律,制订相应的社会卫生策略和措施,保护和增进人群的身心健康和社会活动能力,提高生命质量,充分发挥健康的社会功能,提高人群的健康水平。

人具有自然属性和社会属性,影响人类健康和疾病的因素多种多样。社会因素在疾病发生和发展过程中的重要作用不容忽视。生物、心理和社会因素常常综合作用,导致疾病发生、发展的多样性和复杂性。因此,人们要从生物、心理和社会三方面因素认识健康和疾病的本质及防治疾病。客观上医学与社会学之间的相互渗透和交叉,社会医学就是医学与社会学之间交叉的产物,具有自然科学和社会科学的双重性质。生产的社会化、疾病谱和死因谱的改变和健康需求的提高推动了社会医学的兴起和发展。

社会医学研究内容包括研究社会卫生状况,主要是人群健康状况;研究影响人群健康的因素,主要是社会因素和研究社会卫生策略和措施。

社会医学的基本任务是掌握社会卫生状况及人群健康状况,分析人群健康水平及其变化规律;发现主要的社会问题及其影响因素,特别是社会因素对健康的作用;提出改善社会状况即促进人群健康状况的策略和措施;确定卫生工作重点,科学组织卫生服务,加强卫生监督和评价。我国社会医学的基本任务是:①倡导积极健康观和现代医学模式;②改善社会卫生状况,提高人群健康水平;③制定社会卫生策略和措施;④开展健康弱势人群保健和疾病控制。

第一节　社会医学的发展

19 世纪后半期,自然科学方面的重要成果对医学产生了巨大影响。部分医学家因细菌学的成就更看重病原体的致病作用,而忽视了社会因素对疾病和健康的作用。但仍有许多从事社会病因研究的医学家们反对过分夸大病原体的致病作用,认为传染病的传播不仅涉及病原体,而且还与营养、工作生活条件和受教育水平等社会因素有关。德国的格罗蒂扬(1869—1931)根据社会科学的理论,通过系统调查研究医学问题的方法,提出了社会卫生学一整套理论和概念,首次指出健康、疾病与社会的相互关系。1912 年他的权威著作《社会病理学》问世,他提出用社会观点研究人类疾病的原则,如疾病的社会意义取决于疾病发生的频率;社会状况的恶化有助于直接引起疾病,影响病情的发展;疾病对社会发展具有反作用;医疗能否成功取决于社会因素;采用社会措施来治疗和预防疾病,注意病人的社会经济环境等。他还强调社会卫生调查中要应用统计学、人口学、经济学和社会学方法,主张将社会卫生学列入医学课程。1920 年他成为柏林大学第一位社会卫生学教授,并首次开设社会卫生学课程。当时的欧洲,将社会医学与社会卫生学这两种名称交替使用。当时他的影响扩大到中欧和东欧许多国家。

20 世纪,特别是二战以来,人类的疾病谱发生了明显变化,病原体所致的传染病逐渐减少,而心脑血管疾病、恶性肿瘤、精神病和意外伤害等与社会、心理、生活方式等相关的非传染性疾病逐渐增多,并成为危害人类健康的主要因素。维护和促进人群健康,改变社会卫生状况,就必须深入研究社会因素对疾病与健康的影响,采取综合有效的社会卫生措施。这些观点已为越来越多的卫生工作者所认同,社会医学在各国也得以进一步发展。

德国是社会卫生学的发源地。第二次世界大战之前,社会医学与社会卫生学这两个名词并用,以社会卫生学为主,二战后逐渐改用社会医学。德国社会医学的主要内容是防治心脑血管疾病和肿瘤,探讨生活方式、职业及环境污染与健康的关系及医疗保险等。

第一次世界大战后,英国出版的《社会医学大纲》把社会医学分为社会生理与病理学、社会诊断学、社会治疗学和社会预防学。19 世纪末英国开设了公共卫生学课程,20 世纪 40 年代改为社会医学。1943 年牛津大学建立了第一个社会医学研究院。1945年爱丁堡设立了第一个社会医学教授职位。英国社会医学是指有关人群的医学,包括疾病的控制、研究增进或影响人群健康的社会因素等。牛津大学社会医学教授赖尔认为公共卫生、工业卫生、社区卫生服务及公共医疗事业都属于社会医学的范畴。社会医学学科在英国的发展较快,到 20 世纪 50 年代,英国几乎每所院校中的公共卫生课程都被社会医学和预防医学课程所代替。1956 年,英国与爱尔兰成立了社会医学会。20 世纪 60 年代以来,为了适应英国国家卫生服务制度改革的需要,社会医学改为社区医学,内容包括如人口学、社会卫生状况、职业、营养与健康、健康教育、保健组织、妇幼保健、结核病、性传播疾病防治等社区卫生服务中的理论与实践问题。20 世纪 70 年代,英国较多的大学设立了社会医学系。

美国的社会医学并不发达,而是重视社会学、经济学及管理学在医学领域的应用。美国主要发展医学社会学,医学社会学是社会学中的一门重要分支,即运用社会学的观点、概念、理论和方法研究人类健康与疾病有关的现象。1959 年美国社会学学会中成立了医学社会学分会。美国医学社会学的研究内容包括特定人群的疾病与死亡的特征及其发展过程、健康与疾病的文化特征、病人与医生的关系、医疗保健组织、医院的社会问题、保健行业社会学、医学教育社会学、卫生服务利用、美国社会的医学化、社会心理学与精神卫生、社会政策和卫生保健制度等。大约从 20 世纪 70 年代起,1978 年美国北卡罗来纳大学成立了社会医学系。针对医学生有关社会医学的教学内容由预防医学、家庭医学、内科学、儿科学等系共同承担,并显示出在医学教育中的重要性。为了更好地教学,在医学院设立了社会医学系。1980 年哈佛大学医学院成立社会医学与卫生政策系,1984 年改称社会医学系。哈佛大学社会医学系成立的根本原因是社会医学教学和研究的发展和需要,培养了一批在国际医药卫生学术界及管理领域的高级专门人才,哈佛大学社会医学系得到了不断发展和壮大。美国社会医学主要从事与临床相关的社会学教学与研究,研究内容涉及社会学、健康政策、卫生保健、医学人类学、医学伦理和医学史等。有关社会医学的内容主要包括卫生管理与卫生政策课程。

在美国,社会医学被认为是一门应用科学。它是医学的分支,以医学为主。医学社会学是社会学的分支,以社会学为主。二者都是研究医学和社会学的相互关系。两者研究的领域往往互相交叉,不能独立对待。第二次世界大战以后,美国人对社会医学的兴趣日益增加,特别是慢性病、精神病和身体残障等疾病的增多,20 世纪 80 年代艾滋病的出现,使人们认识到必须从社会体制、家庭和公众等方面研究,探求解决问题的根本途径。

1922 年苏联于莫斯科大学医学院成立了社会卫生学教研室,并由当时的卫生部长谢马什柯授课。1923 年成立了国立社会卫生学研究所,后改为社会卫生学与保健组织学研究所。社会卫生学的基本任务是研究社会环境对人群健康的影响,制定有效的措施以消除对健康的不良影响。1941 年社会卫生学改名为保健组织学,以保健理论、保健史、卫生统计与保健组织为主要内容。1967 年改名为社会卫生与保健组织学,加强社会医学的研究。

在日本,社会医学的研究内容广泛,与基础医学、临床医学并列,包括公共卫生学、环境医学、卫生统计学、法医学、卫生管理学及保健心理学等。

加拿大、德国、丹麦、捷克、荷兰等国家的大学、医学院或公共卫生学院一般也都设有社会医学系、社会医学或医学社会学的相应课程,一些发展中国家的医学院校也开设社会医学课程。

我国古代医学家早就注意到了环境及精神因素对健康的影响。中国传统医学现存最早的医书《黄帝内经》蕴含着深厚的社会医学思想,明确指出经济条件、政治地位、居住环境、饮食起居、气候改变及精神因素等与疾病有关的论点。"天人合一"是《黄帝内经》医学观的核心思想,就是一种朴素的环境与健康和谐发展的社会医学观,"治未病",即未病先防,充分体现了重视疾病预防的理念。西周初期我国就建立了社会医事组织并制定了医生考核制度,根据医术高低定级俸给,要求医生治病有记录,病人死亡要报告。汉朝设立了为贫民看病的医疗机构。南北朝宋元嘉二十年(443)设"医学",设置太医博士及助教,是我国最早的医学院。在漫长的封建社会进程中,我国卫生设施和医事制度主要为封建统治者服务,广大人民的疾病医疗主要靠民间医生,并无很好的医疗组织。

近代西洋医学在 19 世纪传入中国。1820 年英国医生玛利逊及莱温斯敦在澳门开办了西医医院。1834 年英国教会医生派克在广州开设眼科医院。1866 年美国医学传教会在广州开办我国最早的西医学校博济医学院。1898 年我国最早的地方卫生行政机构在上海公共租界工商部卫生处成立。1905 年清政府在警政部警保司下设卫生科,次年改属"内政部",第三年改称"卫生司",是我国最早建立的中央卫生行政机构。1910 年东北鼠疫流行,伍连德医生在山海关设立检疫所实行卫生检疫,是我国自己建立的卫生防疫机构。1925 年北京左一区卫生事务所为最早的城市基层卫生机构。上海吴淞区、河北定州市和南京小庄乡村卫生实验所是较早的农村基层卫生机构。1932 年成立中央卫生设施实验处,1941 年改为中央卫生实验院,设立了社会医事系,主要任务是进行社会医务人员的登记和考试。新中国成立前,一些医学专家曾试图建立社会卫生组织,曾倡导过"公医制",但是因为当时的政治经济条件均无建树。

新中国成立后,建立了从中央到地方的全国性卫生行政组织和卫生服务体系。"发展社会卫生事业,保障人民健康"成为国家的责任。在党和政府领导下,我国卫生事业迅速发展,社会卫生状况很快改观,人民健康水平显著提高。1949 年,中国医科大学建立了公共卫生学院并设立了卫生行政学科,开设了卫生行政学,讲卫生政策。20 世纪 50 年代初期,上海第一医学院公共卫生学院设有卫生行政学科,开设卫生行政学课程。1952 年引进苏联的《保健组织学》,作为医学生的一门必修课,之后获得较快发展。50 年代中期,各医学院校卫生系普遍成立了保健组织学教研室,开展保健组织学教学研究工作。到 20 世纪 50 年代末,我国社会医学已初具规模,出版了我国自己编写的《保健组织学》。1954 年起先后在一些医学院校举办卫生行政学进修班,保健组织学专修课及工农干部卫生系,培训卫生管理干部。1956 年卫生部成立中央卫生干部进修学院,负责培训省市卫生管理干部。1957 年北京卫生干部进修学院举办了第一届全国保健组织学师资讲习会并编写了教材《保健组织学》。1964 年在上海举行了全国保健组织学教学研究交流会。保健组织学自 1965 年起在全国各医学院校中断。

十一届三中全会后,社会医学进入一个蓬勃发展时期。1978 年我国卫生部决定在《中国医学百科全书》中列入《社会医学与卫生管理学》分卷。1980 年卫生部下达了"关于加强社会医学与卫生管理学教学研究工作的意见",要求一些有条件的医学院校成立社会医学研究室或社会医学与卫生管理学教研室,开展社会医学教学研究工作,培训卫生管理干部。1981 年武汉同济医学院在全国率先开课,编写了《社会医学概论》讲义。国务院学位委员会设立了"社会医学与卫生事业管理"学科(学位)。20 世纪 80 年代初期,卫生部在 6 所医学院校成立了"卫生管理干部培训中心",有力地推动了社会医学学科的建设和卫生管理干部的培训工作。1981 年《医学与哲学》等杂志上开辟了医学、健康与社会,医学模式转变和卫生发展战略等专栏,探讨医学和社会发展的双向关系。1983 年武汉同济医学院举办了第一届社会医学与卫生事业管理高级师资讲习班。1984 年在成都召开了全国社会医学和卫生管理学术讨论会。《国外医学社会医学分册》(1984)、《中国社会医学》(1985)和《医学与社会》(1988)等专业杂志先后创刊。1985 年起全国第一批医学院招收社会医学硕士研究生。1994 年上海医科大学建立第一个社会医学博士点。目前全国有 60 多所院校招收社会医学以及卫生事业管理学科博士研究生和硕士研究生。1988 年在西安召开了全国首届社会医学学术会议,成立了中华预防医学会社会医学分会。顾杏元教授、龚幼龙教授先后任主任委员。1992 年 5 月在上海召开了全国第二届社会医学学术会议。1999 年 4 月在成都召开了全国第三届社会医学学术会议。2001 年 6 月在郑州召开了全国第四届社会医学学术会议。1999 年,国家医学考试中心把社会医学列为公共卫生执业医生资格考试的必考科目。2002 年复旦大学公共卫生学院社会医学学科列入国家重点学科。目前,全国已有近百所院校开设了社会医学课程,已形成一支具有相当规模的社会医学教学及科研队伍。

社会医学工作者与卫生行政部门密切合作,联系社会发展焦点和卫生工作实际,研究健康相关社会因素,探讨社会卫生策略,促进社会医学学科和医疗卫生事业的发展。

广大社会医学工作者不仅在社会病、传染病和重大疾病防治工作中发挥了重要作用,还在国家医改和一些重大卫生决策中起到了参谋和咨询的作用。另外,社会医学工作者还积极参与国际合作交流,并率先引进和倡导一些新的健康理念,如积极健康观、生物-心理-社会新的医学模式和健康社会决定因素等,并得到了广大医药卫生同行的关注与认同,对我国的医疗卫生实践产生了重大影响。

（刘俊燕）

第二节　健康教育与健康促进

健康是人类文明史中的重大议题,追求健康始终是人类奋斗的目标。人类对健康的认识随着自身认知能力和社会的发展而变化,对健康的期望和要求也越来越高。1948 年世界卫生组织(WHO)对健康提供了一个相对权威的定义,世界卫生组织的宪章中写道"健康不仅仅是没有疾病或不虚弱,而是身体的、精神的健康和社会适应良好的总称"。健康强调其不同的维度,与生物、心理和社会的关系紧密地联系了起来。健康是一项基本人权,达到尽可能高的健康水平,是世界范围内的一项最重要的社会性目标,而这一目标的实现需要卫生部门及其他多种社会及经济部门的共同行动。

"人人享有卫生保健"是全人类共同的理想和目标。"人人为健康,健康为人人"是WHO 的一项战略目标。我国宪法明确规定:维护全体公民的健康,提高各族人民的健康水平,是社会主义建设的重要任务之一。

一、健康教育

健康教育是通过有计划、有组织、有系统的教育活动,促使人们自觉地采纳有益于健康的行为和生活方式,消除或减轻影响健康的危险因素,从而做到预防疾病、促进健康和提高生活质量,并对教育效果做出评价。健康教育从根本上区别于一般的卫生宣传。卫生宣传通常只是单向的卫生知识传播,通常对健康计划未做精心设计,特别是对计划的长期目标未做出明确的规定。实践证明效果不理想。

健康教育通过改善人们的健康相关行为来预防疾病,促进健康。影响人群健康和疾病的因素主要分为四类:环境因素、行为与生活方式因素、生物遗传因素和医疗卫生服务因素。行为与生活方式因素最活跃。人的行为不仅影响非传染性慢性疾病的发生和发展,同样也影响仍危害人类的传染病如 AIDS 和新冠肺炎疫情等的防控。

二、健康促进

1986 年第一届国际健康促进大会宣言发表的《渥太华宪章》中指出:健康促进是促使人们维护和改善自身健康的过程,是协调人类与环境的战略,规定了个人与社会对健康各自所负的责任。劳伦斯·格林教授等学者认为:健康促进指一切能促使行为和生活条件向有益于健康改变的教育和环境支持的综合体。将健康促进表达为一个健康教育加上环境支持的综合体。1995 年 WHO 西太区办事处发表的《健康新视野》提出：健康促进是指个人与家庭、社区和国家一起采取措施，鼓励健康的行为，增强人们改进和处理自身健康问题的能力。此定义旨在改进健康相关行为的活动。2005 年 8 月《曼谷宪章》提出：健康促进是使人们能够对自身健康及其决定因素加强控制并改善其健康的过程。

健康促进的不同定义的目的都是提高个体和群体对健康的认知水平，提供社会的支持并致力于社会和环境的改变。

（一）健康促进的领域

《渥太华宣言》中健康促进的五大活动领域包括以下几个。

①制定健康促进的公共政策：将健康问题提到各级政府和各组织部门的议事日程上，健康促进公共政策的多样互补如政策、法规、财政、税收等，使之了解其决策对健康的影响并承担健康责任。②创造支持环境：创造安全、舒适、满意、愉快的工作和生活环境，为人们提供免受疾病、危险因素威胁的保护，促使人们提高增进健康的能力及自立程度。③强化社区行动：发动社区力量，挖掘社区资源，增进自我帮助和社会支持，提高解决健康问题的能力。④发展个人技能：通过提供健康信息，教育和帮助人们提高健康决策的能力，支持个人和社会的发展，使人们有效地维护自身健康和生存环境。⑤调整卫生服务方向：卫生部门不仅提供临床治疗服务，还应提供预防和健康促进服务。卫生服务的责任应由个人、社区组织、卫生专业人员、卫生机构、工商机构和政府共同分担。

1997 年发表的关于指导 21 世纪健康促进发展的《雅加达宣言》又提出 5 个需优先考虑的方面：提高对健康的社会责任，增加对健康发展资金的投入，扩大健康促进的合作关系，增强社团及个人能力和保护健康促进工作的基层组织。

《渥太华宣言》的 5 个活动领域和《雅加达宣言》的 5 个方面都体现了健康促进的战略性质。实现健康促进需要全社会的共同努力，必须依靠健康教育的具体活动。

（二）健康促进的 3 项基本策略

《渥太华宣言》指明了健康促进的 3 个基本策略。

1. 倡导

倡导政策支持，社会各界对健康措施的认同和卫生部门调整服务方向，激发社会关注和群众参与，从而创造有利于健康的社会经济、文化与环境条件。

2. 赋权

帮助群众掌握正确的观念、科学的知识、可行的技能，激发其走向完全健康的潜力；帮助群众获得控制影响自身健康的决策和行动的能力，保障人人享有卫生保健及资源的平等机会；使社区的集体行动能在更大程度上影响和控制与社区健康和生活质量相关的因素。

3. 协调

协调个人、社区、卫生机构、社会经济部门、政府和非政府组织等在健康促进中的利益和行动，组成强大的联盟与社会支持体系，共同努力实现健康目标。

健康促进要运用倡导、赋权、协调的策略,实现其目标。社会动员是其最基本、最核心的策略。

三、健康教育与健康促进的关系

健康教育与健康促进密不可分。健康教育是健康促进的重要组成部分和基础,健康促进是健康教育的发展与延伸。

1. 健康教育需要健康促进战略思想的指导与支持

人们行为的改变需要一定环境和条件,需要健康促进,仅依靠信息传播难以达到改善行为的目的。

2. 健康促进需要健康教育推动和落实

健康促进战略的实施及其 5 个领域活动的开展,依靠具体健康教育活动的开展来推动。健康促进战略的实施和目标的实现,为健康教育的发展提供了机遇和挑战。

四、健康教育和健康促进的基本理论

1. 知信行理论模式

知信行是知识、态度、信念和行为的简称。健康教育的知信行(knowledge attitude belief and practice,KABP 或 KAP)理论模式是改变人类健康相关行为较成熟的理论之一。它将人类行为的改变分为获取知识、产生信念和形成行为三个连续过程。知信行模式理论认为"知"为知识和学习,是行为改变的基础;"信"信念与态度,是行为改变的动力;"行"为行为改变,是最终目标。知识与行为之间有着重要的联系,但不是完全的因果关系。知识是基础,知识转变成行为需外界条件,而健康教育就是促进把知识转变成行为的重要外界条件。只有对健康相关知识进行积极的思考,才能逐步形成信念。只有知识上升为信念,才有可能采取积极的态度去改变行为。影响态度转变的因素包括信息的权威性、信息传播的效能、恐惧因素和行为效果与效益。

2. 健康信念模式

健康信念模式(health belief model,HBM)是以人们健康和疾病有关的信念为研究核心,试图解释和预测健康行为的心理模型,该模型是 20 世纪 50 年代由社会心理学家罗森斯托克等提出的。HBM 的核心概念是感知,指对相关疾病的威胁和行为后果的感知,即健康信念。健康信念是人们接受劝导、改变不良行为,采纳健康促进行为的基础和关键。健康信念模式认为:人们要采取某种健康促进行为或戒除某种危害健康行为,与下列因素有关。

(1)感知到某种疾病或危险因素的威胁和严重性。①感知对疾病易感性。个体对患某疾病可能性的判断。②感知到疾病严重性。包括人们对疾病引起的临床后果的判断和对疾病引起的社会后果的判断。

(2)采取或放弃某种健康行为的困难及益处。①认识到采取的行为带来的好处(行为有效性)的认识。只有当人们认识到采取的行为有效时,才会自觉地采取行动。②认识到对采取或放弃某行为的困难。只有人们对这些困难有足够的认识,才能使行为得到维持和巩固。

(3)效能期待或自我效能。即对采取或放弃某种行为能力的自信,相信自己一定能通过努力完成行动达到预期结果。

(4)行为暗示。即诱发某行为发生的因素如身体和环境事件、媒体信息等。

(5)其他因素。健康信念模式也关注行为者的特征对行为的影响,如年龄、性别、民族、教育水平、家庭成员、社会压力和团体帮助等因素。

3. 行为阶段变化模式

行为阶段变化模式是一个连续、动态和逐步推进的过程,认知水平的不断提高是行为改变的基础。该理论将行为的改变分成五个阶段:不打算改变阶段、打算改变阶段、改变准备阶段、行为改变阶段和行为维持阶段。但行为变化并不总是在这五个阶段间单向移动,在达到目标前,人们常反反复复尝试多次才能成功。

行为阶段变化模式认为行为改变过程中包括 10 个心理活动,其可分为认知层面及行为层面。认知层面包括:①提高认识;②情感唤起;③自我再评价;④环境再评价;⑤自我解放;⑥社会解放。行为层面包括:①反思习惯;②强化管理;③控制刺激;④求助关系。对这 10 个心理活动的认识有助于在工作中帮助对象从一个阶段过渡到另一个阶段,最终成功改善相关健康行为。

六、健康教育的传播

(一)传播的概念

传播是一种社会性传递信息的行为,是个人之间、集体之间以及集体个人之间交换、传递新闻、事实、意见的信息过程。研究人们之间交流与分享信息的关系的一般规律的学科。

健康传播是以"人人健康"为出发点,用各种传播媒介渠道和方法,为维护和促进人类健康的目的而制作、传递、交流、分享健康信息的过程。健康传播是健康教育与健康促进的重要手段和策略。

(二)传播分类

根据传播规模人类传播活动可分为五类:人际传播、大众传播、群体传播、组织传播和自我传播。人际传播和群体传播是最基本、最常用和最灵活的传播手段。组织传播在健康教育和健康促进的社会动员中发挥重要作用。

1. 人际传播

人际传播主要是面对面的形式,也可借助某种媒体如书信、电话、电子邮件和微信等。人际传播特点:交流的双方是双向的,反馈机会多而及时,传递接受信息准确、详细,而且有效。健康教育中常用的人际传播形式包括咨询、讲座、培训和个别劝导等。

2. 大众传播

职业性信息传播机构通过广播、电视、报纸、电影、期刊、书籍等大众媒介,向广大的社会人群传递信息的过程。大众传播的特点是职业性传播机构和人员,控制信息的传播内容和过程。传播的信息是面向全社会人群,是公开和公共的。信息传播速度快,距离远,覆盖区域广。信息单向的,间接性传播。信息反馈速度缓慢而且缺乏自发性。

(三)健康传播的常用技巧

在人际传播活动中应掌握谈话—倾听—提问—反馈—非语言传播等5个环节的技巧。作为健康教育工作者要掌握以下几点基本技巧。

1. 谈话技巧

①内容明确,重点突出。语速适中,吐字清晰。②语言简单和通俗,把握谈话内容的深度,避免使用专业术语。③适当重复重要的和不易被理解的概念,注意观察,及时获得反馈。④可使用如图画、模型等形象化材料来辅助谈话。

2. 倾听技巧

①主动参与并予以及时反馈。与说话者保持同一高度,注视对方,鼓励对方,表示理解和肯定。②克服干扰,专心听对方讲话。不轻易打断对方的讲话,并做适当引导。听的过程中注意准确理解,总结要点。

3. 提问技巧

通常提问方式分为5种类型。①封闭式提问。要求对方简短而准确的答复。②开放式提问。给对方以思考、判断和发挥的余地,问者可从对方获得更多的信息。③探索式提问。为进一步了解对方存在某种认识、信念、行为产生的原因而提问,以获得更深层次的信息。④倾向性提问又称诱导式提问。问者把自己的观点加在问话中,诱导对方按自己的思路回答问题,有暗示作用。在调查研究等以收集信息时应避免用这种提问方式。⑤复合式提问。一句问话包括两个及以上的问题。

4. 反馈技巧

①肯定性。对谈话对方的言行表示肯定和支持。②否定性。对谈话中的言行表示不赞同或反对。③模糊性反馈。对对方的言行没有表达明确的态度和立场。④鞭策性反馈。对对方的言行做出客观的评价并提出要求,请对方做出答复。

5. 非语言传播技巧

①应用动态体语即是通过无言的动作传情达意。②注意个人的仪表形象如仪表服饰、体态等。③恰当运用类语言如语音、语调和节奏。④创造适宜的时空语如交谈环境、适当距离等。

(四)影响健康传播效果的因素与对策

1. 传播者因素

健康传播者是健康传播的主体,具有收集、制作与传递信息、处理反馈信息、评价传播效果等多项职能。健康传播者的素质直接影响传播效果。健康传播者应做到:①做好健康信息的把关人,特别是信息的采集者、制作者等环节的决策者。②树立良好的传播者形象,传播者信誉好与威望高。③加强传播双方共通的意义空间。

2.信息因素

①信息内容要有针对性、科学性和指导性。信息内容单一,行为目标明确,实现目标的方法具体、简便、易行和可行。②结合目标人群需求,选择热点话题。③讯息准确、通用,表达方式适当。④同一信息,反复强化。

3.受者因素

①受者的选择性心理,人们往往倾向于注意、理解、记忆与自己观念、经验、个性、需求等因素相一致的信息。②受者对信息需求的共同心理特征,受传播者在接触信息时普遍有求真、求新、求短、求近和求情厌教的心理。③传播者的健康状况会直接影响对健康信息的需求。

4.媒介因素

①媒介的选择性注意保证效果的原则,针对目标人群选择传播媒介,保证以最快的速度、最畅通的渠道将信息传递,需要考虑目标人群所选媒介的覆盖范围、使用习惯和经济适用情况等。②多媒介的组合策略。综合运用多种媒介资源,达到优势互补。

5.环境因素

①合理利用自然环境。自然环境是指传播活动的时间、天气、地点、场所、距离、环境布置、座位排列等。②创建健康的社会环境。社会环境是指目标人群的社会经济状况、文化习俗、社会规范、政策法规、社区的支持力度、周围人群的态度等。

七、健康教育与健康促进规划设计的理论模式

健康教育和健康促进规划的模式有多种,其中应用最广的是格林模式(Precede-Proceed model)由美国学者劳伦斯·格林提出。格林模式又称健康诊断与评价模式。格林模式将健康促进计划设计分为两个阶段,9 个步骤。

第一阶段:PRECEDE,即评估阶段,包括社会诊断、流行病学诊断、行为与环境诊断、教育与组织诊断和管理与政策诊断 5 个步骤。

第二阶段:PROCEED,即执行与评价阶段,包括健康促进计划的实施、过程评价、效果评价和结果评价 4 个步骤。

格林模式在健康教育中的应用是指导健康教育和健康促进计划或规划的制定、实施及评估。模式从结果入手,在制定计划或规划前,需明确"为什么要制定该计划",并对影响健康的因素做出诊断,从而帮助确立干预手段和目标。

(刘俊燕)

第三节　卫生服务需求与供给

一、卫生服务需求

一般认为,卫生服务研究是从卫生服务的供方、需方和第三方及其相互之间的关系出发,研究卫生系统为一定目的的合理使用卫生资源,向居民提供医疗、预防、保健、康复和健康促进等卫生服务的过程。研究范畴包括理论研究、发展研究、政策分析和卫生服务的计划、组织、指导、实施、质量控制、激励及效益效果评价等。基本程序由卫生服务的计划、实施及评价三个互相衔接、循环发展的环节所构成。卫生服务重点研究卫生服务需求、卫生资源供给、卫生服务利用三者之间的制约关系,人群卫生服务需要量和利用水平及其影响因素,以及合理配置、有效使用卫生资源和科学组织卫生服务的指导原则、方针、政策、基本程序及工作方法。

卫生服务要求反映居民要求预防保健、增进健康、摆脱疾病和减少致残的主观愿望,不完全是由自身的实际健康状况所决定。

卫生服务需要是依据人们的实际健康状况与"理想健康水平"之间存在的差距而提出的对医疗、预防、保健、康复等服务的客观需要,包括个人觉察到的需要和医疗卫生专业人员判定的需要,两者有时一致,有时不一致,病人是否有卫生服务的需要应以医务人员的判断和建议为依据。卫生服务需要强调的是必要性,不等于有可行性和现实性,并未考虑病人的实际支付能力。对于未觉察到的卫生服务需要,最有效的方法是进行人群健康筛查,这对医疗服务和预防保健均有积极意义。

卫生服务需求是从经济和价值观念出发,在一定时期内、一定价格水平上,人们愿意而且有能力消费的卫生服务的总量。实现卫生服务需求必须具备两个条件:一是消费者有购买卫生服务的愿望,二是消费者有支付卫生服务费用的能力。两个条件缺一不可。

卫生服务利用即需求者实际利用卫生服务的数量(即有效需求量),是人群卫生服务需要量和卫生资源供给量相互制约的结果。直接反映卫生系统为人群健康提供卫生服务的数量和工作效率,间接反映了卫生系统通过卫生服务对人群健康状况的影响,不能直接用于评价卫生服务的效果。

(一)卫生服务需求和卫生服务需要的联系

卫生服务需求是卫生服务需要转化而来,卫生服务需要是卫生服务需求的前提和基础。两者理想的关系是人们的卫生服务需要全部转化成为卫生服务需求,卫生服务需求通过卫生服务的实际利用,满足人群健康的合理需要,没有浪费卫生资源。但现实中卫生服务需求和卫生服务需要并不完全一致。卫生服务需要和卫生服务需求之间的关系有几种可能:第一种是病人有购买卫生服务的愿望和支付能力,同时医务人员的专业分析也认为是有必要的卫生服务,这是卫生服务需求的主体。第二种是病人对卫生服务有购买的愿望,但缺少支付能力,或者没有购买的愿望,但医务人员认为是有必要的卫生服务,这是潜在的卫生服务需求。医疗机构可以在卫生资源许可的范围内,合理开发这种卫生服务需要。第三种是病人对卫生服务有购买的愿望且有支付能力,但医务人员认为是没有必要的卫生服务,是不必要的卫生服务需求。另外,卫生服务需求的满足还与卫生服务的供给量有关系。只有供给量大于需求量,需求将会得到满足;否则需求不可能得到完全满足。

卫生服务需要和需求的政策意义在于可以作为卫生资源配置的依据。在卫生资源配置中不仅要根据卫生服务需要还要根据卫生服务需求制定资源配置的决策和计划,才能使人群健康的合理需要得到满足,同时使卫生资源得到合理利用。

（二）卫生服务需求的特点

1.卫生服务信息缺乏

卫生服务的供需双方的信息存在明显的不对称性,卫生服务没有足够的信息做出自己的消费选择。首先,卫生服务在患病后,不能确定需要什么卫生服务,只能被动接受医务人员的安排。其次,卫生服务对卫生服务的价格水平缺乏了解。第三,卫生服务不能明确肯定卫生服务利用的质量和所带来的效果。

2.卫生服务需求的被动性

由于卫生服务的多数卫生服务需求是在医生检查指导后获取的,卫生服务的需求质量和数量主要是由医生决定的,卫生服务是在被动状态下利用卫生服务。另外,当卫生服务因病到卫生机构就诊时,常带有求助心理。医生与病人这种救助与被救助的关系,构成了卫生服务需求者和供给者之间的不平等关系。

3.卫生服务需求的不确定性

如果卫生服务需求能够由人群的患病率或就诊率来反映,那么就可以对某一人群的卫生服务需求水平进行预测。对于个体,很难预测其患病的时机和卫生服务的需求量,完全是偶发事件。所以卫生服务需求具有不确定性。

4.卫生服务利用的效益外在性

卫生服务的利用一方面使用者获得效益,同时还会让其他人受益。卫生服务的利用在卫生服务之外取得了正效益,体现出卫生服务利用效益的外在性。所以,当卫生服务因为没有意识到自身疾病的严重性或缺乏支付能力而放弃卫生服务需求时,政府或社会就要采取措施,确保这些病人得到必要的卫生服务需求,以保护这些病人和其他人的身体健康。

5.卫生服务费用支付的多源性

在卫生服务利用过程中不仅强调个人的责任,也强调国家和社会的责任。在卫生筹资系统中包含政府、社会和个人的卫生投入,通过社会医疗保险、医疗救助等形式实现卫生服务费用支付的多源性。

二、卫生服务需要和利用的测量与分析

（一）卫生服务需要指标

卫生服务需要是人群实际健康状况的客观反映，通过对人群健康状况的测量和分析可以掌握人群卫生服务需要的水平、范围和类型等。目前常用的反映人群卫生服务需要的指标包括疾病指标和死亡指标。

在死亡指标中，婴儿死亡率、孕产妇死亡率和平均期望寿命是综合反映社会发展水平、人群健康水平和医疗卫生保健水平的敏感指标。常用这三项指标反映一个国家或地区居民的卫生服务需要量水平。反映人群医疗服务需要量和疾病负担的指标主要是疾病频率指标和疾病严重程度指标。

疾病频率指标通常包括：两周患病率即调查前两周内患病人（次）数/调查人数（%）；慢性病患病率即调查前半年内患慢性病人（次）数/调查人数（%）；健康者占总人口百分比即调查人口中健康者所占的百分比。

疾病严重程度指标通常包括：两周卧床率即调查前两周内卧床人（次）数/调查人数（%）；两周活动受限率即调查前两周内活动受限人（次）数/调查人数（%）；两周休工（学）率即调查前两周因病休工（学）人（次）数/调查人数（%）；两周患病天数即调查前两周内患病总天数/调查人数。此外还有失能率、残障率和两周卧床天数、休工天数、休学天数等。

（二）卫生服务利用指标

卫生服务利用可分为医疗服务、预防保健服务和康复服务利用等，其中医疗服务包括门诊服务和住院服务。卫生服务的需求指标常用两周就诊率、两周住院率等来反映。潜在的卫生服务需求指标常用两周病人未就诊率和未住院率，两周就诊率即调查前两周内就诊人（次）数/调查人数（%），两周住院率即调查前两周内住院人（次）数/调查人数（%），两周病人未就诊率即调查前两周内病人未就诊人（次）数/两周病人总例数（%）。未住院率即是需住院而未住院病人数/需住院病人数（%）。

门诊服务利用指标主要包括两周就诊率、两周就诊人次数、两周病人就诊率及病人未就诊率等。住院服务利用指标主要包括住院率、人均住院天数和未住院率等。住院率即调查前一年内住院人（次）数/调查人数（%）。预防保健服务包括计划免疫、健康教育、传染病控制、妇幼保健等。预防保健服务利用常在现场，测量指标的收集复杂困难，通常采用卫生机构登记报告和家庭询问调查相结合的方法收集资料。

（三）卫生服务需要和利用指标的应用

（1）测算目标人群的卫生服务需要量和利用量。
（2）计算疾病造成的间接经济损失。
（3）为合理配置卫生资源提供依据。

三、卫生服务供给

（一）卫生服务供给的概念

卫生服务供给是指卫生服务提供者在一定时期内，在一定价格水平上，愿意且能够

提供的卫生服务的数量。作为卫生服务提供者需要具备两个条件：一是有提供卫生服务的愿望，二是有提供卫生服务的能力。卫生服务供给的目的决定了卫生服务提供者的行为，进而也决定了卫生服务的供给量。卫生服务供给的测量指标通常用门/急诊次数、住院次数和住院床日数等。

（二）卫生服务供给的特点

卫生服务不同于一般意义上的商品，它有自己的特点。

1. 即时性与及时性

卫生服务的提供过程及其消费过程同时发生，是即时的，不能提前生产和储存。同时，从供给和需求之间的关系来看，卫生服务的对象是人，病情本身瞬息万变，因此在卫生服务的供给中必须及时地满足需求，贻误时间可能会造成严重后果。

2. 不确定性

卫生服务的对象存在个体差异，根据病人的具体情况采取针对性的治疗方案和手段，提供的卫生服务因人而异。

3. 专业性和技术性

卫生服务提供是由卫生人员运用专业技术和医学知识直接作用于病人来实现的。卫生服务提供者必须是受过医学专业正规教育并获得特定资格的人。

4. 垄断性

卫生服务的专业性和技术性决定了卫生服务的垄断性。在卫生服务供给中服务提供者具有决定权和排异特权。需要指出的是，卫生服务并非存在于一个垄断的市场中，因为在一定区域内，不同医生提供的卫生服务具有替代性，某个医生要垄断卫生服务市场是不可能的。

5. 准确性

卫生服务涉及人的健康和生命，要求服务供给是准确且高质量的。卫生服务质量的高低主要反映在诊断的准确率、治疗的成功率、病人的费用负担水平和诊疗时间的长短等方面。

6. 供给者的主导性

因卫生服务中供需双方信息不对等，卫生服务提供者在服务利用中处于主导地位。

7. 外部经济效应

卫生服务提供具有外部经济效应，即提供服务不仅使卫生服务卫生服务受益，而且对他人或社会也会造成影响，如具有正外部效应性的传染病预防和具有负外部效应性的抗生素滥用等。

（刘俊燕）

第四节　卫生服务需求的影响因素

一、一般经济因素

卫生服务需求受到卫生服务的价格、个人主观偏好、卫生服务消费者的收入、替代服务的价格、互补服务的价格、对未来服务供应情况的预期以及卫生服务消费者对收入的分配方式如货币的储蓄等因素的影响。卫生服务消费者的收入水平越高,对卫生服务的购买力越强,卫生服务需求也就越多。而卫生服务消费者的储蓄多了,对物品的购买力就会下降,需求也会相应减少。

(一)卫生服务价格

卫生服务需求受卫生服务价格的影响。当卫生服务消费者的收入在一定时期内保持不变,卫生服务的价格升高,卫生服务需求量下降;价格下降,需求量升高。

(二)卫生服务消费者的收入

经济收入水平决定着人们有支付能力的需求,它影响消费需求的总额和构成。对于经济收入较少的卫生服务消费者,收入的增加更多地用于满足最基本物质生活需要,对卫生服务投入的增加量常低于收入的增加量。对于收入较高的卫生服务消费者,更多的收入用于卫生服务消费需求,不但数量有所增加,对服务质量也提出了更高的要求。当卫生服务消费者收入水平改变时,卫生服务消费者的购买能力就会改变,这将会影响到卫生服务消费者对卫生服务的需求。收入越高,卫生服务消费者对卫生服务的支付能力越强,对卫生服务的需求也越多;反之,收入越低,卫生服务消费者对卫生服务的支付能力越弱,对卫生服务的需求越少。总之,人们对卫生服务的需求,受到收入水平的制约,进而表现出不同的需求层次。

(三)卫生服务消费者的主观偏好

卫生服务消费者对不同的卫生服务有各自的主观评价,这种评价一旦成为个人偏好,就会影响其对卫生服务的需求。卫生服务消费者对卫生服务存在质量偏好。当价格一定时,卫生服务消费者会购买质量更高的医疗卫生服务。提高医疗卫生服务质量会使医疗卫生服务需求增加。

(四)互补服务和替代服务

在效用上能相互替代的商品称为互替商品,如茶叶与咖啡;在效用上相互补充的商品称为互补商品,如汽车与轮胎。一般来说,卫生服务的需求量与其替代服务价格是正向变动关系,也就是某项卫生服务的需求量随着其替代服务价格的上升而增加。相反,互补服务价格上升,对卫生服务的需求量将会下降。

(五)卫生服务消费者对未来服务供应情况的预期

对未来服务供应情况的预期影响现在的需求量。如果卫生服务消费者预计到今后

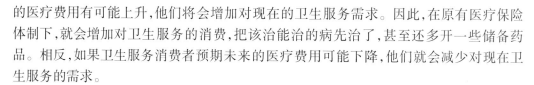

的医疗费用有可能上升,他们将会增加对现在的卫生服务需求。因此,在原有医疗保险体制下,就会增加对卫生服务的消费,把该治能治的病先治了,甚至还多开一些储备药品。相反,如果卫生服务消费者预期未来的医疗费用可能下降,他们就会减少对现在卫生服务的需求。

(六)卫生服务消费者对收入的分配方式

卫生服务消费者对自己的收入往往都有一个使用计划,部分用于储蓄和投资,部分用于现期消费。同样收入的卫生服务消费者,如果储蓄和投资的比例大,用于现期消费的资金就少,对卫生服务的购买力就会下降,需求也会相应减少;相反,如果储蓄和投资比例小,用于现期消费的资金就相对较多,对卫生服务的需求也会相应增加。

二、健康状况

健康状况受到很多因素的影响,这些影响健康的因素在很大程度上也影响卫生服务消费者对卫生服务的需求水平。健康因素是卫生服务消费者产生卫生服务需求的原动力。迈克·格罗斯曼认为,卫生服务需求来自更基本的健康需求。他认为,卫生服务消费者对健康的需求有两个原因:第一,健康是消费服务,它可以使卫生服务消费者感觉良好,即处于健康状态,人们可以为家庭和本人创造更多的收入,享受更多的生活乐趣。第二,健康是投资服务,健康状态将决定卫生服务消费者可以利用的时间。生病天数的减少将增加用于工作和业余活动的时间,对于健康投资的报酬是生病天数减少的货币值。健康状态下降甚至患病使消费者感到不适和痛苦,同时也面临工作、生活、学习等多方面不利影响。此时卫生服务消费者需要重新获得健康,就会增加对卫生服务的需求,利用卫生服务增进健康,减少损失。

三、社会文化因素

卫生服务需求的主体是人,所以人口社会文化因素对卫生服务需求会产生重要影响。它包括人口的数量、人口的年龄构成、性别、人口的分布、受教育程度、家庭状况和住房条件等因素。

(一)人口的数量

人口的数量是决定卫生服务需求最重要的因素之一。在其他条件不变的情况下,人口数量与卫生服务消费的需求量是同向变动。就是说,人口数量越多,卫生服务的需求量也就越大。

(二)人口的年龄和年龄结构

人口年龄结构是指一个国家或地区总人口中各年龄组人口所占的比例。不同年龄组的人,对卫生服务需求是有差别的,老年人和婴幼儿对卫生服务的需求比青壮年要多。特别是人口中老年人的构成比例增加,对医疗服务需求会增加。因为各种老年性疾病、慢性病的发病率增高,病人就诊率高,住院时间长,卫生服务的消耗量也较大。因此,老年人口的比重,对卫生服务需求的影响举足轻重。另外,老年人收入水平一般较低,虽然有利用卫生服务的愿望,但实际卫生服务需求量会受到支付能力的影响,特别是对不享受免费医疗待遇的老年人实际的卫生服务需求并不一定增加。我国的人口构成正快速向老年型迈进,相应地卫生服务需求也会有较大增长。另外一个群体是婴幼儿。婴幼儿抗病能力弱,发病率高于青壮年,对卫生服务的需求相对较多。

（三）性别

性别对卫生服务需求的影响是不确定性因素。从男性的职业特点来看,危险性和有职业毒害的工作多数是由男性从事,因此,男性遭受生产性灾害和职业病的机会较多。但是,从女性的生理特点来看,针对育龄妇女来说,生儿育女也会增加卫生服务需求。一些研究表明,男性住院率高于女性。在其他条件不变情况下,女性平均寿命比男性长,潜在的卫生服务需求多于男性。另一些研究表明,由于女性对疾病的敏感性较强,在同样的健康状况下,会比男性更多地利用卫生服务。

（四）人口的分布和所处的自然环境

在其他条件相同的情况下,人口稠密的地区比人口稀疏的地区对卫生服务需求的数量要多。人口的地理分布与自然环境有密切关系,一般来说自然环境较好的地区,人口密度也大,对卫生服务的需求量也大。自然环境较差的地区如气候条件恶劣或环境污染严重的地区,也会加大对卫生服务的需求。

（五）婚姻状况

婚姻状况对卫生服务需求有一定的影响。有研究表明独身、鳏寡、离婚者比有配偶者的卫生服务需求量大。这部分人群比有配偶者更易发生心身疾病,卫生服务利用会增加。特别是家庭病床能够代替住院的条件下,有配偶者的住院时间缩短,陪同去门诊治疗代替住院或需要在家疗养的人比以前增多。在温暖的大家庭中,家庭成员间相互扶持,会使卫生服务需求减少;亲人的关心有助于病人更快地康复,对卫生服务的需求也随之减少。

（六）文化程度

文化程度的高低对于卫生服务需求的影响存在两种不同的情况。一方面,受教育程度较高的人,具备的预防保健知识较多,疾病自我认识能力高和有病早治疗的愿望强,因此会增加对卫生服务的需求;另一方面,他们自我保护意识强,可以做到自我治疗和保健,能减少对卫生服务的需求和利用。相反,受教育程度较低的人,缺乏预防保健和早期诊断的知识,平时对一般的卫生服务需求较少。但是一旦出现健康问题往往比较严重,对卫生服务的需求也会更多。

（七）职业

职业对卫生服务需求和利用的影响主要是由于经济收入的差异。在国家卫生服务总调查中农业劳动者、无业、失业者对卫生服务的利用较低,主要是由于经济困难。另外,消费者的住房条件如住房结构、面积和布局等也会对卫生服务需求产生一定影响。背光不通风、阴凉潮湿等情况下的居住条件,容易患哮喘、佝偻病等疾病,增加对卫生服务的需求。相反,消费者如果生活在空气清新、环境优美的环境中,会减少卫生服务的需求。

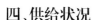

四、供给状况

卫生服务需求是卫生服务供给产生的前提,卫生服务供给的数量和结构应与人们对卫生服务的需求数量和结构相匹配,这样才能达到供需平衡,卫生资源的合理利用。在其他因素不变的前提下,供给状况将会对卫生服务的需求产生直接影响。卫生服务供给的类型、数量、结构、质量和费用和卫生机构的地理位置、环境和服务态度等与消费者的需求相匹配程度,直接影响卫生服务的需求水平,供不应求和供非所需就会抑制人们对卫生服务的利用。

五、医疗保障制度

在不同的医疗保障制度中,对消费者采用不同的医疗费用分担形式和分担比例,包括设立起付线、共付比和封顶线等,将在不同程度上影响消费者的医疗服务消费行为和医疗服务的需求水平。不同的人享受不同的医疗保障制度,病人因支付能力的不同会影响他们的卫生服务需求。免费医疗或部分免费医疗,人们无须支付医疗费用或支付较少的费用,卫生服务利用较多;而自费病人,受自身支付能力的影响,可能出现有病不治的情况。

六、时间成本

时间价值是影响卫生服务需求的一个重要因素。消费者的时间可被认为是对生产物品和服务的投入,因此具有机会成本。在物品与服务的消费中不仅要算财务成本,而且要把时间成本计算在内,才能使我们准确地解释和预测消费者的需求。用于卫生服务的时间,包括到卫生机构路途中的时间、在卫生机构内的等候时间(等候挂号、就诊、交费、检查和取药等)以及就诊时间。时间对卫生服务需求的影响主要从两个方面来考虑:一是对于某类卫生服务项目提供的时间长,意味着成本相对高,可能价格也高,进而影响需求。二是时间的机会成本。机会成本是指在做出一种选择或决策时所放弃的东西,称为这一选择或决策的机会成本。卫生服务的机会成本越高,对需求量的影响越大。在其他条件相同的前提下,时间机会成本高的人卫生服务需求水平低于时间机会成本低的人。所以在收费标准、技术水平、服务质量等方面基本相同的情况下,距离居民工作、生活区越近,就医时间短的卫生服务网点,其接诊人次都会多于其他网点,即医疗服务网点的布局对需求也会产生一定的影响。尽量缩短消费者的就诊往返时间和候诊时间,成为卫生主管部门和医疗机构必须关注的问题。

在免费或基本免费的卫生服务体制下,对消费者来说,货币价格较低,而时间成本在这种卫生服务中所占比例较大。我国也存在时间成本高影响卫生服务利用的现象,导致疾病不能被早期发现早治疗,对个人、社会和国家造成损失。

七、卫生服务供给者

公立卫生机构在满足广大居民的卫生需求方面发挥了非常重要的作用,但是也存在一些与人们卫生需求不相适应之处,需要调整和完善。在卫生服务方面,病人对卫生服务的消费是由医生来决定的。卫生服务需求直接受卫生服务供给者的影响。医生在提供卫生服务时,不仅考虑到病人的利益,同时也会考虑到自己的经济利益,因此,在一定的条件下可以诱导卫生服务消费者更多地消费某种卫生服务或多倾向于提供某种服务,甚至提供不必要的服务,产生诱导需求的现象。不必要的外科手术就是诱导需求的一个严重的例子。国外一些研究结果表明,诱导需求的外科手术主要是扁桃体摘除术、阑尾切除术及子宫切除术等。

影响卫生服务需求的因素是多方面的,远非上述这些。有些来自卫生服务消费者,有些来自卫生服务供给者,有些来自卫生服务筹资方等,有些来自于上述因素的相互作用,从众多可能的影响因素中找出主要因素,认识它们内在多元性联系,实施有效的干预措施,才能做到改善卫生服务状况,提高人群健康水平。

（刘俊燕）

第五节　医疗危机的内涵与表现

一、危机和医疗危机的概念

目前比较认可的危机定义来自美国学者罗森塔尔,"对一个社会系统的基本价值和行为准则构架产生严重威胁,并且在时间压力和不确定性极高的情况下必须对其做出关键决策的事件"。根据该定义的延伸,医疗危机是指那些使医院的基本运行和日常运作受到严重威胁,医院的存在价值和基本利益面临严重破坏的事件和状态,这是一种医院决策者的核心价值观受到严重威胁、有关信息很不充分,事态发展具有高度不确定性和需要迅速决策等不利情景的汇聚。

医院是满足人类医疗需求,提供医疗服务的专业机构。根据《中华人民共和国营业税暂行条例实施细则》第二十六条的规定:医疗服务包括对病人进行诊断、治疗、防疫、接生、计划生育方面的服务以及与之相关的提供药品、医疗用具、病房住宿和伙食等的业务。因此,医疗服务危机界定为:医疗机构提供的诊断、治疗、防疫、接生、计划生育方面的服务,以及与之相关的提供药品、医疗用具、病房住宿和伙食等的服务与病人需求之间的不平衡所产生的矛盾,或是偶尔出现并被广泛宣传的、关于某项医疗服务存有缺陷或对消费者具有威胁的事件等所产生的一种不稳定状态。

医疗危机的本质是危机,具有危机所有的特征。医疗服务危机是医院相关的服务部门或业务部门所面临的一种混乱无序的状态,医院相关部门用常规的处理办法难以解决,但又需要积极应对把握最佳的处理时机,化危为机。其次,医疗危机主要发生在不同的医疗服务部门以及与之相关的如提供药品、医疗用具和病房住宿等部门。

医疗危机是一种状态,"危险与机遇"共存,具有双重性,危机还有可被管理性。根据不同的应对方式,其会产生积极或消极的结果。如果产生积极的结果,会使医院、病人或第三方得到良好的转归;相反,可能对病人和(或)医院以及(或)第三方的身心、经济,甚至社会公众形象等造成伤害。

二、医院危机的特点

(一)突发性和紧迫性

医疗危机通常是在人们意想不到的时间、地点发生,无任何征兆。大部分医疗危机事件都是突发性的,要求医院领导者必须在最短时间内利用有限资源应对并做出决策,以降低危机对医院所造成的损害。突发性特征决定了医院管理层对危机做出的反应和处理的时间都要十分紧迫,任何延迟都会带来更大的损失。医院管理者必须在有限的时间内启动预案,收集信息,对危机的危害程度进行尽可能准确的评估,安排合适的人员在规定时间内确定危机处理方案、解决问题并及时反馈和总结。

(二)不确定性和未知性

医疗危机事件演变迅速和周围环境复杂,导致事件变化的影响因素具有高度的不确定性,再加上人类的有限理性和信息的不对称等决定了事态发展的趋势无法依常规判断,所以危机发展过程难以控制,结果也难以预测。

(三)危害性和破坏性

这是最根本的特征。医院服务的对象是受到宪法保护的生命权、身体权和健康权。危机一旦发生,病人甚至医务工作者的生命财产都会受到严重的威胁和损害。危机会导致医院脱离正轨而陷入危机的非均衡状态,对医院发展具有一定的破坏性。

(四)公众性

医院与公众的生活息息相关,医疗危机的发生会迅速引起政府、公众、媒体和其他一些社会组织的高度关注。如果医疗危机处理不当,将会造成不可估量的后果。减少危机的公关危害,保障公众利益是医院在危机管理中的首要职责。

医疗危机突发性强、紧迫性高、高度不确定性、破坏性大和社会关注度和影响力大的特征,决定了医院必须结合本身实际、根据医疗行业的特殊要求,建立符合自身特色的危机管理制度,应对时刻可能出现的危机。医疗危机管理要将国家、人民的利益摆在第一位,具有极强的政治敏锐性,这是衡量医疗危机公关的重要标准。

三、医疗危机的诱因及表现

(一)医疗危机的诱因

危机本身就包含两种可能,即失败的结果和成功的机遇。只有分析清楚医疗危机的诱因,才能更好地进行医疗危机管理。医疗危机诱因主要是来自医院内部的和外部的因素。

1. 外部因素

外部因素主要包括自然灾害、制度因素、人为因素以及突发性事件等,如突发公共卫生事件(严重急性呼吸综合征和新冠肺炎等疫情,食物中毒和职业中毒等事件),自然灾害(地震、海啸、暴雨、洪水和泥石流等),交通事故、人为破坏、刑事案件等造成的人员伤亡,医疗卫生行业的竞争,政府财政和政策等方面的变化(资金扶持降低,相关规定、流程和费用的变化等),新闻媒体的负面报道及社会舆论等,这些都是外部因素,都可能引起或加重医疗危机事件。

2. 内部因素

内部因素通常是由于医院内部的管理和运营模式等因素造成的,可以划分为经营、管理、设备三个方面。从经营层面看,主要是指医院自身的经营和公关行为与方式。在经营活动中由于定位不当,对市场判断不准确,错误的经营决策导致利润下降、效益减少,可引发医疗危机。与媒体、公众交流的方式,信息发布的不准确引起负面的媒体报道和公众的不信任不满意等,也会诱发医疗危机。从管理层面看,主要是指医院内部对人员和危机事件的管理,缺乏合理的管理模式,危机预防与控制、监测手段不足等,都会诱发医疗危机。从设备方面看,医院自身的软硬件水平会对医院的运营产生很大的影响,医院医疗设备配置不合理,无法满足突发情况的需要;医务人员素质不高、构成不合理、医疗技术落后,不能及时有效应对突发卫生事件等,往往会最终演变为医疗危机事件。

(二)医疗危机的分类

按照危机产生的诱因将医疗危机可分为医院内生型危机、医院外生型危机和医院内外双生型危机。按照危机发生的性质可将医疗危机分为常态危机和突发危机。医疗危机的分类方法还有很多,各有利弊。无论哪种分类方法,目的都是研究医疗危机发生、发展的规律,以便及时采取积极策略应对,避免或减少其造成的损失或破坏。按照医疗危机发生的性质分类更有利于医疗危机的管理。

1. 常态危机

常态危机主要指医院在进行正常的医疗活动中可能发生的各种潜在危机。医院常态危机主要有以下几个方面。

(1)医患关系危机。主要因为医疗技术、服务质量和服务价格、就医环境等因素引起的医患纠纷或医疗事故,并由媒体曝光引起公众关注,严重破坏医院的形象与信誉,甚至危及医院的生存。

(2)医院经营危机。主要因为医院内部体制的变革、资源匮乏、运营管理不善或员工个人利益与医院利益发生冲突或由劳资纠纷、人事纠纷甚至刑事案件引起的医院运营困难。

(3)医院竞争危机。随着私营、外资和合资医院的进入、医药分家、医疗保险变化等,使各医院间竞争加剧,竞争力不强的医院将面临被托管、兼并和淘汰等危机。

(4)医疗卫生政策危机。政府部门卫生政策宏观调控、上级主管部门的行政干预、利益协调等都可能导致医院潜在危机。

2. 突发危机

突发危机主要是指突发公共卫生事件和自然灾害,如严重急性呼吸综合征、新冠肺炎、禽流感等疫情,洪灾、火灾、地震、化学品泄漏爆炸、食物中毒、植物中毒、车祸意外事故等引发的重大伤亡救治等,使医院正常工作难以为继。

医疗卫生行业具有较高的风险,医疗危机的发生率渐高、发生范围渐广。如何正确对待危机、有效预防和化解危机,使损失降低到最低,达到化危为机的最佳结果,成为医院管理者在新时代开创新管理模式的重要课题。医疗危机的应对需要有严明的法律保障,成立职责明确的应急机构,具备健全的监控防治系统,建立通畅的信息沟通传播渠道等。总之,医疗危机管理需要全社会各部门的共同参与、配合和支持才能将之消灭在摇篮中。

（刘俊燕）

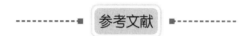

参考文献

[1]黄敬亨.健康教育学[M].上海:上海医科大学出版社,1990.

[2]顾杏元,龚幼龙.社会医学[M].上海:上海医科大学出版社,1990.

[3]吕姿之.健康教育与健康促进[M].北京:北京医科大学出版社,2002.

[4]吴明.卫生经济学[M].北京:北京医科大学出版社,2002.

[5]程晓明.卫生经济学[M].北京:人民卫生出版社,2003.

[6]胡善联.卫生经济学[M].上海:上海医科大学出版社,2003.

[7]顾海.公共卫生事业管理[M].北京:科学出版社,2010.

[8]马骁.健康教育学[M].2版.北京:人民卫生出版社,2012.

[9]李鲁,吴群红.社会医学[M].4版.北京:人民卫生出版社,2014.

[10]唐焕文.预防医学概论[M].北京:科学出版社,2014.

第二十二章

医务人员的基本素质

　　医务人员扮演着治病救人的角色,是治疗疾病、预防疾病,保障人民身心健康的白衣战士。他们是医学活动的主体,医学的发展、医学的目的和社会功能的实现都要依赖于医务人员主体作用的发挥。首先,医务人员的工作性质及在医学活动中的地位和作用,对医务人员的基本素质提出了严格的要求;其次,医务人员是社会的成员,生活在现实社会中,其医疗行为具有社会性,所做贡献得到社会承认,与时俱进,实现自己的人生价值。医生要明了疾病的发生、发展过程,建立情感意愿,做出诊治原则,全心全意为病人服务。本章主要介绍医务人员的工作性质及在医学活动中的地位和作用,医务人员的科学素质,医务人员的身心素质,医务人员的人文素质,医务人员的社会行为,医务人员的社会承认。

第一节　医务人员的工作性质及在医学活动中的地位和作用

一、医务人员的工作性质

(一)专业科学性

　　医学的目的和社会功能归根结底要由医务人员来实现。医疗过程发生在医疗技术基础之上,没有精湛的医技,防病治病、救死扶伤就无从谈起。在医疗活动中,从对病人疾病相关资料的搜集(包括询问病史、体格检查、辅助检查等)、整理、临床思维到做出诊断,从对病人疾病的治疗、护理到疗效的观察和评价,都有着严格的专业技术要求。现代医学的发展日新月异,医学专业技术性越来越高,如果跟不上潮流就会落伍,真所谓"不进则退"。每一名医生不仅要有扎实的基本功,全心全意为人民健康服务的精神,而且要能够将最新知识与技术应用于救治病人的临床实践中。

　　医学科研旨在研究人类生命本质及其疾病的发生、发展和防治规律,以增进人类健康,延长寿命和提高劳动能力。随着社会的不断发展,我国的医学模式和疾病谱已发生了显著的变化,有组织地开展医学研究,可以深入系统地总结以往的实践经验,加深对人的生命和疾病现象及其发生、发展规律的认识,发展医学新理论,开拓研究新领域,攻克技术新难关,寻求维护人类健康和防治疾病的最佳途径和方法,提高医疗技术和医疗质量,满足人民群众对医疗技术日益增长的需要。因此,医务人员必须具备一定的专业知识和技术水平,才能卓有成效地进行医学科研活动,探索医学未知,提高医学科学水平,促进人类健康。

(二)社会性

医学是研究人类生命过程以及防治疾病的科学体系,并且医生依靠自己掌握的知识与经验来保护人们的健康,消除他们的疾苦。由于他们的工作对象是人,因而医学既是一门自然学科,又具有社会性。

今天,医学的社会性愈加得到凸显,表现在以下几个方面:第一,医学已经成为一种庞大的社会建制,对社会注入了愈来愈大的影响。现代医疗保健服务,已经发展成为一种以庞大专业队伍为骨架的社会职业组织,已经注入乡村、工厂、学校、研究所和每个社区,医疗保健支出已经成为各国政府的财政负担,并对社会和国民经济具有重要影响。第二,医学具有强大的社会功能,医学发挥的作用不仅仅限于病人和医院,而是服务于包括患病人群在内的广大社会公众,是增进公众健康,促进社会文明发展的重要支柱。第三,医学活动作为社会活动的一部分,遵循社会活动发展的辩证规律。医学的发展和进步不仅仅是它自身矛盾运动的结果,而且受到社会经济、政治、文化和社会伦理、法律、哲学等多种因素的影响和制约。第四,医学发展不断扩大引发的社会问题愈来愈广泛。医学必须充分依靠社会、道德、文化等途径回答和解决这些新问题和新困难。医学需要介入社会、介入人们的行为、介入政府的决策、介入环境的培育和改造。现代医学未来的发展,已绝不单是医学界的任务,而是全社会的责任。

(三)人文属性

医学穿透人文与科技、道德生活与商业运作,世俗关注与终极关怀的各个层面,表达着人性、知性、理性的深刻关系,它在本质上是人学,因此,具有显著的人文科学性质。

首先,就医学本质而言,它都是以人、人的生命、人的健康为服务对象,以"向善"为基本原则,以"治病救人,实行革命的人道主义"为根本宗旨,其本质为"人性化的医疗",是对人的尊重,对人的关怀,对生命和健康的珍爱;是奠基于人文、科学、哲学的学问。其次,综观人类医学发展史,在医学领域里无不闪烁着人文因素和人文精神,而且,重视医学的"人文属性"是中西方医学的古老传统。传统的中国医学,无论是其价值准则还是行为准则,都贯穿着对"人本身"的深切关怀。"医乃生死所寄,责任匪轻""人命至重,有贵千金"。医务人员必须真正树立"以人为本"的思想,彻底转变观念和行为,使医学真正回归人本身。

(四)服务性

医务人员工作的服务性在于能够提供满足病人和群众的医疗保健需求。其服务内容主要包括:物质形态的服务,即医疗服务过程中的实体(包括药品、药具等);非物质形态的服务,即服务态度、承诺、医疗及公共卫生机构形象、公众声誉、口碑等。尤其近年来,病人对非物质形态的服务要求越来越高,病人越来越渴求心理上的满足感、信任感和更多个性化的需求,这些服务主要通过医务工作者与病人接触来实现,医疗服务比一般的商业服务更有挑战性。医务人员应认识到医疗卫生服务的时代特色,不仅仅是一句敬语、一个微笑、一个动作所能体现的,而是强化服务意识,从言行、诊治、护理等各个方面尊重病人,同时努力提高业务能力,真正做到以病人为中心,尽量缩小医疗卫生服务与病人需求之间的差距,减少病人的痛苦,减轻病人的负担,使病人感到舒适和满意,给人民群众提供全面优质的服务。

二、医务人员在医学活动中的地位

1. 医务人员是国家卫生政策的具体执行者

医务人员与卫生服务消费者(病人以及健康人群)之间的互动关系在很大程度上直接体现医疗卫生行业的国家政策和法规。因为医务人员直接决定药品、医疗器械、诊疗项目的使用,以及住院时间的长短,面临着更多与其角色不相容的利益诱惑。医务人员在日常工作中,应严格执行国家相关政策规定,以自身实际行动将政策信息反馈给广大消费者,以便规范行业行为,帮助人们了解国家对卫生事业和人们健康水平的关注和保护,赢得群众的尊重和信任,营造良好的社会支持环境。

2. 医务人员是人类健康的维护和促进者

医务人员作为保护人类健康的社会角色,首先必须是医学专家,要具备扎实、广博的医学基础知识和熟练的操作技能。在为病人诊断和治疗的过程中,要始终保持冷静、稳重、耐心和细致的特质,能够正确诊断和治疗疾病,稳妥处理各种可能发生的状况。病人对医生信任与否首先考虑的因素是医生业务水平如何,一名技术高超的医生通常具有很高的社会知名度;同时还要求医生是病人的朋友,要尊重病人,善于与病人沟通,具有了解他们躯体疾患以外的社会心理背景的能力,要表现出热情、富有同情心和责任心,为病人消除心理上的种种顾虑。医务人员的行为只有达到社会规范对这个职业的期望,才能获得认可,认为他们是符合"医生"这个社会角色的。

3. 医务人员是学术技术应用和提高的积极参与者

医学是更新最快、需要结合临床实践不断学习和交流的学科。医务人员在医学院校学习的理论知识和部分实践知识毕竟有限,需要不断在工作中学习、总结,也离不开与同行的交流和讨论,如撰写并发表科研论文、参与专业组织机构、各种学术研讨和国际交流等。医务人员要参与各种形式的义诊、志愿医疗队等活动,巩固医疗卫生行业的社会公益形象,提升医疗卫生全行业的社会地位。

三、医务人员在医学活动中的作用

1. 提供医疗服务,解除病人的痛苦

医务人员从事的是治病救人的职业,提供医疗服务是医务人员的日常工作,其医学行为直接关系到病人的生命和健康。因此,医务人员在提供医疗服务活动中,应当发扬人道主义精神,履行防病治病、救死扶伤、保护人民健康的神圣职责,为病人提供优质的医疗服务。

2. 宣传、普及医学科学知识

医疗卫生事业不仅在治疗疾病,更重要的在于预防疾病,预防疾病有赖于科学文化知识的普及,尤其是医学科学知识的普及。普通人不可能系统、全面地接受医学科学教

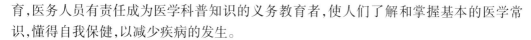

育,医务人员有责任成为医学科普知识的义务教育者,使人们了解和掌握基本的医学常识,懂得自我保健,以减少疾病的发生。

3.发展医学科学、培养医学人才

任何时代的医学知识和技术,也必然会被不同民族的后人所继承。因此,培养医学继承人,既是医务人员的本分和义务,也是医务人员发挥作用的重要方面。培养后备人员养成良好的思想道德素质,学医先学做人。传授专业知识和技术方法,以确保他们形成深厚的专业理论功底和娴熟的技术操作。培养后备人员的思维能力和创造力,这是医务人员的核心素质。锻炼后备人员的研究开发和实践能力,为其日后的理论与实践相结合铺平道路。

（董　丹）

第二节　医务人员的科学素质

一、医务人员的专业知识素质

（一）医学专业知识

医务人员的专业知识素质包括基础医学、应用医学、技术医学、人文医学。这四大部分既有分工,又密切联系,构成医学科学的整体。对于医学人才来说,只有熟练掌握现代化医学学科专业知识,才能更好地开展医疗、教学、科研等工作,提高自身的服务水平。

1.基础医学

基础医学(basic medicine)是医学的基础,是研究人的生命、疾病的本质及其规律的自然科学,即研究人体在正常状态和病理状态下的形态、结构、功能、代谢,以及疾病的发生、发展规律等,这些研究结果、本质及其规律为应用医学等所遵循。

基础医学根据研究性质的不同分为三大类:形态学科、功能学科和病原生物学科。形态学科是指从形态结构方面进行研究的学科,如人体解剖学、组织学和胚胎学、病理学和分子生物学;功能学科是研究人体不同器官功能的学科,如免疫学、生物化学、生理学、药理学和病理生理学;病原生物学科是从疾病的病原方面进行研究的学科,如医学微生物学、人体寄生虫学等。这种分类只是一种相对的分类,仍然有部分学科存在交叉,很难绝对归于某一类学科,例如病理学和病理生理学,它们既研究各种病变的形态结构,但又涉及功能变化。

2.应用医学

应用医学(applied medicine)是指一切应用基础医学的理论知识和医药工程技术以及前人的实践经验,对病人、正常人群或特定人群进行疾病诊治、防控以及健康保护和促进的一类学群。应用医学包括临床医学(内科学、外科学、妇产科学、儿科学、皮肤性病学、眼科学、耳鼻咽喉头颈外科学、急诊医学、神经病学、传染病学、全科医学、医学影像学等）、预防医学、康复医学、特种医学（航海医学、运动医学、军事医学等）等。

3. 技术医学

技术医学（technical medicine）也称为医药技术工程，是综合利用现代工程技术手段，综合了工程学、生物学和医学的理论和方法，来解决医学研究和临床医学中相关问题的一门学科。技术医学建立在计算机技术、高分子化学、精密机械等高新技术发展的基础上，而且是各学科在高水平上交叉、结合的产物，涉及领域十分广泛，在疾病预防、诊断、治疗和康复，以及保障人类健康方面起到了巨大的作用。技术医学包括生物医学技术工程和应用医学技术工程两个方面的研究。技术医学除了具有很好的社会效益外，还有很好的经济效益，前景广阔，是目前各国争相发展的高新技术之一。

4. 人文医学

人文医学（humanistic medicine），也称为理论医学（theoretical medicine）或者医学科学（science of medicine），它是考察医学以及医学与社会的相互关系，旨在提高医学活动主体的素质（修养）以及社会功能的学科群。它伴随着现代医学的发展而逐渐形成和发展起来，覆盖范围较广，既研究医学科学本身，又研究医学与社会、文化、经济等的相互关系。它一般包括医学伦理学、医学教育学、医学史学、医学社会学、医学情报学、医学法学等。

（二）医学基本知识

根据美国医学院协会（AAMC）、国际医学教育学会（IIME）、世界卫生组织等国际有关机构的研究报告和我国《执业医生资格考试大纲》等规定的内容要求，21世纪的医生应理解和掌握以下领域的专业知识：①人体生命各时期的正常结构、功能与发育，身心的互相影响及其干扰因素。②维持人的机体动态平衡的分子、细胞、生化和生理机制。③疾病发生时机体结构和功能的异常变化，各年龄段人群常见的急、慢性疾病的症状与体征、病原学与病理学、病史及预后等。④一般诊断程序的应用与局限，急症处理与地方常见病知识。⑤常规药物、物理、营养和心理治疗的使用原方法及其不同疗效。⑥有关生物科学、行为科学和社会科学的科学方法在病因、病理方面的作用。⑦决定健康和疾病的重要因子和危险因素，人类同自然和社会的相互影响，影响人们关系的文化和社会因素。⑧有关健康教育、疾病预防与康复、痛苦与残障的缓解与改善，以及临终关怀中各种干预措施使用的原则。⑨卫生经济和卫生管理知识，医疗保障体系的优势与局限，保健费用、公平分配医疗卫生资源的原则，以及满足社会弱势群体医疗保健需要的方法。⑩卫生保健的伦理学原则，医学界的法律责任。

根据美国护理学院协会1998年修订的"护理专业高等教育标准"和我国《执业护士资格考试大纲》等的要求，21世纪的护士应具备护理专业历史和理论、促进健康、降低危险性、预防疾病、病痛和疾病管理、信息和健康照顾技术、伦理、多元人类、全球健康服务、健康服务系统与政策等几个方面的知识。尤其要学习和运用如下方面的知识和技能：①伦理：认识个人和护理专业的价值观；了解护理伦理学知识和专业原则，并应用于临床实践；了解相关法律，结合伦理原则保护病人的合法利益和愿望；为自己的临床实践结果负责任;采取行动预防或限制他人的不安全或不符合伦理的医疗和护理实践;帮助个人及家庭制定提高生活质量、促进健康的决策等。②多元人类:理解不同文化、种族、社会经济、宗教和生活方式、性别、年龄的不同表达方式,及其对人的健康和行为的影响;为不同年龄段的各种人口需求提供整体护理;与具有不同背景的医务人员协作;懂得健康政策和社会政策对不同背景的人的影响。③全球健康服务:了解卫生服务的全球环境。④健康服务系统与政策:了解卫生服务系统的组织方式和经费来源及对病人照顾的影响;认识影响卫生服务的经济、法律和政治因素;为病人或专业的利益参与健康政策的制定;懂得护理实践涉及的法律和制度。

二、医务人员的专业技能素质

21 世纪的医生应具备的专业技能主要包括:①灵活准确、条理清晰、重点突出地采集病史。②进行准确的体格检查(包括全身的和局部器官的)和精神状态检查。③选择适宜而经济的诊断程序。④掌握常规的临床操作技术,根据具体情况选择使用适合且实用的临床技术。⑤正确分析、解释检查结果,并综合病史做出恰当的诊断。⑥制定并实施具有针对挽救生命过程和应用循证医学方法的恰当的治疗方案,并充分调动病人及家属的积极合作。⑦以高效、合乎伦理的方法,向病人和家属提供包括健康促进和疾病预防在内的,严谨的咨询和确切的信息。⑧与病人及其亲属、医生、护士、其他医疗从业人员及社区进行清晰、周全、慎重的交流与沟通(包括口头和书面形式)。⑨识别危及生命的即时情况,能够诊断并制定初步的急救方法。⑩从电子数据库和其他资源中获取、处理和利用生物医学信息,以解决个人和群体健康的相关问题和做出决定的能力。

21 世纪的护士应掌握以下专业技能,并达到一定的水平:①熟练的专业技术。监测和评估生命体征,包括体温、脉搏、呼吸、血压、血氧、心电图;维持病人个人卫生;运用感染控制方法;评估和管理伤口,包括冲洗、换药、拆线;提供和教会病人造瘘口的管理;运用冷热装置;提供和指导病人卧位及活动技术,包括活动范围联系、移动、活动、辅助工具的运用;运用安全技术提供照顾,包括呼叫系统、束缚工具、鉴别措施、防火、防射线及其他有害物质;实施心肺复苏技术(CPR);采集标本;准确计算和记录液体出入量;能通过各种途径给药;实施、评价、调节静脉治疗;运用和护理各种治疗性管道和引流;提高舒适程度,减轻疼痛;提供系统护理,包括胸部体疗、氧气治疗、复苏、肺活量训练、吸痰;为治疗性操作提供教育、情感、生理支持;提供术前和术后教育及照顾等。②发展和运用更高层次的解决问题和评判性思维能力。③及时获取、收集、正确评价和运用卫生信息。④运用多种沟通技巧与不同人群恰当、准确、有效地沟通,与病人建立良好的护患关系,同其他健康服务人员建立和保持有效的工作关系。⑤具有清晰、准确、符合逻辑的书写能力。⑥为病人提供咨询和相关的健康教育信息等。

（董　丹）

第三节　医务人员的身心素质

长期以来,人们对健康的认识一直是"没有查出疾病就是健康"。这种"无病即健康"的传统观念一直被许许多多的人所持有,并且影响着医疗保健和卫生政策。现代医学表明:心理的、社会的和文化的因素同生物学因素一样,与人的健康和疾病都有非常密切的关系。现代医学模式从传统的生物医学模式转变为生物-心理-社会医学模式。这种转变使得人们除了关心自己身体健康状况以外,更加关注自身的心理因素及社会适应能力,这不仅是社会发展的要求,也是个体自身发展的需要。

世界卫生组织(WHO)对健康下的定义是:"健康不仅是没有身体的缺陷和病症,而且包括躯体健康、心理健康、社会适应良好和道德健康。"由此可知,健康不只是不生病或身体不虚弱;防治病症是健康的一部分,但不是最主要的一部分,心理健康占有重要的地位,健康是生理、心理、社会适应和道德等几个层面的健康。大量事实表明,患有心理疾病和心理障碍的人,也会影响学习、工作和才能的发挥。医务人员作为人类健康的使者,不仅要具有强壮的体魄、充沛的精力,而且要具有健康的心理、健全的人格和高效率、高质量的大脑思维能力。

一、医务人员良好的身体素质

身体素质是人体活动的基本能力。强健的体魄对科技工作者来说,是从事科学活动的重要物质基础。医务人员从事的是体力劳动与脑力劳动相结合的职业。只有身体强健,才能承受繁重的医疗和科研工作任务,才能更好地发挥创造力,全心全意为人民健康服务,为祖国的医疗卫生事业做出积极的贡献。医务人员应具备的基本身体素质主要包括以下几个方面。

1.足够的体力

力量素质是人体运动动作的基础,是医疗工作中应有的基本素质之一。尤其在外科手术、危重症病人抢救过程中,更显出其重要性。

2.敏捷的动作

速度素质,是指人体快速动作的能力,包括反应速度和动作速度。在医疗实践中,医护人员如果反应敏捷、动作灵活,无疑会提高工作效率,增强工作能力,有助于给病人实施及时、有效的诊治。反之,如果动作笨拙,反应迟缓,就会在一定程度上影响诊疗工作的进行。

3.持久的耐力

耐力是人体长时间进行活动的能力,是全身肌肉耐力、心血管耐力、呼吸系统耐力的复合。耐力素质是从事医学工作的重要条件。有时在处理急诊病人、做高难度手术时,需要连续工作几个乃至十几个小时,期间往往顾不得吃饭和休息,甚至要长时间保持某一种姿势。在医学科学研究过程中,需要投入大量的时间和精力,有时在做实验时需要长时间不间断地观察。所以,要求医务人员必须具有很强的耐力素质,这样才能保证医护工作的质量,才能促进医学科学技术的发展。

鉴于以上基本身体素质要求,要提高医务人员的身体健康水平就应从以下几个方面入手。

(1)加强保健意识,克服不良嗜好。要提高身体健康水平,就要加强保健意识,认识到没有健康的身体将对自己日后的工作和科研带来很多不便,同时克服不良嗜好,烟酒适度。

(2)养成有规律的生活习惯,加强身体锻炼。医务人员要根据实际情况合理安排作息时间,使生活有规律、有节制。锻炼时机的选择、每次锻炼活动时间的长短,既要相对稳定,又要有一定的灵活性。在运动量上要坚持循序渐进,否则,如果过度加大运动量,某些脏器可能因负荷过重而发生病理变化,锻炼效果将适得其反。

(3)在特殊的工作环境中从事科研工作要加强保护措施,避免身体健康受损。学习安全基本知识、按实验安全规则操作;熟悉灭火器、消防设备的使用方法及放置地点;按照正规指南,安全处理危险物品。

二、医务人员健康的心理素质

瑞士心理学家荣格曾经认为:"对现代人来说威胁最大的不是饥荒,不是瘟疫,不是暴政,不是战乱,而是人类心理疾病的蔓延。"心理疾患将是人类面临的空前灾难。医务人员具备健康的心理素质是自身提高综合素质的重要方面之一。

1.广泛的兴趣、健康的业余生活

兴趣广泛的人,往往精神生活比较丰富,眼界比较开阔,思维比较活跃,可以从多方面获得启发,促进创造性活动的成功。现代医学科学发展的一个显著特点是整体化和综合化,与各门学科之间的关系更加密切,运用其他学科的成果越来越多。对诺贝尔奖获得者的科学家调查表明,他们绝大多数都是以博学广识而取胜的,而要达到博学广识必须培养广泛的兴趣。

大部分心理疾病是由于生活单调、工作枯燥、交往不畅、缺乏情感沟通。经常参加诸如绘画、听音乐、体育锻炼、文艺娱乐等健康而丰富的业余活动,可以使人对某方面产生爱好,积累知识,开阔视野,有助于情感交流与沟通,使人形成良好的行为习惯和乐观积极的精神风貌。

2.健康的情绪

健康的情绪状态使人精力充沛、热情高涨,使人充满朝气、豁达坚强,可以诱发灵感,促进智力发展,有利于身心健康、事业有成。医务人员的情绪往往关系着人的健康和生命。培养和保持健康的情绪尤其重要。情绪健康的医务人员应具有较强的洞察力,能科学地分析和概括各种社会思潮和社会实践的发展趋势,并使身心做好相应准备,使悲观消极的情绪转变为积极的行为,使其向无害化发展。

健康、稳定的情绪来源于坚强、豁达、高尚的个性品质。树立远大的目标,正确的人生态度,追求高尚的境界,是面对挫折、打击和失意,依然保持情绪稳定不可动摇的精神支柱。胸怀宽广、光明磊落、豁达大度,不为个人私利而斤斤计较,是保持情绪健康的基本条件之一。

3.良好的气质

气质是先天遗传与后天教育综合作用的结果,虽然它比较稳固,但仍具有可塑性,是可以改变的。对于某些消极的气质特点,完全可以通过自身的努力逐步加以改变。不论属于哪种气质的人,关键是要了解自己的气质类型、优缺点,发挥积极的一面,限制并克服消极的一面。要确立良好的气质目标,不断优化自己的气质,同时通过现实目标进行气质导向的自我肯定,不断增强社会适应能力、社交能力、创造能力,避免气质的不良倾向,形成良好的气质,使自己的气质适应时代的要求。

4.成熟的性格

成熟的性格就是能够最大限度地发挥自己的精神力量,并与周围环境建立起和谐关系。医务人员要塑造良好的性格,必须正确认识和分析自己的性格特征,只有对自己的性格进行正确的分析与评价,才有可能在此基础上进一步确定哪些是好的性格特征,是需要继续保持和强化的,哪些是不良的方面,需要避免与改进。针对自己性格的消极面,制定明确的改进措施,督促自己严格执行。

5.坚定的意志

意志是人自觉地确定目标,并根据目的支配和调节自己的行动,克服困难,实现预定目的的心理过程。医务人员要善于抵抗主客观诱惑的干扰,做到面临诱惑不为所动,笑迎艰险、知难而进。坚持业已开始的符合目的的行动,锲而不舍、有始有终。不论行动过程中如何枝节横生,总是目不旁视,坚持既定的方向。

总之,医务人员不仅要具备良好的自我心理调节能力和乐观豁达、积极进取的心理品质,而且要自觉掌握医学心理学、医学社会学等学科知识,能准确了解病人的心理和需要,并把病人心理向健康方向引导,这样才更有利于病人的康复。

（董　丹）

第四节　医务人员的人文素质

人文素质作为一种基础性的素质,对于专业素质、身心素质、思想道德素质的养成和提高有很大的影响力和很强的渗透力,是现代劳动者必须具备的素质和修养。对于医务人员来说,人文素质如何,既关系着创造和运用科学技能的状态,又关系着创造和运用科技的方向。医务人员在学习医学科技知识和运用技能、技巧的同时,要注重人文素质的提高,要通过学习文、史、哲、艺术等人文社会科学知识,不断提高自己的文化品位、审美情趣,培养良好的人文精神。

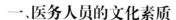

一、医务人员的文化素质

（一）广博的基础知识

科学文化基础知识是成才的基础,许多事业取得成功的科学家都无不具备深厚、广博、坚实的基础知识。医务人员更需要具备多学科的知识。现代医学涉及的学科范围越来越广,包括数学、物理学、化学、电子、工程、天文学、地理学、生物学、文学、美学、伦理学、法学、外语等。如生物医学工程学就是医学与光学、地磁学、电子学、声学、工程学的结合,为疾病的治疗开辟了新途径,人工器官挽救了许多病人的生命。医务人员要主动适应现代医学发展的需要,尽量广泛地涉猎与之相关的学科知识,不断充实和更新自己的基础知识。

（二）良好的文化修养

善于学习和吸收民族优秀的文化传统,学习和借鉴世界各国文化的优秀成果,培养深厚的人文知识功底,是医务人员必须具备的素质。我国传统文化非常重视人文精神,宝贵的历史文化遗产中蕴含着大量的做事、做人之道。儒家代表作之一《大学》明确提出修身的重要性。受此文化的影响,我国古代的名医都把道德修养放在比技术学习更重要的位置。

医务人员提高文化修养,不能只把视野停留在我国民族文化上,应该放眼世界,了解近现代西方文化的发展,学习西方科学的理性精神和人文精神。在学习和引进西医先进的技术和方法的同时,还要学会西医的科学求实精神、怀疑和批判精神。西方文化发展到现代,越来越重视人本主义精神,尽管它的基本世界观、历史观是错误的,但其中也有颇多值得我们学习和借鉴的文化成果和精神。

（三）深厚的哲学修养

哲学是关于世界观和方法论的学问。任何一个医学家或发明家在从事科学活动的时候,都是以一定的思想、文化为背景的,其世界观和方法论起着非常重要的作用。哲学作为世界观系统化、理论化的学说,在自然观、认识论、发展论和方法论的理论基础等方面,都对科学研究起着重要的指导作用。

医学是自然科学与人文社会科学交叉结合的综合性学科。医务人员服务的对象是人,人具有自然属性和社会属性,是有思维和心理活动的。学习和领会唯物辩证法的基本原理、观点和方法,不仅能够加强思想修养、提高文化素质,而且可以培养和提高临床思维能力。具备了良好的哲学素养,有利于医务人员透过纷繁复杂的现象把握隐藏在后面的客观规律和本质,而这种洞察力正是医学科学进步的关键,也是做好医疗工作的关键。

（四）较高的审美修养

积极、健康、高尚的审美情趣,有助于形成高尚的道德情操,启迪思维,开发智力,促进身心健康;反之,低劣、消极、庸俗的审美情趣,只能降低乃至败坏人的道德情操,影响智力和创造力的发挥。正如苏霍姆林斯基所说:"美是一种心灵的体操——它使我们精神正直、良心纯洁、情感和信念端正。"医务人员要积极参加审美实践,尤其要加强艺术修养,如音乐欣赏、参观画展等。通过艺术审美修养,实现个体与社会、人与自然、感性与理性的和谐统一,从而创造和谐有序的生活。

1.德育功能

人们的思想认识主要是理性认识,而审美作用于人们心理的各个因素,即知觉、情感、想象和理解,这种理解是溶于情感和想象中的理解,是在审美中获得的启示和领悟。医务人员在对自然美、艺术美、人体美等的欣赏和创造中,通过语言和非语言的交流,激发感情活动、产生情感体验、升华思想情感,产生伦理道德教化,在美的愉悦和享受中起到潜移默化的作用,使医务人员逐步成为一个高尚的人。

2.益智功能

加强艺术修养不仅可以增长智慧,重要的是可以发展形象思维,培养观察能力、想象能力和创造能力。一般来说,审美和创造美更多地依靠形象思维,而科学思维主要运用抽象思维。形象思维与抽象思维互相交叉、互相补充,可以使思维方式得到调节,有效地提高观察力、理解力、想象力、创造力。高尔基说:"艺术是依想象而存在的。"同样,这想象的"产物"更能激发人的智力发展。

3.养心功能

"乐以治心""乐行而志清",艺术修养有利于培养健康的心理和完善的个性。艺术审美活动可以满足医务人员的情感发展要求,缓解各种压力,疏导内心情绪,调整心理状态,促进心理健康发展。尤其在当今激烈的竞争环境中,艺术审美能够调节其精神活动的节奏,丰富精神生活内容,有助于形成健康的、积极向上的生活方式,对维护医务人员的心理健康,具有特殊的意义。

二、医务人员的思想道德素质

医德的概念源于道德。最早记载"道德"一词的是《韩非子·五量》篇:"上古竞于道德,中世逐于智谋,当今争于气力。"演变至今,"道德"一词是指一种社会意识形态,是人类社会在共同生活中形成的对社会成员起到约束和团结作用的准则。细而分之,包括政治道德、社会道德、职业道德和婚姻家庭道德等。医德则属于职业道德的一个分支,从概念上讲,是指"在医疗卫生实践活动(包括医疗、预防、保健等)中,医生一方应具有的道德"。具体讲,医德应该包括以下四个方面的内容。

(一)正确地认知医生这一职业

医务人员是一个特殊的职业,关系到人的身体健康和生死存亡。无论是谁,可以说都离不开医务人员,这就决定了医务人员特殊的社会地位。再加上医务人员工作技术上的特点,即个体工作性强,受各方面牵制、制约较其他行业少,所以过去常被视作"自由职业"。这就更凸显了医务人员这一职业在社会上的特殊位置和地位。因此,对医务人员的一个要求即要正确地认识自己,不仅认识到自己职业的光荣,更要认识到自己职业的责任。

（二）待病人如亲人

这一点是医务人员工作中最根本、最重要的内容,医务人员工作的对象是病人,医患关系的好坏直接影响到整个医院的医疗秩序,影响到医务人员、病人的心理和安全,影响到医务人员医疗技术的正常发挥,甚至影响到社会的舆论和稳定。作为医务人员,首先要检查自己、严格要求自己,"择其善者而从之,其不善者而改之",不要过多地抱怨别人、抱怨社会,而要把病人视作亲人,"年长者父母,年轻者兄弟,年幼者子女",等同待之,这就是作为医务人员最根本、最重要的医德。

（三）相互尊重、相互学习

古代,由于中医工作的特点,"各自为营、各自为战"的现象比较突出,往往出现了不少同行之间相互藐视,甚至相互诋毁的现象。现在不同于以往,单位作业、系统作业、大医院作业、大部队作业,从门诊到病房,从医生、护理到调剂,完全是大兵团作战,多学科参与。有时一个病人就需要多个学科共同会诊,所以医生必须改变过去那种"小作坊、个体户"的职业素质,尊重同行,互相学习,共同进步。

（四）严谨的科学态度

医学作为自然科学的一个分支,有它严谨的学术性和科学性,因此从事这一职业的人,必须有一种严谨的科学精神,不可以有半点马虎,从诊断到处方,从医技到护理,从防病到养生,都必须准确无误,不可有一点闪失。另外,医务人员在科研及撰写论文时,也必须持以严谨的科学态度,不能抄袭,不可作假。再有,作为医务人员,还必须处理好"继承与发展"的关系。既要系统、完整地继承好医学的传统理论及经验,又要科学、创新地发展好医学,只有这样,医学精神才能被进一步发扬光大。

（董　丹）

第五节　医务人员的社会行为

一、医疗服务行为

在医疗活动中,当病人觉察到某种疾病的发生并接受病人角色,决定寻求和利用医疗服务时,病人就与医务人员形成社会关系,这种关系以病人的健康恢复而结束。良好的医患关系有助于正确的诊断与及时的治疗,不良的医患关系则使病人感到失望与误会,不遵医嘱或拒绝合作,甚至会引发医疗纠纷与诉讼。医务人员的医疗服务行为,具有技术上的专业性、感情上的中立性、公平性和职能上的专门性等特点。

医务人员职业角色的确立,反映了病人和社会对医务人员社会地位的承认和信任,这种承认和信任源自医务人员受过职业的技术训练和具有公认的专业能力。医务人员所采取的询问病史、体格检查和仪器检查及各种治疗行为,直接关系到病人疾病的诊断、治疗和健康的恢复。病人和社会公众对医务人员的信任和尊重,有利于积极医患关系的建立。感情上的中立性,是指医务人员在医疗服务中保持感情上的中立,与社会保持距离,以避免诊疗活动中的主观性。帕森斯认为,在为病人治疗的过程中,医生必须避免成为同伙人,如果医生在感情上太接近病人,很可能感情用事,影响或放弃客观的治疗技术。因此,医生应表现出同情心,但不能与病人共感情;应该理解病人的感觉,但不能体验这些感觉。感情上中立的重要性,在治疗精神病病人时或给异性病人治疗时表现得尤为突出。

医疗服务行为的公平性,要求医务人员必须平等地治疗所有同类疾病的病人,而不应考虑他们的社会身份,对病人一视同仁,同等地给予他们特殊的疾病所需要的治疗和照顾。职能上的专门性,是为了把医务人员的医疗服务行为严格地限制在医疗范围内,禁止医务人员把其行为扩大到医务工作以外的其他方面。否则,就有可能产生两种情况:一是病人不能得到应得的最好的医疗照顾;二是病人有可能被医生利用。

在医疗服务活动中,为了使医务人员有效和高效率地诊治病人,病人必须充分让医生接近他的身体和心理。这不仅包括常规的身体检查和症状陈述,而且包括病人诉说心灵深处的烦恼和畏惧等。这些内容往往是不愿意让别人知道的,即便是病人的亲属、父母、配偶。病人之所以向医生袒露,是基于对医生的信任。病人希望医生能履行与他们的社会角色相联系的期望。这些期望,是为了防止医生利用病人向他们暴露的弱点,进而达到其自己个人的利益,即防止医生以公谋私。

二、医学技术行为

医学技术行为是指医务人员在医疗活动中所进行的各项技术操作。医疗活动中的技术操作,关系到病人的生命安危,必须十分审慎。各项诊疗技术操作应在病人就医后及早进行,不得有意拖延或寻找借口刁难病人;同时力争达到技术上和经济上的最优化,避免技术差错和技术事故的发生;还应充分考虑病人的个体差异,根据病人疾病的性质和个体差异实施技术操作,绝不能为了图省事而千篇一律。现代医学条件下的技术行为,已不是一个医务人员个人所能独立完成的,而是由若干医务人员分工协作进行的一种有计划、有组织的群体行为。这就要求医务人员必须具有团队精神,在有效心理沟通的基础上,彼此照顾、彼此协调。任何团队的行为,作为一种有组织的群体活动,都要有一个核心,有一个组织者。在医疗活动中,临床医生承担着组织者的任务,要协调并且带领各个方面的技术力量有效地发挥作用,形成一种最优化的行为组合,有效地服务于"病人健康"这个大局。

三、医学知识传承行为

任何时代的医学科学认识和实践,都是人类智慧的结晶。医学博大精深、源远流长,前人留给后人的传统医学中蕴涵着科学的思想、丰富的内容,是医务人员要继承和发扬的。任何科学实践和科学研究都不是凭空开展的,都要站在现有科学知识和技术的基础上,也就是在继承前人科学成果的基础上进行。一个医务人员,首先必须继承,然后才谈得上创新。随着医学科学技术的发展,医学科学技术知识遗产的数量越来越多,内容也越来越丰富,难度也越来越大,知识更新周期越来越短。继承科学遗产的任务也越来越沉重,如若没有对科学遗产的继承,医学的发展就失去了连续性,也就失去了创新的根基。对于医学知识和技术的继承,不能全盘吸收、照抄照搬,必须批判地继承,也就是扬弃。古今名医都有着追求事物真理的强烈欲望,积极探索尚无满意理论解释或理想处置方法的医学问题。正如格物致知的精神,激发朱丹溪去探索一系列医学问题,因此冠其书名为《格致余论》。寻根刨底的精神,促使王清任为弄清隔膜真相留心四十载,终于完成了《医林改错》。继承和创新,既是医务人员的重要作用所在,又是医学知识和技术发展中的两个基本环节,继承是创新的基础和前提,创新是继承的目的和必然要求。医务人员有义务把知识传递给新一代的医务人员。

四、医务人员的创新行为

医学是一门科学,医务人员对医学知识的学习和创新,是医务人员行为的一个重要方面。没有知识就无法创新,不进行创新,就无法做好医疗服务。在大科学、高技术的时代,作为一名医务人员,必须继承已有的医学科学知识,在此基础上进行创新,在创新的过程中不断改进医疗服务,并传递给新一代的医务人员。

医务人员要想更好地为病人服务,必须要培养探索精神,强化科研意识,锻炼研究创新能力。创新能力是指个体提出有创意的、更好地解决问题的办法的能力。创新能力的培养包括以下三方面,一是创新意识。创新意识是指人们根据社会和个体生活发展的需要,引起创造前所未有的事物或观念的动机,并在创造活动中表现出的意向、愿望和设想。它是人类意识活动中的一种积极的、富有成果性的表现形式,是人们进行创造活动的出发点和内在动力。是创造性思维和创造力的前提。创新意识包括创造动机、创造兴趣、创造情感和创造意志。因循守旧的个性不利于创新。医务人员应该养成积极进取、勇于改变现状的个性。二是善于发现问题。发现问题是指能够寻找到人类不断发展的需要与现实技术手段之间的矛盾,发现现有科学技术的不足之处。三是勇于实践。对于脑海中涌现的新观点,应该积极实践,善于把观点变成现实的、可操作的方案,并在实践中检验、改进。

（董　丹）

第六节　医务人员的社会承认

一、医学的社会化

维护和增进人类健康既是医学的目的,也是社会的目标。为了实现这一目标,医学必须最大限度地向社会的各个领域、各个层次渗透,把医学纳入整个社会系统,使医学的目的与人类的健康利益和整个社会的发展协调一致。医学这种面向社会与社会发展协调一致的进程与趋向,就是医学的社会化。医学的社会化是现代医学发展的必然趋势,也是生物-心理-社会医学模式的内在要求与体现。医学必须通过社会化这一过程,将其成果广泛应用于社会,从而增进和维护人类健康。医学社会化包括医学服务的社会化、医疗卫生组织的社会化、医学知识传播的社会化三个方面。

（一）医学服务的社会化

如何提供最完善的服务,以满足社会人群的医疗保障需要,从而充分发挥医学的功能,是医学社会化的重要课题。在历史上,随着社会分工和生产社会化程度的不断提高,医疗服务的形式经历了从个体医疗到各类"病坊",再发展为近、现代医院的历程。个体医疗的出现,标志着医疗服务作为一个专门的职业与其他社会职业分离,并得到社会的承认。医疗服务历史的演变过程,充分体现了医疗服务的社会化进程,这一历史进程表明,医疗服务的社会化程度越高,医疗服务的效率和质量也就越好,医学的社会功能就发挥得越大。医疗服务能在多大程度上满足社会人群的需求,不仅与医学科学的进步有关,而且与医疗服务的社会化程度有关。

当前,随着现代医学科学技术的进步,许多曾经严重威胁人类健康的疾病已得到有效控制,然而现实的医疗服务与社会人群的医疗卫生服务需求仍有一定的距离。随着社会经济的发展,人们的医疗卫生服务需求出现了多元化、多层次的新变化,单一的医院服务形式已不适应大量慢性病、老年病和康复期病人的需要。为满足社会人群的需要,就要向社会提供全方位、多种类、多形式、多层次的医疗卫生服务,既要注重患病个体的需求,也要注重社会人群的医疗和预防。必须改变单一的技术服务手段,为社会提供包括医疗技术、心理和社会预防服务在内的医疗卫生服务,以满足不同人群的不同需求。

（二）医疗卫生组织的社会化

医疗卫生组织是以维护增进人类健康为目标而建立起来的,由行政、业务等各部门构成的组织系统,并与社会的其他组织系统一起构成更大的社会组织体系。医疗卫生组织是社会卫生保健工作最主要、最直接的承担者,对维护人类健康、促进社会发展具有重要的作用。

医疗卫生组织的社会化,一方面是要把医疗卫生组织系统纳入整个社会系统。把医疗卫生组织系统纳入社会系统,实质是把医疗卫生系统作为开放的系统,对其他部门、整个社会开放。健康作为一项社会目标,自然、社会和心理因素都会对健康产生影响,仅仅依靠卫生部门的努力显然无法改善影响健康的多种因素,无法实现全民拥有健康这一目标,医疗卫生事业是全社会的事业,涉及国家和社会经济发展的各个方面,只有使医学的目标与社会发展的目标协调一致,医疗卫生部门与其他部门通力合作,才能极大地提高社会人群的健康水平。医疗卫生组织社会化的另一方面就是要在医疗卫生组织系统内部改变条块分割、自成体系、各自为政的局面,按照社会化大生产的要求,实行科学的行业管理。加强横向协作联系,充分发挥各级各类医疗卫生机构的作用,提高医疗卫生服务的效率,为社会提供更多更好的服务。

（三）医学知识传播的社会化

医学知识的传播是医疗卫生事业的重要组成部分,维护健康、预防疾病是一项社会目标,需要全社会的努力。只有使全体社会成员都了解医学,掌握一定的医学知识,才能有效地提高整个社会的健康水平。这就需要提高医学知识传播的社会化程度,运用各种大众传播媒介提高医学知识传播的深度和广度。使社会的所有成员都能自觉地以科学的卫生知识来指导自己的生活。要提高医学知识传播的深度和广度,就必须提高医学知识传播的社会化程度,即要充分运用各种大众传播媒介,并动员各种社会力量,调动一切宣传手段,向广大人民群众传播医药卫生知识。

二、医务人员获得社会承认的重要性

人生价值就是作为主体的人的需要同作为客体的人生活动的一种关系,即人的实践活动对社会、他人和自己所做的贡献及所具有的意义,是指一个人的思想和行为对满足他人和社会的需要所做的贡献,贡献的大小是衡量人生价值的主要标准。

医务人员在医学活动中,通过自己的医学研究和医疗实践满足他人和社会的需要,同时也需要使自己的贡献得到社会的承认,使自己的人生价值得到实现。在医务人员获得社会承认的过程中,同行的承认即医学科学共同体的承认是基础和中介,通过医学科学共同体的承认进而得到社会的承认。能否得到医学科学共同体和社会的承认,得到什么程度的承认,与医务人员在医学科学共同体等级体系中的地位以及社会地位、福利待遇密切相关,并将直接影响医务人员工作的积极性,因而具有十分重要的意义。

三、医务人员获得社会承认的途径

医学科学共同体和社会对医务人员的承认,有多种表现形式。常见的表现形式有科学奖励、会员资格、学者资格、科学组织名誉成员、名誉学位、教授身份等。医学科学共同体和社会通过对医务人员给予承认,激励医务人员的积极性和创造性,同时对医学科学和医疗卫生事业的发展进行调控。医务人员通过自己的工作业绩和贡献,争取医学科学共同体和社会的承认。

医务人员争取医学科学共同体和社会承认的途径主要有两条,一是通过医学科研做出科学发现,二是通过医疗服务。默顿指出,科学的目标,就是扩充正确无误的知识。这一建制目标要求医务人员去做出独创性的贡献,增进知识是医务人员的任务,是社会对他的角色要求。对于那些努力实现建制目标并遵从科学规范的医务人员,医学科学共同体和社会会对他们的医务人员角色予以积极的肯定,对他们的科研成果依据规范的标准予以承认并授予荣誉。医务人员争取医学科学共同体和社会承认的第一条途径就是通过医学科研做出独创性的发现。但医务人员与其他科学家的重要区别在于,不仅要通过医学科研做出科学成果去争取医学科学共同体和社会的承认,而且还要通过良好的医疗服务效果去争取医学科学共同体和社会的承认。

在医务人员争取医学科学共同体和社会承认的过程中,常常存在着一种不公正的分配现象——马太效应。有名望的医务人员的贡献往往被给予很高甚至是过高的赞扬,而那些相对不知名的医务人员虽然做出了程度相近的科学贡献,却只能得到低得多的承认,结果使科学荣誉的"富者愈富,贫者愈贫",甚至被完全剥夺而成为在科学活动中默默无闻的无产者。

在医务人员的成长和选拔方面,马太效应对于无名之辈无疑是非常残酷的,在许多情况下对于医学科学的发展也具有十分不利的影响。马太效应造成的人微言轻,导致了许多后来被证明非常重要的新理论不能被医学科学共同体及时承认。马太效应还容易过分加强流行理论的权威性而损害科学的创新性和怀疑精神,并且导致一些假权威的长期横行。在科研成果鉴定评审中的马太效应,常常会使鉴定不依据成果本身的优劣而依据医务人员的知名度等因素进行评判,使科学奖励评审的公正性受到损害。实事上许多颇有才华的医学家由于种种原因被埋没终生。

但马太效应也并非一无是处,那些医学名家并非生来即占据他们现有的位置,无一不是经过努力奋斗的结果。医学科学共同体这种严酷的筛选与培育手段虽然存在不公正性,但是能激励竞争、淘汰弱者,使能够脱颖而出的强者更快地得到承认,从总体上保证了科学家队伍的素质与活力。在医学科技信息的交流方面,马太效应也有许多积极作用,如加速信息的流通和社会承认,避免重复发现,节省医务人员获取有效信息的时间等。鉴于马太效应在医务人员获得社会承认中的正面和负面效应,在制定相关政策及其操作实施的过程中,应对其给予充分重视,运用行政、法律和经济手段对其加以控制,兴利除弊,减少其负面效应。

(董　丹)

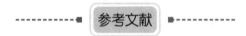

参考文献

[1]王亚峰,化前珍.人文社会医学概论[M].北京:人民军医出版社,2004.

[2]王平.医学人文与职业生涯[M].昆明:云南科学技术出版社,2007.

[3]王方芳,陈俊国.论医学的人文性[J].西北医学教育,2005,13(5):463-474.

[4]张新华.医学人文素质探析[M].长沙:湖南科学技术出版社,2015.

[5]蒋炳武,喇万英,牟兆新,等.医学概论[M].北京:原子能出版社,2005.

[6]蒋炳武,周洪霞,吴范武,等.医学概论[M].北京:人民军医出版社,2010.

[7]徐名额,陈培,朱志图,等.医学导论[M].北京:人民军医出版社,2013.

[8]王亚峰,田庆丰,李志刚,等.人文社会医学导论[M].郑州:郑州大学出版社,2004.

[9]郭淑英.高素质医学创新人才研究[M].沈阳:东北大学出版社,2001.

[10]郭照江,杨放,甘华刚.现代医学伦理学[M].北京:国防大学出版社,2007.